北京市高等教育精品教材立项项目

# 中医基础理论

## （第 3 版）

郭霞珍　王　彤　**主编**

刘燕池　雷顺群　**主审**

学苑出版社

图书在版编目（CIP）数据

中医基础理论／郭霞珍，王彤主编 .－ 3 版 .－ 北京：学苑
出版社，2023.8（2024.8 重印）
北京市高等教育精品教材立项项目
ISBN 978-7-5077-6712-4

Ⅰ.①中⋯　Ⅱ.①郭⋯②王⋯　Ⅲ.①中医医学基础-高等
学校-教材　Ⅳ.①R22

中国国家版本馆 CIP 数据核字（2023）第 128078 号

责任编辑：付国英
出版发行：学苑出版社
社　　　址：北京市丰台区南方庄 2 号院 1 号楼
邮政编码：100079
网　　　址：www.book001.com
电子邮箱：xueyuanpress@163.com
联系电话：010-67601101（营销部）　010-67603091（总编室）
印　刷　厂：廊坊市都印印刷有限公司
开本尺寸：787 mm×1092 mm　1/16
印　　　张：24
字　　　数：685 千字
版　　　次：2023 年 8 月第 3 版
印　　　次：2024 年 8 月第 2 次印刷
定　　　价：78.00 元

# 编写人员名单

主　编　郭霞珍　王　彤

主　审　刘燕池　雷顺群

编　委　（以姓氏笔画为序）

马淑然　刘兴仁

刘晓燕　许筱颖

李晓君　李海燕

辛　瑛　张保春

# 编 写 说 明

本教材是北京市教育委员会组织编写的精品教材立项项目中的基本教材,供高等中医药院校中医专业五年制和长年制本科学生使用,也可供非医学专业攻读中医专业的学生使用。

为适应时代发展和中医教学的现代要求,本教材在原北京中医药大学主编的《中医基础理论》第五版国家统编教材的基础上,按照北京市教委关于新世纪精品教材要体现"科学性、继承性、时代性、公认性、简明性、适用性"的要求,结合北京地区中医基础理论的教学特点,以及我校中医基础理论的教学经验和特色编写而成。

本教材在编写方法和体例上进行了重大的改革,在编写内容上做了重要的调整与补充。全书分为上下两篇,上篇(理论体系)主要介绍中医基础理论体系的基本概念、基本知识和核心内容,以反映中医理论体系的系统性和完整性,其框架结构更加合理,对理论的阐释更加清晰;下篇(理论研究)除选录古典医学文献之外,重点介绍了运用现代科学技术、方法、手段研究中医基础理论的新成果、新进展,反映中医理论研究的最新成就和水平,以此激发学生的学习热情,拓宽学生的思路,并增加学生的知识量,使学生对中医基础理论的理解逐步深入,进一步提高其知识结构的层次。这是历版教材所没有的,也是本教材最重要的特色。

本教材严格按照简明扼要、概念统一、内涵清晰、外延一致等要求进行编写,从而为后续课程的学习奠定良好的基础。

本教材上一版上、下篇的编写分工为:绪论和中医学的哲学基础由刘燕池、马淑然编写;藏象由刘兴仁、李海燕编写;气血津液由张保春编写;经络由李晓君编写;病因与发病由辛瑛编写;病机由郭霞珍、王彤编写;预防与治则由雷顺群编写。本教材属于创新性教材,在编写过程中进行了重大的改革,不足之处在所难免,故恳请医界同道和教育同仁,以及广大读者在应用本教材的过程中,不吝提出宝贵意见,以便今后进一步修订和提高。

本次教材的修订工作本着传承精华、守正创新的基本精神,在上一版主编刘燕池、雷顺群教授的指导下,上篇内容在体例方面以板块形式来呈现,主要包括学习目的、学习内容、理论要点、思考题等方面,以方便学生预习、学习、复习来掌握中医基础理论。教材上篇中还增加了体质学说内容,保证了中医理论体系的完整性。中医基础理论以精气学说、阴阳学说和五行学说为说理工具,藏象学说、气血津液理论、经络学说和体质学说为中医学对正常人体的认识,病因学说、发病原理、病机学说为中医学关于疾病的认识,预防与治则为中医学解决疾病的思想。

本次教材的修订工作在思想上关注公认度,突出与科学研究、时代发展的紧密结合性。结合中医执业医师考试大纲中医基础理论等相关的内容,并在"共识"的原则下充分吸收各版《中医基础理论》教材的成熟理论和优秀内容，吸收近年来中医理论的研究成果，比如对脏腑相关理论内容的加强，体质学说内容的阐述，五脏应时内容的明确等，突出了中医基础理论学科的时代发展和特色。

教材作为传承知识的载体需要不断完善，诚望各位同道和读者多多提出宝贵意见，以便日后进一步修订与提高。

郭霞珍　王　彤

2023 年 1 月 20 日

# 目　录

## 上篇　理论体系

绪论 ……………………………………………………………（3）
　一、中医理论体系的概念 …………………………………（3）
　二、中医理论体系的形成与发展 …………………………（4）
　三、中医理论体系的基本特点 ……………………………（9）
　四、《中医基础理论》学科的主要内容 …………………（19）
第一章　中医学的哲学基础 ………………………………（22）
　第一节　精气学说 ………………………………………（23）
　　一、精气学说的基本概念 ………………………………（23）
　　二、精气学说的基本内容 ………………………………（24）
　　三、精气学说在中医学中的应用 ………………………（26）
　第二节　阴阳学说 ………………………………………（28）
　　一、阴阳学说的基本概念 ………………………………（28）
　　二、阴阳属性的普遍性和相对性 ………………………（30）
　　三、阴阳学说的基本内容 ………………………………（31）
　　四、阴阳学说在中医学中的应用 ………………………（39）
　第三节　五行学说 ………………………………………（43）
　　一、五行学说的基本概念 ………………………………（43）
　　二、五行学说的基本内容 ………………………………（43）
　　三、五行学说在中医学中的应用 ………………………（49）
第二章　藏象 ………………………………………………（57）
　第一节　五脏 ……………………………………………（59）
　　一、心（附：心包） ……………………………………（59）
　　　［附］心包络 …………………………………………（62）
　　二、肺 ……………………………………………………（63）
　　三、脾 ……………………………………………………（66）
　　四、肝 ……………………………………………………（69）
　　五、肾（附：命门） ……………………………………（73）
　　　［附］命门 ……………………………………………（76）
　第二节　六腑 ……………………………………………（78）
　　一、胆 ……………………………………………………（78）
　　二、胃 ……………………………………………………（79）
　　三、小肠 …………………………………………………（80）
　　四、大肠 …………………………………………………（81）

　　　　五、膀胱 ……………………………………………………………（82）
　　　　六、三焦 ……………………………………………………………（83）
　　第三节　奇恒之腑 ………………………………………………………（84）
　　　　一、脑 ………………………………………………………………（85）
　　　　二、髓 ………………………………………………………………（85）
　　　　三、骨 ………………………………………………………………（86）
　　　　四、脉 ………………………………………………………………（86）
　　　　五、女子胞 …………………………………………………………（87）
　　第四节　脏腑之间的关系 ………………………………………………（88）
　　　　一、脏与脏之间的关系 ……………………………………………（88）
　　　　二、脏与腑之间的关系 ……………………………………………（93）
　　　　三、腑与腑之间的关系 ……………………………………………（95）
　　第五节　人体的生命活动与脏腑调控 …………………………………（96）
　　　　一、精神活动与脏腑调控 …………………………………………（96）
　　　　二、饮食物的消化与脏腑调控 ……………………………………（98）
　　　　三、呼吸功能与脏腑调控 …………………………………………（99）
　　　　四、生殖机能与脏腑调控 …………………………………………（99）
　　　　五、人体津液代谢与脏腑调控 ……………………………………（100）
　　　　六、血液运行与脏腑调控 …………………………………………（100）
第三章　气血津液 ……………………………………………………………（103）
　　第一节　气 ………………………………………………………………（103）
　　　　一、气的概念 ………………………………………………………（103）
　　　　二、气的生成 ………………………………………………………（104）
　　　　三、气的生理功能 …………………………………………………（104）
　　　　四、气的运动 ………………………………………………………（107）
　　　　五、气的分布与分类 ………………………………………………（108）
　　第二节　血 ………………………………………………………………（110）
　　　　一、血液的概念 ……………………………………………………（110）
　　　　二、血液的生成 ……………………………………………………（110）
　　　　三、血液的循行 ……………………………………………………（111）
　　　　四、血液的功能 ……………………………………………………（112）
　　第三节　津液 ……………………………………………………………（113）
　　　　一、津液的概念 ……………………………………………………（113）
　　　　二、津液的生成、输布和排泄 ……………………………………（113）
　　　　三、津液的功能 ……………………………………………………（114）
　　第四节　气血津液之间的关系 …………………………………………（115）
　　　　一、气与血的关系 …………………………………………………（115）
　　　　二、气与津液的作用 ………………………………………………（116）
　　　　三、血与津液的关系 ………………………………………………（116）
第四章　经络 …………………………………………………………………（119）
　　第一节　经络的概念及经络系统的组成 ………………………………（119）
　　　　一、经络的概念 ……………………………………………………（119）

二、经络系统的组成 ……………………………………… (120)
第二节 十二经脉 …………………………………………… (121)
一、名称 …………………………………………………… (121)
二、走向、交接、分布及流注次序 ……………………… (122)
三、循行部位 ……………………………………………… (125)
第三节 奇经八脉 …………………………………………… (132)
一、奇经八脉的概念 ……………………………………… (132)
二、奇经八脉的循行特点 ………………………………… (132)
三、奇经八脉的生理功能 ………………………………… (132)
四、奇经八脉的循行部位及功能特点 …………………… (133)
第四节 经别、别络、经筋、皮部 ………………………… (138)
一、十二经别 ……………………………………………… (138)
二、十五别络 ……………………………………………… (140)
三、十二经筋 ……………………………………………… (141)
四、十二皮部 ……………………………………………… (143)
第五节 经络的生理功能 …………………………………… (145)
一、沟通联络作用 ………………………………………… (145)
二、运输气血作用 ………………………………………… (146)
三、感应传导作用 ………………………………………… (146)
四、调节平衡作用 ………………………………………… (146)
第六节 经络学说的临床应用 ……………………………… (146)
一、阐释病理变化 ………………………………………… (146)
二、指导临床诊断 ………………………………………… (147)
三、指导疾病治疗 ………………………………………… (147)
第五章 体质 …………………………………………………… (149)
第一节 体质的概念和形成 ………………………………… (149)
一、体质的概念 …………………………………………… (150)
二、体质的形成 …………………………………………… (150)
三、体质构成与形态、心理及生理功能 ………………… (152)
第二节 体质分类 …………………………………………… (154)
一、阴阳分类法 …………………………………………… (154)
二、五行分类法 …………………………………………… (155)
第三节 体质学说应用 ……………………………………… (155)
一、体质与发病 …………………………………………… (155)
二、体质与病证从化 ……………………………………… (156)
三、体质与治疗 …………………………………………… (156)
第六章 病因与发病 …………………………………………… (157)
第一节 病因 ………………………………………………… (157)
一、外感性致病因素 ……………………………………… (158)
二、内伤性致病因素 ……………………………………… (163)
三、病理代谢产物形成的致病因素 ……………………… (166)
四、其他致病因素 ………………………………………… (169)

第二节　发病 …………………………………………………………………… (171)

　　一、发病的基本概念 ……………………………………………………… (171)

　　二、疾病发生的原理 ……………………………………………………… (171)

　　三、影响发病的主要因素 ………………………………………………… (174)

　　四、发病的类型 …………………………………………………………… (176)

第七章　病机 ………………………………………………………………………… (179)

　第一节　基本病机 ……………………………………………………………… (179)

　　一、邪正盛衰 ……………………………………………………………… (180)

　　二、阴阳失调 ……………………………………………………………… (183)

　　三、气血失常 ……………………………………………………………… (188)

　　四、津液代谢失常 ………………………………………………………… (193)

　第二节　内生"五邪"病机 …………………………………………………… (195)

　　一、风气内动 ……………………………………………………………… (196)

　　二、寒从中生 ……………………………………………………………… (197)

　　三、湿浊内生 ……………………………………………………………… (198)

　　四、津伤化燥 ……………………………………………………………… (199)

　　五、火热内生 ……………………………………………………………… (200)

　第三节　脏腑病机 ……………………………………………………………… (202)

　　一、五脏病机 ……………………………………………………………… (202)

　　二、六腑病机 ……………………………………………………………… (211)

　　三、奇恒之腑病机 ………………………………………………………… (215)

　　四、脏腑病机的相互影响 ………………………………………………… (217)

　第四节　外感热病病机 ………………………………………………………… (218)

　　一、六经病机 ……………………………………………………………… (219)

　　二、卫气营血病机 ………………………………………………………… (222)

　　三、三焦病机 ……………………………………………………………… (224)

第八章　预防与治则 ………………………………………………………………… (228)

　第一节　养生 …………………………………………………………………… (228)

　　一、天年与衰老 …………………………………………………………… (228)

　　二、养生的基本原则 ……………………………………………………… (230)

　第二节　预防 …………………………………………………………………… (231)

　　一、未病先防 ……………………………………………………………… (231)

　　二、既病防变 ……………………………………………………………… (232)

　第三节　治则 …………………………………………………………………… (233)

　　一、治则的概念 …………………………………………………………… (233)

　　二、治则的基本内容 ……………………………………………………… (234)

## 下篇　理论研究

一、绪论 ……………………………………………………………………………… (247)

　（一）古代文献选录 …………………………………………………………… (247)

　（二）现代研究 ………………………………………………………………… (248)

　　　1. 中医理论体系的基本研究方法 ……………………………………（248）
　　　2. 藏象学说构建的方法学研究 …………………………………（253）
　　　3. 中医学多学科研究的发展趋势 …………………………………（253）
二、中医学的哲学基础 ……………………………………………………（255）
　（一）古代文献选录 ……………………………………………………（255）
　　　1. 精气学说 ………………………………………………………（255）
　　　2. 阴阳学说 ………………………………………………………（256）
　　　3. 五行学说 ………………………………………………………（257）
　（二）现代研究 …………………………………………………………（258）
　　　1. 精气学说 ………………………………………………………（258）
　　　2. 阴阳学说 ………………………………………………………（260）
　　　3. 五行学说 ………………………………………………………（265）
三、藏象学说 ………………………………………………………………（272）
　（一）古代文献选录 ……………………………………………………（272）
　（二）现代研究 …………………………………………………………（277）
　　　1. 关于藏象的概念和理论构成 …………………………………（277）
　　　2. 藏象学说的形成基础 …………………………………………（278）
　　　3. 关于心、脑与神志关系的研究 ………………………………（281）
　　　4. 命门及命门学说的研究 ………………………………………（284）
　　　5. 三焦与三焦学说的研究 ………………………………………（286）
　　　6. 关于胆为奇恒之腑的研究 ……………………………………（288）
　　　7. 关于奇恒之腑胞宫的研究 ……………………………………（289）
　　　8. 关于心的现代实验研究 ………………………………………（290）
　　　9. 关于肺的现代实验研究 ………………………………………（290）
　　　10. 关于脾的现代实验研究 ………………………………………（291）
　　　11. 关于肝的现代实验研究 ………………………………………（291）
　　　12. 关于肾的现代实验研究 ………………………………………（292）
四、气血津液 ………………………………………………………………（294）
　（一）古代文献选录 ……………………………………………………（294）
　（二）现代研究 …………………………………………………………（297）
　　　1. 气的哲学概念和医学概念 ……………………………………（297）
　　　2. 气的分类 ………………………………………………………（298）
　　　3. 关于营气和卫气的循行 ………………………………………（299）
　　　4. 肺脾合气生成论 ………………………………………………（300）
　　　5. 关于津液代谢的认识 …………………………………………（300）
　　　6. 津液充郭其魄独居论 …………………………………………（302）
　　　7. 关于气实质的探索 ……………………………………………（302）
五、经络学说 ………………………………………………………………（303）
　（一）古代文献选录 ……………………………………………………（303）
　（二）现代研究 …………………………………………………………（305）
　　　1. 关于经络学说的形成与发展的研究 …………………………（305）
　　　2. 关于经络与血脉源流异同的研究 ……………………………（307）

　　　　3. 关于经络学说现代实验的研究 ·················· (311)
　　　　4. 关于经络实质的研究 ·························· (312)
六、病因与发病 ·········································· (316)
　　(一) 古代文献选录 ································· (316)
　　(二) 现代研究 ···································· (319)
　　　　1. 六淫实质的现代研究 ······················ (319)
　　　　2. 七情内伤的现代研究 ······················ (320)
　　　　3. 痰饮的现代研究 ·························· (323)
　　　　4. 瘀血的现代研究 ·························· (324)
　　　　5. 体质的现代研究 ·························· (331)
七、病机学说 ············································ (335)
　　(一) 古代文献选录 ································· (335)
　　　　1. 邪正盛衰 ······························ (335)
　　　　2. 阴阳失调 ······························ (335)
　　　　3. 气血失常 ······························ (336)
　　　　4. 津液代谢失调 ·························· (338)
　　　　5. 内生五邪 ······························ (338)
　　　　6. 脏腑病机 ······························ (339)
　　　　7. 外感热病病机 ·························· (342)
　　　　8. 三焦病机 ······························ (343)
　　(二) 现代研究 ···································· (343)
　　　　1. 关于病机学说层次结构的研究 ··············· (343)
　　　　2. 关于阴阳失调病机的理论研究 ··············· (344)
　　　　3. 关于病机与证候的研究 ···················· (348)
　　　　4. 关于病机转化中的"从化" ················· (349)
　　　　5. 脏腑病机的基本概念及形成 ················· (350)
　　　　6. 关于阴阳寒热病机的现代实验研究 ··········· (351)
　　　　7. 关于虚、实病机的实验研究 ················· (353)
八、预防与治则 ·········································· (357)
　　(一) 古代文献选录 ································· (357)
　　(二) 现代研究 ···································· (358)
　　　　1. 关于扶正与祛邪的研究 ···················· (358)
　　　　2. 关于调理气血活血化瘀法的现代研究 ········· (361)

主要参考书目 ············································ (365)
主要参考论文 ············································ (366)

# 上篇　理论体系

# 绪　论

**【学习要求】**

掌握中医理论体系的基本特点；熟悉中医理论体系的确立、发展与创新；了解中医学的形成基础、了解中医学常见的思维方法及中医基础理论的主要内容和学习方法。

中国医药学具有数千年的历史，是中国人民长期同疾病作斗争的极为丰富的经验总结，是我国优秀民族文化遗产的重要组成部分。中国医药学在古代的唯物论和辩证法思想影响下，通过长期医疗实践的反复验证，逐步形成并发展为独特的医学理论体系，为中国人民的卫生保健事业和中华民族的繁衍昌盛做出了巨大的贡献。

中国医药学具有自己完整的理论体系，并在漫长的历史发展进程中，从古至今，一直有效地指导着临床实践，而且其丰富的理、法、方、药理论知识和临床经验，确能解决实际问题，疗效卓著，深受欢迎，并越来越引起世界医学界的重视。这就充分说明，中医药学本身存在着强大的生命力，它和肇源于西方的现代医学相比，确有其自己的特色和优势。事实证明，中医药学理论体系的科学性和某些先进性是毋庸置疑的。关于中国医药学是一个伟大的宝库，应当努力发掘，加以提高的这一科学评价，目前已被国内外医界同道所承认，且已引起广泛的兴趣和研究热潮，并期望其能更好地为全人类的健康服务。而且某些专家学者亦曾指出，中医药学的医学模式、理论特征和实践经验，可能代表着未来生命科学和未来医学科学发展的方向或趋势，并将为世界医学的发展和模式的改进提示新的思路。

## 一、中医理论体系的概念

### （一）中医学

医学科学是研究人类生命过程及其同疾病作斗争的科学体系，属于自然科学范畴。同时亦属于自然科学与社会科学相结合的一种综合学科。

中医学是研究人体生理、病理、疾病诊断和防治，以及养生康复等理论方法的一门独具特色的医学科学，它有着传统的、独特的医学理论体系和丰富的临床实践经验，并与我国传统的人文社会科学的某些学术思想有着密切的内在联系，属于东方传统医学范畴。中医学包括中医基础理论、中医养生康复医学和中医临床医学三部分。

### （二）中医理论体系

所谓体系，是指由有关事物互相联系、互相制约而构成的整体。而科学的完整的理论体系，则正如爱因斯坦所说："理论物理学的完整体系是由概念、被认为对这些概念最有效的基本定律，以及用逻辑推理得到的结论这三者所构成的。"（《爱因斯坦文集》）

中医理论体系是由中医学的基本概念、基本原理，以及按照中医学的逻辑演绎程序，从基本原理推导出来的科学结论，即科学规律而构成的完整的科学理论体系。中医理论体系，是以中国古代的唯物观和辩证观，即精气学说和阴阳五行学说为哲学基础，以整体观念和恒动观念为指导思想，以脏腑经络的生理病理为核心，以辨证论治为诊疗特点的独特的医学理论体系。

中医理论体系以临床实践为基础，融汇了自然、社会、生物、心理等多学科的知识和学说，以人体生命活动及病理变化为其观察对象，主要运用综合分析的方法，从宏观的角度来研究和探讨整体层次上的机体生理和病理反应状态、运动变化规律，及其对生命活动、病理变化的调控机理。因而中医理论体系的思维方式，具有不过分注重物质实体而注重从整体、联系、运动等观念出发，去认识问题、解决问题的特征，此与西方现代医学及其他国家或地区的传统医学有着根本的区别。

### （三）中医基础理论

是研究和阐释中医学的哲学基础、中医学对正常人体和疾病的认识，以及关于疾病防治、养生康复等理论原则的基础学科，其主要任务是深入阐明中医理论体系的基础知识，诸如精气学说、阴阳五行、藏象经络、气血津液精神、病因发病、病机防治及养生康复等各种知识板块的基本概念、基本理论、基本规律和基本原则。因此，一般认为，中医基础理论是学习和掌握其他中医学基础学科知识和临床学科知识的入门阶梯，并为今后进一步研究和发展中医学术奠定坚实的理论基础。

## 二、中医理论体系的形成与发展

### （一）中医理论体系的形成

中医药学发源于先秦之春秋战国，其理论体系的形成是在战国至秦汉时期，其理论的发展则又经历了两晋隋唐时期、宋金元时期、明清时期，以及近代和现代，而每一阶段中医理论体系的发展，则又各有其特点。

#### 1. 形成时间的界定

根据历史界的考据和推断，中医学的理论体系最迟在战国至秦汉时期已初步形成。春秋战国时期，社会急剧变化，政治、经济、文化、科学技术都有显著的发展，学术思想亦比较活跃，特别是古代的唯物辩证法哲学思想，即精气学说和阴阳五行学说，更是盛行一时。这种有利的客观形势及条件，为中医理论体系的形成奠定了哲学基础，并为其丰富的医疗经验，从感性认识上升为理性认识，形成较为系统、完整的医学理论体系提供了理论方法和思想基础。而汉以前对临床诊治实践经验的系统总结和药物学知识的积累则又为医疗规律的探索奠定了科学基础。

#### 2. 形成的基础和条件

中医学之所以能在战国至秦汉这个时期形成理论体系，其主要原因有如下几个方面：

（1）长期医疗经验的丰富积累和总结　这是中医理论体系形成的实践基础。众所周知，人类自有生产活动以来，就开始了医疗活动。根据殷代甲骨文的考证表明，从公元前 21 世纪以后，随着长期医疗实践经验的积累，人们对于疾病的认识，亦逐步地广泛、系统和深化。例如关于病名的记载，除了部分疾病予以专门命名，如瘕、疥、蛊、龋等，或以症状命名，如耳鸣、下利、不眠等外，大多则是以人体的患病部位而命名，如疾首、疾目、疾耳、疾鼻、疾身等。正如厚宣氏在《甲骨文商史论丛·殷人疾病考》中所说："殷人之病，凡有头、眼、耳、口、牙、舌、喉、鼻、腹、足、趾、尿、产、妇、小儿、传染等 16 种，具备今日之内、外、脑、眼、耳鼻喉、牙、泌尿、妇产、小儿、传染诸科。"说明已具备了近代医学疾病分科诊治的雏形。

西周及春秋战国时期，对于疾病的认识进一步深化，根据古代文献中有关病名的统计分析，早在《山海经》中即已记载了 38 种疾病，其中以专用病名来命名者则有痹、风、疽、瘕、瘿、疥、疯、疫等 23 种之多，以症状为病名者，亦有腹痛、嗌痛、呕、聋等 12 种。1973 年底，长沙马王堆三号汉墓出土了战国时期的医学著作《五十二病方》，书中除载有较完整的 52 种病证外，还提到不少的病名，计约 103 个。而在战国以前的著作《诗》《书》《易》《礼》《春秋》等十三经中，据不完全统计，其所载病证名称，则已达 180 余种。这就充分说明当时对于疾病的认识已经相当深刻，并已积累了较为丰富的治病经验，从而为医学规律的总结和理论体系的整理提供了资料，奠定了基础。

与此同时，中国古代医家在长期的医疗实践中亦逐步积累了药物学的知识，在当时的著作如《淮南子·修务训》《诗经》《山海经》《离骚》等书中，即记载了丰富的药物学资料，如在《五十二病方》中其所用药物，包括植物药、矿物药和动物药即有 247 种之多。此外，在治疗手段上除药物疗法外，还创造了针砭、艾灸、醪醴、导引等疗法。另据《周礼·天官》所载，从周代起我国即有了初步的医学分科。如《左传》所记载的医和、医缓等人，即是当时专门以治病为职业的著名医生，而扁鹊则是这一历史时期著名的医学家。

（2）古代社会科学和自然科学的相互渗透 从春秋战国到秦汉时期中华民族文化的发展呈现出"诸子逢起，百家争鸣"的繁荣景象，众多学术流派，诸如儒家、道家、墨家、法家、阴阳家等，对天文、地理、社会等问题进行了广泛的探讨和交流，取得了显著的学术成就，从而为中医理论体系的形成奠定了文化基础。而任何自然科学的发展，从来都是相互渗透、相互影响和相互促进的。中医理论体系的形成和发展，与我国古代科学技术的发展是分不开的，如中国古代高度发展的天文学、历法学、气象学、地理学、物候学、声学、农学、数学以及生理学、解剖学等多学科知识，对中医学的渗透和影响，或被吸收、移植和交融，均为中医理论体系的形成奠定了科学基础。如医和所提出的"六气致病说"，就说明了当时的医家已经认识到自然界气候的异常变化对人体健康具有重要的影响。

（3）古代哲学思想的深刻影响 自然科学是关于物质运动规律的理论知识体系。哲学是关于世界观和方法论的学说。任何一门自然科学的形成和发展都离不开哲学，必然要受到当时哲学思想的支配和制约，特别是中国古代社会哲学与自然科学密不可分，则尤为显著。中医学属于传统自然科学范畴，其理论体系的形成，具有深刻的哲学渊源。古代医家在整理长期积累下来的医疗经验时，受到古代哲学思想的深刻影响，并有意识地运用了我国古代的唯物论和辩证法哲学观点，如精气学说（即气一元论）、阴阳五行学说等，不仅为中医学提供了朴素的唯物辩证的自然观和生命观，而且亦确立了中医学整体综合的研究方法，运用宏观的、动态的、联系的观点去认识自然、认识生命，藉以构建成独特的中医理论体系，用以阐明人与自然、生命本质、健康与疾病等重大问题。从而把散在的、零碎的医疗经验，通过整理和归纳总结，并加以分析研究，使之逐步系统化和完整化，从而升华为比较完整的医学理论体系。而且某些哲学理论内容，如精气学说、阴阳学说、五行学说等，已经淡化了其原有的哲学色彩，直接融合于中医学的理论体系之中，成为中医理论体系中不可分割的有机组成部分。

**3. 形成的标志和体系的确定**

（1）形成的标志 中医理论体系的形成，以中医学经典医学文献《黄帝内经》一书的问世为标志。如在《汉书·艺文志》所载医学书目之中，即首列《黄帝内经》，故《黄帝内经》成编于战国及秦汉时期，我国明、清以来的学者多倾向于此说。《黄帝内经》总结了春秋、战国及秦汉时期的医疗经验和学术理论，并吸收了秦汉以前有关天文、历法、生物、地理、心理，以及哲学等多学科的重要成就，从而初步形成了中医学独特的理论体系。《黄帝内经》的成书及其重大的理论贡献，从古至今一直成为中国医药学发展的理论基础和源泉，而且《黄帝内经》的某些理论或观点至今仍在卓有成效地指导着中医学的临床实践。

《黄帝内经》一书，包括《素问》81 篇和《灵枢》81 篇。其内容是以精气学说、阴阳五行学说为理论方法，以整体观念为主导思想，用以阐释人体内在生命活动的规律性、人体与外在环境（自然界）的统一性。对人体的解剖形态、脏腑经络、生理病理，以及关于疾病的诊断和防治等各方面，都做了比较全面而系统的阐述。并对当时哲学领域中一系列重大问题，诸如气的概念、天人关系、形神关系等进行了深入的探讨。如在形态学方面，关于人体骨骼、血脉的长度、内脏器官的大小和容量等的记载，基本上是符合实际情况的，如食管与肠管的比例是 1∶35，现代解剖学则是 1∶37，两者非常接近。生理学方面提出"心主血脉"，已认识到血液是在脉管内循环运行的，且对动静脉也有一定的认识。以上这些关于血循环的认识比英国哈维氏于公元 1638 年（明崇祯元年）所发现的血液循环要早1000 多年。

可以看出，《黄帝内经》以医学内容为中心，把自然科学与哲学理论有意识地结合起来，进行多学科的统一的考查和研究，因而其中许多理论观点已经具有较高的水平，对当时的世界医学作出了重要的贡献。特别是某些独特的理论认识，诸如"天人相应"的时间医学观点、人体脏腑多功能的系统认识，以及关于人体生理活动、病理变化的整体联系和相互影响等，直至今天，仍有其重要的研究和实用价值。

（2）体系的确立　《黄帝内经》问世之后，《难经》的成书，并与《伤寒杂病论》和《神农本草经》一起，被历代医家奉为经典之作，并由此而确立了中医学独特的理论体系，对后世中医药学的发展产生了深远的影响。

成书于汉以前的《难经》，为秦越人所著，全书以问答形式撰述（共 81 个问答），其内容亦十分丰富，包括了生理、病理、诊断及治则等各个方面的问题，并对三焦和命门学说，奇经八脉理论，以及虚则补其母、实则泻其子等治疗原则有所创见，尤其在脉诊和针灸治疗等方面有重大发展，从而能补《黄帝内经》之不足，成为当时可与《黄帝内经》相媲美的经典医籍，故亦成为中医学理论之基础，并对后世各科的临床实践具有重要的指导意义。

两汉时期的中医学，体现为临床医学更有显著的进步和发展。东汉末年著名医家张仲景，在《内》《难》的基础上，进一步总结前人的医学成就，并结合自己的临证经验，写成了我国第一部临床医学专著《伤寒杂病论》，倡导以六经辨证和脏腑辨证等方法，对外感疾病和内伤杂病进行辨证论治，从而确立了中医临床医学的辨证论治体系和理、法、方、药的运用原则，为后世临床医学的发展，奠定了良好的基础，成为历代医家辨证论治所遵循之圭臬。该书后经晋代医家王叔和编纂整理成《伤寒论》与《金匮要略》两书。前书以外感病辨治规律为主，后书则主要阐释内伤杂病的辨治规律。

在《金匮要略》一书中，张仲景以脏腑病机理论进行证候分析，并发展了《内经》的病因学说，指出"千般疢难，不越三条，一者经络受邪入脏腑，为内所因也。二者四肢九窍，血脉相传，壅塞不通，为外皮肤所中也；三者房室、金刃、虫兽所伤，以此详之，病由都尽"，给后世病因病机学的发展以深刻影响。

成书于汉代的《神农本草经》，托名神农所著，为我国第一部药物学专著，书中收载药品 365 种，系统总结了汉代及汉以前药物学理论知识。该书根据养生、治疗和有毒无毒，将药品分为上、中、下三品，并根据功效分为寒、凉、温、热四性，以及酸、苦、甘、辛、咸五味，为后世中药学理论体系的形成和发展奠定了基础。

### （二）中医理论体系的发展

应当指出，科学理论和科学实验（包括科学实践）的矛盾是科学发展的内在动力。中医理论体系在其自身的发展过程中，势必亦会出现由《黄帝内经》所构建的理论体系所无法解释的新的事实，因而中医理论体系本身亦不断地进行着分化和综合。新的理论学派和新的学科分支必然应运而生，从而促进着中医理论体系在理论与实践、传统与创新等方面的不断深化和发展。在中医学理论发展的过程中，历代医家在《黄帝内经》《伤寒杂病论》等经典著作基础上，通过各自临床实践经验的归纳总结和理论观点的系统研究，则又从不同的方面发展了中医理论体系。

#### 1. 魏、晋、隋、唐时期

此一时期的特点是一方面继承经典，阐发理论，一方面则是重视临床经验总结，揭示疾病现象与本质的关系，使中医理论体系得以进一步充实和系统。对于中医学的经络理论、脉学理论和病机学说均有进一步的整理和探讨。晋代著名医家皇甫谧著《针灸甲乙经》，对经络学说进行了深入的探讨，系统地论述十二经脉、奇经八脉之循行，骨度分寸及主病，从而为后世针灸学的发展奠定了良好基础。晋代著名医家王叔和著《脉经》，奠定了脉学理论与方法的系统化和规范化基础，成为我国最早的脉学专著。隋代著名医家巢元方所著《诸病源候论》，为中医学第一部病理学专著，该书详尽论述各科疾病的病因与症状，继承和发展了病因病机学理论，对后世病证分类学的发展有很大影响，具有重要的研究价值。唐代著名医家孙思邈著《千金要方》和《千金翼方》及王焘所著《外台秘要》，集唐代以前医药学发展之大成，代表了盛唐医学的先进水平和成就，从理论到临床均有新的发展。

#### 2. 宋、金、元时期

此一时期的特点是许多医家在继承前人已有成就的基础上结合自己的实践经验，有所创新，提出了许多独到的见解，从而使中医学术有了新的突破，如对于脏腑证治和发病原因的认识则更有进一步的发展。宋代医家钱乙著《小儿药证直诀》，开创脏腑证治之先河，并对小儿生理、病理特点论述精详，对后世有较大影响。陈言则在其所著《三因极一病证方论》中，提出了著名的"三因学说"，对发病原因进行了较为具体的分类概括。即内因为七情所伤；外因为六淫外邪所感；不内外因为饮食饥饱、呼叫伤气、虫兽所伤、中毒金疮、跌损压溺等所致。可以看出，此种病因分类方法比较符合临床实际，无疑是中医病因学新的进展。

在《内经》《难经》《伤寒论》和《金匮要略》的基础上，此一时期的医家从不同的角度丰富和发展了中医学的基础理论，作出了重大的贡献。如金元时期所出现的各具特色的医学流派，其代表医家是刘完素、张从正、李杲、朱丹溪等金元四大家，他们各具特色，各有创见，从不同的角度丰富和发展了中医理论体系，促进了中医学理论研究和临床实践的发展。如刘完素受运气学说的影响，强调"六气皆从火化""五志过极皆能生火"，因而对火热病机多有所阐发；张从正则主张"六气"致病，病由邪生，"邪去则正安"，因而倡导以汗、吐、下三法攻邪而祛病；李杲则提出"内伤脾胃，百病由生"之论点，认为疾病的发生，多与脾胃内伤有关。强调脾胃属土，土为万物之母，生化之源，脾胃病则百病莫不由之而生，因而对脾胃升降理论多有阐发，并创立了甘温除热等理论方法，对后世颇有影响；朱丹溪则倡导"相火论"，谓"阴常有余，阳常不足"，主张滋阴降火，对"相火"学说多有所发挥。其他如张元素所创立的脏腑病机学说等，亦对理论体系的充实有所贡献。

#### 3. 明、清时期

明代至清代中期是中医学术发展的重要时期，此一时期的特点，一是整理已有的的医学成就和临证经验，编撰了门类繁多的医学全书、类书、丛书及经典医籍的注释等，使中医学理论和临床诊治有所发展。二是在医学理论和方法上出现了具有重大意义的创新和发明，即温热理论和温病学派的产生。

以薛己、张介宾、赵献可为代表的温补学派，重视脾肾，提出了"命门学说"，认为命门寓有阴阳水火，为脏腑阴阳之根本，是调控全身阴阳的枢纽。李中梓则提出了"肾为先天之本，脾为后天之本"，"乙癸同源"等见解，为中医学理论特别是藏象学说的发展做出了新的贡献。

应当指出，此时的重大发明和突出的成就，在于对温热病学的深入研究和温病学派的形成。温热病学，是研究四时温热疾病发生、发展规律及其诊治方法的学科。到了明、清时期，随着中医学对传染性热病认识的逐步深化，创新和发展了温热学说，并形成了温病学派，标志着对于温热疾病的认识和论治经验，已经发展到了一个新的阶段。其代表医家首推明代的吴又可，其所著《温疫论》一书，首先提出了"戾气"学说，认为"温疫"的病原是"非风非寒非暑非湿，乃天地间别有一种异气所成。"其传染途径是从口鼻而入，而不是从肌表侵袭。这是对温病（特别是温疫）病因学的很大突破与发展，为以后温病学说的形成和完善奠定了基础。著名温病学家叶天士著《外感温热论》，发展了卫气营血理论，首创卫气营血辨证；吴鞠通著《温病条辨》，则创立三焦辨证，并发展了三焦湿热病机和临床湿温病辨证规律；薛生白著《湿热病篇》则提出"湿热之病，不独与伤寒不同，且与温病大异"的独到见解；而王孟英著《温热经纬》等，系统地总结了明、清时期有关外感传染性热病的发病规律，突破了"温病不越伤寒"的传统观念，创立了以卫气营血和三焦为核心的温热病辨证论治法则，从而使温热病学在病因、病机及辨证论治等方面形成了较为完整的理论体系。此一学派的理论和方法，对后世临床医学的影响颇大，到目前为止仍具有较高的研究价值。此外，如清代医家王清任重视解剖，著有《医林改错》一书，改正古医书在人体解剖方面的错误，并发展了瘀血致病的理论及血瘀病证的治疗方法，对中医基础理论的发展亦有一定的贡献。

**4. 近现代时期**

（1）近代时期（1840～1949）　由于西学东渐，近代中国社会发生着急剧变化，从而出现了"旧学"与"新学"，"中学"与"西学"之争，此一时期的特点是出现了中西医汇通和中医科学化的思潮。

随着西方医学的广泛传播和发展，中医界中具有近代科学思想的人物，诸如唐宗海、朱沛文、恽铁樵、张锡纯等，提倡既要坚持中医学之所长，如整体观、藏象、四诊、八纲、辨证论治等，又提倡要学习西医学先进之处，试图将中西医学术加以汇通，从理论到临床提出了一些汇通中西医的见解，形成中西医学汇通思潮和学派。而以陆渊雷、谭次仲为代表人物，则主张中医科学化，提倡吸收其他学科知识，用科学方法研究中医，并对中医科学化的途径和方法亦作了某些探索。应当指出，由于历史条件和科学发展以及自身条件所限，中西医汇通学派对中医理论体系发展道路的探索，虽然未能成功，确有不足之处，但其科学进取的精神及经验教训，对当前实现中医学现代化亦不无借鉴和启迪。

（2）现代时期（1949至今）　中华人民共和国成立之后，党和政府制定了中医政策，强调"中西医并重"，且把"发展现代医药和传统医药""实现中医学现代化"正式载入宪法，为中医药学的发展提供了法律保证。随着中医药事业蓬勃发展，中医理论体系的研究亦有了深入的进展。当代中医学理论研究的态势和特点，是以系统整理和发扬提高为前提，运用传统方法和现代科学方法，多学科多途径地去揭示中医理论体系的奥秘，使中医学理论发展不断深化，并有所更新，向有所突破的前景进展。随着整个中医药事业的发展，中医学基础理论的整理、继承和研究，亦取得了相当的成绩。特别是近几年来，中医学基础理论已经发展成为一门独立的基础学科，无论在文献的系统整理和理论的实验研究方面都取得了一定的成果。

所谓中医药学的现代化，是对科学技术范畴的一门学科而言，属于我国总体科学技术现代化范畴，即指中医药学必须顺应现代科学技术发展的趋势，伴随时代的发展，在继承发扬自身优势和特色的基础上，勇于突破、改造和创新，从而使传统的中医药学逐步发展成为适应现代社会需要，具有现代科学内涵和水平的医学科学，以便更好地为病者服务。实际上中医理论现代化的研究工作早已开始，并已经取得众多可喜的苗头和成就。

如关于中医文献的整理和研究，以高等院校统编教材《中医基础理论》《中医学概论》为标志，构建了中医基础理论的基本体系。众多有关理论专题探讨的论文、论著的发表和出版，则反映了当代中医学理论的水平。

在中医学理论的研究方法上，运用多学科知识和方法来探讨中医理论体系已成为当代理论研究的重要特点，而中医基础理论中所蕴含着的某些现代自然科学中的前沿理论和观点，则亦为当代哲学、天文学、气象学、数控理论、物理学、系统科学、生命科学等提供了某些思维原点和理论模式。如《内经的哲学与中医学的方法》《内经多学科研究》等书的问世，以及诸如泛系理论与辨证论治、天文学与运气和太极阴阳理论、运气学说与气象学、控制论与中医学治则治法、气与场、气与量子力学等研究成果的发表，从而使中医学理论研究与前沿学科相沟通，因而具有明显的时代气息。

特别是运用现代科学技术的实验方法来研究中医学的藏象、经络、气血、证候等问题，更是取得了可观的成果，有可能初步阐明中医理论体系的某些概念、原理的科学内涵。如从肌电、皮肤温度、皮肤电阻、学流图、超声波、激光及同位素示踪、内分泌、神经化学等多方面，证实了经络现象的客观存在。关于经络实质的研究，则提出了神经体液学说、低阻抗说、皮层内脏相关说、第三平衡系统说、波导说和液晶态说等，虽然这些学说不够完备，尚待进一步验证，但确是中医学现代科学研究的正确途径。关于中医学藏象学说的研究，诸如阳虚、阴虚及寒热本质的研究、肾本质、脾本质的研究等都取得了一定的进展。其他如肝、心、肺的研究亦取得举世瞩目的成就。总之，中医理论研究已成为世界性的研究课题，各国学者亦多有建树。我们相信，随着中医学现代化研究的不断深入，中医理论体系必将取得重大突破，为生命科学做出应有的贡献。

## 三、中医理论体系的基本特点

所谓特点，即是特殊性，是通过比较而得出的特殊的认识和论点。中医学的特点是相比较于西方医学而言，中医理论体系在其形成过程、组成内容和层次结构等各方面，都有很多不同于西医学的特点，主要有如下四个方面：

### （一）整体观

整体观，即整体观念。是关于事物和现象的完整性、统一性和联系性的认识。中国古代的整体观是建立在精气学说和阴阳五行学说等古代唯物辩证观基础上的独特的思维形态或方式，并强调整体联系、和谐与协调。然而中国古代的整体观带有某些自发性、直观性或思辨性，亦不完全等同于现代系统的整体观念。所谓中医的整体观念，即是中医学对于人体本身的统一性、完整性和联系性，以及对人与自然相互关系的整体认识。概括地说，就是认为人体与外界环境是一个统一的有机整体，而人体本身是这一巨大体系的缩影（即人身小天地），也是一个统一的有机整体。所以中医学的整体观念包括两方面的内容：一是认为人体本身是一个有机的整体，因而从这一观点来认识和研究人体的生理、病理，以及对疾病的诊断和治疗。二是认为人与自然界（即外在环境）也保持着统一的整体关系。可以看出，中医学的整体观正是中国古代的唯物论和辩证法思想在中医学中的具体体现。

**1. 人体是统一的有机整体**

（1）组织器官的整体联系　人体是由若干脏器、组织、器官所组成的。各个脏器组织或器官，具有不同的功能，这些不同的功能又都是人体整体活动的一部分，从而决定了机体在组织结构上的整体统一性，因而保证了在生理上相互联系，以维持其生理活动上的协调平衡。在病理上则相互影响和传变，从而产生复杂的病理变化。

机体整体统一性的形成，是以五脏为中心，配以六腑，通过经络系统"内属于脏腑，外络于肢节"的作用而实现的。五脏是代表整个机体的五个系统，人体的所有组织器官都可以包括在这五个系统之中。人体以五脏为中心，通过经络系统，把六腑、五体、五官、九窍、四肢百骸等全身组织器官联系成有机的整体，并通过精、气、血、津液的作用，来完成机体统一的机能活动。这种五脏一体观充分反映了人体内部器官是相互关联的，而不是孤立的，乃是一个统一的有机整体。

（2）生理活动的整体统一　中医学在整体观念指导下，认为人体的正常生理活动，一方面要靠各个脏腑组织自身功能作用的正常发挥，另一方面则要靠脏腑间相辅相成的协同作用和相反相成的制约作用，才能维持其生理活动的协调平衡。而每个脏腑组织各自不同的功能，则又是整体活动下的分工合作。可以看出，这正是人体局部与整体的统一，是生命活动系统调控的整体表现。现以肝为例，肝与胆相表里，肝主筋，开窍于目，其华在爪。肝在五行属木，心在五行属火，肺在五行属金。反映在生理关系上，肝木可以生养心火，肺金则可以制约肝木。其他脏腑如脾合胃，主肌肉四肢，开窍于口，其华在唇等，亦是如此。

又如关于饮食水谷的受纳、消化、吸收、转输和排泄的整个过程，亦是通过胃、胆、小肠、脾、肝、大肠等脏腑的分工合作、协调作用而完成的。

此外，生理上的整体观，还体现在中医学的气血津液理论和形神统一学说方面，亦充分反映了机能与形体的整体统一关系。

应当指出，人体阴阳两方面之间的制约、消长和转化，维持着相对的动态平衡，以及五行之间的生克、制化和胜复都是正常生理活动的基本条件，特别是"制则生化"理论，能更进一步揭示脏腑间相反相成、克中有生的相互关系，对于维持机体生化不息、动态平衡具有重要的意义。可以看出，整体观念在中医生理学中的体现，概括来说，主要在于运用阴阳的对立统一、"阴平阳秘"等理论，来说明机体阴阳两方面相对的动态平衡。运用五行的生克制化胜复理论，来揭示脏腑系统之间的相辅相成、制约调控的整体结构关系。现在看来，这种动态平衡观、制约调控观不仅对中医生理学的发展有重要意义，且对现代生理学之发展，亦有开阔思路的启迪意义。

（3）病理反应的整体分析　中医学不仅从整体上来探索人体生命活动的规律，而且在分析疾病的病因病机时，既着眼于整体，亦着眼于局部病变所引起的整体病理反应。人体的局部与整体是对立统一的，人体某一局部的病理变化，往往蕴涵着全身脏腑气血阴阳盛衰的整体信息。因此，中医病理学一般是把局部病理变化与整体病理反应统一起来，既重视局部病变与其相关内在脏腑之联系，更强调该病变与其他脏腑之间的相互影响；一般来讲，中医病理学是用阴阳学说来分析和概括机体阴阳失调所表现出来的整体反应状态，是用五行学说的生克乘侮理论来揭示其脏腑病变的传变规律的。所以，病理上的整体观，主要即体现在病变的相互影响和传变方面。如脏腑功能失常的病变，可以通过经络反映于体表；体表组织器官的病变，也可以通过经络而影响内在脏腑。同时脏与脏、脏与腑、腑与腑之间，亦可以通过经络而相互影响，发生疾病的传变。

例如外感风寒病证，皮表受邪，可导致皮肤肌腠营卫不和，从而产生恶寒、发热，脉浮等症。这是由于肺与皮毛相表里，外邪袭表，营卫不和，进而使肺气失宣所致。肺失宣肃，其气上逆，继则发生咳嗽。但是，咳嗽病证，既可以是肺脏本身病变所致，亦可以由它脏病变影响及肺而发生。如肝火亢逆，上炎灼肺，则亦可以发生咳嗽，甚则咯血。

又如肝病，初起多为湿热蕴结脾胃或肝气郁结，临床多见恶心呕吐，脘腹作胀，大便溏泻而不成形等症。这些症状多是脾胃功能失调的反映，亦即肝病影响及脾胃所致。故张仲景在《金匮要略》中指出："见肝之病，知肝传脾，当先实脾。"实脾，即健脾或补脾。

此外，临床常见肝火亢盛，则面红目赤；心火上炎，则舌体溃烂、疼痛，舌尖红赤；肺热壅盛，则见鼻干喘粗；风寒袭肺，则鼻塞清涕；肾虚不足，则腰酸、耳鸣（高调鸣响）等，则都是内脏病变通过经络影响及体表或相关组织器官的临床见症。

（4）诊断治疗的整体观 由于机体各脏腑、组织、器官在生理、病理上的相互联系和影响，这就决定了可以通过五官、形体、色脉等外在的异常表现，由表及里地了解和推断内脏之病变，从而作出正确的诊断，进行恰当的治疗。

中医临床诊察疾病，其主要理论根据是"有诸内，必形诸外"（《孟子·告子章句下》）。《灵枢·本脏》所说："视其外应，以知其内脏，则知所病矣。"如舌体通过经络的循行直接或间接地与五脏相通，故人体内部脏腑的虚实、气血的盛衰、津液的盈亏，以及疾病的轻重顺逆等都可以呈现于舌，所以察舌可以测知内脏之病理状态。其他如望色、切脉等诊察方法，之所以能诊断人体病变的寒热虚实，其道理也莫不如是。

正是由于人体是一个有机的整体，所以对于任何局部病变的治疗，也必须从整体出发，进行整体的治疗，以获取最佳的治疗效应。如口舌糜烂，可用清心泻小肠火的方法进行治疗。这是因为心开窍于舌，心与小肠相表里的缘故。又如感冒咳嗽，可用宣肺止咳法治之，可服用通宣理肺丸或止嗽青果丸。这是因为肺气上逆则咳，故宣降肺气则能止咳。又如脱发、耳聋等病证，常用益肾补精法治之，可服用六味地黄丸等方药。这是由于肾主藏精，精血可以互化，发为血之余，肾其华在发，开窍于耳，因而肾虚则耳聋、发脱，故用补益肾精方药，当能取效。其他如"从阴引阳，从阳引阴；以右治左，以左治右"（《素问·阴阳应象大论》），"病在上者下取之，病在下者高取之"（《灵枢·终始》）等，都是在整体观念指导下确定的治疗原则。

可以看出，中医治疗学强调要从整体出发，从调整机体全身的阴阳气血及脏腑平衡出发，扶正祛邪，以消除病变对全身的影响，切断病变在脏腑间相互传变所造成的连锁病理反应，从而通过整体的治疗效应，达到祛除病邪治愈疾病的目的。实际上，中医学的辨证论治，即是整体治疗观的具体体现。

**2. 人与自然界的统一关系**

人体不仅本身是一个有机的整体，而且人体与自然界也存在着整体统一的有机联系。人生活在自然界之中，自然环境中存在着人类赖以生存的必要条件，同时，自然界的变化又直接或间接地影响着人体，而人体通过各种感觉器官（如耳、目、鼻、舌、皮肤等）与自然环境相接触，受自然界变化的影响，并在生理、病理等方面发生相应的反应。属于生理范围内的，即是生理的适应性；超越了适应范围的，即是病理反应。从而形成了中医学独特的"天人相应"观点，如《灵枢·邪客》说"人与天地相应也"，《灵枢·岁露》亦说："人与天地相参也，与日月相应也。"说明人的生命活动规律与自然界的变化是息息相关的。中医学根据这种"天人相应"观点，认为天有三阴三阳六气的变化和木、火、土、金、水五运的变化，人体亦有三阴三阳六经之气和五脏之气的运动，而且自然界中阴阳五行的运动变化，与人体五脏六腑的功能活动是相互收受通应的。人与自然界的统一整体关系，主要表现在如下方面：

（1）**生理上的适应调节**　主要体现于如下方面。

一是季节气候对人体的影响　《灵枢·顺气一日分为四时》中指出："春生、夏长、秋收、冬藏，是气之常也，人亦应之。"《素问·宝命全形论》更说"人能应四时者，天地为之父母。"应，即适应调节之意。是说在四时气候的正常变化中，季节气候都有其各自的特性及发展规律。春属木，其气温；夏属火，其气热；长夏属土，其气湿；秋属金，其气燥；冬属水，其气寒。因此，春温、夏热、长夏湿、秋凉、冬寒，即表示一年之中气候变化的一般规律。生物在这种气候变化的影响下，就会有春生、夏长、长夏化、秋收、冬藏等相应的适应性变化。人体亦毫不例外，则产生阴阳气血适应性的调节。

例如表现在汗尿的变化方面，即如《灵枢·五癃津液别》所说："天暑衣厚则腠理开，故汗出。天寒则腠理闭，气湿不行，水下流于膀胱，则为溺。"这说明春夏天热，阳气发泄，气血容易趋向于表，则人体皮肤疏松，腠理开泄而汗出。机体以汗出散热，来调节人体之阴阳平衡。秋冬天寒，阳气收敛，气血容易趋向于里，则人体皮肤致密，腠理闭塞，故少汗而多尿。这样既可保证人体水液代谢排出量的正常，又能保证人体阳气在天寒季节不过多地向外耗散。所以，人体在四季通过其汗尿的变化，即体现了其阴阳气血进行着适应性的生理调节。

表现在脉象的变化方面，即随着四时气候的变化，四时的脉象也有相应的变化。如《素问·脉要精微论》说："春日浮，如鱼之游在波；夏日在肤，泛泛乎万物有余；秋日下肤，蛰虫将去；冬日在骨，蛰虫周密。"李时珍《濒湖脉学·四言举要》说："春弦夏洪，秋毛冬石，四季和缓，是谓平脉。"即是说春夏脉象多见浮大，秋冬脉象多见沉小，此种脉象的浮沉大小变化，亦是机体受四时气候更替的影响，在气血方面所引起的适应性调节反映。

表现在气血的循行方面，则中医学认为人体气血的运行亦与气候变化的风雨晦明及月亮的盈亏相关。《素问·八正神明论》指出，天气温和，日色晴明，则人体血液流行滑润，而且卫气常浮于肌表，血容易外泄，经气容易循行；天气寒冷，日色阴霾，则人体血行亦会滞涩不畅，卫气亦常沉藏于里。同时认为，月亮初生之时，血气开始流利，卫气开始畅行；月正圆之时，则血气充实，肌肉坚强；月黑无光之时，则肌肤较弱，经络空虚，卫气衰减，形体常处于相对虚弱状态，故要求应顺应天时而调理气血。

二是昼夜晨昏对人体的影响　中医学认为在一日之内，随着昼夜晨昏阴阳消长的变化，人体的阴阳气血也进行着相应的调节，与之相适应。如《灵枢·顺气一日分为四时》说："以一日分为四时，朝则为春，日中为夏，日入为秋，夜半为冬。"即是说，一昼夜的寒温变化，在幅度上虽然没有像四时季节那样明显，但同样也存在着类似春夏秋冬阴阳消长的周期变化，对人体的生理活动也有一定的影响。故《素问·生气通天论》说："阳气者，一日而主外，平旦人气生，日中而阳气隆，日西而阳气已虚，气门乃闭。"气门，即汗孔，又称玄府，为人体排汗，散发热量，调节阴阳平衡的主要途径。此即是说，人体的阳气，白天运行于外，趋向于表，推动着人体的脏腑组织器官，进行着各种机能和代谢活动。早晨阳气初生，中午阳气隆盛，至夜晚则阳气内敛，便于人体休息，恢复精力。故中医学认为"阳入于阴则寐"，这亦反映了机体在昼夜的阴阳消长过程中，其生理功能活动的适应性变化。

三是地区方域对人体的影响　中医学认为，由于地区气候的差异，地理环境和生活习惯的不同，在一定程度上，也影响着人体的生理活动。如江南气候湿热，人体腠理多疏松；北方气候燥寒，人体腠理多致密。生活在这样的环境中，一旦易地而处，环境突然改变，初期多感不太适应。但人体也能进行相应的调节和适应，经过一段时间的锻炼，亦大都能够适应而习惯。

四是人对自然界的能动作用　中医学认为，人与天地相应，不是消极的，被动的，而是积极的，主动的。人类不仅能主动地适应自然界，更能主动地改造自然界，并和自然界作斗争，从而减少疾病，提高健康水平。如《素问·移精变气论》所说："动作以避寒，阴居以避暑。"《备急千金要方》所谓："凡人居住之室，必须固密，勿令有细隙，有风雨得入。"《寿亲养老新书》亦说："栖息之室，必须洁雅，夏则虚敞，冬则温密。"这是指改造居处环境，以适应生活之需要。而《养生类纂》所说："积水沉之可生病，沟渠通浚，屋宇清洁无秽气，不生瘟疫病。"则又是指环境的清洁卫生，对于预防疾病具有重要意义。可以看出，上述种种都是改造自然环境的具体措施，说明了中医学已经注意到了人对自然界的能动作用。

（2）病理上的内外影响　四时气候的变化，是生物生、长、化、收、藏的重要条件，但是有时亦会成为生物生存的不利因素。人类适应自然环境的能力是有限度的，如果气候剧变，超过了人体调节机能的一定限度，或机体的调节机能失常，不能对自然变化作出适应性的调节时，就会发生疾病。人与自然界统一的整体观反映于病理变化上，主要有如下几方面：

一是季节气候对发病的影响　在四时气候的变化中，每一季节都有其不同的特点，因此，除了一般的疾病外，随着季节的不同，常可发生一些季节性的多发病，或时令性的流行病。如《素问·金匮真言论》说："春善病鼽衄，仲夏善病胸胁，长夏善病洞泄寒中，秋善病风疟，冬善病痹厥。"指春天多病鼻塞流涕或鼻出血；夏天多发胸胁病变；长夏（农历六月）季节多发作里寒泄泻病证；秋天多发作风疟病证；冬天则多发作关节疼痛，手足麻木逆冷病证。可以看出，这正是指出季节不同，发病也常不同这一特点。此外，某些慢性宿疾，往往亦会在气候剧变或季节交换的时候发作或增剧，如痹证、哮喘等。

二是昼夜晨昏对疾病的影响　是指在一天之内，由于昼夜的阴阳消长变化，天人相应，对病情的发展亦有一定的影响。一般疾病，大多是白天病情较轻，夜晚较重。正如《灵枢·顺气一日分为四时》所说："夫百病者，多以旦慧昼安，夕加夜甚。朝则人气始生，病气衰，故旦慧；日中人气长，长则胜邪，故安；夕则人气始衰，邪气始生，故加；夜半人气入脏，邪气独居于身，故甚也。"这是由于早晨、中午、黄昏、夜半，人体的阳气存在着生、长、收、藏的变化，因而病情亦随之而有慧、安、加、甚等变化。

三是地区方域与疾病的关系　某些地方性疾病的发生，与其地理环境及生活习俗有着密切的关系。如《素问·异法方宜论》说："南方者，天地所长养，阳之所盛处也，其地下，水土弱，雾露之所聚也，其民嗜酸而食胕（指腐制食物），故其民皆致理而赤色，其病挛痹。"挛痹，即湿热郁结，筋脉拘急，麻木不仁病证。

（3）诊治上的内外考虑　中医诊断学强调诊察疾病必须结合致病的内外因素，进行全面的考察，对任何疾病的症状和体征，都不应孤立地看待，应该联系到四时气候、地方水土、生活习惯、性情好恶、体质强弱、年龄性别、职业特点等，运用四诊（望、闻、问、切）方法，全面地了解病情，把疾病的原因、疾病的部位、疾病的性质，以及致病因素与机体相互作用的反应状态联系起来，并加以细致地研究，方能作出正确的诊断结论。故《素问·疏五过论》说："圣人之治病也，必知天地阴阳，四时经纪……八正九候，诊必副矣。""四时经纪"，指四时气候变化的规律。"八正九候"，指四时八正之节气和三部九候之脉法。认为只有这样诊察，才能全面而名副其实。可以看出，中医学的诊病方法，充分体现了人与自然界对立统一相应联系的整体观念。

关于疾病的防治，中医学同样强调人与外在环境的统一，其治疗用药，强调必须遵循人体内外环境相互统一的客观规律，必须适应四时季节气候的变化，以及昼夜晨昏的阴阳变化，方能获取较好的疗效。首先，古人提出了"春夏养阳，秋冬养阴"等养生防病的原则，其治疗用药则又指出"必先岁气，无伐天和"（《素问·五常政大论》）等观点，并制定了因时、因地制宜的论治法则，即是"天人相应"的整体观在治疗实践中的具体体现。

综上所述，可以看出，人与自然界或其内环境本身就是一个统一的整体，而且，可贵的是古人很早就建立了类似"时间生物学"的概念，发现了人类在其长期进化过程中，为适应自然界的变化，无论在生理活动或病理变化中，都反映出周期性的节律。人体气血阴阳的消长变化，是与自然界中客观存在的阴阳消长盛衰相适应的，而中医学的阴阳五行学说则正是从整体水平上概括了许多周期性的节律和变化。例如日节律、月节律、年或超年（如五运六气）等周期节律。古人所说的"生、长、化、收、藏"规律，则正是反映了自然界生物生长发育的周期性节律。

关于人体小宇宙的认识，亦是有一定的科学道理，因为人体本身自成系统，是一个对立联系的统一体。根据阴阳矛盾观点，人体可以不断地一分为二，例如表里、上下、升降、气血、营卫、津液、精神、脏腑、阴经阳经，以及脏器本身的阴阳等等。正是这些不同层次相互对立而又统一的两个方面，构成了完整的有机整体。但是，"整体不等于各部分的简单的总和"，这是现代方法论"系统论"中的一个重要观点。而中医学对于人体的认识，则正是具备了这种观点。比如，中医学认为内在脏腑和体表组织器官，通过经络气血相互联系、相互影响，才能发挥各自的生理功能。而一旦局部脏器组织离开了整体，就不再具有原来的功能特点。因此，在整体观念指导下，中医学建立了自己独特的生理病理学系统，这种系统是以五脏为中心，并以五脏之中的心为中心的系统理论。"系统论"指出，任何一个局部都在某种程度上反映着局部和整体的信息，这又相似于中医学在诊断和治疗方面的特点，如面部的五色诊、舌诊、脉诊、耳诊等，无不都是以局部外在的变化来推断整体的反应状态，从而测知内脏的病变。同时，对于内脏或整体的治疗，则又可以改善局部的病理反映，从而反映出内在脏腑与体表器官的整体系统联系。

### （二）恒动观

恒动观，即恒动观念。恒动，即是指持续的不停顿地运动、变化和发展。中医学用运动的、变化的、发展的观点而不是用静止的、不变的、僵化的观点来分析和研究生命活动、健康和疾病等医学问题，这种观点即称之为恒动观点。运动是物质的存在的形式及固有属性，世界上的各种事物和现象都是物质运动的表现形式，所以运动是绝对的、永恒的，而静止则是相对的、暂时的或局部的，静止是物质运动的特殊形式。

中医学认为精气具有运动的属性，因而由精气所构成的整个自然界亦在不停地运动和变化着，自然界一切事物的变化，都源于天地精气的升降运动和相互作用。精气是构成人体和维持人体生命活动的最基本物质，所以人体亦是一个具有能动作用的有机整体，而人的生命活动亦具有恒动的特性。故《格致余论·相火论》说："天主生物，故恒于动，人有此生，亦恒于动。"

中医学的恒动观认为整个宇宙自然界都处于永恒的无休止的运动之中，"动而不息"则是自然界的根本规律。故《素问·六微旨大论》说："夫物之生从乎化，物之极由乎变，变化之相薄，成败之所由也""成败倚伏生乎动，动而不已，则变作矣"。即是说世界万物的生成、发展、变化，乃至消亡的动力，无不源于精气的运动，事物的发生、发展，亦在其运动过程中进行和完成。故认为精气自身的相互作用，即阴阳精气的相互作用，是"变化之父母，生杀之本始"(《素问·阴阳应象大论》)，是推动一切事物运动变化发展的根本原因。物质存在的形式为形与气两大类，物质运动的基本形式则为形与气的相互转化。中医学用形气转化的运动观点来阐释生命活动的规律，来说明健康与疾病的问题，提出"人以天地之气生，四时之法成。"(《素问·宝命全形论》)的运动观点，从而说明生命是物质的，人与万物一样，都是天地自然界运动变化的产物，而人体正是一个不断运动的发生着升降出入和气化作用的有机体。

中医学的恒动观已认识到动和静是物质运动的两种不同表现形式。动是可见的明显的运动，静则是缓慢的、不易察觉到的运动，绝对的静止是不存在的。精气分阴阳，相互感应就有动静，故《太极辨》说："动静者，气本之感也；阴阳者，气之名义也"。《类经附翼·医易义》说："太极动而生阳，静而生阴"，"一动一静，互为其根"，《素问·天元纪大论》说："动静相召，上下相临，阴阳相错，而变由生也"。从而说明阴阳二气，动静运动，相互为用，促进了生命体的发展和变化，维持着人体生命运动的动静和谐状态，保证了人体正常生命活动的进行。中医学的恒动观念主要体现于如下几方面：

### 1. 人体生命活动的恒动观

生命在于运动，生命体的出生、发展、变化，乃至衰亡，始终都在一个动静相对平衡的新陈代谢自我更新的状态中进行。故《增演易筋洗髓经·内功图说》说："人身，阴阳也。阴阳，动静也。动静合一，气血和畅，百病不生，乃得尽其天年。"

### 2. 人体内液态物质循行的恒动观

人体内的液态物质，不外血液和津液两种，这些都是人体生命活动不可或缺或停滞的精微物质。血液的功能主要是营养和滋润全身脏腑组织，维持各脏腑组织的生理活动。而血液的营养和滋润作用，只有在正常的循行过程中才能得到发挥。如《素问·举痛论》指出，血液须在脉管中"流行不止，环周不休"，方能输送水谷精微而达于周身。若某一局部血液循行变慢或停滞，则可导致血瘀病理状态，甚则可形成瘀血，从而引发其他疾病。

津液在人体内亦是上下环流，运行于全身的。津液的运行是在多个脏腑的参与下，通过三焦的气化，在体内处于不断地新陈代谢运动过程中，其摄入、输布和排泄之间，亦维持着相对的动态平衡。气行则津行，气滞则津停，若一旦津液的输布、运行失常，则亦将引发痰饮、水湿、水肿等病变。故《儒门事亲》说："《内经》一书，唯以血气流通为贵。"

### 3. 脏腑生理活动的恒动观

五脏六腑各有其生理特性和生理功能，并都是建立在脏腑之气的运动变化之上的。如在心气的推动下，心脏不停地进行着收缩、舒张运动，通过心脏的搏动，心主行血生理功能正常发挥，血液方能被输送到全身，进行营养作用；在肺气的作用下，通过肺脏的一张一缩，肺进行着有节律性的呼吸运动，在此过程中体内外的气体方能不停地进行着呼浊吸清的交换，其他脏腑组织器官的生理功能方得以正常进行；脾以健运不息为其特征，脾气充足，则脾的运化水谷和运化水液功能方能正常，其消化吸收功能和水液代谢过程才能正常进行。因此，运动不息亦是脏腑的生理特点。

### 4. 病理变化的恒动观

中医学在强调以恒动观点来认识人体生理活动的基础上，更强调以运动变化的观点来认识和把握疾病发展的过程和病理变化的阶段进程。认为从病因作用于机体到发生疾病，机体一直处于正气与致病邪气进行斗争的运动变化之中，正邪斗争一直贯穿于疾病的始终。同时，其病机病证亦处于不停的发展变化之中，并表现出运动变化的一定的阶段性。以外感风寒为例，从《内经》始，即已提出其发展过程经历着六个阶段的基本病理变化，张仲景在《伤寒论》中对此进行了深入的总结和归纳，从而提出了意义重大、影响深远的"六经病证"传变规律。认为太阳病证不解，病情就会继续发展，或发展至太阳腑证；或发展成寒热往来的少阳证；或入里从阳化热，发展成阳明经证或阳明腑证。若三阳病证不解，病情进一步发展变化，则向虚的方面转化，就会发生三阴病证等。又如叶天士总结归纳了温病发展变化的规律，即温病初期往往首先侵犯肺卫，继而可发展至气分、营分，甚或血分等。这些认识和把握，充分体现了疾病发展变化阶段性的运动观。

应当指出，中医学对于生理和病理过程中"恒动"现象的理解和概括，一般有三种类型：一是各脏腑组织器官，包括气血津液各自所具有的生理或病理上的运动变化特点，这些运动变化则是各具特色。其二是受自然因素的影响，其生理和病理方面所表现出的似日、似月，乃至似年等的周期性波动，这类运动往往表现为"振荡""涨落"等基本形式。三是或以人的整个一生，或以疾病的全过程为周期的运动、发展和变化，则又往往表现为抛物线型的规律。

### 5. 疾病防治的恒动观

疾病过程是一个不断运动变化的动态过程，一切病理变化都是机体阴阳矛盾运动失去平衡协调的反映。其治病求本的目的，不在于单纯补充或减少因病变而导致的某些物质数量上的多少，而主要是通过扶正祛邪，补偏救弊，调整阴阳的偏盛和偏衰，使其在新的基础上恢复生化运动的动态平衡。这正是对立统一恒动观点在中医临床辨证论治过程中的体现。而"未病先防"和"即病防变"的预防思想，亦体现了在解决健康与发病矛盾过程中的运动观点，体现了防患于未然的主动的恒动观点。

## （三）辩证观

辩证观，即辩证观念或辩证观点。中医学不仅认为物质性是一切事物的共同根源，而且还认为自然界中的一切事物都不是一成不变的，各个事物都不是孤立的，他们彼此之间是相互联系，相互制约的，并把生命活动、健康与疾病看作是普遍联系和运动变化的过程。人体生命活动的生长壮老已，以及健康与疾病的变化都是机体自身固有的阴阳矛盾发展变化正常与否的结果，故中医学常用矛盾的对立统一、整体的，联系的观点来看待生命与健康以及疾病的发生、发展和变化，即是中医学的辩证观点。

"矛盾法则，即对立统一的法则，为辩证法的核心"（《毛泽东选集·矛盾论》）。中医学认为，阴阳矛盾是自然界运动发展的根本规律，生命是自然界物质运动的高度发展，是阴阳二气相互作用的结果。生命活动的本质，即是机体内部阴阳矛盾"阳化气"与"阴成形"的对立统一，以及机体与周围环境的阴阳矛盾的对立统一。人的生命过程即是机体阴阳矛盾对立双方在不断的矛盾运动中取得统一的过程。《自然辩证法》亦指出："辩证法是关于普遍联系的科学"。中医学强调从普遍联系的法则与观点去认识人体自身、人与自然、人与社会的关系，去处理健康与疾病的关系，则正是体现了在中医理论体系中包含着丰富的唯物辩证的思维。

中医学的辩证观贯穿于中医学的生理、病理、诊断和治疗等各个方面：

### 1. 中医生理学的辩证观

主要表现为人体以五脏为中心，体内外环境相互统一的藏象学说整体观；脏腑之间相互依存、相互制约的对立统一观；气血津液等生命活动物质与脏腑功能、精神活动与生理活动之间的辩证统一观等。

### 2. 中医病理学的辩证观

主要表现为病邪属非常之变，太过不及或非其时而侵袭人体；"正气存内，邪不可干"，"邪之所凑，其气必虚"，"避其毒气"等既强调内因，又不排斥外因作用的辩证的病因发病学观点，以及脏腑相通并与五时相应，病变互传，移皆有次的重视整体联系的病理学观点。

**3. 中医诊断学的辩证观**

主要表现为中医诊断疾病，从不机械地就病论病，而是将疾病的形成、发展变化与机体所处的自然与社会环境联系起来，作为一个系统整体来进行考察，通过把握四诊材料的相互关系、有机联系来诊断疾病，并强调"四诊合参"，透过现象看本质，察色按脉先别阴阳，以抓住疾病的主要矛盾，从而体现了鲜明的临床辩证思维。

**4. 中医治疗学的辩证观点**

主要表现在如下几方面。

（1）**标本缓急** 所谓疾病的标本，反映了疾病的本质与现象、原因与结果、原生与派生等几方面的相互关系。中医学在其"标本缓急"理论中，已经触及根本矛盾、主要矛盾和次要矛盾等的关系问题。本，类似疾病的根本矛盾；标，类似被根本矛盾所规定和影响着的其他矛盾。一般来说，在疾病存在的整个过程中，其根本矛盾，即本的性质没有发生变化。但被根本矛盾所规定或由根本矛盾所派生的其他矛盾，即"标"，却有的产生了，有的激化了，有的发展了，有的消失了。因此，治病必须抓住疾病的根本矛盾，治疗"本"，才能取得疗效。即所谓"治病必求其本""缓则治其本"。但如果标病紧急上升为主要矛盾之时，则亦可以采用"急则治其标"的方法，予以治疗。

（2）**正治反治** 在区分了疾病的标本，确定了治疗的主次先后之后，就要运用一定的治疗原则，采取相应的治疗措施进行治疗，从而使阴阳的相对平衡得以恢复。总的治疗原则，即是针对证候所反映的阴阳失调状况，相应地采用纠正这种阴阳失调状况的治疗方法，如寒者热之、热者寒之、虚则补之、实则泻之等，藉以帮助机体恢复其阴阳平衡状态，达到治愈疾病的目的。中医学关于应用与证候性质相反的药物进行治疗的原则，正是自发地利用了矛盾的对立之间既斗争，又统一的辩证观原理。正治反治不仅运用了矛盾的对立斗争关系，同时也运用了矛盾的同一性法则。

（3）**异法方宜** 中医学认为疾病的种类和病人的条件是复杂多样的。同一种疾病，由于地区方域、季节气候、生活环境，以及职业、体质等条件的不同，其治法就应有所区别。强调治疗疾病既要考虑矛盾的普遍性，又要善于识别矛盾的特殊性，要具体问题具体分析。正如《医门法律·申明内经法律》所说："凡治病不察五方风气，衣食居处各不相同，一概施治，药不中窍，医之过也。"可以看出，中医学"异法方宜"的治疗原则。确实蕴含着把事物的一般性和特殊性结合起来的辩证观点。

（4）**必伏其所主** 伏其所主，是指抓主要矛盾，解决主要矛盾的论治思想。主要体现在"同病异治"或"异病同治"的正确运用等方面。而其病治异同，则正是充分体现了中医辨证论治原则的灵活性。但应指出，不论是同病异治，还是异病同治，都必须遵照"必伏其所主，而先其所因"（《素问·至真要大论》）的原则，方能准确无误。可以看出，中医学是从运动的观点，而不是从静止的观点；从相互联系的观点，而不是从孤立的观点，来看待疾病的发生和发展，同时注意到了疾病发展的阶段性和疾病矛盾的主次关系，这正是辩证观的具体体现。

## （四）辨证论治

辨证论治，是中医学认识疾病和治疗疾病的基本原则，也是中医学对疾病进行辨析判断和处理的一种特殊的方法，故亦是中医学的基本特点之一。辨证论治，主要在于分析和辨别证候，讨论和确定治疗原则和方法，因而是中医学古代唯物辩证观在临床实践中的具体体现。

**1. 证的概念**

证，即病证。是机体在疾病发展过程中的某一阶段的病理概括，亦标示着机体对病因作用的整体反应状态。由于它概括了病变的部位、原因、性质，趋势及邪正关系，以及机体的抗病反应能力等，能够反映疾病发展过程中某一阶段病理变化的本质，因而它比症状能更全面、更深刻、更正确的揭示疾病的本质。

**2. 证与病、症的关系**

任何疾病的发生和发展，总是通过一定的症状和体征等疾病现象而表现出来，故中医学认为疾病的临床表现以症状和体征为基本要素。是反映疾病或证候的组成部分。

症状是疾病过程中的个别表象，是病者所主观感觉到的异常反应、临床表现或某些病态改变，如头痛、发热或恶心呕吐等。而客观的临床表现则是体征，如舌苔、脉象等。广义的症状则包括体征。

病，即疾病。指在病因作用下机体邪正交争、阴阳失调所出现的导致生活和劳动能力失常的具有一定规律的病理过程。具体表现为若干特定的症状、体征，以及疾病某阶段的相应证候。

证与病、症的关系，表现于三者既有联系，又有区别，三者均统一于病理基础。其区别在于症状仅仅是疾病的个别表象，而证则能反映疾病某阶段的病理本质变化，能将症状与疾病联系起来，从而能够揭示症状与疾病之间的某些内在联系，有益于对疾病过程的深入认识。

**3. 辨证论治的含义**

所谓辨证，就是将四诊（望、闻、问、切）所收集的资料、症状和体征，通过分析，综合，辨清疾病的原因、疾病的性质、疾病的部位，以及邪正之间的关系。概括、判断为某种性质的证，以探求疾病的本质。所谓论治，又称施治，是根据辨证的结果，确定相应的治疗原则和方法。可以看出，辨证是决定治疗的前提和依据，论治则是解决疾病的手段和方法，通过辨证论治的实际效果即可以检验辨证论治的正确与否。所以辨证论治的过程，就是认识疾病和解决疾病的过程。辨证与论治，是中医诊治疾病过程中相互联系不可分割的两个方面，是理论和实践相结合的体现，是指导中医临床理法方药具体运用的基本原则。

**4. 辨证与辨病的关系**

中医认识并治疗疾病，是既辨病又辨证，并通过治疗"证"而达到治愈疾病的目的。中医学认为，临床分析病证首先应着眼于"证"的辨别，然后才能对疾病确立治则治法，进行正确的施治。例如感冒病，症见发热，恶寒，头身疼痛，病属在表，但由于致病因素和机体反应性的不同，临床又常表现为风寒表证和风热表证两种不同的证。只有把感冒所表现的"证"是属于风寒还是属于风热辨别清楚，才能确定是选用辛温解表方法，还是选用辛凉解表方法，给予恰当的治疗。由此可见，辨证论治既区别于见痰治痰、见血治血、见热退热、头痛医头、脚痛医脚的局部对症疗法，又区别于那种不分主次、不分阶段，一方一药对一病的治病方法。

**5. 病治异同**

辨证论治，作为指导临床诊治疾病的基本法则，由于它能辨证地看待病和证的关系，既看到一种病可以包括几种不同的证，又看到不同的病在其发展过程中可以出现同一种证，因此在临床进行治疗时，即可以在辨证论治的原则指导下，采取"同病异治"或"异病同治"的方法来处理。

（1）**同病异治**　所谓同病异治，是指同一种疾病，由于其发病的时间、地区，以及患者机体的反应性不同，或其病情处于不同的发展阶段，所以表现的证不同，因而治法亦不一样。仍以感冒病为例，由于其发病的季节不同，其治法也不完全相同。暑季感冒，多由感受暑湿邪气所致，故其治疗常须应用芳香化浊药物，以祛除暑湿。这与其他季节的感冒病治法，诸如辛凉解表、辛温解表等就不相同。又如在麻疹病病情发展的不同阶段，其治疗方法也各有不同，疾病初起，麻疹未透，治宜发表透疹；疾病中期肺热蕴盛，则常须清解肺热；其病后期则多为余热未尽，肺胃阴伤，则又须以养阴清热为主。

（2）异病同治 所谓异病同治，是指不同的疾病，在其发展过程中，由于出现了相同的病机和相同的证，因而也可采用相同的方法治疗。例如久痢脱肛、子宫下垂是不同的病，但如果均表现为中气下陷证候，就都可以用补气升提的方法进行治疗。可以看出，中医治病主要不是着眼于"病"的异同，而是着眼于"证"的异同，着眼于病机的区分。因为"证"与病机是相联系的，故相同的病机病证，可用基本相同的治法进行治疗；不同的病机病证，则必须用不同的治法。中医学所谓"证同治亦同，证异治亦异"，实质上是由于"证"的概念中包含着病机在内的缘故。而这种针对疾病发展过程中不同质的矛盾用不同方法去解决的法则，即正是充分体现了辨证论治的精神实质。

### 6. 中医论治的调控和平衡观点

中医学治疗法则的精髓，在于"谨察阴阳所在而调之，以平为期。"（《素问·至真要大论》）病理上的阴阳失调，不外太过或不及两方面，故治疗的目的在于调整和扶助人体的控制系统，使之重新建立起正常的动态平衡。因此，中医治病处处注意正反两个方面，即祛邪而不伤正，扶正而不留邪；补阳而不伤阴，滋阴而不伤阳等。故其临床治疗大法，诸如扶正祛邪、补虚泻实、寒者热之、热者寒之、壮水之主、益火之源等等，无不包含着调控思维观点，这就是中医学调节控制机体恢复阴阳平衡的论治特点。所以，辨证论治的实质正是研究特定的证候与特定的方药之间的对应关系及其变化规律，而这种对应关系及变化规律，则正是经过千百年来的临床实践检验，而被反复证实了的客观规律。

总之，中医学从人体与外界环境密切联系出发，从人体本身是对立统一有机整体出发，来观察人体对周围环境的反应状态，并透过临床征象来探究疾病的本质，从而把握住人体反应状态的主要矛盾，并运用动态平衡的理论，运用各种具体治疗手段，通过调控，使患者重新建立起新的阴阳协调的动态平衡，达到促使疾病痊愈的目的。这就是中医理论体系中最突出的特点，即整体观、恒动观、辩证观和辨证论治的精神实质。

## 四、《中医基础理论》学科的主要内容

《中医基础理论》主要阐述中医理论体系的哲学基础、生理、病理、病因、发病，以及疾病的防治原则等基本理论知识。内容包括精气学说和阴阳五行学说、藏象学说、气血津液、经络学说、病因与发病、病机学说及防治原则等各部分。

### 1. 精气学说和阴阳五行学说

此属中国古代的哲学范畴，中医学主要用其作为本原论和中介说、宇宙观和方法论、系统结构理论方法来阐明人体的组织结构、生理和病理等基本知识和理论内涵，并指导中医的临床诊断、治疗等医学实践活动。

### 2. 藏象学说

这是研究人体各脏腑组织器官的生理功能、病理变化及其相互关系，以及脏腑组织器官与外界环境相互关系的学说，是中医理论体系的核心组成部分，亦是指导临床各学科辨证论治的理论基础。其内容在于具体阐释五脏、六腑、奇恒之腑的生理功能和相互联系，并阐明某些系统的生理活动。

### 3. 精、气、血、津液

此主要阐述精、气、血、津液等的生成、作用及其相互关系。从而说明精、气、血、津液既是脏腑功能活动的产物，又是脏腑功能活动的物质基础。

### 4. 经络学说

经络常说是研究人体经络系统的生理功能、病理变化及其与脏腑相关的学说，是中医基础理论的重要组成部分。经络是人体沟通表里上下，联络脏腑组织器官，通行气血的一个完整的组织系统。其内容在于阐述十二正经和奇经八脉的概念、分布、走向、与交接规律及循行路线；经络的生理功能和经络学说在病理、诊断和治疗上的应用。

### 5. 体质学说

中医体质学说是以中医理论为指导，研究人体体质的基本概念、形成、类型特征，及其对疾病发生、发展、诊断、治疗和预防关系的理论。

### 6. 病因与发病

病因与发病主要阐述各种致病因素的性质和致病特点，并说明疾病的发生是致病因素作用于机体，正邪斗争，正不胜邪，导致人体内外环境关系失调所致。

### 7. 病机

病机主要阐释机体病理变化的一般规律。主要由基本病机、系统分类病机，以及某系统症状发生机理等层次和结构所组成。主要包括邪正盛衰、阴阳失调、气血失常、津液代谢失常、外感热病发病机理、"内生五邪"，以及脏腑经络功能失常等方面。

### 8. 防治原则

即防病和治病的基本法则。强调预防为主，主张"治未病"，对控制疾病的发生发展具有重要意义。治疗法则，主要介绍治病求本、扶正祛邪、调整阴阳，以及三因制宜等基本原则。

上述内容，是中医理论体系的重要组成部分，它们是来源于实践又是以指导医疗实践的基础理论和基本规律，因之是学习中医学临床各学科的基础，是登堂入室、探索中医学伟大宝库的阶梯。所以必须认真学习，切实掌握。

学习中医理论体系，应坚持以辩证唯物主义和历史唯物主义为指导，要充分认识基础理论的重要性，并要做到理论联系实际，充分联系临床实践，以加深对基础理论内涵的理解。还应指出，由于中医学与西医学是两个不同的医学理论体系，故要求在学习过程中，应切实掌握中医学理论的特点，既要联系现代医学科学知识，又不能简单地生搬硬套，既应分清两种医学理论体系的不同，又不能将两者对立起来，简单地对某一方加以肯定或否定，更应着重探讨此两个医学理论体系的联系点和结合点，为中医学的现代化发展奠定基础。总之要加强对现代科学多学科知识的学习与涉猎，以拓宽思路，加强对中医理论体系的深入理解。

## 【理论要点】

1. 绪论部分主要介绍了中医学、中医基础理论体系及中医基础理论的概念和内涵；阐述了中医理论体系的形成发展和基本特点；并简要介绍了中医基础理论学科的主要内容。

2. 中医学是研究人体生理、病理、疾病诊断与防治，以及养生康复等理论方法的一门独具特色的传统医学科学。中医理论体系，是由中医学的基本概念、基本原理，以及科学规律所构成的完整的科学体系。中医基础理论，则是研究和阐释中医学的哲学基础、中医学对正常人体和疾病认识，以及关于疾病防治、养生康复等理论原则的基础学科。

3. 中医理论体系的形成与发展具有悠久的历史，并经历了五个时期，各有其特点。先秦及秦汉时期是中医理论体系形成的时期；两晋隋唐时期，则中医理论体系得以充实和系统；宋金元时期，则百家争鸣，流派纷呈，使中医理论体系取得显著的进展；明清时期，则是集古代医学之大成，并提出了某些创见，使辨证理论和方法有所发展；近代和现代，则是继承与发扬并重，经由初期的中西医汇通，而后走上中西医结合及多学科进行中医药学研究的正确途径，并已取得可观的成绩。

**【思考题】**

1. 中医理论体系形成的时期、基础、标志各是什么？
2. 金元四大家各自的主要学术观点是什么？
3. 试述温病学说代表性人物以及论著的名称。
4. 如何理解人体是一个有机的整体？
5. 如何理解自然环境对人体影响的病理性反应？
6. 试述证、症、病之间的关系。
7. 试述辨证与论治之间的关系。
8. 举例说明同病异治与异病同治。

# 第一章 中医学的哲学基础

**【学习要求】**

掌握阴阳、五行的基本概念与特性，阴阳学说与五行学说的基本内容；熟悉精气及精气学说的基本概念，精气学说基本内容、阴阳学说及五行学说在中医学中的应用；了解精气学说在中医学的应用、阴阳学说和五行学说的形成。

哲学，是人们对于整个世界（包括自然、社会和思维）进行认识的根本观点的学科和体系，是研究自然界和社会规律，以及人类思维及其发展的最一般规律的学问。因而哲学就是理论化和系统化的世界观和方法论。科学离不开理论思维，离不开世界观和方法论的指导，故哲学与科学之间存在着相互依赖、相互影响的关系。医学是研究人类生命过程以及同疾病作斗争的科学体系，为要探索生命的奥秘，以及健康与疾病的关系和规律，医学就必须以先进的哲学思想作为世界观和方法论来构建自己的理论体系。中医学是中国古代比较系统的自然科学体系，在其自身理论体系形成之时，即充分的吸收了当时先进的哲学理论和观点，并与医学实践经验和理论融合在一起，构建了涵盖自然哲学、形态学和实践验证的完整的医学体系。中医学以古代的唯物观和辩证观，即精气学说、阴阳学说和五行学说为哲学基础，运用综合思维的方式来分析和解决医学理论和医疗实践等诸问题，充分体现了中国传统文化的理性思维特点。时至今日，虽然现代医学实验深入发展，中西医结合研究亦多年，但仍无法用分析试验的手段而使中医理论体系脱离某些自然哲学的影响和临床实践经验的因果验证而成为实证医学，此即说明中医理论体系中势必蕴涵有某些目前尚无法证实的科学规律和真理，有待研究和探索，亦可能这正是中医学探讨和阐释生命活动规律和奥秘的优势所在。因此，要学习和研究中医学，就必须要正确地认识和理解中医学中的哲学理论和方法，进而有助于深刻体会和把握中医理论体系的本质和特点。

中医学的哲学基础，包括精气学说、阴阳学说和五行学说三个方面：

精气学说，是古代哲学范畴的本原论和中介论，主要研究精气（气）的内涵，及其运动变化规律，并用以阐释宇宙自然界的生成本原、发展变化及事物间相互联系的基本规律。其主要观点是精气为宇宙万物生成的共同物质基础；精气又是宇宙万物的中介物质，正是由于精气的渗透和沟通，才使宇宙成为一个万物相互通应、天地一统的有机整体。人为宇宙万物之一，亦由精气所构成。精气是充塞于宇宙中的运动不息的物质，其自身的运动变化，以及由此而产生的阴阳二气的交感升降运动，推动和促进着宇宙万物的发生、发展和变化。

阴阳学说和五行学说，是我国古代用以认识自然和理解自然的宇宙观和方法论，具有唯物论和辩证法的思想内涵。阴阳和五行原是中国哲学史上很古老的两个哲学范畴，其概念的提出，最早可溯源于《易经》和《尚书·洪范》。古人认为，物质世界是在阴阳二气的对抗运动中不断地滋生和发展着，阴阳既代表自然界两种对立的物质势力，同时，也代表着矛盾对立的两个方面，并进而发展成为人们探讨和阐释事物运动变化规律的阴阳矛盾学说。

同时，古人亦认为木、火、土、金、水乃是构成物质世界的不可缺少的最基本物质，而且这五者之间具有相互滋生、相互制约的关系，并处于不停地运动变化之中，从而构成了物质世界。因此亦逐渐发展成为探索万物构成及其相互关系的五行系统结构学说。由于阴阳和五行这两种学说其本身都是在探索物质世界事物的构成及其运动变化的根源和规律，因此作为认识论和方法论，在历史上对于中国古代自然科学的各个门类，诸如天文学、气象学、历法、农学、生物学、化学，以及医学等的发展，均有重大影响，甚至被某些专门学科所吸收，成为该学科学术发展的理论基础，中医药学即是其中之一。

精气与阴阳五行学说，渗透并应用于中医学领域，与医学理论紧密地结合在一起，成为中医学基础理论的重要组成部分，对中医理论体系的形成和发展，有着深刻的影响。中医学应用精气与阴阳五行学说，主要是籍以说明人与自然界的关系、人体的组织结构、生理功能及病理变化，并用以指导临床的诊断和治疗。因此，精气和阴阳五行学说是中医基础理论的重要内容之一，是学习和研讨中医理论体系必须掌握的理论方法。

# 第一节　精 气 学 说

## 一、精气学说的基本概念

### （一）气的基本概念

气，在中国的古代哲学中，是指存在于宇宙之中，不断运动且无形可见的十分活跃的极细微物质。又是宇宙之中的万物包括人类形体在内的共同的构成本原。故《庄子·知北游》说："人之生，气之聚也。聚则为生，散则为死……故万物一也……通天下一气耳。"因此，从哲学角度来理解，则"气"就是物质，即指构成自然界万物的最基本、最原始的物质。气乃是一种客观存在。故当代著名哲学家张岱年指出，气"是细微最流动的物质，以气解释宇宙，即以最细微最流动的物质为一切之根本"，"要而言之，中医古典哲学中所谓气，是指占空间、能运动的客观存在"（《中国哲学大纲·中国古典哲学中的唯物论传统》）故气亦是中国古代哲学中的一个重要范畴。

### （二）精气与精气学说的基本概念

精气，又称为"精"。在中国古代哲学中，亦指充塞于宇宙之中不断运动且亦无形可见的精微物质。与"气"同义，亦是宇宙万物所生成的原始物质。而在某些情况下，精气则又专指"气"中的精粹部分，认为是构成人类的本原。故《易经》和《管子》将气直接称为精气或精，并认为宇宙万物皆由精气所构成。如《易传·系辞上》说："精气为物。"《管子·内业》说："精也着，气之精者也。"《管子·心术下》又说："一气能变曰精。"认为精或精气，即是精粹的、能够运动变化的"气"，故精、精气与气所指同为一物，其内涵是同一的。而精气亦正是生成天地万物及人类的原始精微物质，亦是万物生成、变化和发展的共同的物质基础和客观存在。故《管子·内业》又说："凡物之精，此则为生，下生五谷，上为列星，流为天地之间。"《淮南子·天文训》则更进一步说："天地之袭精为阴阳，阴阳之专精为四时，四时之散精为万物。"从而说明，精气亦是中国古代哲学中的一个重要范畴。

精气学说，是研究和探讨物质世界生成本原及其发展变化的中国古代哲学理论。该学说认为，精气是物质世界的本原，宇宙万物皆由精气所构成，宇宙自然界是一个万物相通、天地一统的有机整体。人类作为宇宙万物之一，亦由精气所构成，故《淮南子·精神训》说："精气为人。"

由于精气是存在于宇宙之中运动不息的极精微物质，故其运动变化亦推动和促进着宇宙万物的发生、发展和变化。

精气学说的形成和沿革，经历了气与"云气说"；精气与"水地说"；精气与"太虚肇基说"等不同的演变，最后发展成为中医学的本原论和中介说，并应用于中医学的理论体系以及各学科的各个方面。

## 二、精气学说的基本内容

### （一）精气是构成世界万物的本原

精气学说认为，世界上的一切事物都是由精气所构成的，宇宙万物的生成皆为精气自身运动的结果。所以，精气乃是构成天地万物包括人类的共同的原始物质。如《淮南子·天文训》说："宇宙生气，气有涯垠。清阳者薄靡而为天，重浊者凝滞而为地。"又说："积阳之热气生火，火气之精者为日；积阴之寒气为水，水气之精者为月。"《易传·系辞上》说："精气为物，游魂为变。"从而认为天地万物和人体、精神，甚至随神往来的"魂"之游行变幻，则都是由精气所生成，或是精气活动的表现。

精气生万物的机理，古代哲学家常用天地之气的交感，阴阳二气的合和来阐释。在天之阳气下降，在地之阴气上升，二气交感相错于天地之间，氤氲合和而化生万物。故《易传·咸象》说："天地感而万物化生。"《荀子·礼论》说："天地合而万物生，阴阳接而变化起。"《论衡·自然》亦说："天地合气，万物自生。"

精气的存在形式有两种，即"无形"和"有形"。所谓"无形"，即精气处于弥散而运动的状态，指其不占有固定空间、不具备稳定形态的气的存在形式，并以其松散、弥漫、活跃、多变，充塞于无垠的宇宙之中，此即是精气的基本存在形式。由于其用肉眼看不见，故称其为"无形"。如《正蒙·太和》说："太虚无形，气之本体。"所谓"有形"，即精气处于凝聚而稳定的状态，指无形之气以聚合的方式，形成各种占有相对固定空间，具备并保持相对稳定性质特点的物体。物体存在的同时，精气亦存在于其中。以这种形式存在的精气，凝聚于一体，结构紧凑，相对稳定，不甚活跃，一般都可以用肉眼看清其性状或推测出其具体性状，凡此种种物质，都属于"有形"之列。因此，"聚合"亦是气的一种存在形式。故《素问·六节藏象论》说："气合而有形。"且"无形"与"有形"之间处于不断的转化之中。

### （二）精气运动不息，变化不止

精气是活动力很强，运行不息的精微物质。正是由于精气的运行不息，才使得由精气所构成的宇宙自然界处于不停的运动变化之中。而自然界的一切事物的纷繁变化，亦都是精气运动的反映和结果。《素问·六微旨大论》说："气之升降，天地之更用也，……生已而降，降者谓天；降已而升，升者为地。天气下降，气流于地；地气上升，气腾于天。故高下相召，升降相因，而变作矣。"由此可以看出，正是由于天地阴阳二气的升降相因，氤氲交感，相错相荡，才引发了生态圈，乃至整个宇宙天地间的各种事物的运动变化。

精气的运动具有普遍性。《素问·六微旨大论》指出："是以升降出入，无器不有。"正是由于气的升降出入运动使整个宇宙自然界充满了生机，既促进了无数新生事物的孕育、发生和分化，又遏抑着许多旧事物，导致其或逐渐衰退、凋谢，或转化，或消亡。故《素问·五常政大论》说："气始而生化，气散而有形，气布而蕃育，气终而象变，其致一也。"

"气散而有形"，指阳气扩散而使万物得以进一步成形而生长。张隐庵谓："气散而有形者，得长气也。"由此可以说明，自然法则中新陈代谢过程的实现，自然界中新陈代谢动态平衡的维持，都是精气运动的结果。故《横渠易说·系辞上》说："天惟运动一气，鼓万物而生。"

精气的运动取决于其本身所固有的阴和阳两方面力量的相互作用。如宋代张载《横渠易说·系辞下》谓："太虚之气，阴阳一物也。然而有两体，健顺而已。"其所说的"两体"，即指阴阳两方面。其中，阳的力量主升、浮、动、散、排斥等；阴的力量主降、沉、静、聚、吸引等，于是即可发生相互渗透、相互推荡、此胜彼负，或曲或伸等相互作用，从而引发气的不同形式的运动。可见，精气的运动特性及其动力，来源于它自身内在的阴阳矛盾，而不依赖于外界力量的推动。所谓"健顺"，即是说精气的运动在于阴阳双方运动的协调、和谐、冲和，即动态平衡。在古代哲学中则称之为"太和"。

精气运动的进行和表现，体现为精气自身运动的胜复调控作用，即精气本身具有克制与反克制的能力，以维持其正常的运动。精气分阴阳，阴阳交感相错，即阴阳的相互作用，则是精气运动变化的根本原因，亦就是说阴阳的对立统一相互作用，方是精气运动变化的根源和宇宙事物运动变化的总规律。故《素问·阴阳应象大论》说："阴阳者，天地之道也，万物之纲纪。"精气运动的具体形式，体现为精气阴阳的对立统一运动，表现为天地、上下、升降、出入、动静、聚散及清浊的相互交感等各个方面，《内经》将其概括为"气机"的"升降出入"。故《素问·六微旨大论》说："出入废则神机化灭，升降息则气立孤危。故非出入，则无以生、长、壮、老、已；非升降，则无以升、长、化、收、藏。"

应当指出，"气化"和"形气转化"，即是精气运动变化的主要体现。所谓"气化"，泛指由于气的运动所产生的变化。具体而言，凡由精气自身的作用或参与下，各种事物在形态、性能及表现方式上所出现的各种变化，均属于"气化"的结果。各种事物的生成、变化、强盛和衰退等都取决于气的运动和气化的正常与否。正如《素问·六微旨大论》说："夫物之生从乎化，物之极由乎变，变化之相薄，成败之所由也。故气有往复，用有迟速，四者之有，而化而变。"从而强调了"气化"的重要性和普遍性。

气化作用主要涉及"形气转化"的过程及其快慢速度。自然界中客观所存在的形气转化过程，既永不休止，又井然有序，基本上可分为"化"于"变"两种变化类型：

所谓"化"，是指由于精气的渐进、缓和及不明显的运动所促成的某些改变。类似于"量变"的过程。故王冰说："其微也，为物之化。"（《〈素问·六微旨大论〉注》）《横渠易说·系辞下》亦说："气有阴阳，推行有渐为化。"

所谓"变"，则是指精气的较为激进、剧烈、骤然的运动所促成的显著变化。类似于"质变"的过程。亦如王冰所说："其甚也，为物之变。"（《〈素问·六微旨大论〉注》）《正蒙·神化》亦说："化而载之谓之变，以著显微也。"

应当指出，无论是"化"还是"变"，始终都伴随着精气的聚合、弥散、排斥与吸引，以及相应的能量转化和释放等。因此，从现代观点来看，气化过程类似于现代所说的物质和能量相互转化的过程。而不间断的运动变化，则是促使事物发展的内在动力。所以，气化过程亦是一种客观存在，而这正是正确理解中国古代哲学关于世界万物发生、发展、变化的本质与规律等理论认识的前提。

**（三）精气是宇宙万物相互感应的中介**

中介，指不同事物或同一事物内部不同要素之间的交接联系，是客观事物转化和发展的中间环节，亦是对立双方统一的环节。

精气分阴阳，以成天地。天地交感，以生万物。天地、万物既生，则它们彼此间就是相对独立的物质实体。但这些形形色色的物体之间并不是孤立的，而是相互联系、相互发生作用的。由于精气是生成天地万物的本原，而天地万物之间又充斥着无形之精气，这些无形之精气还能渗入于有形的物质实体，并与已构成有形物体的精气进行着各种形式的相互感应和交换。因而，精气又是天地万物之间相互联系、相互作用的中介性物质。

作为天地万物之间中介质的精气，是通过相互感应而发生作用的。感应，是指事物之间的交感相应、相互影响和相互作用，即天地阴阳二气客观存在着交感相应的自然现象和规律。如《吕氏春秋·应同》即认为同类事物之间就存在着"类同则召，气同则合，声比则应"的相互感应关系。《易传·象下》亦说："二气（天地、阴阳）感应以相与。"故事物之间的相互感应是自然界普遍存在的重要现象，各种物质形态的相互影响、相互作用都是感应的结果。诸如乐器的共鸣共振、磁石的吸引、日月吸引海水而形成潮汐、以及日月、昼夜、季节气候等变化对人体生理、病理过程的影响，乃至于电波、磁场及波导等，都是属于自然感应范畴。中医学认为形由气化，气充形间，气能感物，物感则应。故以精气为中介，就使有形物体彼此之间和有形之物与无形之气之间，不论距离远近，皆能相互感应。如《二程遗书·卷十五》说："天地之间只有一个感应而已，更有甚事？"

应当指出，在不同事物相互感应过程中，精气主要是以波动或振荡形式起到中介作用的。而且通过精气的中介作用，即把整个自然界联结成一个整体。故《淮南子·泰族训》说："万物有以相连，精侵（高诱注：'气之侵入者也'）有以相荡。"

应当指出，相互感应和普遍联系是宇宙万物的普遍规律。而精气的阴阳两方面的相互感应则产生了事物之间的普遍联系，从而使物质世界发生不断的运动变化。故《正蒙·乾称》说："以万物本一，故一能合异，故谓之感。……阴阳也，二端故有感，本一故能合。天地生万物，所受虽不同，皆无须臾之不感。"而其感应亦有各种不同的形式和规律，如《横渠易说·下经》说："感之道不一，或以同而感""或以异相应""或以相悦而感，或以相畏而感""又如磁石引针，相应而感也""感如影响，无复先后，有动必藏，咸感而应，故曰咸速也"。可以看出，这种阴阳二气相互感应的思想，具有普遍联系的系统论和辩证观因素，中医学基于精气相互感应、相互影响的中介联系作用，即把人与自然和社会、人体脏腑与生理功能，以及生命物质与精神活动之间构成一个具有普遍联系的统一的有机整体。故《灵枢·经水》说："人与天地相参。"《素问·至真要大论》亦说："天地之大纪，人神之通应也。"关于神的内涵，在这里则泛指自然界无穷的物质变化。正如《荀子·天论》所说："万物各得其和以生，各得其养以成，不见其事，而见其功，夫是谓之神。"

## 三、精气学说在中医学中的应用

### （一）说明生命过程的物质性和运动性

精气学说认为万物的本原是精气，而生命过程属于物质运动的范围。故天地自然的物质性，决定着生命过程的物质性。新生命的产生，乃是由于精气凝聚而成，同时，精气亦维持着生命活动的全过程，故精气一旦离散，则生命活动亦随之终止。因而，人之生命始于精气之聚合，而终于精气之散失。故刘完素说："人受天地之气，以化生性命也。是以形者生之舍也，气者生之元也，神者生之制也。形以气充，气耗形病，神依气立，气纳神存。"（《素问病机气宜保命集·原道》）从而说明了生命过程的物质性。

不仅人体这个物质体由精气聚合而形成，而且人体的各种生理活动，包括人的感觉、思维、情志等精神心理活动，同样亦是由精气的运动变化而产生和推动。如精气具有较强的运动能力，生命体内精气的升降出入，则起到了沟通内外、协调脏腑、畅达气机、推动血运、布散精微，以及排泄废物等作用，从而保证了生命活动的正常进行；通过精气的运动及其所产生的生理效应，从而促进着生命体的生长、发育，并使机体充满着生命活力；随着精气的由盛而衰，其运动机能逐渐衰退，所产生的生理效应亦会虚亏而衰弱，于是人体的生命活力逐渐减退而衰竭。一旦精气运动停止，则可导致生命活动的终结；人的精神情志活动是内脏生理活动的产物，而内脏的生理活动则又有赖于精气的推动。故《素问·阴阳应象大论》说："人有五脏化五气，以生喜、怒、悲、忧、恐。"而刘完素、张景岳等著名医家亦有"气中生神""气能生神"等论述。

### （二）说明人体，以及人与自然界的整体性和联系性

精气作为人体的基本物质，不仅构成了人体各种有形质的组织器官，而且精气还弥散于躯体之内各组织器官之间，并周流不息，无所不至。正是由于各组织器官在物质组成上的同一性和无形之精气贯通其间产生中介感应，从而使得人体各个组成部分密切相关，功能活动协调平衡，成为一个有机的统一整体。在病理反应方面，亦由于其物质组成上的同一性和无形精气的贯通维系和感应影响，所以局部病变可以影响及整体，整体病变亦可以反应于局部；本脏病变可以波及他脏，他脏病变也可以反馈影响于本脏。因此，通过调节内在机能活动的失调，亦可以治愈某些外在器官的病变。可以认为，正是由于精气学说的中介理论的深化认识和联系观点，进一步构建和完善了中医学的整体观念。

人与自然界的万物有着精气物质上的同一性，同时人与自然界之间还时刻进行者各种各样的物质与信息的交换。故《素问·六节藏象论》说："天食人以五气，地食人以五味。"例如，人体通过肺鼻和皮肤腠理，体内外之气通过升、降、出、入进行着交换，并通过感官接受和传递着某些信息，而在这些交换、接受和传递等过程中起中介作用的，即是在虚空中普遍存在着的"精气"。正是通过"精气"的中介通应作用，人体才能感受到天地日月的各种变化，并在生理活动和病理过程中做出相应的反应。故《灵枢·岁露》说："人与天地相参也，与日月相应也。"

### （三）阐释人体生理活动的特点和规律

在精气学说哲学内涵的基础上，中医学形成了独特的精、气、血、津液概念和理论，揭示其生理活动的众多特点及其内在规律。

一般来说，广义的精气学说，主要用以解释整个宇宙范围内的种种现象和一般规律。而中医学的精气理论则以精气之变化来阐发人的生命现象及其特殊的规律，且多局限于生理学的范围，并有专门的术语和概念来解释人体的物质组成和生理现象。如血气、谷气、胃气、先天之气、后天之气、脏腑之气、肾气等，都有特定所指，都是机体具有不同作用的某些具体物质。而精、气、血、津液等这些不同的具体物质之间，有时则是可以相互转化的，如精血互化，津血互化等。

精气对于人的生命活动是十分重要的。故《类经·摄生》说："人之有生，全赖此气。"精气运行于周身，推动和激发着全身各组织器官的机能活动并产生生理效应；精气又是机体热量的来源；后天的精气还有着抵御外邪入侵的作用，并具有控制液态物质，以防止其无故流失的作用。总之，诸如机体物质代谢的全过程以及所有的机能活动，都可以视作精气运动所产生的效应，是精气发挥作用或参与其间的结果。故《难经·八难》强调："气者，人之根本也。"

#### （四）对中医学精气神理论构建的深刻影响

中医学的精气神理论是研究人体内精、气、神各自的概念、来源、分布、功能、相互关系及其与脏腑经络密切相关的系统理论。此一理论的形成与构建与哲学精气学说的渗透和影响有着密切的关系。

中医学的精，又称精气，是指贮藏于脏腑之中的实在的有形物质，既包括父母遗传的先天之精，又包括后天获得的水谷精气和清气。它是生命之源，是构成人体和维持人体生命活动的基本物质。哲学精气学说的形成根源于"水地"说，其对中医学精气学说的构建具有一定的启示作用。精即是水，水能生万物，因而对两性之精结合产生生命的认识亦有一定的启示。先天之精由父母遗传给后代，且代代相传，永无休止。但若追究先天之精的最初本原，按哲学观点来分析，恐亦应是运行于宇宙中无形可见的精气。人类作为一个物种，亦应是禀受宇宙自然界之精气，并将其转化为自身固有的具有遗传特性并能繁衍生命的精气，且在人类的繁衍和发展过程中不断地被改造、进化和优化。

中医学的气，是指机体内具有很强活力，不断运动的极细微物质。气既是人体的重要组成部分，又是机体生命活动的动力。而人体中气的升降出入运动，虽有可能源于古代气功导引家的自身体验，但与哲学中天地阴阳二气的交感升降理论对中医学的渗透亦不无关系。其形气转化理论，对中医学精、血、津液等有形液态物质的相互转化及其与无形之气的转化，乃至对物质代谢和能量代谢等气化过程认识的深化，并形成有序的理论体系，亦应有重要的启示和促进作用。

中医学的神，是指人体一切生命活动（包括生理活动和心理活动）的主宰，表现为生命活动的外在表象。有时亦专指人的精神意识思维活动。古代哲学家认为神是宇宙自然界物质运动变化的内在根据，是天地万物运动变化的内在动力。故有"阴阳不测谓之神"（《易传·系辞》），"一物能化谓之神"（《管子·内业》），以及"万物各得其和以生，各得其养以成，不见其事，而见其功，夫是之谓神"（《荀子·天论》）等说法，这些有关神的哲学认识，渗透进中医学中，并与中医学对生命活动奥秘的认识相结合，则进而形成了中医学有关神的概念和理论，如"两精相搏，谓之神""血气者，人之神""神者，水谷之精气也""心藏神"等。可以看出，在中医理论体系中，精、气、神的概念是科学而深刻的。精为形体之本，生命之源；气为生命活动的物质基础和动力；神则为生命的主宰及体现。此三者关于生命本原、生命活动及形神统一等的认识，则正是反映了中医学认为生命是物质的，生命过程是物质运动的科学的生命观。

# 第二节　阴阳学说

## 一、阴阳学说的基本概念

### （一）阴阳和阴阳学说的概念

阴阳，是对自然界相互关联的某些事物或现象对立双方的概括，并含有对立统一的内涵。阴和阳，既可以代表两个相互对立的事物或势力，又可以代表和用以分析同一事物内部所存在的相互对立的两个方面。故《类经·阴阳类一》说："阴阳者，一分为二也。"北宋张载提出了"气有阴阳"的一物两体说，明确指出阴阳是其本身所具有的对立统一属性。

如《正蒙·乾称》说："太虚者，一气之体，气有阴阳，屈伸相感之无穷。"又如《正蒙·太和》说："游气纷扰，合而成质者，生人物之万殊；其阴阳两端循不已者，立天地之大义。"《正蒙·乾称》又说："二端故感，本一故能合。天地生万物，所受虽不同，皆无须臾之不感。"两端，即阴阳二气。这就说明阴阳二气的相互感应及由此产生的普遍联系是宇宙自然界万事万物的普遍规律。可以看出，这是一种古代的唯物辩证观。因此，阴阳乃是我国古代唯物主义哲学的重要范畴，具有矛盾对立统一的辩证观点。

阴阳学说，即是通过分析相关事物的相对属性，以及某一事物内部矛盾双方的相互关系，从而认识并把握自然界错综复杂变化的本质原因及其基本规律。所以，阴阳学说与现代哲学中的矛盾概念有着类同之处，乃是对客观世界实际存在的许多特殊矛盾现象的概括。

### （二）事物的相关性和阴阳属性的规定性

用阴阳来概括事物或现象的对立统一关系，其事物或现象必须具备如下两方面的条件，即对立事物或现象必须具有一定的相关性和对立双方阴阳属性的规定性。

#### 1. 事物的相关性

所谓相关性，是指这些事物或现象，必须是相互关联的，而不是毫不相关的。或其事物或现象是属于同一统一体中的相互关联的两部分，才能分属阴阳。如水与火，是相互关联而又相互对立的两种不同事物或现象。水性寒而下走，火性热而炎上，故水属阴，火属阳；又如人体的气和血，同是构成人体和维持生命活动的基本物质，但两者的形态和作用又有所不同。气具有温煦和推动作用，故气属阳；血具有营养和濡润作用，故血属阴。之所以水与火可以分属阴阳，是因为两者是相互关联的，对立统一的。而火与血不能分属阴阳，就是因为二者不是一对相互关联的事物，亦不是统一体的对立双方，因此不能用阴阳来区分其相对属性及其相互关系。所以，阴阳学说中的阴阳，仅是抽象的属性概念，而不是指具体的事物，故《灵枢·阴阳系日月》说："阴阳者，有名而无形。"

#### 2. 属性的规定性

所谓阴阳属性的规定性，是指用阴阳来分析事物和现象，不仅能概括其对立统一的两个方面，而且同时还代表着这两个方面的一定的属性。事实上，自然界中相互关联的事物或现象对立着的这两个侧面，本身就具有截然相反的两种属性，因而才可用阴或阳来概括之。

应当指出，事物或现象对立双方所具有的阴阳属性，既不能任意配属，也不能随便颠倒或置换，而是在一定的条件下，被一定的原则所规定。一般来讲，事物或现象相互对立两个方面的阴阳属性，是由这两方面相比较而言的，是由该事物或现象的性质、位置、趋势等因素所决定的。如《素问·阴阳应象大论》说："天地者，万物之上下也；阴阳者，气血之男女也；左右者，阴阳之道路也；水火者，阴阳之征兆也；阴阳者，万物之能始也。"因此，阴阳学说规定，"阳"代表着积极、进取、刚强等特性和具有这些特性的事物或现象；"阴"则代表着消极、退守、柔弱等特性和具有这些特性的事物或现象。这就是事物或现象阴阳属性的规定性。

### （三）阴阳规律是天地万物运动变化的固有规律

我们之所以说阴阳学说具有辩证观的内涵，首先在于它说明自然界中的一切事物都客观存在着相互对立的阴阳两个方面，继则进一步阐明事物内部对立统一的阴阳两方面的运动变化，乃是一切事物发展变化的根本原因。故凡天地万物运动变化的现象和规律，均可以用阴阳来加以概括。阴阳是宇宙自然界的一种根本规律，是一切事物生长发展、变化、衰亡的根源，如人体的生、长、壮、老、已整个生命过程，就是人体阳气与阴精共同作用的结果。所以，阴阳乃是事物运动变化的总纲。正如《素问·阴阳应象大论》所说："阴阳者，天地之道也，万物之纲纪，变化之父母，生杀之本始，神明之府也。"天地，指宇宙和自然界。道，即道理或规律。万物，则泛指众多的事物。神明，指物质世界的无穷变化。所谓神明之府，即是说物质世界万事万物的无穷变化，均源于阴阳的运动。可以看出，古人已经认识到，宇宙间和自然界万事万物的发展变化，尽管错综复杂，但究其根源，无不是阴阳相互对立、相互斗争的结果。也就是说，阴阳决定着一切事物的生长、发展、变化，以及衰败和消亡。因此，阴阳规律乃是宇宙自然界中事物运动变化的一种固有规律。

阴阳学说的形成和沿革，亦经历了阳光向背，正与反的朴素认识；阴阳运动的物质的理解，以及"一阴一阳之谓道"的古代辩证的哲学认识等不同的演变，最后则发展为中医学的宇宙观和方法论，即阴阳矛盾说和一分为二的两点论。并应用于中医理论体系及各学科的各个方面。

## 二、阴阳属性的普遍性和相对性

### （一）阴阳属性的普遍性

阴阳的属性，并不局限于某一特定的事物，而是普遍存在于自然界各种事物或现象之中，代表着相互对立而又联系的两个方面。但是，如何进行阴阳属性的归类呢？《素问·阴阳应象大论》指出："水火者，阴阳之征兆也。"即是说，划分事物或现象阴阳属性的标准或依据，是人们最常接触到的相互对立的"水"和"火"之特性，并以此来进行归纳和分类。阴阳虽是抽象的概念，但是我们却可以根据具体而明显的水、火这对矛盾的特性，将自然界中的一切事物或现象划分为阴阳两大类。

一般说来，凡属温热的、上升的、明亮的、兴奋的、轻浮的、活动的、功能的、机能亢进的等方面的事物或现象，统属于阳的范畴；凡属于寒冷的、下降的、晦暗的、抑制的、沉重的、相对静止的、物质的、机能衰退的等方面的事物或现象，统属于阴的范畴。而且从总体来看，事物或现象相互对立的这两个侧面的阴阳属性是不能任意调换的。例如，从事物的位置来看，天为阳，地为阴。天在上故为阳，地在下故为阴；从事物的性质来看，水为阴，火为阳。水有形，性寒而下走故属阴，火无形，性热而炎上故属阳；从事物的运动变化来看，静为阴，动为阳。当事物处于沉静状态时便属阴，当事物处于躁动状态时便属阳；阳能化气，阴能成形。故事物表现为气化状态时便属阳，当事物成为有形物体时便属阴。诸如此类。

仅以下表为例，举一反三，余类推之。

| 属性 | 空间 | 时间 | 季节 | 温度 | 湿度 | 重量 | 亮度 | 运动状态 |
|------|------|------|------|------|------|------|------|----------|
| 阳 | 上、外 | 昼 | 春夏 | 温热 | 干燥 | 轻 | 明亮 | 上升、动、兴奋、亢进 |
| 阴 | 下、内 | 夜 | 秋冬 | 寒凉 | 湿润 | 重 | 晦暗 | 下降、静、抑制、衰退 |

总之，阴阳既代表两种对立的物质属性，又表示两种对立的特定的运动趋向或状态。

根据阴阳所代表的不同功能属性，中医生理学把对人体具有推动、温煦作用的气，称之为"阳气"。而把对人体具有营养、滋润作用的气，称之为"阴气"。将脏腑之有形实体归属于阴，而把五脏六腑之功能活动归属于阳。

可以看出，不管是天体日月的运行、昼夜四时的交替、气候寒热的变化，还是人体组织结构和机能状态等诸般事物或现象，都是在相互对立和相互联系中发展变化的，而且都可以按其一定的属性，分别归属于或阴或阳两类范畴。所以，事物的阴阳属性具有矛盾范畴的普遍意义。

### （二）阴阳属性的相对性

阴阳属性虽有规定性，但对于具体事物或现象来说，其阴阳属性又并不是绝对的，不可变的。而是相对的、可变的。它可以通过与自己的对立面相比较而确定，并随着时间、地点等一定的条件的变更而发生改变。故《局方发挥》指出："阴阳二字，固以对待而言，所指无定在。"所谓"无定在"，即是指阴阳属性的相对性而言。一般来讲，阴阳的相对性主要体现在如下两方面：

#### 1. 阴阳的相互转化

表现为在一定的条件下，阴阳可以向其相反的方面转化，即阴可以转化为阳，阳可以转化为阴。例如在人体气化过程中所存在的物质和功能的转化过程。物质属阴，功能属阳；两者在生理条件下是可以互相转化的，物质可以转化成能量，以推动功能活动；功能又可以通过气化将饮食水谷转化成营养物质。而且正是这种物质与功能之间的相互转化（即阴阳转化），才保证了生命活动的正常进行。

#### 2. 阴阳的无限可分

所谓无限可分性，是指事物或现象的阴阳两方面，随着归类或划分条件、范围之改变，可以无限地一分为二，即阴阳的每一方面又可再分阴阳。

例如就白昼与黑夜而言，白昼为阳，黑夜为阴。但白昼与黑夜之中还可以再分阴阳，即白天的上午为阳中之阳，下午为阳中之阴；黑夜的上半夜为阴中之阴，下半夜为阴中之阳。

再如就心、肾而言，根据人体脏腑功能活动的性质，则心、肾为脏属阴，但心在上具火性，肾在下为水脏，故心为阳，肾为阴。而心肾内部又各有阴阳，即心阴、心阳、肾阴、肾阳。这就是中医学所说的"阴中有阳，阳中有阴"，阴阳之中再分阴阳。这种阴阳之中再分阴阳的情况，说明了阴阳的属性不仅普遍存在于一切事物或现象之中，而且每一事物或现象的阴阳又都是可以一分为二的。应当指出，这种阴阳属性的相对性，正是反映了具体事物或现象阴阳属性的规律性和复杂性。而对于阴阳属性的这种灵活细致的分析，亦正是反映了中医学对于客观事物或现象之错综联系和变动不居，有了较为深刻的认识。

综上所述，宇宙自然界的事物或现象可以概括为阴阳两大类，而事物的内部亦可以分为阴或阳两个方面，并且每一事物或阴或阳的任何一方面，又可以再分阴阳。所以，用阴阳学说的概念和理论来概括或分析事物发生发展的运动变化，对于揭示事物或现象的矛盾本质及其规律，具有广泛的意义。

## 三、阴阳学说的基本内容

阴阳学说的基本内容，主要包括阴阳之间的相互关系，以及这种关系在宇宙自然界对于万物的生长、发展和变化中的作用和意义。阴阳之间错综复杂的关系主要表现在如下几方面：即阴阳的对立制约、交感互藏、互根互用、消长平衡和相互转化等。

### （一）阴阳的对立制约

所谓阴阳的对立，古代哲学家称为阴阳相反，是说自然界中的一切事物，客观上都存在着相互对立相反的阴阳两个方面，这两个方面的属性是相反的、矛盾的。而且认为任何事物的运动变化，无不处于阴阳的对立统一之中，所以，阴阳之间的关系，具有矛盾对立统一之内涵。例如，《素问·阴阳应象大论》说："水为阴，火为阳；阳为气，阴为味。"《素问·阴阳离合论》亦说："天为阳，地为阴；日为阳，月为阴。"其他如上与下、左与右、动与静、出与入、升与降，以及昼与夜、明与暗、寒与热等等，皆具有相互对立之属性。

不仅无生命的事物具有阴阳对立的属性，有生命的物质体亦不例外。如《素问·生气通天论》说："生之本，本于阴阳。"即是说，一切生命现象的存在，都本源于自身阴阳的对立统一矛盾运动，人作为生命体，亦是如此。故《素问·宝命全形论》进一步指出："人生有形，不离阴阳。"人体本身也是一个阴阳矛盾对立统一的有机整体。可以看出，阴阳矛盾的对立统一，乃是自然界普遍存在的客观规律。

所谓阴阳的制约，是指相互对立的阴阳双方，大多存在着相互抑制和约束的特性。阴阳双方的相互制约，体现了对立事物或现象的调控作用，从而表现出事物间具有错综复杂的动态联系。如《管子·心术上》说："阴则能制阳矣，静则能制动矣。"《类经附翼·医易》说"动极者镇之以静，阴亢者胜之以阳"，即是说动与静、阴与阳彼此之间存在着相互制约的关系。实际上阴阳相互制约的过程，也即是相互斗争的过程，没有斗争就不能够制约。阴与阳相互制约，相互斗争的结果，取得了统一，亦就是取得了动态平衡。所以，阴阳对立的两个方面，并非平静地各不相关地共处于一个统一体中，而是相互制约、相互斗争、相互调控地发生着相互作用。正是由于阴阳的这种不断对立和制约，才推动着事物的运动、发展和变化，并维持着事物发展的动态平衡。

以自然界四季的气候变化为例来分析，《素问·脉要精微论》说："是故冬至四十五日，阳气微上，阴气微下；夏至四十五日，阴气微上，阳气微下。""四十五日"是指从冬至到立春，从夏至到立秋，均为三个"节气"四十五日而言。冬至一阳生，是指从冬至到立春，阳气逐渐上升，阴气逐渐下降，至夏季则阳气盛极，而阴气伏藏。夏至一阴生，是指从夏至到立秋，阴气逐渐上升，阳气逐渐下降，至冬季则阴气盛极，而阳气伏藏。一年四季春、夏、秋、冬有温、热、凉、寒的气候变化，春天之所以渐趋温暖，夏季之所以气候炎热，主要就是因为日地相对位置的改变使得北半球的暖流日趋加强，从而抑制了来自北方的寒流，暖寒流之间阴阳争斗的"峰线"向高纬度移进所致；秋天之所以渐趋寒凉，冬季之所以气候严寒，气温很低，则亦是由于寒流日趋加强，抑制了来自南方的暖流，阴阳争斗的"峰线"退向低纬度所致。可以看出，自然界气温之高低，取决于寒暖流之间的阴阳制约，这就是自然界中阴阳对立制约的典型事例。

人这个有机体之所以能进行正常的生命活动，也是阴阳两者相互制约、相互斗争，取得统一（动态平衡）的结果。阴阳矛盾是生命现象的主要矛盾，是生命活动的动力，并贯穿于生命过程之始终。就机体的物质结构和功能活动而言，则其生命物质则为阴（精），其生命机能则为阳（气），而其矛盾运动的过程即是阳化气、阴成形，即机体的气化运动过程，而气化的本质，也就是阴精和阳气、化气与成形的矛盾运动。亦即阴阳的对立、制约，进而达到统一的过程。

应当指出，阴阳对立的双方，在其相互制约的过程中，还可以表现为阴阳的任何一方过于强盛，常可抑制对方，使之衰弱；或任何一方由于过分不足，常可导致对立面的相对亢盛，这种情况在人的生理、病理过程中是广泛存在的。如疾病的过程，中医学认为是致病因素（邪）和抗病能力（正）相互制约、相互对抗的过程。邪和正是对立的、相互抑制的。一般来说，阳邪亢盛则阴液受损，表现为"阳胜则阴病"；阴邪亢盛则阳气被抑，表现为"阴胜则阳病"；阳气旺盛则阴邪不易侵犯；阴液不亏则阳邪也较难为害。邪正之间始终体现着阴阳的对立制约关系。又如机体机能的兴奋与抑制、代谢过程中的分解与合成等过程，在很多情况下也表现为阴阳矛盾的对立制约关系。兴奋属阳，抑制属阴；分解属阳，合成则属阴。若兴奋或分解过程亢奋，则阳盛阴弱，抑制与合成过程亦减弱；兴奋或分解过程较弱，则阳弱阴强，其抑制和合成过程则可表现为相对亢盛。反之，若抑制或合成过程亢盛，则阴盛而阳弱，其兴奋和分解过程亦表现不足；若抑制或合成过程不足，则阴弱而阳强，其兴奋和分解过程则可表现为相对亢奋。

总之，任何事物阴阳相互对立着的每一方面，总是通过其相互消长而对另一方面起着制约作用。阴阳的相互制约和相互消长，保证了事物经常地处于协调平衡状态，即阴阳调和。只有如此，生物才表现有生长化收藏和生长壮老已的发展过程。所谓"阴阳匀平"(《素问·调经论》)，即是阴阳在对立制约和消长中所取得的动态平衡。但是，这种平衡并非仅是数量上的绝对平衡，只是相对的动态平衡而已。如果由于某些原因的影响，导致机体阴阳的对立斗争激化，制约失控，则其相对动态平衡被打破，就可导致阴阳出现胜负失调，产生疾病。

**（二）阴阳的交感互藏**

"交感"，即交互感应。所谓阴阳交感，是指阴阳二气在运动中处于相互感应，即不断地相互影响、相互作用的过程之中。

中国古代哲学家认为，（阴阳）"二气交感，化生万物"(宋代周敦颐《太极图说》)。万物的化生源于阴阳之间的相互作用，这一哲学思想始自先秦诸家，如《荀子·礼记》说："天地合而万物生，阴阳接而变化起。"《易传·咸》说："咸，感也。柔上而刚下，（阴阳）二气感应以相与。"又说："天地感而万物化生。"从而指出阴阳交感是万物化生和变化的根本条件，其中的"合""接""感""感应""相与"等都具有相互作用、相互影响之意。故又可以说天地阴阳之间的相互作用，乃是万物生成和变化的肇始。

中医学的《内经》，对天地阴阳二气的交感运动有深刻的认识，《易传》并引申到雌雄男女二性之精的结合，生命体的产生和代代相传。如《素问·天元纪大论》说："在天为气，在地成形，形气相感而化生万物矣。"又说："天有阴阳，地亦有阴阳……动静相召，上下相临，阴阳相错，而变由生也。"《素问·六微旨大论》亦说："天气下降，气流于地；地气上升，气腾于天，故高下相召，升降相因，而变作矣。"其中的"相感""相召""相错""相因"等，亦皆是指天地阴阳二气相互感应交合之义。人亦不例外，亦是在自然界万物化生中所产生。故《易传·系辞下》说："天地氤氲，万物化醇。男女构精，万物化生。"

在宇宙自然界，事物的发生、发展规律亦确是如此。天之阳气下降，地之阴气上升，阴阳二气交感，化生出万物，并形成云雾、雷电、雨露。阳光、空气和水相互交感，生命体方得以产生。在阳光雨露的沐浴滋润下，生物得以发育成长。在人类，男女媾精，新的生命个体得以诞生，代代相传，得以繁衍。所以，如果没有阴阳二气的交感运动，就没有自然界，就没有生命。可见，阴阳交感又是生命活动产生的基本条件。

阴阳和谐是发生交感作用的条件。如上所述，阴阳二气的运动是阴阳交感得以实现的基础，阴阳交感则是阴阳二气在运动中相互感应的一个过程（阶段），是阴阳在运动过程中的一种最佳状态。此种最佳状态的实现，来自阴阳二气在运动过程中的平衡与协调，即古代哲学家所谓的"和"，即和谐状态。如《老子·四十二章》说："道生一，一生二，二生三，三生万物，万物负阴而抱阳，冲气以为和。""冲气以为和"，即是说阴阳二气在运动中达到和谐状态时，就会发生交感作用，从而产生万物。而运动中的阴阳和谐之气，即是老子所说的"冲气"。

庄周继承了老子的思想，亦有同样的阐释。如说："至阴肃肃，至阳赫赫，肃肃出乎天，赫赫发乎地，两者交通成和，而物生焉。"(《庄子外篇·田子方》)管子在论及人之生成时亦说："凡人之生也，天出其精，地出其形，合此以为人。和乃生，不和不生。"（《管子·内业》）可以看出，在这里古代哲学家特别强调了"和"与"生"的关系。

综上所述，阴阳交感变化的理论指出，阴阳二气是永恒运动的，当其在运动过程中相遇而又处于和谐状态时，便会发生交感作用。而天地阴阳的升降交感，于是便产生了自然界，产生了万物，产生了人类，并维系着宇宙万物的有序产生与发展变化；而人体内阴阳二气的升降运动协调，则维持着生命活动的正常进行。故《类经附翼·医易义》说："天地之道，以阴阳二气而造化万物。人生之理，以阴阳二气长养百骸。"

阴阳互藏，是指相互对立的阴阳双方中的任何一方都涵有另一方，即阴中藏阳，阳中藏阴。有时亦称"阴阳互寓""阴阳互合"。宇宙自然界中的万物皆由天地阴阳二气氤氲聚合而化生，故宇宙自然界中的任何事物或现象，都涵有阴与阳两种不同属性的成分。也就是说，此事物或现象虽然属阴，但亦含有阳性成分；彼事物或现象虽然属阳，但亦含有阴性成分。故《类经·运气类》说："天本阳也，然阳中有阴；地本阴也，然阴中有阳。此阴阳互藏之道。"可以看出，阴阳互藏互寓之道，虽源于古人对自然现象的体察或感悟，但亦是古代哲学朴素自然观的体现与总结。

宇宙自然界的万物，其性质不同而有别，其形态、色泽、动静、发展趋势、运动形式等表现亦有所不同，此皆由于万物所禀受和互含的阴阳之气的多少和差异所致。诚如《春秋繁露·基义》所说："物莫无合，而合各有阴阳。阳兼于阴，阴兼于阳。"《朱子语类·卷九十四》亦说："统言阴阳只是两端，而阴中自分阴阳，阳中亦有阴阳。乾道成男，坤道成女。男虽属阳，而不可谓其无阴；女虽属阴，亦不可谓其无阳。"正如老子所说："万物负阴而抱阳"，《易传》所谓"一阴一阳之谓道"。故阴阳的互藏互寓自然观亦应是宇宙万物普遍存在的规律。

事物的阴阳属性，是依据其所含阴性和阳性成分的比例大小而定。一般来说，表达事物属性的成分占绝对大的比例，则呈显象状态，即是整体属性的阴阳。而被寓藏于事物或现象内部所占比例较小的成分，其属性虽不易被显露，但其作用却非常重要，一般又称其为"真阴""真阳"或"阳根""阴根"。并对事物或现象本身的生长、发展和变化有着极其重要的调控作用，且能维持阴阳之间的协调与稳定。故《四圣心源·天人解》说："阴中有阳则水温而精盈，阳中有阴则气清而神旺。"

阴阳互藏的理论意义，主要表现为如下方面：一是阴阳互藏是阴阳双方相互依存、相互为用关系的构建基础和维系纽带。二是阴阳互藏是天地阴阳二气升降交感合和的动力和根源。三是阴阳互藏交感的阴升阳降理论用于中医生理病理，可对"心肾相交，水火既济"和"心肾不交，水火失济"等机理作出深入的诠释。四是阴阳互藏理论可为中医临床调整心肾水火关系的失常提供新的思路和方法。五是阴阳互藏还是阴阳消长与转化的内在根据。阴中寓阳，阳中藏阴，在一定条件下为阴阳的相互消长转化提供了可能性。

### （三）阴阳的互根互用

阴阳互根互用，是指事物或现象中相互对立的阴阳两个方面，具有相互依存、相互为用的关系，古人称之为阴阳"相成"。阴阳的相互依存，是说阴和阳任何一方都不能脱离对方而单独存在。且每一方都以另一方作为自己存在的条件或前提。也就是说，没有阴也就无所谓阳，没有阳也就无所谓阴。故《素问·四气调神大论·王冰注》说："阳根于阴，阴根于阳"，《类经》亦指出："阳生于阴，阴生于阳""孤阴不生，独阳不长"。正如上为阳，下为阴。没有上，也就无所谓下；没有下，也就无所谓上；热为阳，寒为阴。没有热，无所谓寒；没有寒，无所谓热。诸如此类，所有相互对立的阴阳关系皆是如此，阳依存于阴，阴依存于阳而不可分离。中医学把阴阳的这种依存关系，称之为"互根"。正是由于阴阳的互根依存关系是普遍存在的客观规律，是从哲学高度归纳出的结论，因而阴阳的互根与阴阳对立一样，亦具有一般性的普遍意义。故《医原·阴阳互根论》更明确地指出："阳不能自立，必得阴而后立，故阳以阴为基，而阴为阳之母；阴不能自见，必得阳而后见，故阴以阳为统，而阳为阴之父。根阴根阳天人一理也。"

阴阳互用，是指阴阳在相互依存的基础上，某些范畴的阴阳关系还体现为相互资生、相互为用的特点。正如《医贯砭·阴阳论》所说："阴阳又各互为其根，阳根于阴，阴根于阳；无阳则阴无以生，无阴则阳无以化。"

就自然界而言，天气、地气的升降和云雨的形成，就是阴阳相互资生、相互促进的过程。如《素问·阴阳应象大论》认为"地气上为云，天气下为雨"，这两个过程即是相互依存、相互资生、相互促进的。地气的上升可夹带水汽蒸腾而为云，雨水之生成有赖于云的凝聚；天气之下降，可致云凝聚之雨水下降，形成降雨过程，从而使大地复得水湿。如此相互资生、相互促进，循环不已。

就人体而言，其相互滋生、相互为用的关系，则体现于相对物质之间、相对功能之间，以及物质与功能之间等方面。如就组成人体和维持人体生命活动的基本物质而言，气分和血分属于阳和阴，气能生血、行血和统血，故气的正常，有助于血的生化和正常运行；血能舍气、养气，血之充沛则又可资助气以充分发挥其生理效应。可以看出，气血之间体现了相对物质之间相互资生、相互为用的阴阳关系。

再如人体的兴奋与抑制、分解与合成等生理活动及代谢过程而言，两者之间亦是相互依存、相互维系的，同时亦存在着相互资生、相互为用的关系。如失眠，常提示兴奋过程太过而抑制过程不足。但是，正常的兴奋是以充分的抑制为补偿的，若失眠日久，则又势必导致兴奋渐趋不足，从而表现出精神萎靡，昏昏欲睡，却又无法很好入睡的状态。在人体的代谢过程中，合成是分解的必要前提，分解是合成的必然结果。只有合成和分解相互促进、相互为用，才能保证人体充足的能量供应。若合成大于分解，或只有合成没有分解，则机体势必将因肥胖、负担加重而终至衰竭；若分解大于合成，或只有分解而合成无法补偿，则机体亦会因消耗至极而虚赢致死。这即是功能与功能之间相互资生、相互促进、相互为用关系的很好说明。

如就物质形体与功能活动的关系而言，同样亦存在着互根互用的关系。物质形体属阴，功能活动属阳，功能活动是物质形体进行气化活动的表现。例如中医学在论述内脏生理功能时的"体阴而用阳"说，即是阴阳互根互用关系的具体体现。所谓"体阴"，即指内脏器官的实体和精、血、津液等物质而言；所谓"用阳"，则指内脏和精、血、津液等的气化活动和功能作用。体阴而用阳，即是说这些脏器及其营养物质与其生理活动（或功能作用）之间，存在着相互依存、相互为用的关系。它们的气化活动，是物质转化产生功能的过程。而其生化活动的结果，则又不断地化生和补充着精、血、津液，又是功能在促进和产生着物质。故《素问·阴阳应象大论》指出："阴在内，阳之守也；阳在外，阴之使也。"即是运用阴阳互根互用理论，对机体的物质与物质之间、功能与功能之间、物质与功能之间的相互依存、相互为用关系的高度概括。如果由于某些原因，阴和阳之间的互根互用关系被破坏，双方即失去其互为存在的条件或基础，且由于"阴无阳不生，阳无阴不长"（《类经》），就会导致"孤阴不生，独阳不长"。"孤阴""独阳"，则不可能单独存在。如果人体的阳气与阴液、属阳的功能与属阴的功能，以及器质与功能活动等的互根互用关系失常，则机体的生生不息之机就会遭到压抑或破坏，甚则导致"阴阳离决，精气乃绝"（《素问·生气通天论》）。阴阳相离，亦即意味着阴阳矛盾的消失，其生命活动亦随之而终结。

应当指出，阴阳的相互对立和相互依存，只是就最一般的哲学意义而言，因此，它们是普遍存在的，只要是阴阳关系，就存在着相对性和关联性。但是，阴阳的相互制约和相互资生、相互为用，则分别是在阴阳相互对立和相互依存基础上的具体表现和深入分析，它们虽然也是广泛存在的，但却不是普遍存在的。某些范畴的阴阳关系主要体现为阴阳的相互抑制和相互约束，如自然界的水与火、寒与热、燥与湿；疾病过程中的阳邪与阴液、阴邪与阳气等，它们之间的矛盾往往表现为你衰我胜、你死我活的不可调和性。说它们是对立的、统一的，主要是就没有水就无所谓火，没有寒就无所谓热等一般的哲学意义而言。而另外一些范畴的阴阳关系则较多地体现为阴阳之间的相互资生、相互为用。如上述所说的生命过程中物质与物质、功能与功能、器质与功能等的关系，它们彼此之间除了属性的相对外，更多的情况下则表现出其相互维系、相互促进的矛盾统一性。此外，还有一些范畴的阴阳关系则兼有上述两种特性，只不过在其不同的发展阶段则表现为占主导地位的特性而已。

还应指出，阴阳的互根互用，又是阴阳转化的内在根据。正是由于这些阴阳矛盾的统一性占主导地位，其属性才有可能发生相互转化。如果阴阳对立的双方不存在互根互用的关系，也就是说阴和阳之间不是处在一个统一体中，那么也就不可能发生阴阳的相互转化。

### （四）阴阳的消长平衡

消长，是指事物或现象对立制约、互根互用的阴阳两个方面不是处于静止的状态，而是处于运动变化之中。阴阳的消长，即是阴阳运动的基本形式之一。所谓"消"，意为减少、消耗；所谓"长"，意为增多、增长。故《语类》说："阴阳虽是两个字，然却是一气之消息，一进一退，一消一长。"《类经图翼》则说："太极分开，只是两个阴阳，阴气流行则为阳，阳气凝聚则为阴，消长进退，千变万化。"

阴阳消长，多指的是数量上的变化，其表现形式主要包括两种：一是阴消阳长或阳消阴长，表现为阴阳双方的你强我弱，我强你弱。此种运动形式主要是和阴阳的对立制约关系相联系着。二是阴阳皆消，或阴阳皆长，表现为阴阳矛盾统一体的我弱你也弱，你强我也强。此种运动形式则多与阴阳的互根互用关系相维系。

平衡，是指在正常的情况下，由于阴阳彼此之间存在着相互制约的关系，因而其消长运动总是在一定的调节限度内、一定的阈值范围或一定的时限内维持着此消彼长、此进彼退的动态平衡状态。一般来说，由于阳得阴济，则使阳不致过分亢盛；阴得阳和，则使阴亦不致过分衰沉，从而并不表现为阴阳某一方面的偏盛偏衰，只是维持了事物正常的发展变化。而在其异常时，则阴阳之间就会失去其正常的相互制约协调关系，即可表现为阴阳某一方面的偏盛偏衰。中医学就是运用阴阳消长、动态平衡及偏盛偏衰的理论观点，来说明自然界的气候变化，以及人体的生理活动或病理改变。

例如自然界中四季的气候变化，即体现了阴阳的消长过程，从冬至春及夏，气候从寒冷转暖变热，即是"阴消阳长"的过程。由夏至秋及冬，气候由炎热逐渐转凉变寒，即是"阳消阴长"的过程。可以看出，四时气候的变迁、寒暑的变易，其产生的根本原因，即在于阴阳在其制约基础上所产生的消长变化。

又如以人体的生理功能而言，白天阳盛，机体的生理功能以兴奋为主；黑夜阴盛，机体的生理功能则以抑制为主。子夜一阳生，日中阳气隆，机体的生理功能由抑制逐渐转向兴奋，此即是"阴消阳长"的过程；日中至黄昏，阳气渐衰，阴气渐盛，机体的生理功能则由兴奋逐渐转向抑制，则又是"阳消阴长"的过程。可以看出，昼夜生理功能的变化同样亦是阴阳在其相互制约基础上的消长过程。就人体的代谢过程而言，同样亦是如此。人体各种机能活动（阳）的产生，必然要消耗一定的营养物质（阴），此即"阳长阴消"过程。

而各种营养物质（阴）的新陈代谢，又必须消耗一定的能量（阳），此又是"阴长阳消"的过程。

阴阳的消长，同样也表现于阴阳的互根互用过程之中，仍以气血为例，气为阳，血为阴。气能生血，故气虚亏损，则常可使血液生化不足而表现为气血两虚。血能载气，血为气母。血虚则气无以附，最终亦会导致气血两虚。相反，若补气或养血，促使气旺生血或血充化气，则又可使气血有所恢复。前者则是"阴阳皆消"的过程，后者则为"阴阳皆长"的过程。

应当指出，阴阳之间的消长运动是绝对的、无休止的，而且是在一定的范围、一定的限度、一定的时间内进行的，因之这种消长运动变化就不易被察觉、或其表现不显著，故其事物在总体上仍是呈现出相对的稳定。因此，中医学认为，在正常生理状态下，人体阴阳的消长是处于相对的动态平衡之中，即所谓"阴平阳秘，精神乃治"（《素问·生气通天论》），"阴阳匀平，……命曰平人"（《素问·调经论》）。所以，生理上的阴阳消长动态平衡，即是人体正常的生理、生化过程，对外并无寒热之表现。由此可见，平衡是维持生命的手段，达到常阈方是健康的特征。阴阳双方在一定的生理范围内消长，则正是体现了人体动态平衡的生命活动过程。

但是，如果由于某些原因，阴阳的消长超出了一定的生理限度，或只有"阴消阳长"而无"阳消阴长"，或只有"阳消阴长"而无"阴消阳长"时，即是破坏了阴阳的相对平衡，则阴阳的消长反应就会更为明显，表现为阴阳某一方面的偏盛偏衰，那么机体即从生理状态向病理状态转化，导致阴阳的消长失调而发病。故《素问·阴阳应象大论》说："阴胜则阳病，阳胜则阴病；阳胜则热，阴胜则寒。"病理状态的阴阳盛衰，一般可表现为四种情况：即阴偏盛则损阳，阳偏盛则耗阴；阴不足则阳亢，阳不足则阴盛。此种阴阳盛衰，对外则表现有寒热征象，阳盛表现为热象（实热或虚热）；阴盛表现为寒象（实寒或虚寒）。

同样，在临床上治疗疾病的目的，亦是根据阴阳相互消长的动态平衡规律，给予一定的条件，采取一定的措施，以纠正或调整阴阳偏盛偏衰的失调关系，使阴阳的消长恢复到正常的生理水平，从而达到治愈疾病的目的。

综上所述，可以看出，中医学关于阴阳的消长与平衡的认识，符合事物的运动是绝对的，静止是相对的；消长是绝对的，平衡是相对的之客观规律。也就是说，在绝对的运动之中包含着相对的静止，在相对的静止之中又蕴伏着绝对的运动。在绝对的消长之中维持着相对的平衡。而在相对的平衡之中，又存在着绝对的消长。事物就是在消长和平衡这一矛盾运动中生化不息，从而得到发生和发展的。

### （五）阴阳的相互转化

阴阳转化，是指事物或现象的阴阳属性，在一定的条件下，可以向其对立面转化。阴阳的相互转化，亦是阴阳运动的另一种基本形式。即是说，当阴阳两方面的消长运动发展到一定的阶段，其消长变化达到一定的阈值，就可能导致阴阳属性的转化，即阴可以转化为阳，阳也可以转化为阴。而且，阴阳的转化一般都出现于事物发展变化的"物极"阶段，即所谓"物极必反"。如果说，在一个事物的发展过程中，阴阳的消长是一个量变的过程的话，则阴阳的转化往往表现为量变基础上的质变。阴阳的转化，既可能以突变的形式发生，但大多数情况则有一个由量变到质变的渐变的发展过程。

事物或现象阴阳对立双方之所以能够相互转化，其主要原因是由于阴阳对立双方共处于一个统一体中，其本身已经相互倚伏着向其对立方面转化的因素和趋势。如《素问·六微旨大论》指出："成败倚伏生乎动，动而不已则变作矣。"所谓"成败倚伏"，即是说在新事物生成之际，已经倚伏着败亡之因；旧事物衰败之时，亦孕育着新事物产生之源，而所有的这些变动和转化则都是在"动而不已"的消长运动过程中实现的。

阴阳的转化，必须具备一定的条件方能发生。《灵枢·论疾诊尺》说："四时之变，寒暑之胜，重阴必阳，重阳必阴，故阴主寒，阳主热，故寒甚则热，热甚则寒，故曰：寒生热，热生寒，此阴阳之变也。"《素问·阴阳应象大论》则说："寒极生热，热极生寒。"《素问·六元正纪大论》亦说："动复则静，阳极反阴。"应当指出，所谓的"重""甚""极"，即是指发展到了极限或顶点，具备了促进转化的条件，或达到了一定的阶段。也就是说，阴阳有了"重"这个条件即可以相互转化，寒热到了"极"这个阶段即会互相转化。可以看出，在这些转化过程中，条件是必不可少的，没有一定的条件，事物不发展到"重"或"极"的程度，即不会出现转化。但究竟是何种具体条件或阶段，则须具体问题，具体分析。

例如，就四季气候变迁来看，由春温发展到夏热之极点，即可逐渐向寒凉转化；而从秋凉发展到冬寒之极点，则亦会逐渐向温热转化。此即是四季气候"阴阳转化"的规律。它如昼夜的更迭、自然界云雨的变化等，亦莫不如是。正如《素问·六微旨大论》所说："升已而降，降者谓天，降已而升，升者谓地。天气下降，气流于地；地气上升，气腾于天。"即是从天地之气的升降来说明阴阳的转化。

就生理活动而言，其抑制过程和兴奋过程亦是相互转化的，抑制属阴，兴奋属阳，故也体现了阴阳转化的规律。又如机体物质与功能之间的新陈代谢过程，亦即是阴阳的转化过程。在此过程中，营养物质（阴）不断地转化为功能活动（阳），而功能活动（阳）又不断地促进着营养物质（阴）的转化。实际上，在生命活动中，物质与功能之间的代谢过程，其本身就是阴阳消长和转化的统一，即量变与质变的统一。只不过在正常生理条件下，其阴阳转化的条件，不像反常情况下的"重"或"极"那样突然或明显罢了。

就疾病的发生发展过程而言，由阳转阴或由阴转阳的证候变化，则更为常见。如某些急性温热病。由于热毒极重，大量耗伤机体元气，在持续高热的情况下，可突然出现体温下降，面色苍白，四肢厥冷，脉微欲绝等阳气暴脱之危象，此种病证变化，即属于由阳而转阴。当此之时，若抢救及时，处理得当，病者四肢转温，色脉转和，则说明病者阳气得以恢复，病情已出现好的转机。再如寒饮中阻患者，本为阴证，但由于某种原因，寒饮可以从阳而化热，其临床表现亦可以由阴证转化为阳证。可以看出，上述两个病证的转化中，前者的热毒极重，阳气随津液外泄而亡脱，以及后者的寒饮郁而化热，即都是促成阴阳相互转化的条件。

此外，临床常见病证的由实转虚（如急性肝炎的脾胃湿热证或肝郁气滞证，迁延成慢性肝炎之脾虚不运而见腹胀、便溏）、由虚转实（如慢性肝炎脾虚不运证，发展成肝硬化，由于气滞血瘀兼致水邪停蓄而产生腹水，形成虚实夹杂病证）、由表入里（如脑炎初起，症见恶寒、发热等表证，如治不及时，表邪入里，内陷心包，转化为高热、神昏、惊厥等里证）、由里出表（如麻疹患儿，皮疹出透，疹毒出表而解）等病证变化，亦都是阴阳转化的例证。应当指出，这些病证的转化，主要是由于机体抗病能力的强弱、病邪性质的差异、治疗方法的当否，以及抢救是否及时等条件所决定的，如是方能导致病情的寒热、虚实、表里等发生转化。所以，阴阳的转化是以一定的条件为前提的，不具备内部或外在的一定的条件，其阴阳的属性就不会转化。

可以看出，阴阳的消长（量变）和转化（质变）是事物发展变化全过程的密不可分的两个阶段，阴阳的消长是其转化的前提。而阴阳的转化，则是其消长运动的结果。

综上所述，阴阳的对立制约、交感互藏、互根互用、消长平衡、相互转化等关系是相互联系的，是从不同的方面和角度阐述了阴阳矛盾的运动规律和变化形式，从而表达了阴阳矛盾之间的对立统一关系。阴阳的对立、互根和制约是阴阳之间相互依存、相互联系的基本关系；阴阳的交感是阴阳之间相互联系、相互作用，导致事物发生、发展和变化的前提；阴阳互藏是阴阳交感运动的动力根源，是阴阳消长转化运动的内在根据；阴阳的消长与转化则是事物运动的基本形式。而阴阳消长正是在对立制约、互根互用基础上表现出的量变过程，阴阳转化则是在消长运动量变基础上的质变过程。而且，正是由于阴阳矛盾的对立制约、交感互藏和互根互用，才使阴阳的消长变化维持在一定的限度和调控阈值内进行，从而保证了阴阳的平衡协调。表现于宇宙自然界，则为生气勃勃的有序的发展变化，体现于人体，则是相对稳定的正常的生、长、壮、老、已的生命活动过程。

## 四、阴阳学说在中医学中的应用

阴阳学说作为一种宇宙观和方法论，广泛应用于中医学的各个方面，主要是用以说明人体的组织结构、生理功能、病理变化，并指导临床的诊断和治疗用药。

### （一）说明人体的组织结构

阴阳学说在阐释人体的组织结构时，认为人体是一个对立统一的有机整体，其一切组织结构既彼此相互联系，密切合作，又可划分为相互对立的阴阳两部分，并运用阴阳对立制约的关系进行具体的分析。正如《素问·宝命全形论》所说："人生有形，不离阴阳。"

**1. 部位与结构的阴阳属性**

就人体的部位与组织结构来说，外为阳，内为阴；背为阳，腹为阴；头部为阳，足部为阴；体表为阳，内脏为阴。体表中之皮肤为阳，肌肉筋骨为阴；脏腑中则六腑为阳，五脏为阴；五脏之中心肝为阳，肺脾肾为阴。而具体到每一个脏腑，则又有阴阳可分，如心有心阳、心阴；肾有肾阳、肾阴；胃有胃阳、胃阴等。这些阴阳属性的划分，主要是由脏腑组织所在的位置、生理功能特点等所决定的。

**2. 气血津液的阴阳属性**

气血津液是构成人体和维持人生命活动的基本物质。就气与血来讲，气为阳，血为阴；在气中，卫气为阳，营气为阴。这些划分，即是根据气是无形的物质，具有推动、温煦的生理作用；血是有形的液态物质，具有滋养、濡润的生理作用等而定的。至于津液，因津清稀而薄，故属阳；液则稠厚而浊，故属阴。同样也是根据其性态而定。

**3. 经络循行的阴阳属性**

就经络系统循行部位来说，循行于人体四肢外侧及背部者属阳（如手足三阳经），而循行于人体四肢内侧及腹部者多属阴（如手足三阴经），只有足阳明胃经循行于腹部。

**4. 组织结构阴阳属性的相对性**

人体各部位、各种组织结构、各脏腑之阴阳属性不是绝对的，而是相对的，它们常根据一定条件的改变而改变。如以胸背关系来说，背属阳，胸属阴；若以胸腹上下关系来讲，胸又属阳，腹则属阴。同样，五脏阴阳属性，若以上下来分，心肺在上属阳，心为阳中之阳脏，肺为阳中之阴脏；肝脾肾在下属阴，肝为阴中之阳脏，肾为阴中之阴脏，脾亦为阴中之阴脏（又称"至阴"）。脾属太阴，太阴为三阴之始，故脾为至阴。

总之，人体的上下、内外、表里、组织结构之间，以及每一组织器官本身，无不包含着阴阳的对立统一。而人体部位、组织、结构、器官的属阴、属阳，只是其相对属性的一般归类而已。参见下表：

**表1　人体组织结构的阴阳属性归类表**

|  | 人体部位 | 组织结构 |
|---|---|---|
| 阳 | 表　上　背　四肢外侧 | 皮毛　六腑　手足三阳经　气 |
| 阴 | 里　下　腹　四肢内侧 | 筋骨　五脏　手足三阴经　血 |

### （二）说明人体的生理功能

中医学认为，人体正常的生命活动，是机体阴阳两方面对立统一协调平衡的结果。人体的生理功能，亦可用阴阳学说来加以概括和说明。主要表现为机体防御邪气侵袭的整体卫外机能，以及脏腑组织的功能活动等方面。

#### 1. 体现在机体的防御功能方面

阳气在外，具有保护机体内部组织器官的外卫机能。阴精在内，是阳气的物质基础，并为阳气不断地储备和提供能量补充，故《素问·阴阳应象大论》说："阴在内，阳之守也；阳在外，阴之使也。"《素问·生气通天论》亦说："阴者，藏精而起亟也；阳者，卫外而为固也。"

#### 2. 体现在脏腑功能活动方面

一般来说，五脏主藏精气为阴，六腑能消化、传导饮食水谷为阳。而每一脏腑中又各有阴阳，凡属功能活动则属阴，而产生这些功能活动的脏器和精气则属阴。例如，心有推动血液循环和主持精神意识思维活动的功能，此种功能属阳，而心血、心脏器质则属阴；肝有调节血量和调节精神情志活动的功能。属阳，而肝血、肝脏器质则属阴；脾有运化水谷，输布精微，并统摄血液循行的功能属阳，而脾之津液、脾脏器质则属阴；肺有主气司呼吸，协助心脏推动血行的功能属阳，而肺之津液及肺脏器质则属阴；肾有藏精生髓，主生殖发育，主持水液代谢等功能属阳，而肾精、肾脏器质则属阴。关于六腑，亦是如此，其功能属阳，而每一腑的器质及精微物质则属阴。如胃有受纳和腐熟水谷之功能属阳，而胃之津液及胃腑器质则属阴；胆有贮藏、疏泄胆汁及主决断的功能属阳，而胆所藏之精汁及胆腑器质则属阴；小肠主受盛化物、泌别清浊的功能属阳，而小肠所藏之液及小肠器质属阴；大肠传导糟粕、吸收津液的功能属阳，大肠所藏之津及大肠腑器质则属阴；膀胱主藏津液、排出尿液之功能属阳，而膀胱所藏之津及膀胱腑器质则属阴；三焦主一身之气化，主通调水道的功能属阳，而三焦所属包络诸脏一腔之大腑的器质属阴。

此外，中医学亦用阴阳关系来阐述具体的生理过程，如《素问·阴阳应象大论》说："清阳出上窍，浊阴出下窍；清阳发腠理，浊阴走五脏；清阳实四肢，浊阴归六腑。"即是说，凡属轻清的物质则属阳，重浊的物质则属阴，故人体之阳，即是体内轻清之气，它既可以营养和充实四肢，又可以经由皮肤、肌腠或上窍（口、鼻）而发散；而人体之阴，则是体内较为重浊的物质，它既可以储藏于五脏，也可以经由六腑，通过下窍（尿道、肛门）而排出体外。

#### 3. 阴阳相对平衡的生理意义

中医学对于生理上的阴阳关系，主要强调其相互协调和平衡。如就人体的机能状态而言，则机能兴奋为阳，机能抑制为阴；功能亢进为阳，功能减退为阴。而在正常的生理活动中，兴奋和抑制、亢进与减退等都是相互拮抗的，并保持着相对的动态平衡状态。又如阳气与阴精的关系，阳气与阴精之间是相互转化的，阴精是化生阳气的物质基础，而阳气的作用又在于不断地产生着新的阴精。因而在生理活动中，阳气和阴精相互转化、相互为用，并保持着相对的平衡,才能维持生命活动的正常进行。故《素问·生气通天论》说:"阴平阳秘,精神乃治。"若阴阳失去平衡,出现偏盛偏衰,则为病理状态。而一旦阴阳不能相互依附、相互为用而分离,则"阴阳离决,精气乃绝",其生命活动也就因此而告终。可以看出,中医学是从整体、系统水平来阐述人体的生理功能的,认为人体正常的生命活动,正是由于阴阳两个方面保持着对立统一的协调关系,并处于相对的动态平衡状态的结果。天人相应,是指人体的脏腑经络功能活动与自然界四时气候的变化相互适应而言,而中医学这种人与自然相应的理论,亦是建立在自然界的阴阳消长运动与人体的阴阳消长活动相互适应的基础之上的。

### (三) 说明人体的病理变化

#### 1. 人体的基本病理变化是阴阳失调

中医病机学认为,疾病的发生是人体的阴阳关系由于某种因素的影响失去相对的平衡协调,从而出现偏盛偏衰的结果。疾病的发生,关系到邪、正两方面。所谓正气,即人体的功能活动和抗病机能;所谓邪气,即致病因素。正气与邪气,以及它们相互作用、相互斗争的关系,都可以用阴阳来加以概括说明。病邪有阴邪、阳邪之分。正气则包括阴精与阳气两部分。所以,病理上的阴阳失调,多表现为某一方面的偏盛偏衰。且一方面之异常,亦必会影响及另一方面。例如阳邪致病,可导致阳偏盛而伤阴,因而出现热证;阴邪致病,则可导致阴偏盛而伤阳,因而出现寒证;阳气虚损,不能制阴,可出现阳虚阴盛的虚寒证;阴液亏耗,不能制阳,则可出现阴虚阳亢的虚热证。所以,《素问·阴阳应象大论》说:"阴胜则阳病,阳胜则阴病。"一般来讲,外感邪盛多使机体阴阳某一方面偏亢,而使另一方面受损。内伤体衰则可导致机体某一方面不足,使之低于正常水平,从而形成另一方面的相对偏亢。因此,尽管疾病的变化错综复杂,但就其阴阳状态来说,不外阳盛、阴盛、阳虚、阴虚等四大类病变。

#### 2. 阴阳盛衰的病理表现

《素问·阴阳应象大论》指出"阳胜则热,阴胜则寒"。《素问·调经论》亦说:"阳虚则外寒,阴虚则内热;阳盛则外热,阴盛则内寒。"

所谓阳盛则热,是指阳热亢盛,机能亢奋,机体反应性增强,产热过剩或散热不利之病理状态。如急性热病初起,发热面红,体温可达38℃以上,甚至高烧、烦躁。阳热偏盛则灼耗阴津,故热病常见口渴喜饮,便干溲少等津亏液少病理表现。

所谓阴盛则寒,是指阴寒内盛,机能抑制或障碍,从而导致阴寒水湿病邪积聚,机体热量不足等病理状态。如受寒饮冷,寒邪直中于里的病证,可见腹痛、腹泻、怕冷、喜热等症。寒邪属阴,阴寒凝聚,则血脉拘急,气血不通则痛。阴寒邪盛,阳气被抑,温养肌肉功能障碍,肌肤失于温煦,故怕冷而喜热。阴寒之邪遏伤阳气,常可致脾胃阳虚,运化失常,从而出现泄泻等病理表现。

所谓阴虚则热,是指阴液(包括精、血、津液)亏损,阴不制阳,导致相对阳亢,机能虚性亢奋,从而出现低烧,五心烦热,颧红盗汗等病理表现。如肺痨病,临床常见消瘦,低烧,骨蒸潮热,五心烦热,颧红盗汗等症。此即阴虚内热的典型表现。

所谓阳虚则寒,是指人体阳气虚损,全身性机能衰退,阳不能制阴,则阴相对偏亢,从而出现热量不足的虚寒性病理状态。如慢性肾病,常可见形寒肢冷,浮肿等症,此即脾肾阳气不足,运化蒸腾无力,因而导致水寒阴邪积聚之阳虚阴盛病证。

#### 3. 阴阳互损及转化在病理上之体现

中医病机学认为,在疾病的发生、发展过程中,机体阴精阳气任何一方虚损到一定的程度，亦常导致对方之不足，即所谓"阳损及阴"或"阴损及阳"，最后导致"阴阳两虚"，此即慢性虚性病证常见的病理发展过程。至于阴阳转化在疾病证候上之反映，诸如实热证转化为虚寒证；阴寒证转化成阳热证等，已如前述，不再重复。

### （四）用于临床诊法辨证

#### 1. 察色按脉，先别阴阳

临床疾病，根据其证候反映，可以概括为阴证和阳证两大类。临床的病证反映尽管错综复杂，但是对于疾病的诊察，则均可以根据阴阳变化的规律来加以分析、归纳和判断，以此来认识和探讨疾病的本质。故《素问·阴阳应象大论》说："善诊者，察色按脉，先别阴阳。"说明中医学的望、闻、问、切四诊方法，首当辨别阴阳。

例如望诊，一般面色光滑润泽者为阳，面色沉浊晦暗者为阴；凡见青色、白色、黑色，其证多属阴寒；而见黄色、赤色，则其证多属阳热。

又如闻诊，凡气粗声高属阳，气弱声低则属阴。而在切诊中，则把浮、大、滑、数等脉象归属为阳脉；把沉、涩、细、迟等脉象归属为阴脉。这即是阴阳属性归类方法在中医诊断学中的应用。

#### 2. 阴阳为辨证之总纲

所谓辨证，即是把通过四诊所获得的多种多样的症状、体征及病情资料，进行客观地分析与判断，从而对疾病的原因、病位、病性、邪正关系等得出正确的认识，判断为某种病证的一种诊断方法。中医的诊断学以阴阳作为辨证的纲领，用以分辨和判断疾病的表里、寒热或虚实。故凡表证、实证、热证都属阳证；凡里证、虚证、寒证都属阴证。所以，临床病证虽然千变万化，总不出阴阳两纲的范围。

### （五）指导临床治疗用药

《素问·至真要大论》说："谨察阴阳所在而调之，以平为期。"即是说，由于阴阳失调是疾病发生、发展的基本病机，因此，调理阴阳，补偏救弊，创造条件，使其失调的阴阳关系向着协调的方向转化，在新的基础上，恢复阴阳的相对平衡，即是中医临床治疗的基本原则。

由于疾病表现不一，本质不同，故其治疗方法亦多种多样，中医临床根据调理阴阳的精神，提出了"寒者热之""热者寒之""虚则补之""实则泻之"（《素问·至真要大论》），以及"阳病治阴，阴病治阳"（《素问·阴阳应象大论》）等众多的治疗法则。如阳热亢盛而损耗阴液之病证，可用寒凉药以治其阳热，此即"热者寒之"的方法；又如阴寒太盛而伤及阳气的病证，则可用温热药以祛其阴寒，此即"寒者热之"的方法；若因阴液不足，阴虚不能制阳而形成的阳亢病证，则须用滋阴以潜阳的方法去解决；若因阳气不足，阳虚不能制阴，而形成的阴盛之病证，则可用补阳以配阴的方法去解决。此即"阳病治阴，阴病治阳"的治疗法则。其他如气虚者补气，血虚者补血，阳虚者补阳，阴虚者补阴等，则都是"虚则补之"法则的具体应用。又如邪盛病证（诸如宿食内结、瘀血停蓄、水邪积聚等），多用攻伐泻下之法（如通便、泄水、利尿、活血祛瘀等），则又都是"实则泻之"法则的具体应用。

总之，治疗的基本原则，就是有余者泻、不足者补，从而使阴阳的偏盛偏衰得以纠正，使其在新的基础上达到恢复阴阳相对平衡之目的。

同样，在归纳药物的性味功能上，阴阳亦具有重要的意义，并可作为指导临床用药的依据。药物的四气、五味，以及升降浮沉等一般性能，都具有阴阳的不同属性。以四气来说，则寒、凉性质的药物属阴，温、热性质的药物属阳。以五味来说，则酸、苦、咸味药物属阴；辛、甘、淡味药物属阳。至于升降浮沉，则是指具有重镇敛降作用的药物属阴，具有轻浮升散作用的药物属阳。所以，临床用药必须注意病证阴阳与药物阴阳之关系，正确运用药物的阴阳性能，以改善或调整机体失调的阴阳关系，从而达到治愈疾病的目的。

# 第三节 五 行 学 说

## 一、五行学说的基本概念

五行，即是木、火、土、金、水五种基本物质的运动变化。所谓五行学说，即是古人用人们日常生活中最熟悉的木、火、土、金、水五种物质的功能属性为代表来归类事物或现象的属性，并以五者之间相互滋生、相互制约的关系来论述和推演事物之间或现象之间的相互关系及其复杂的运动变化规律。五行学说亦是我国古代唯物主义哲学的重要范畴。

中医学很早就从唯物辩证的观点出发，明确地把五行学说作为宇宙的普遍规律来看待，认为宇宙的运动变化，都不能脱离五行的规律。如《灵枢·阴阳二十五人》说："天地之间，六合之内，不离于五，人亦应之。"《素问·天元纪大论》亦说："夫五运阴阳者，天地之道也。"其中"不离于五"的"五"及"五运"，都是指的五行。根据五行学说的观点，古人认为宇宙自然界都是由这五种属性的物质所构成，各种事物或现象的发展变化，都是这五种属性物质进行运动和相互作用的结果。

中医理论体系在其形成过程中，同样受到了五行学说的深刻影响，因此同阴阳学说一样亦成为中医学独特理论体系的重要组成部分，对中医学术的发展产生过深远的影响。

五行学说的形成与沿革，经历了"五方说"与"五时说"，物质说与元素说，古代自然哲学的认识等不同的演变，最后发展成为中医学的系统结构说，并应用于中医理论体系及各学科之各个方面。

## 二、五行学说的基本内容

### （一）五行的特性

五行的特性，是古人在长期的生活和生产实践中，在对木、火、土、金、水五种物质朴素的认识基础上，进行抽象而逐渐形成的理论概念，是用以分析各种事物的五行属性和研究事物之间相互联系的基本法则。因此，五行的特性，虽然来自木、火、土、金、水，但实际上已经超越了木、火、土、金、水具体物质的本身，而是作为事物属性的抽象概念来应用，因而有更为广泛的涵义。

1. **木的特性，是升发、条达**

古人称"木曰曲直"。曲直，实际上是指树木的生长形态，都是枝干曲直，向上向外周舒展。因而引申为凡具有生长、升发、条畅、舒达等作用或性质的事物，均属于木。

2. **火的特性，是炎热、向上**

古人称"火曰炎上"。炎上，是指燃烧之火，其性温热，其焰上升，因而引申为凡具有温热、升腾作用或性质的事物，均属于火。

3. **土的特性，是长养、化育**

古人称"土爰稼穑"。稼穑，是指土有播种和收获农作物的作用，因而引申为凡具有生化、养育、承载、受纳作用或性质的事物，均归属于土。而且，中医学有"土载四行""万物土中生""万物土中灭"和"土为万物之母"等说法。

### 4. 金的特性，是清肃、敛降

古人称"金曰从革"。从革，其本义是指金的可熔铸变革特性。但渗透于中医学之后，则演变引申为凡具有清洁、肃杀、收敛、下降等作用或性质的事物，均属于金。

### 5. 水的特性，是滋润、下走

古人称"水曰润下"。润下，指水性湿润，由上向下流行，因而引申为凡具有寒凉、滋润、向下运行等作用或性质的事物，均属于水。

### （二）事物五行属性的推演和归类

五行学说是以五行的特性来推演和归类事物的五行属性的。事物的五行属性，并不等同于木、火、土、金、水本身，而是采用了"比象取类"的方法，将事物的性质、作用或形态与五行的特性相类比，从而得出事物的五行属性。这样便把需要说明的事物或现象，朴素地分成了五大类，从而将相似属性的事物或现象，分别归属于五行之中，并在五行属性归类的基础上，运用五行的生克规律，进而阐释、推演事物或现象的复杂联系及变化。

### 1. 以方位配属五行

由于日出东方，与木的升发特性相类，故东方属于木；南方炎热，与火的炎上特性相类，故南方属于火；日落于西方，气温相对下降，与金的肃降特性相类，故西方属于金；北方寒冷，与水的寒凉性质相类，故北方属于水。

### 2. 以五脏配属五行

由于肝主疏泄，故肝属于木；心阳主温煦，故心属于火；脾主运化，故脾属于土；肺主肃降，故肺属于金；肾主水液，故肾属于水。

应当指出，事物的五行属性，除了可用上述方法进行取象类比外，还应用了间接的推演络绎的方法。如肝属于木，则肝主筋和肝开窍于目的"筋"和"目"，亦属于木；心属于火，则"脉"和"舌"亦属于火；脾属于土，则"肉"和"口"亦属于土；肺属于金，则"皮毛"和"鼻"亦属于金；肾属于水，则"骨"与"耳""二阴"亦属于水。

### 3. 同属事物的相关性

五行学说认为属于同一五行属性的事物，都存在着相关的联系。如《素问·阴阳应象大论》所说："东方生风，风生木，木生酸，酸生肝，肝生筋"。即是说方位的东和自然界的风、木，以及酸味的物质等都与肝相关。因而有人认为五行学说是说明人与自然界统一关系的理论基础。现将自然界和人体的五行属性，列简表如下：

#### 表 2　事物五行属性归列表

| 自 然 界 | | | | | | | 五行 | 人 体 | | | | | | |
|---|---|---|---|---|---|---|---|---|---|---|---|---|---|---|
| 五音 | 五味 | 五色 | 五化 | 五气 | 五方 | 季节 | | 五脏 | 五腑 | 五官 | 形体 | 五志 | 五声 | 变动 |
| 角 | 酸 | 青 | 生 | 风 | 东 | 春 | 木火土金水 | 肝 | 胆 | 目 | 筋 | 怒 | 呼 | 握 |
| 徵 | 苦 | 赤 | 长 | 暑 | 南 | 夏 | | 心 | 小肠 | 舌 | 脉 | 喜 | 笑 | 忧 |
| 宫 | 甘 | 黄 | 化 | 湿 | 中 | 长夏 | | 脾 | 胃 | 口 | 肉 | 思 | 歌 | 哕 |
| 商 | 辛 | 白 | 收 | 燥 | 西 | 秋 | | 肺 | 大肠 | 鼻 | 皮 | 悲 | 哭 | 咳 |
| 羽 | 咸 | 黑 | 藏 | 寒 | 北 | 冬 | | 肾 | 膀胱 | 耳 | 骨 | 恐 | 呻 | 栗 |

根据上表，主要能说明如下三方面内容：

（1）以五行之特性，说明五脏的某些主要功能。

（2）形成了以五脏为主体，外应五方、五季、五气等，内联五腑、五官、形体、情志等的五个功能活动系统。

（3）通过五个功能活动系统，用以说明人体的内环境与外在自然环境之间亦存在着统一的联系。

现以"木"为例，其联系如下：

从横向来说，木性柔和条畅，春季多风，阳气上升，草木滋生，郁郁青青，而青葱之果木多有酸味。因此，就把木和春、风、青、酸、生等事物或现象联系在一起。结合人体，则肝性调达舒畅，喜滋润而升发，肝与胆相表里，开窍于目，主筋，主怒，在病理上易于化风（易发生震颤、抽搐、惊厥等病变），于是亦和属木的一类事物或现象联系在一起。其他脏腑亦是如此。应当看到，这种属性归类或联系虽有表象的一方面，但其内部也应有其合理的因素。若从纵向来说，则可表示在这五类事物或现象之间存在着相互促进、相互制约，以及相互调节的复杂关系。

### （三）五行的生克、制化、胜复、乘侮规律

#### 1. 五行的相生、相克

五行生克，是五行学说用以概括和说明事物之间相互联系和发展变化的基本观点。五行学说并不是静止地、孤立地将事物归属于五行系统，而是以五行之间相生和相克的联系来探索和阐释事物之间的相互关系，及其相互协调平衡的整体性和统一性。

相生，是指一事物对另一事物具有促进、助长和滋生的作用。五行相生的次序是木生火、火生土、土生金、金生水、水生木。

相克，是指一事物对另一事物具有制约、克服和抑制的作用。五行相克的次序是木克土、土克水、水克火、火克金、金克木。

在相生关系中，任何一"行"都具有"生我"和"我生"两方面的关系。生我者为母，我生者为子。所以，相生关系又称之为"母子关系"。

在相克关系中，任何一"行"都具有"克我"和"我克"两方面的关系，克我者为我"所不胜"，我克者为我"所胜"。所以，相克关系又称为"所胜""所不胜"的"相胜关系"。

关于五行相生、相克关系的确立，古人原来的认识是很朴素的，主要是通过对季节气候的变化顺序及客观事物变化的直接观察而得出的。故《春秋繁露·五行之义》说："木，五行之始也；水，五行之终也；土，五行之中也。此其天次之序也。"《素问·宝命全形论》指出："木得金而伐，火得水而灭，土得木而达，金得火而缺，水得土而绝。万物尽然，不可胜竭。"

所谓"万物尽然，不可胜竭"，说明古人已不是单纯地把相生、相克关系仅作为五种物质的转化来看待，而是上升为一种概括事物运动变化的抽象概念，即是说各类事物之间或其内部所具有的属木、属火、属土、属金、属水的五个方面，它们之间具有相生、相克的固定关系，这是一种相对稳定的有规律的系统结构联系。

应当指出，五行相生与相克的单向性和不可逆性，则正是五行生克的本质特征，具有其深刻的合理性。宇宙间虽然存在着与时间无关的可逆过程，但也存在着依赖于时间的不可逆过程。凡一切前进、上升、有序和稳定的事物与现象，都是不可逆过程所形成的。诸如四时气候的更迭、人体的生命活动等，都是不可逆的过程。五行的生克则正是不可逆过程的反

映。即如《素问·玉机真脏论》所说："神转不回，回则不转，乃失其机。"即是说，事物向前运转而不能回却，若回而不转，则会失掉其生生不息之机。

五行的生克，乃是从认识和分析事物的性质和机能变化而抽象出来的理性认识，已成为一种阐释事物系统结构关系及其运动变化的理论方法，而不是指五种事物的本体。故《四圣心源》说："其相生相克，皆以气而不以质也，成质则不能生克矣。"这里的"气"，是指性质或机能。而"质"，则是指物质本体。即是说，生或克只是性质或机能上的滋生或制约关系而已。因此，《四圣心源》又进一步论述说："相克者，制其太过也……皆气化自然之妙也。"

五行学说认为，事物系统结构的五个方面之间的相生、相克关系，构成并促进着事物正常情况下的循环运动，并保持着相对的动态平衡。五行系统结构中的每一行都与其他四行发生一定的联系。从相生看，有"生我"和"我生"两种关系；从相克看，又有"胜我"和"我胜"两种关系。这就表明五行系统结构中的各部分之间不是孤立的，而是密切相关的，每一部分的变化，必然影响着其他部分的状态，同时又受着五行系统结构整体的影响和制约。

应当指出，任何部分之间，由于总是存在着不停的相生与相克变化，所以是不平衡的，从而经常处于运动变化之中。然而就五行系统结构整体来看，其相生和相克则又都是在总和中表现出相对的动态平衡。而五行中的每一行，由于其既生别行，又被别行所生；既克别行，又被别行所克，故在整体上也呈现为动态均势。可见，五行系统结构所达到的平衡，不是绝对的静止，而是建立在运动基础上的动态平衡。

但是，相生、相克，对于事物的正常生化和发展，又是必不可少的条件。如《素问·六微旨大论》说："亢则害，承乃制，制则生化。"《类经图翼》则说："造化之机，不可无生，亦不可无制。无生则发育无由，无制则亢而为害。"是说事物的发生、发展和运动变化，都不能没有相生，也不能只有相生而无相制。若无相生，则发生、发展无源；若无相制，就不能维持事物在发展变化中的平衡与协调，则势必会出现某一方面的过度亢盛而为病害。必须生中有制，制中有生，相反相成，相互为用，方能维持和推动事物正常的生化和发展。

**2. 五行的制化、胜复**

五行系统结构之所以能够保持动态平衡和循环运动，主要在于其本身客观存在着两种自我调节机制和途径。一种是正常情况下的相生相克，即"制化"调节；一种则是在反常情况下的"胜复"调节。

（1）五行的制化调节　所谓制化调节，主要是指五行系统结构在正常状态下，通过其相生和相克的相互作用而产生的一种调节作用，又称之为"五行制化"。

调节形式：从五行的整体作用可以明显看出，任何两行之间的关系并不是单向的，而是相互的，表现为调节路线与反馈机制相似的形式，而反馈则是相互作用的一种特殊调节形式。

以火为例，在正常情况下，火受到水的制约，火虽然没有直接作用于水，但是火能生土而土有克制水的作用，从而使水对火的克制不致过分而造成火的偏衰。同时，火还受到木的资助，因此，火又通过生土，以加强土对水的克制，削弱水对木的滋生，从而使木对火的促进不会过分，以保证火不会发生偏亢。其他四行，依次类推。

所谓"制则生化"，即是说木能制土，火才能生化；火能制金，土才能生化；土能制水，金才能生化；金能制木，水才能生化；水能制火，木才能生化。也就是说，母气能制己所胜，则子气方能得母气之滋养而起生化作用。故《素问·五脏生成篇》说："心……其主肾也""肺……其主心也""脾……其主肝也""肝……其主肺也""肾……其主脾也"。这里所说的"主"，即指生化之主，实际上即是相克制约之意。因其"克中有生"，"制则生

"化"，所以称其为"主"。正如《黄帝内经素问集注》所说："心主火，而制于肾水，是肾乃心脏生化之主。"

五行制化关系图示如下：

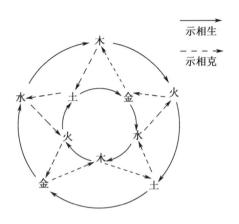

**图1　五行制化关系图**

即是说，木能克土，土能生金，金又能克木，从而使木不亢不衰，故能滋养火，而使火能正常生化。

火能克金，金能生水，水又能克火，从而使火不亢不衰，故能滋养土，而使土能正常生化。

土能克水，水能生木，木又能克土，从而使土不亢不衰，故能滋养金，而使金能正常生化。

金能克木，木能生火，火又能克金，从而使金不亢不衰，故能滋养水，而使水能正常生化。

水能克火，火能生土，土又能克水，从而使水不亢不衰，故能滋养木，使木能正常生化。

调节效应：五行学说认为，正是由于这种制化调节的自我调控效应，才保证了五行系统结构在正常情况下的生化运动，并保持着整体的协调与平衡。对于自然界来说，即是维持其生态平衡；对于人体来说，则是维持着生理上的动态平衡，从而保证着生命活动的正常进行。

应当说明，其相生相克的过程，也就是事物相互消长的过程，在此过程中，经常出现的不平衡的消长情况，其本身就是再一次相生、相克的调节，这样就会重复出现再一次的协调平衡。正是这种在不平衡之中求得平衡，而平衡又立刻被新的不平衡所替代的循环运动，推动着事物不断地发展。对人体来说，即是推动着机体气化活动的正常运行。

（2）**五行的胜复调节**　所谓胜复调节，主要是指五行系统结构在反常的情况下，即在局部出现较大不平衡的情况下，通过相克关系而产生的一种大循环的调节作用。可使一时性偏盛偏衰的五行系统结构，经过调节，由不平衡而再次恢复其平衡。

调节形式：《素问·至真要大论》说："胜至则复""复已而胜，不复则害"。所谓"胜"，即指"胜气"。是指因为某行之气太过所引起的对"己所胜"的过度克制。而"胜气"的一旦出现，则势必招致一种相反的力量将其压抑下去，此种力量即所谓"复气"。故《素问·至真要大论》又说："有胜之气，其必来复也。"而且胜气重，复气也重；胜气轻，复气也轻。可以看出，在五行胜复调节的过程中，亦包含着反作用的复气与作用的胜气，在数量上对等之规律。故《素问·气交变大论》说："胜复胜衰，不能相多也。"《素问·五常政大论》说："微者复微，甚者复甚，气之常也。"

仍以火为例，如火气太过，作为胜气则过分克金，而使金气偏衰，金衰不能制木，则木气偏胜而加剧克土。土气受制则减弱克水之力，于是水便旺盛起来，从而把太过的火气克伐下去，使其恢复正常。若火气不足，则将受到水的过分克制，使火衰不能制金，引发金气偏胜。金气胜则加强抑木，使木衰无以制土，则必将引发土气胜以制水，从而使水衰则制火力量减弱。从而使不足之火气相应得到逐渐恢复，以维持其正常协调平衡状态。故《素问·天元纪大论》说："形有盛衰，谓五行之治，各有太过不及也。故其始也，有余而往，不足随之，不足而往，有余从之。"

调节效应：即通过胜复调节，从而使五行系统结构在受到外界因素的影响时，即使在其局部出现某些较大的不平衡，则亦可通过自我调控，继续维持其整体的相对平衡。就自然界来说，即表现为寒热温凉较大气候变化的自我调整，这与日月的运行及宇宙规律有关。就人体来说，则是指感受外界气候变化或喜怒哀乐刺激所引起的某些脏腑出现一时性的偏盛偏衰，则经过自我调节而亦能恢复其生理活动的正常。故《素问·至真要大论》说："有胜有复，无胜则否""胜至则复，无常数也，衰乃止耳"。

但是，如果单纯有"胜"而无"复"，也就是说，当五行之中的任何一行出现有余（太过），而无另一行的相应制约时，则五行系统结构的协调关系就被破坏，而且盛者愈盛，衰者愈衰，就会出现紊乱的反常病害。《素问·六微旨大论》所说的"害则败乱，生化大病"，即是指某一行之气亢盛无制而为损害之因，则可使生化机制紊乱败坏，从而产生严重疾病。

综上所述，我们可以把五行相互关系看作是阴阳相互关系的逻辑展开和补充，受作用者通过某些中间环节，反作用于作用者，产生反馈调节的效应，从而使系统保持相对平衡。这种反馈机制在自然界事物中是普遍存在的。从研究对象来说，五行学说与阴阳学说的区别，即在于阴阳只是用以说明物质世界最一般、最普遍的联系，而五行则试图刻画事物的结构关系和活动形式，而且五行学说所研究的正是一种特殊的联系和运动规律。

### 3. 五行的相乘、相侮

相乘和相侮，是指五行系统结构关系在外界因素的影响下所产生的反常状态，即五行之间不正常的相克。作为人体，则是病理上的相互传变。

相乘：即相克得太过，超过了正常的制约力量，从而使五行系统结构关系失去正常的协调和平衡。此种反常现象的产生，一般有两种情况：一是被乘者本身不足，乘袭者乘其虚而凌其弱。如土气不足，则木乘土（虚）。二是乘袭者亢极，不受它行制约，恃其强而袭其应制之行。如木气亢极，不受金制，则木（亢）乘土，从而使土气受损。图示如下：

木　———乘———→　土（虚）　　　　即木乘土虚
　　　　　　（低于正常水平）

木（亢）　———乘———→　土　　　　即木亢乘土
（过度亢盛）　　　（正常水平）

应当说明，"相克"与"相乘"是有区别的，相克是正常情况下的制约关系；相乘则是正常制约关系遭到破坏以后的过度克伐，是反常现象。在人体，则前者是生理状态，后者则是病理状态。

相侮，即相克的反向，又叫"反克"。是五行系统结构关系失去正常协调的另一种表现。同样也有两种情况：

一是被克者亢极，不受制约，反而欺侮克者。如金本克木，若木气亢极，不受金制，反来侮金，即为木（亢）侮金。二是克者本身衰弱，被克者因其衰而侮之。如金本克木，若金气虚衰，则木因其衰而侮金，即为木侮金（衰）。图示如下：

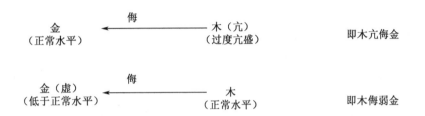

一般说来，凡因某一行过度亢盛而产生相乘或相侮，如木亢乘土或木亢侮金等，在病变过程中常表现为机能过亢的实性病理变化；而因某一行虚衰所导致的相乘或相侮，如木乘土虚或木侮弱金等，则常表现为机能不足的虚性病理变化。

应当指出，相乘与相侮都是不正常的相克现象，两者既有区别，又有联系。区别在于：相乘是按五行相克次序的克制太过，相侮则是与相克次序相反方向的克制异常。联系在于：当发生相乘时，有时也可出现相侮；发生相侮时，有时又常伴有相乘。故《素问·五运行大论》说："气有余，则制己所胜而侮所不胜；其不及，则己所不胜侮而乘之，己所胜轻而侮之。"即是说，若某一行之气太过，则可对其所胜之行过度克制，从而发生相乘。而对其所不胜之行发生相侮，即反克。若某一行之气不足，则克我之行必过度制约而乘之。而己所胜者，即我克之行必因我之不足而反克相侮。

## 三、五行学说在中医学中的应用

五行学说渗透应用于中医学领域，不仅促进了中医理论体系的形成，而且对于阐释人体的组织结构、生理功能和病理现象，并指导临床疾病的诊断和治疗均具有重要意义。

### （一）归属人体组织结构，反映内外环境统一

中医学运用了五行类比联系的方法，根据脏腑组织的性能及特点，将人体的组织结构分属于五行系统，从而形成了以五脏为中心，配合六腑，联系五体，开窍于五官九窍，外荣于体表的脏腑组织功能系统，从而为藏象学说的系统化奠定了基础。

此外，中医学根据"天人相应"的观点，同样运用了事物属性的五行归类方法，将自然界的有关事物或现象也进行了分类归属，并与人体脏腑组织结构的五行属性联系起来。如人体的五脏、六腑、五体、五官等与自然界中的五方、五季、五味、五色等相联系，这样就把人与自然环境统一起来，从而反映了人体内外环境之间相互收受通应的统一关系。故《素问·六节藏象论》说：肝"通于春气"、心"通于夏气"、肺"通于秋气"、肾"通于冬气"。《素问·脏气法时论》则说："脾主长夏。"例如春应于东方，春天风气主令，故气候温和，阳气生发，万物滋荣，人体之肝气与之相应，故肝气旺于春。所以《素问直解》进一步说："随天之五气，地之五行，人之五脏，而应象者也，故为苍、为角、为呼、为握、为目、为酸、为怒，惟东方风木之肝为然耳。"

### （二）说明五脏的生理功能及其相互关系

#### 1. 说明五脏的生理功能

中医学根据五行之特性，用以说明五脏的某些生理特性和功能作用。如：

木性可曲可直，条顺而畅达。肝属木，故肝性喜条达而恶抑郁，并有疏泄之功能。

火性温热而炎上。心属火，故心阳有温煦之功能，心火易于上炎。

土性敦厚，有生化万物之特性。脾属土，故脾有消化水谷，运输精微，营养五脏六腑、四肢百骸的功能。又为气血生化之源。

金性清肃、收敛。肺属金，故肺气具有清宣、肃降之功能。

水性润下，有下行、闭藏之性。肾属水，故肾主水液的蒸化和排泄，并有藏精之功能。

#### 2. 说明五脏之间的相互关系

五脏的功能活动不是孤立的，而是相互联系的。五脏的五行归属，不仅阐明了五脏的功能特性，而且还运用五行生克制化的规律，来说明脏腑生理功能的内在联系，即五脏之间既有相互资生的关系，又有相互制约的关系。

（1）五脏相互滋生的关系　《素问·玉机真脏论》指出："五脏皆受气于其所生。"如肾能藏精，肝能藏血，肾精可以化生肝血，此为肾水滋养肝木，即水生木；肝藏血，心主血脉，肝贮藏血液和调节血量功能正常，则有助于心主血脉功能的正常发挥，此为肝木上济心火，即木生火；心主阳气，脾主运化，脾为气血生化之源，又主统血，心之阳热又可温运脾阳，心主血脉功能正常，则血能营脾，脾方能发挥其主运化、生血、统血之功能，此为心火温运脾土，即火生土；脾主运化水谷精微而化生气血，肺主气而司宣发肃降，脾功能正常则可转输精微，益气以充肺，从而维持肺的主气功能，并使宣肃正常，此为脾土滋养肺金，即土生金；肺主气而职司清肃，肾则主水藏精而纳气，肺气肃降，则水道通调，有助于肾主水功能之发挥。肺气正常，则有助于气之摄纳及肾精之封藏固秘，此为肺金滋养肾水，即金生水。这就是运用五行相生的理论来阐释五脏功能相互滋生之关系。

（2）五脏相互制约的关系　如肺气肃降，气机调畅，可以抑制肝气之上逆和肝阳之上亢，此即金克木；肝气的疏泄条达，可以畅通脾气脾湿的壅滞，此即木克土；脾气的运化，可以调节肾主水的功能，以防水湿的泛滥，此即土克水；肾水的滋润，上济于心，可以制约心火的亢逆，此即水克火；心之阳热，可以制约肺气的清肃太过，此即火克金。可以看出，五脏之间在生理上的相互制约，亦是运用五行相克理论来阐明的。

总之，五脏之间的生克关系，说明每一脏在功能上都有他脏的资助，因而本脏不至于虚损。又有他脏的制约，因而亦使其不致过亢。若本脏之气过盛，则有他脏之气制约之。而本脏之气虚损，则又有他脏之气以滋养之。由此可见，通过生克关系，即把脏腑紧密地联结成一个整体，从而维持了人体内环境的统一。此外，关于人体与外界环境，诸如四时、五气，以及饮食五味等的关系，中医学亦是用五行的规律来加以说明的。

### （三）概括脏腑病变的某些发病和传变规律

#### 1. 关于疾病的发生

由于五脏外应五时，故四时六气的发病规律，一般是主时之脏首先受邪而发病。如春季肝先受邪，夏季心先受邪，长夏脾先受邪，秋季肺先受邪，冬季肾先受邪，此即主时之脏受邪发病的一般规律。

但是，有时亦可导致"所胜"或"所不胜"之脏受病。如气候失常，时令未至而气先至，则属太过；时令已至而气未至，则属不及。太过之气的发病规律是不仅可以侮其所不胜之脏,而且还可以乘袭其所胜之脏,同时,即使是我生之脏亦有发病之可能。不及之气的发病规律,则不仅是所胜之脏妄行而反侮,所不胜之脏乘袭而发病,同时,即使是生我之脏亦有可能因受其累及而有发病之可能。这只是根据五行生克乘侮规律而论。此种发病情况的推测,虽不能完全符合临床发病的客观规律,但却说明了疾病的发生,确实受着自然界气候变化的不同影响。

**2. 关于疾病的传变**

脏腑病变的相互影响,谓之"传变",即本脏之病可以传至他脏,或他脏之病亦可以传至本脏。从五行规律来说,病理上的传变主要是应用五行相生的母子关系,以及五行相克的乘侮关系,来说明脏腑间疾病相互影响的传变规律。

(1)母子关系传变 即根据相生关系进行传变。包括"母病及子"和"子病犯母"两种情况。

母病及子:又称"母病累子"。指病变从母脏传来,并依据相生方向侵及属子的脏腑。临床常先见到母脏证候,继则又见子脏证候。如"水不涵木"证,即肾阴虚亏,不能滋养肝阴,阴不制阳,以致肝阳亢逆,可见腰膝酸软,耳鸣遗精,眩晕,健忘失眠,急躁易怒,咽干口燥,五心烦热,颧红盗汗等症。由于其病变是由肾及肝,由母传子,根据相生关系,病情虽然可能有所发展,但相互滋生作用不绝,故病情可能较轻,亦易好转。

子病犯母:又称"子盗母气",指病变从子脏传来,侵及属母的脏腑,临床多见先有子脏的证候,继则又见母脏证候。如心肝火旺证,即是由于心火亢盛,进而导致肝火上炎,可见心烦失眠,或狂躁谵语,口舌生疮,舌尖红赤疼痛,又继见烦躁易怒,头痛眩晕,面红目赤等症。肝为母,心为子,由于其病变由心传肝,由子及母,则病情一般较重,主要是由于母气不敌子气,因而邪盛病重。

(2)乘侮关系传变 主要包括"相乘传变"和"相侮传变"两种情况。

相乘传变:即相克太过而导致疾病传变。如木亢乘土,即肝脾不和或肝胃不和证,临床多见肝气横逆,侵及脾胃,导致消化吸收功能紊乱,故先见肝病证候,继则又见脾虚失运或胃失和降证候。如肝气横逆,则先见烦躁易怒,胸闷胁痛,眩晕头痛等症。横逆犯胃则继见纳呆、嗳气、吞酸、呕吐等胃失和降症状;横逆及脾则继见脘腹胀满、厌食纳呆、大便溏泄或不调等脾虚之症。由于病从相克方面传来,侵及被制脏腑,故病情发展较重。

相侮传变:即反克为害。如木火刑金,即肝犯肺病证,临床多见胸胁疼痛,口苦,烦躁易怒,脉弦数等肝火亢盛之症,又继见咳嗽,甚则咯血,或痰中带血等肺失清肃之症。由于肝病在前,肺病在后,病变由被克脏腑传来,故属相侮规律传变,因此病情较轻。

应当指出,五行母子或乘侮之病理传变,在临床上并不是必定要发生的,此种传变发生与否,与脏气虚实、病邪性质,以及护理、治疗等多方面因素或条件有关。一般来讲,脏气虚则传,脏气不虚则不传或难以传变。对此应灵活看待,不能机械理解。正如《素问·玉机真脏论》所说:"然其卒发者,不必治于传,或其传化有不以次。"此即说明,在《内经》时代已认识到关于疾病的传变,尤其是急性病的发作,有可能不受五行生克乘侮规律所束缚,故应从实际情况出发,真正把握住疾病的传变规律,方能有效地为防病治病服务。伤寒学说的"六经传变"和温病学说的"卫气营血传变",则正是从广泛的临床实践中所总结出来的具有实用价值的传变规律。

**(四)用于指导疾病的诊断和治疗**

**1. 用于诊断**

人体本身是一个有机的整体,内部脏腑有病可以反映于机体的体表,故《灵枢·本脏》

说：“视其外应，以知其内脏，则知所病矣。”一般来说，人体内脏的病变或其相互关系的异常，皆可从其色泽、声音、形态、口味、脉象、舌苔等方面反映出来。所以，《难经·六十一难》说：“望而知之者，望见其五色，以知其病。闻而知之者，闻其五音，以别其病。问而知之者，问其所欲五味，以知其病所起所在也。切而知之者，诊其寸口，视其虚实，以知其病，病在何脏腑也。”

可以看出，正是由于对五脏与五色、五官、五味、五音等进行了五行分类归属，并作了一定的系统联系，形成了五脏系统的层次结构，为临床诊察疾病奠定了理论基础。在临床实际运用时，我们即可以综合四诊材料，再根据五行之所属及其生克乘侮规律来推断病情。如面见青色，喜食酸味，两胁胀痛，脉弦，即可诊为肝病；面见赤色，口苦，舌尖红或碎痛，脉洪或数，则可诊为心火亢盛；而脾虚病人，继见面色青，口泛酸水，则可诊为肝木乘土，肝脾不和之证。

一般说来，中医诊病很重视色诊与脉诊的结合应用，且能从客观上大致反映出疾病的状况。但是，欲从色脉来判断病情的发展趋势，则又必须根据五行生克规律来进行推测。《医宗金鉴·四诊心法》指出：“色脉相合，已见其色，不得其脉，得克则死，得生则生。”如肝病，色青而见弦脉，是为色脉相符；如不见弦脉而反见浮脉，则属相克之脉（浮为肺金之脉象），即脉克色（金克木）为逆；若得沉脉，则属相生之脉（沉为肾水之脉象），即脉生色（水生木）为顺。实践说明，此种分析方法亦有一定的参考价值。

### 2. 用于治疗

主要在于控制疾病的传变和确定治则治法。

（1）控制疾病的传变　疾病的发生主要是由于人体的脏腑阴阳气血功能失调所致，而脏腑组织的功能失调，也必然反映出内脏生克制化关系的失常。疾病的传变，常是一脏受病而波及他脏，或他脏受病而传其本脏。因此，在治疗时，除对所病本脏进行适当处理外，特别应考虑到与有关脏腑的传变关系，并应根据五行学说的生克乘侮规律，来调整其太过或不及，以控制其病证的传变，使之恢复其正常的功能活动。

例如肝脏有病，则应先强健脾胃，以防其传变。脾胃不伤，则疾病不传，且易于痊愈。故《难经·七十七难》说：“见肝之病，则知肝当传之于脾，故先实脾气，无令得受肝之邪。”所谓“实脾”，即健脾、调补脾气之意。这种病在本脏治在他脏的原则，充分体现了中医治疗学中的整体预防观点。

然而，疾病的传变与否，还取决于脏腑的虚实及其机能状态。即五脏虚则传，实则不传。故《金匮要略》又指出：“见肝之病，知肝传脾，当先实脾，四季脾旺不受邪，即勿补之。”即是此意。

总之，在临床工作中，我们既要掌握疾病在其发展过程中的传变规律，并根据其生克乘侮规律及早控制其传变，防患于未然。又要根据其具体病情而进行辨证论治，因此，不能把五行的某些关系当作刻板的公式而机械地运用，应当具体问题具体分析，灵活对待。

（2）确定治疗原则和治疗方法　主要是根据相生或相克规律，来确定相应的治疗原则和方法，主要有如下几方面：

一是根据相生规律确定治疗原则：多用于母病及子或子病犯母（即子盗母气）等证候。《难经·六十六难》说：“虚则补其母，实则泻其子。”故其基本治疗原则，即是补母或泻子。

补母：主要适用于母子关系失调的虚证。如肾阴不足，不能滋养肝木，而致肝阴不足，肝阳亢逆者，称为水不生木或水不涵木病证。其治疗原则为不单纯治肝，而应侧重补肾之虚。肾为肝母，水能生木，故补益肾水，即可以生养肝木，滋补肾阴即可以涵敛肝阳。又如肺气虚弱发展到一定的程度，即可影响及脾之健运，从而导致脾虚。脾土为母，肺金为子，土能生金，故可以用补脾益肺的方法进行治疗，此即"虚则补其母"的含义。

泻子：主要适用于母子关系失调的实证。如肝火炽盛，有升无降，出现肝病实证时，则肝木是母，心火是子，其治疗即可采用泻心之法，因为泻心火则有助于泻肝火。此即"实则泻其子"的含义。

此外，运用相生规律来进行治疗，除母病及子或子病犯母可采用补母或泻子等方法外，若系单纯的子脏虚证除补虚外，亦可运用母子关系，兼顾补其母以加强其相生力量，从而有助于子脏虚证之恢复。

根据五行相生规律而确立的治疗方法，临床常用者，主要有如下几种：

滋水涵木法：即通过滋补肾阴以养肝阴，从而达到涵敛肝阳的目的，又叫滋肾养肝法、滋补肝肾法或乙癸同源法。主要适用于肾阴亏损而致肝阴不足，肝阳偏亢之证。临床可见头目眩晕，眼干目涩，耳鸣颧红，口干，五心烦热，腰膝酸软，男子遗精，女子月经不调，舌红少苔，脉细弦而数等症。

金水相生法：是滋补肺肾阴虚的一种治疗方法，又叫补肺滋肾法、滋养肺肾法。主要适用于肺虚不能输布津液以滋肾，或肾阴不足，阴精不能上荣于肺，以致肺肾阴虚病证。临床可见咳嗽气逆，干咳或咳血，音哑，骨蒸潮热，盗汗，遗精，腰酸腿软，身体消瘦，口干舌红少苔，脉细数等症。

培土生金法：是指补脾益气而达到补益肺气的方法，又称补养脾肺法。主要适用于脾虚胃弱不能滋养肺气而致肺脾虚弱之证。临床可见久咳不已，痰多清稀或痰少而黏，食欲减退，大便溏薄，四肢乏力，舌淡脉弱等症。

二是根据相克规律确定治疗原则：临床上多用于因为相克关系紊乱而出现的乘侮病证。主要有相克太过、相克不及和反克（即相侮）之不同，其主要原则是应用抑强或扶弱，并侧重于制伏其强盛，从而使弱者易于恢复。此外，在必要的时候，亦可在强盛之一方尚未发生相乘传变时，利用其相克规律，预先加强被克者的力量，从而防止病情的发展。

所谓抑强，主要适用于相乘或相侮病证，如肝气横逆犯胃或乘脾，出现肝胃不和或肝脾不和病证，称之为木旺乘土，治应疏肝、平肝方法为主；若系脾胃壅滞，影响及肝，从而导致肝气失于条达疏泄者，则可成土壅木郁之证，是为相侮（反克）病证，其治疗则应以运脾和胃为主。总之，抑制其强，则被克者之机能自然易于恢复。

所谓扶弱，主要适用于相克力量不及，或因虚被乘、被侮所产生的病证。如肝虚气郁，影响脾胃之健运，则称为木不疏土，治宜补肝和肝为主，兼顾健脾和胃为法。总之，扶助其弱，则有助于恢复其相互制约关系的协调。

根据五行相克规律确定的治疗方法，临床常用者有如下几种：

抑木扶土法：是通过疏肝健脾以治疗肝气亢逆脾虚失运病证的一种方法，又称疏肝健脾法。主要适用肝郁脾虚病证，临床可见胸闷胁胀，不思饮食，腹胀肠鸣，大便或溏，或见脘痞胀痛、嗳气、矢气等症。

培土制水法：是通过温运脾阳，或健脾温肾方法，用以治疗水湿停聚病证的一种方法，又称健脾温肾利水法。主要适用于脾虚不运或脾肾阳虚，水湿泛滥而导致的水肿证候。

佐金平木法：是通过清肃肺气，以抑制肝火亢盛的一种治疗方法，又称泻肝清肺法。主要适用于肝火亢逆，灼伤肺金，影响肺气清肃之"木火刑金"证候。临床可见胁痛，口苦，咳嗽咯血，或痰中带血，急躁烦闷，脉弦数等症。

泻南补北法：即泻心火，补肾水的一种治疗方法，又称泻火补水法或滋阴降火法。主要适用于肾阴不足，心阳偏亢，水火失济，心肾不交病证。临床可见腰膝酸软，心烦失眠，遗精，心悸健忘，或潮热盗汗等症。

应当指出，肾为水火之脏，肾阴虚亦能使相火偏亢或妄动，从而出现性机能亢奋，可见梦遗、耳鸣、喉痛、咽干等症。此属肾脏本身之阴阳偏盛偏衰，不能与五脏相互关系之水不制火混为一谈。

此外，在针灸疗法中，五行生克关系的应用亦有其重要的意义。针灸医家将手足十二经四肢末端的穴位分属于五行，即井、荥、俞、经、合五种穴位，分属于木、火、土、金、水，临床上即可根据不同的病情，运用五行生克乘侮规律而选择穴位，进行治疗。

同样，五行的生克关系，对于精神疗法亦有一定的指导意义。精神疗法主要适用情志失调病证。情志生于五脏，五脏之间有着生克关系，所以情志之间也存在着生克关系。正是由于在生理上人的情志变化有着相互制约的作用，而在病理上和内脏亦有着密切关系，故在临床上即可以运用情志的相互制约关系来达到调整情志治疗疾病的目的。如：

悲为肺志，属金；怒为肝志，属木。金能克木，故悲能胜怒。

恐为肾志，属水；喜为心志，属火。水能克火，故恐能胜喜。

怒为肝志，属木；思为脾志，属土。木能克土，故怒能胜思。

喜为心志，属火；忧为肺志，属金。火能克金，故喜能胜忧。

思为脾志，属土；恐为肾志，属水。土能克水，故思能胜恐。

其他，关于药物的五色、五味入五脏，如色白入肺，味酸入肝等，则是五行理论在药物归经方面的应用，虽有待于进一步研究，但在临床上亦确有一定的指导意义。

### （五）五行学说与阴阳学说之关系

通过阴阳学说和五行学说的论述，说明阴阳学说和五行学说均属于唯物辩证观的哲学理论，渗透于医学领域后，促进了中医药学理论体系的形成与发展，并且融会贯穿于整个中医药学理论体系的各个方面，成为中医药学理论体系的一个重要组成部分。

#### 1. 两者的不同侧重点

阴阳学说主要着重于以"一分为二"的观点来说明相对事物或一个事物的两个方面存在着相互对立制约、交感互藏、互根互用、消长平衡和相互转化的关系。阴阳学说用以解释宇宙，即认为整个宇宙是一个对立的统一体；用以解释人体，则把人体看作是由各种对立统一的组织结构、功能活动所组成的有机整体；用以解释人和自然界的关系，则认为人和自然界亦是一个"天人相应"的统一整体。

五行学说则主要着重于以"五"为基数来阐释事物之间生克制化的系统结构关系。五行学说用以解释宇宙，即认为整个宇宙自然界是由木、火、土、金、水五种基本物质的生克制化组成的整体；用以解释人体，即以五行配属五脏、五腑、五官、五体、五志等来阐释其相互间生克制化的系统结构整体，及其系统结构的调控机理；用以解释人和自然界的关系，则亦认为自然界的五运、五气、五方、五季等都可以内应脏腑，人体脏腑的生理活动与自然环境之间，同样存在着生克制化的适应调控关系，因而也是一个系统结构的有机整体。

#### 2. 两者的综合应用

阴阳学说和五行学说虽然各有其特点和侧重，是两种学说，但两者之间是相互关联的，而且在医学领域中是综合应用的。阴阳学说和五行学说，均是以阴阳、五行的各自属性及其各自相互关联的法则为理论指导，以可见的各种生理、病理现象为客观指标，去分析、研究、探讨和阐释人体内在脏腑、经络和组织器官等的生理功能和病理变化，从而试图对人的生命活动进行较好的阐述，并构建了系统的调控模式，以指导医疗的实践。故两者是相互为用，密不可分的。正如《类经图翼》所说："五行即阴阳之质，阴阳即五行之气。气非质不立，质非气不行。行也者，所以行阴阳之气也。"这就充分说明了在实际运用中，论阴阳则往往联系到五行，言五行则必然涉及阴阳。如在探讨脏腑功能时，不仅脏腑可以分阴阳，各脏都有阴阳，而且各脏生理功能之间，确也存在着相互生克制化的关系。反之，以五行的生克制化来探讨五脏之间的相互关系时，同样又离不开五脏阴阳之间的相互联结和制约。因此，在分析、研究和探讨脏腑生理活动和病理变化时，必须把阴阳和五行结合起来，综合运用，才能正确地认识和理解脏腑之间的系统结构关系及其调控机制。

【理论要点】

1. 精气学说　精气学说是研究和阐释精气（气）的内涵及其运动变化规律，并用以说明宇宙物质世界的生成本原与其发展变化的一种古代哲学理论。本节主要介绍精气学说的概念、形成与发展、基本内容，以及在中医学中的应用。

精气，又称为精。在古代哲学中一般泛指充塞于宇宙之中不断运动且无形可见的精微物质，与气同义。精气学说的基本观点是：精气是构成世界万物的本原，亦是宇宙万物生成发展变化共同的物质基础。运动不息是精气存在的形式和固有属性。同时精气（气）又是宇宙万物相互感应的中介，并通过精气的相互感应、相互影响和相互作用，将宇宙万物（包括人体生命活动）联系成为一个统一的有机整体。可以看出，这正是中医学唯物观与整体观的具体体现，对于中医学独特理论体系的形成与发展具有十分重要的意义。

精气学说在中医学中的应用，主要在于：说明生命过程的物质性和运动性；说明人体以及人与自然界的整体性和联系性；阐释人体生理活动的特点和规律；并对中医学精气神理论的构建具有深刻的影响。

2. 阴阳学说　阴阳学说是研究阴阳的概念、内涵及其运动变化规律，并用以阐释宇宙自然界事物和现象发生、发展和变化的古代哲学理论；是中国古代朴素的唯物辩证观哲学范畴，是古人用以探求事物发生、发展、变化的一种宇宙观和方法论。阴阳是一种矛盾范畴，是对自然界相互关联的某些事物或现象对立双方的属性概括，它既能标示一对相互对立的事物或现象，又可以标示一事物内部相互对立的两个方面。

阴阳学说作为一种方法论渗透于中医学，并成为中医理论体系的重要组成部分，主要是用以阐释人体的组织结构、生理活动、病理变化，以及诊断和治疗等各方面的问题，成为一种指导临床实践的科学思维和方法。阴阳具有特殊性，表现为阴阳所概括的事物或现象必须具有相关性，而且对立双方的阴阳属性还具有其规定性。阴阳具有普遍性，表现为可用以归属众多事物的性质或现象，因而成为物质世界事物发展变化的根源和规律。同时，阴阳属性又具有其相对性，表现为阴阳的转化和无限可分性。

阴阳运动变化的规律，可概括为对立制约、交感互藏、互根互用、消长平衡和相互转化等方面。对立制约、互跟互用是阴阳矛盾的对立统一关系；消长平衡和相互转化则是阴阳运动的量变和质变过程；而阴阳交感和互藏则是阴阳矛盾运动变化的动力和源泉。正是由于阴阳两方面的对立统一及量变、质变运动过程，才推动着宇宙自然界事物正常的发展和变化。因此，阴阳学说贯穿于中医药学的各个学科领域，具有重要的指导作用。故正确认识和掌握阴阳学说的概念、内涵和规律，对于深入理解中医理论体系的实质，并指导中医学的临床实践和科学研究，具有十分重要的意义。

3. 五行学说　五行学说是研究木、火、土、金、水五行的内涵、特性、规律，并用以阐释宇宙自然界万物运动变化及其相互联系的一种古代哲学。

本节重点介绍五行学说的概念、源流、基本内容、在中医学中的应用，以及阴阳与五行的关系和综合运用。五行学说是一种蕴含系统论观点的理论方法。五行特性，是古人对这五种基本物质性质的直观抽象认识；并以五行特性为依据，运用取象比类及推演络绎的方法，将宇宙自然界中的万事万物分别归类于五行之中，构成了五行系统结构。五行学说的相生相克，是系统结构相互联系的基本法则，是维持事物运行变化和相对平衡的两个方面，而五行的制化和胜复，则是五行系统结构在正常运行和反常盛衰下的两种自我调控机制，其作用是维持五行系统结构的协调和动态平衡，以保证事物的正常生化和发展。五行的乘侮，是指系统结构失去平衡以后所出现的反常情况，在人体则属于病理状态。相乘是指五行的克伐太过；相侮则是指反克。而五行之气的有余或不足，是产生乘侮的内在因素。

五行学说应用于中医学领域，主要是用以阐释脏腑的生理功能及脏腑组织之间的相互关系，阐明人体与外在环境之间所存在的相互联系，并运用五行的生克乘侮规律来说明脏腑组织之间的病理影响及传变。在临床上则又可根据五行的归类，综合望、闻、问、切四诊所得材料，进行分析以诊断病情。在治疗上，除对本脏本腑进行直接治疗外，亦可根据五行规律，适当调整其相应的脏腑关系，从而达到控制其病机传变、治疗疾病的目的。

**【思考题】**

1. 试述阴阳的含义及阴阳属性的规定性。
2. 阴阳属性是相对的还是绝对的？说明其理由。
3. 简述阴阳学说的主要内容。
4. 简述阴阳学说在中医学的应用。
5. 何谓五行？试述五行的特性是什么。
6. 简述五行之间的关系有哪些。
7. 简述五行学说在中医学的应用。

# 第二章　藏　象

【学习要求】

掌握藏象的基本概念、脏腑分类及特点，五脏与六腑的生理功能，五脏与体窍志液之间的关系，脑和女子胞的生理功能，脏腑之间的关系；熟悉藏象学说的形成和特点，熟悉脑的生理功能；了解脏腑的生理特性。

藏象，指藏于体内的脏腑组织器官及其表现于外的生理和病理现象。"藏象"一词，首见于《内经》。《素问·六节藏象论》说："藏象何如？"藏，是指藏于躯体内的脏腑组织器官；象，是指内部脏腑组织器官表现于外的各种征象。如张景岳在《类经·藏象类》中说："象，形象也。脏居于内，形见于外，故曰藏象。"唐代医家王冰亦说："象，谓所见于外，可阅者也。"

藏象学说，即是通过对人体生理、病理现象的观察，研究人体脏腑系统生理功能、病理变化及其相互关系的学说。藏象学说认为，人体各脏腑虽然深藏于体内，难以进行直观观察，但这些脏腑通过经络与体表的组织器官相互联系，内脏有病，与之相应的体表组织器官可出现异常反应，出现各种症状和体征。临床上，通过观察这些病理现象，根据它们与人体脏腑的联系，即可以推断内部脏腑的病变，为治疗用药提供依据。正如朱丹溪所说："欲知其内者，当以观乎外，诊于外者，斯以知其内，盖有诸内者，必形诸外。"藏象学说，是中医基础理论的核心组成部分，具有极其重要的意义。

藏象学说的形成，经历了漫长的历史进程，是历代医家在长期的临床实践基础上，逐渐形成发展起来的。在我国现存最早的古典医著《内经》中，即已形成了比较完整、系统的理论。藏象学说理论和认识来源，主要包括以下几方面。

### 1. 早期的解剖实践

早在远古时期，人们通过宰杀猎物及解剖战后的尸体，对动物及人体内部器官进行了早期的观察。随着医药活动的开展，人们迫切需要了解人体内部器官的部位与形态，因此，人们对人体器官的观察成为比较自觉的行动，并力求和医疗实践结合起来。如《汉书·王莽传》载："莽诛翟义之徒，使太医尚方与巧屠共刳剥之，度量五脏，以竹筳导其脉，知所终始，云可以治病。"故早在《内经》时代，解剖人体已成为医学研究的重要内容。如《灵枢·经水》说："若夫八尺之士，皮肉在此，外可度量切循得之；其死，可解剖而视之。其藏之坚脆，府之大小，谷之多少，脉之长短，血之清浊，气之多少，十二经之多血少气，与其少血多气，与其皆多血气，皆有大数。"在《灵枢·肠胃》中，还详细地描述了胃肠的形状、容量、位置、长短等。如其中记载的食道与肠的长度的比，与现代解剖学相差无几。而在《难经》中对很多脏腑的部位形态，亦有比较详细的记载。其他如宋代的《欧希范五脏图》及杨介的《存真图》等，则是解剖学方面的专著。明代医家张景岳在《类经图翼》中，对人体内脏也进行了形象的描述。而清代医家王清任，亲自解剖尸体，潜心研究数十年，著《医林改错》一书，纠正了古人的某些错误。可以看出，正是这些古代的解剖学知识，奠定了藏象学说的形态学基础。

## 2．长期对人体生理、病理现象的观察总结

应当指出，中医学藏象理论的形成，主要来源于对人体脏腑生理活动和病理变化的观察与总结。古人在长期的生活和医疗实践中，细致地观察了人体的各种生理、病理现象，并联系当时的解剖知识，即对人体的脏腑器官及其功能活动有了进一步的认识，并对其相互关系有了较深刻的理解。例如，通过解剖观察，发现心位于胸中并与脉管相连。又观察到血液是在经脉内不停流动着，并且与心脏搏动有着内在联系。如果心跳停止，则血液也就不再流动，神志亦很快丧失，从而形成了"心主血脉""心主神志"的理论。

## 3．反复医疗实践的验证

古人在长期与疾病作斗争的过程中，观察到某些病理现象与相应的脏腑之间存在着一定的关系，而调整某些脏腑的功能，又往往可以使病理现象消失，因而通过分析这些病理现象与治疗效应的对应关系，即可以反证某些脏腑的生理功能。如进食某些动物的肝脏或从治肝入手，可以治疗某些眼疾，从而得知肝与目之间存在着内在联系，形成了"肝开窍于目"的理论；又如，发现某些补肾药可以加速骨折的愈合，因而认识到肾的精气有促进骨骼生长的作用，故又得出"肾主骨"的理论。

应当指出，藏象学说的形成，还受到古代其他学科的影响，特别是古代哲学的影响。如以五脏为中心的藏象理论即以五行学说为理论指导，而脏腑内部的对立统一运动，则又多以阴阳学说为理论根据。

藏象学说以脏腑为基础。脏，古作臟，又作藏，是指藏于体内的脏腑组织器官。腑，古作府，有府库之意。腑多为中空性器官，与水谷的贮藏、传化有关，其状类府。

藏象学说根据脏腑的部位形态不同，功能特点有别，将脏腑系统分为五脏、六腑和奇恒之腑三类。

五脏，即心、肝、脾、肺、肾。五脏形态上多为实质性脏器，其功能特点是化生、贮藏人体精气，藏而不泻。人体的各种精微物质，包括精、气、血、津液等，均贮藏于五脏，这些精微物质应经常保持充满而不能过度耗散，故称"藏而不泻"。如《素问·五脏别论》说："五脏者，藏精气而不泻也，故满而不能实。"满，指精气的盈满；实，按经文原意是指五脏应时时充满精气，而不能像六腑传化水谷那样虚实更替。五脏除贮藏精气外，还藏神，故有"五神脏"之称。

六腑，即胆、胃、小肠、大肠、膀胱、三焦。六腑形态上多为中空性的管腔器官，其功能特点是传化水谷，泻而不藏，以通为用。六腑主要功能是受纳、消化饮食物并传导、排泄糟粕。摄入到胃肠道的饮食物，精微物质被吸收后，其糟粕必须及时向下通降并排泄到人体外部，故称其为"泻而不藏"。如《素问·五脏别论》说："六腑者，传化物而不藏，故实而不能满也。"意指虽进食后胃肠道充实着水谷，但应及时传化，虚实有序。

奇恒之腑，即脑、髓、骨、脉、胆、女子胞。因为这一类脏器虽然形态上多为中空而类似于六腑，但其功能特点多为贮藏人体精气而与六腑有别，故将其称为"奇恒之腑"。

理解和掌握脏腑分类及其特点，对指导临床实践有较大的指导意义。五脏化生并贮藏精气，满而不能实，故其病变多为虚证，治疗应注重补益；而六腑则传化水谷，泻而不藏，故其病变多为实证，治疗应注重消导，以通为用。中医根据脏腑藏泻互用的辨证关系，在其治疗中常运用"脏实者泻其腑""腑虚者补其脏"的法则。

藏象学说在其形成和发展过程中，形成了鲜明的特点，主要表现为以下两个方面：

一是以五脏为中心的整体观。人体以五脏为核心，在内联络着六腑、奇恒之腑以及各形体诸窍，在外则通过"天人相应"与自然界构成系统联系。在五脏中又以心作为最高主宰，形成了高度调节和自控的系统。

　　二是中医藏象学说的脏腑器官具有独特的内涵。中医藏象学说之中的脏腑不仅指某个形态学的器官，更是一种理论模式，其蕴含的相互联系和调控规律已大大地超越了形态学，并贯穿于生理、病理、诊断、治疗的各个方面，成为中医学最具特色的理论学说之一。

# 第一节　五　　脏

　　五脏，即心、肺、脾、肝、肾五个脏器的合称。五脏的共同生理功能是化生和贮藏人体精气，藏神。中医藏象学说以五脏为中心，在内联络六腑和其他组织器官，在外则通应自然界的四时阴阳，从而形成了五个独特的生理病理系统。

## 一、心（附：心包）

　　心位于胸腔，居横膈之上，外为心包络裹护，内有孔窍相通。中医学对心的形态结构也有较明确的记载，如《类经图翼·经络》说："心象尖圆，形如莲蕊。"

　　心在阴阳属性中被称为"阳中之阳"，在五行中属火。心的主要生理功能为主血脉，主神志。心与六腑中的小肠互为表里。其在体为脉，在窍为舌，其华在面，与自然界夏气相互通应。

### （一）心的生理功能

#### 1. 心主血脉

　　主，有主持、管理之意。血，指血液，是人体重要的营养物质。脉，指经脉，是血液运行的通道，中医又称为"血府"。心主血脉，即指心气推动血液在经脉内运行的生理功能。

　　心脏位于胸中，有经脉与之相连，形成一个密闭的循环系统。心脏在人的一生中不停地跳动，通过经脉把血液输送到各脏腑组织器官，以维持人体正常的生命活动。《素问·痿论》所说的"心主身之血脉"，《素问·六节藏象论》所说的"心者，其充在血脉"，即是针对心脏、脉和血液所构成的一个相对独立系统而言。此系统的生理功能，都由心所主，都有赖于心脏的正常搏动。因此心脏的搏动正常与否，具有十分重要的作用。

　　心脏有规律地跳动，与心脏相通的脉管亦随之产生有规律的搏动，称之为"脉搏"。在人体的某些部位，可以直接触及脉搏的跳动。例如在颈侧部（人迎脉）、腕部（寸口脉）、足背部（跌阳脉）均可触及脉跳。中医通过触摸这些部位脉搏的跳动，来了解全身气血的盛衰，作为临床诊断疾病的依据，称之为"诊脉"。

　　心脏的搏动，还可在左乳下触及，中医将此部位称为"虚里"。触摸虚里部位的搏动，有助于对心脏病变的诊断。

　　人体面部的气血最为丰富，心脏气血的盛衰常可通过面部的颜色和光泽显现于外，故称心"其华在面"。所以，观察面部色泽的变化，即可了解心脏气血的盛衰。同时，望色也是中医诊察疾病、判断病势的重要方法。

　　心脏推动血液在经脉内循行的功能，全赖于心气的作用。在生理情况下心气强健，推动血液运行的功能正常，气血运行通畅，表现为面色红润而有光泽，脉搏节律均匀，和缓有力。各脏腑器官得到心输送气血的充养，才能够发挥各自的生理功能。

　　若心主血脉的生理功能失常，必然会出现相应的病理变化。如心气虚，推动血液运行的功能减退，血脉不畅，可导致心的血脉瘀阻，临床可见心前区憋闷，刺痛，面色晦暗，唇舌青紫，脉涩、结代等。中医往往采用益气活血、通脉止痛的方药进行治疗，如运用得当，可收到很好的临床疗效。又如心血不足，血脉空虚，临床可见心悸，面色苍白，舌淡无华，脉细无力等。

**2. 心主神志**

心主神志，又称心主神明或心藏神。是说心为神志活动产生的主要场所，神志活动亦由心所主。神是一个宽泛的概念，常用来指事理的玄妙、神奇。如谓"阴阳不测谓之神""不见其事，而见其功"。在中医学中，神的基本含义有二，即一般所指的广义的神和狭义的神。广义的神是指人体生命活动的外在反映。它可以通过人的眼神、面色、语言、反应和形体姿态动作等，综合反映于人体外部，又称为"神气"。而望神是中医望诊中的重要内容。狭义的神是指人体的精神活动，包括意识、思维和情志活动。心主神志，一般指狭义的神。

现代医学认为，精神活动产生于大脑，是大脑对外界客观事物的反映。而中医学把神志活动归属于心，其主要理论依据如下：

一是整体观念，五脏藏神　中医藏象学说认为，人体各种生理功能包括神志活动，统属于五脏，以五脏的精气和气血为物质基础。如《素问·宣明五气篇》说："心藏神、肺藏魄、肝藏魂、脾藏意、肾藏志。"而《素问·阴阳应象大论》亦说："人有五脏化五气，以生喜怒悲忧恐。"

二是认为心是神志活动产生的主要场所　中医藏象学说认为，神志活动虽然分属于五脏，但五脏之中又与心的关系最为密切。这是因为心为君主之官，神明之府，是五脏六腑之大主，是精神活动产生和依附的脏器。所以《灵枢·邪客》说："心者，五脏六腑之大主也，精神之所舍也。"《类经·疾病类》亦说："心为五脏六腑之大主，而总统魂魄，并该志意，故忧动于心则肺应，思动于心则脾应，怒动于心则肝应，恐动于心则肾应。"从而进一步强调了心在神志活动中的主导作用。

三是认为血液是神志活动的物质基础　中医学认为，神志活动所依赖的物质基础是气血，故《素问·八正神明论》说："血气者，人之神。"心主血脉，推动血液运行周身，从而维持人的整个生命活动，包括脑的精神活动。从这个角度上看，心也是通过主血脉而起到了主神志的作用。故心主血脉的功能失常，即可导致神志的异常。

此外，心主神志的观念，还受到了古代哲学和文化背景的深刻影响。精神活动如何产生，不仅是医学理论，也是哲学研究的重要命题。如《孟子·告子上》说的："心之官则思"，认为心有思考的功能。此外，从文字学角度也可以看出古代文化对中医心主神志观念的影响，如凡是与人的思维、情感有关的文字诸如思、虑、怒、悲、恐等，都为心部。《辞源》亦指出"旧时习惯称心为思维的器官"，甚至到现代仍然把研究思维、情感、知觉等规律的学科称之为"心理学"。

综上所述，由于中医理论体系特点所决定，加之同时代其他学科的影响和渗透，所以形成了心主神志的理论。

如心主神志的功能正常，则人的精神振作，意识清晰，思维敏捷。如果心主神志的功能失常，必然会出现相应的病理变化。如心血亏虚，心神失常，可见心悸、健忘、失眠、多梦、反应迟钝等，中医往往采用养心血、定心神的方药来治疗。再如痰浊上扰、蒙蔽心窍则可见神志昏迷、痴呆、举止失常，可采用豁痰开窍的方药治疗。又如痰火内盛，扰动心神，还可以见神昏谵语、狂躁等，可采用涤痰泻火的方药予以治疗。由此可见，心主神志的理论，对中医的临床实践具有十分重要的指导意义。

### （二）心与形体官窍的联系

形体，从广义上看是指人的整个躯体，而藏象学说中的形体基本上是指皮、肉、筋、脉、骨，简称为"五体"。

官窍，即五官九窍。官，指人体有特定功能的器官。窍，即孔窍，是人体内部脏腑与外界相通应的门户。官，通常指口、目、鼻、舌、耳，也称"五官"。窍，指两只眼睛，两个耳孔，两个鼻孔，再加上口，称为"七窍"，如果再加上前阴和后阴，则又称为"九窍"。

关于脏腑与形体的联系，主要表现为中医藏象学说是以五脏为中心的整体观，五脏既是一个独立的脏器，同时又代表着一个系统。人体的各形体官窍分属于五脏，如心"在窍为舌""在体为脉""其华在面"等。五脏与形体官窍的这种内在联系，反映了中医理论的独特性，也具有非常重要的理论意义。其理论意义主要表现在如下几个方面：一是在组织结构上各形体官窍通过经络与五脏紧密联系。二是在生理上，各形体官窍的功能依赖于五脏，如《灵枢·脉度》说："肾气通于耳，肾和则耳能闻五音矣。"三是在病理上五脏与形体官窍互相影响。如心火上炎可见口舌生疮，肾精气不足可见耳鸣耳聋等。反之，形体官窍的病变也可内传于相应的脏腑，如外感病邪可以通过口鼻内舍于肺，出现咳嗽、气喘、吐痰等肺病症状。四是在诊断上中医常通过观察表现于外的形体官窍的异常变化，根据其与脏腑的内在联系来诊断内脏的病变，如见两目干涩、视物昏花的症状，根据肝"在窍为目"的理论，诊为"肝血亏虚"。而症见肢体麻木，甚至抽搐，根据肝"在体为筋"的理论，诊为"肝风内动"。五是中医常通过调整内脏的功能来治疗局部形体官窍的病变。如口舌生疮，诊为"心火上炎"，可以采用清心利尿的方药治疗。又如耳鸣耳聋，可诊为"肾精亏虚"，可采用补肾填精的方药治疗。

总之，中医把各形体官窍看成是五脏系统的重要组成部分。形体官窍虽然有各自相对独立的功能，但这些功能又与五脏紧密联系，是五脏功能的外在表现形式。

还应指出，由于五脏之间有着极其密切的关系，所以某个形体官窍往往与多个脏腑有着直接或间接的联系，如舌除了与心脏关系最为直接、密切外，还分别与脾、肝、肾以及胃等有着较密切的联系。

此外，人体的五脏还可通过在外的形体官窍与自然界构成整体的系统联系，从而构成了中医学中"四时五脏阴阳"的系统理论。

由于五脏与形体官窍系统联系的理论，贯穿于中医藏象学说生理病理、诊断治疗各个方面，所以本章把形体官窍放在五脏中一并论述，而不单列成章。心与形体官窍的联系，则表现在如下方面。

#### 1. 心在体合脉，其华在面

脉，即经脉，血脉。其主要功能是通行气血，联络周身。经脉与心脏直接相连，心脏不停地搏动，推动血液在经脉内循行，维持人体的生命活动，故脉与心脏的联系最为密切。心其华在面的"华"，有精华、华彩之意。五脏各有其外华，是五脏精气反映于外的象征。通过观察五脏外华，有助于了解五脏的生理功能、病理变化，并指导临床的诊断和治疗。因面部的气血较为丰富，心脏气血的精华最易反映于面部，故称心"其华在面"。

心在体为脉，其华在面的临床意义主要在于体察脉搏的跳动和面部色泽的变化来诊断心脏乃至全身的病变。如心气强健，血脉通畅，可见面色红润，脉搏均匀，和缓有力。若心血亏虚可见面色苍白无华，脉细无力；心血瘀阻，可见面色青紫，脉涩结代；若心阳暴脱则可见面色苍白，全身冷汗，脉微欲绝等。

面色和脉搏还与其他脏腑有着密切的联系。体察脉象，观察面色，还可以诊断全身的病变。脉诊和色诊也是中医整个诊法的重要内容。

### 2. 心在窍为舌，在液为汗

舌的主要功能是主司味觉，表达语言，并帮助进食。中医认为，舌的这些功能均与心有着密切的联系，如《灵枢·脉度》说的"心气通于舌，心和则舌能知五味矣"，所以称为心开窍于舌、"舌为心之苗"。心开窍于舌的临床意义主要是通过舌诊来诊断心的病变。如心血充盈，则可见舌体红活荣润，味觉灵敏，语言流畅。若心有病变，可以从舌象上反映出来。如心阳不足，可见舌体淡胖；心阴亏虚，可见舌红瘦薄；心血瘀阻可见舌暗瘀斑；心火上炎可见口舌生疮。舌又主发声，而言为心声。若心神失常则又可见舌强，语謇，失语等。

舌与其他脏腑经络也有着密切的联系。望舌还可以诊断其他脏腑的病变。舌诊也是最具中医特色的诊法之一，有着较高的临床实用价值。

汗为"五液"之一。五液，即汗、泪、涕、涎、唾，分属于五脏。汗是人体津液经阳气蒸化从汗孔排泄于外的液体。《素问·阴阳别论》说："阳加于阴，谓之汗。"由于汗为津液所化，血与津液又同出一源，均为水谷精微所化生，故谓"血汗同源"。心主血脉，血汗同源，所以中医称为"汗为心之液"。汗与心的内在联系有一定的临床意义。如心气不足可见心悸，自汗；心阳暴脱，则可见冷汗淋漓。反之，汗出过多，也可损伤心的阳气，甚至可导致"心阳暴脱"。

### （三）心的生理特性

脏腑生理特性，是根据每一脏腑的形态、部位、生理、病理特点，及其与自然界的联系等方面所进行的高度概括与综合。它反映着某一脏腑生理功能的基本特征及病理变化的基本规律。具有重要的理论意义。心的生理特性主要表现在如下两个方面：

### 1. 心为阳脏而主通明

心位于胸中，在五行中属火，与夏季阳热之气相应，故为阳脏。如《素问·六节藏象论》说："心为阳中之太阳。"在生理上，心脏必须保持强大的阳气，才能温运血脉，振奋精神，温煦周身。举凡水谷精微的腐熟运化、水液代谢的调节，心阳均起着重要作用。如果心的阳气衰减可致血脉寒滞，神志衰弱，水谷运化障碍及水液代谢失常等。血是神志活动的物质基础，心主血脉生理功能保证血脉通利的同时则神志清明。

### 2. 心与夏气相通应

人与自然界是一个紧密联系的统一整体，五脏分别与自然界的四时阴阳相联系，心与夏气相通应，是与心为阳脏而主阳气的特性相一致的。夏气自然界阳气旺盛，由于同气相求，故心的阳气在夏季亦最为旺盛。了解心的这一特性，对推测疾病的发展变化有一定的意义。一般来说，心脏疾患，特别是心阳虚衰的患者，其病情往往在夏季缓解。

## ［附］　心包络

心包络，简称心包，是指裹护在心脏外面的包膜。心包为心脏的外围组织，对心脏有保护作用。在经络学说中，手厥阴经属于心包络，与手少阳三焦经相为表里。中医学有一传统观点，即心为君主之官，不能受邪。如果邪气侵及心脏，即由心包代心受邪。如《灵枢·邪客》说："心者，五脏六腑之大主，精神之所舍也，其脏坚固，邪弗能容也，容之则心伤，心伤则神去，神去则死矣。故诸邪之在于心者，皆在于心之包络。"《内经》这一说法，在温病学中得到了进一步发挥，如把外感热病过程中所出现的高热，神昏，谵语等神志异常的病理变化，称之为"热入心包。"

# 二、肺

　　肺位于胸腔，横膈之上，上连呼吸道。肺在五脏中位置最高，居于诸脏之上，故有"华盖"之称。关于肺的形态结构，古代医家早有描述，如《医贯·内经十二官》说："喉下为肺，两叶百莹，谓之华盖，以覆诸脏，虚如蜂窠，下无透窍，故吸之则满，呼之则虚。"

　　肺在阴阳属性中被称为"阳中之阴"，在五行中属金。肺的主要生理功能为主气，主宣发，肃降，主通调水道，朝百脉而主治节。肺与六腑中的大肠为表里。其在体为皮，其华在毛，在窍为鼻，与自然界秋气相互通应。

## （一）肺的生理功能

### 1. 肺主气

　　肺主气，指肺有主持、调节各脏腑经络之气的功能。肺主气包括主呼吸之气和主一身之气两个方面。

　　（1）主呼吸之气　肺为呼吸器官，为体内外气体交换的重要场所。通过肺的呼吸，呼出体内的浊气，吸入自然界的清气。肺不断地呼浊吸清，吐故纳新，完成体内外气体的正常交换，并促进气的生成，调节气的升降出入运动，从而维持着人体的新陈代谢和生命活动。故《素问·阴阳应象大论》说："天气通于肺。"肺主呼吸之气功能正常，则呼吸调畅，气体得以正常交换。肺主呼吸之气失常，肺气不利，则可见咳嗽，气喘等症。

　　呼吸除由肺所主外，还和其他脏腑有着内在联系，尤其与肾的关系较为密切，称为"肾主纳气"。所以，中医在诊治呼吸系统的病变时，除考虑肺脏本身的病变外，还须重视其他因素的影响，从总体上去把握和治疗这些疾患。

　　（2）主一身之气　肺不但主呼吸之气，而且还主一身之气，故《素问·五脏生成篇》说："诸气者，皆属于肺"。肺主一身之气的功能主要体现在以下两个方面。

　　一是气的生成　肺参与全身之气的生成，特别是宗气的生成。宗气的生成来源主要有两个方面：一是肺吸入的自然界的清气，一是脾胃运化的饮食物中的水谷精微之气。清气和水谷精气结合生成宗气。宗气生成后聚积于胸中，其运行可上至喉咙，下蓄丹田，贯注于心肺之脉。其主要功能是出喉咙助肺以司呼吸，贯注于心脉助心以行气血，为人体各种功能活动的动力。由于人体的各种功能活动都与宗气有关，而宗气的生成又依赖于肺的呼吸功能，所以说肺是通过参与宗气的生成起到主一身之气的作用。

　　二是气机的调节　所谓气机，泛指气的升降、出、入运动。人体内有大量的气，人体的气处在不断地运动变化之中，其基本的形式即是升降出入。气的升降出入运动推动着人的呼吸，促进着脾胃的升降运化，维持着人的整个生命活动。肺对气的升降出入运动起着十分重要的调节作用。如肺的呼吸运动，其呼气的过程即是气升、出的过程；而吸气的过程也即是气的入、降过程。肺有节律的一呼一吸，对全身气的升降出入运动起着重要的调节作用。

　　肺主一身之气的功能失常可影响到宗气的生成和气的调节而出现相应的病理变化。如清气吸入不足，宗气生成减少，助肺呼吸的功能减退，可见咳喘无力，自汗气短；而助心行血的功能减退，可导致心血瘀阻而见心前区憋闷刺痛等。

　　肺主呼吸之气与肺主一身之气有着内在联系。肺主一身之气的功能取决于肺主呼吸的功能。因为只有肺主呼吸的功能正常，清气才得以正常摄入，宗气才得以正常生成，气机才得以调畅。若肺的呼吸功能失常，气体交换受阻，势必影响到全身之气的生成和运行。反之，肺主一身之气功能失常，宗气不足，也可导致肺的呼吸功能的障碍和减退。

### 2. 肺主宣发、肃降

宣发，即宣布和发散之意；肃降，即清肃和下降。肺的宣发与肃降，是肺气运动的最基本形式，肺的各种功能活动也多依赖于肺的宣发肃降来实现。

所谓宣发，是指肺的向上、向外的升宣和布散的生理功能。其生理功能主要体现于如下三方面：一是呼出体内浊气。人体代谢后产生的浊气，通过肺的宣发，经口鼻排出于人体外部，维持气体的交换。二是布散水谷精微和津液。脾胃运化的饮食物中的水谷精微和津液，经肺的宣发而布散于皮毛和周身，滋养皮毛和周身。三是宣发卫气，卫气来源于水谷精气，其功能有护卫肌表，防御外邪，温养皮毛脏腑，司汗孔开合。但卫气要通过肺的宣发才能布散于周身皮毛，发挥其正常的功能。

肺主宣发的功能失常，可导致浊气不能顺畅排出，水谷精微和卫气不能得以正常输布而见咳嗽，胸闷，鼻塞，喷嚏，无汗或自汗，易患感冒等。

所谓肃降，是指肺的清肃下降的生理功能。清肃，是指肺是清虚之体，性喜清润。肺的肃降功能主要体现在如下三个方面：一是吸入自然界清气。通过肺气向下向内运动，将自然界的清气摄入到人体内，促进人体的新陈代谢。二是向下布散水谷精微和津液。通过肺的肃降，将上焦的水谷精微和津液向下布散，滋养脏腑组织，维持正常的生命活动。三是肃清呼吸道异物。肺为清虚之体，不容异物。通过肺的清肃作用，可及时肃清、排出呼吸道异物如痰饮等，从而保持呼吸道的洁净通畅，有利于肺的呼吸及气体交换。

肺的肃降功能失常，可导致清气吸入障碍，呼吸道难以保持通畅，而见气喘，胸闷，痰多等。

肺的宣发与肃降，是相反相成的矛盾运动，二者相互依存，相互制约，生理上互相联系，病理上互相影响。如在生理上，表现在呼吸方面是只有肺的宣发正常，体内的浊气才能彻底排出，而自然界的清气才得以顺利吸入。而只有肺的肃降正常，呼吸道保持洁净、通畅，则浊气才得以顺利排出。所以，肺的宣发失常可导致肺的肃降不利。反之，肺的肃降不利亦可导致宣发失常，二者互为因果，最终形成肺的宣降失常。中医在治疗肺部病变时，往往将宣肺和降肺的药结合应用，正是考虑到肺的宣发和肃降功能的辨证关系。

### 3. 肺主通调水道

通，疏通；调，调节。水道，是水液运行和排泄的道路。肺主通调水道，是指肺的宣发肃降对人体水液代谢具有疏通和调节作用。肺主通调水道的功能，主要体现于如下两个方面：一是通过肺的宣发，将水液布散于皮毛和周身，发挥其滋养作用。肺的宣发还可将卫气布散于皮毛。到达皮毛的部分水液，在卫气功能调节下，部分生成汗液，排泄于人体外部。此外，肺在呼气中也可带走部分水液。二是通过肺的肃降，将上焦水液向下布散，其中部分水液经肾的气化作用下输到肾和膀胱，生成尿液排泄出人体外部。此外，肺的肃降，推动大肠的传导，通过粪便也可带走部分水液。

由于肺位于人体的上焦，肺的宣发肃降功能又对水液代谢具有重要的疏通调节作用，故中医有"肺为水之上源""肺主行水"之说。如肺的宣发或肃降功能失常，水道失于通调，水液代谢障碍，即可见尿少、颜面和周身水肿。中医在治疗此类病症时，常在利水药中加入适量的宣降肺气的药物，称之为"宣肺利水"或"提壶揭盖"，即肺主通调水道理论在临床上的具体应用。

### 4. 肺朝百脉

肺朝百脉的理论源于《内经》。如《素问·经脉别论》说："食气入胃，浊气归心，淫精于脉，脉气流经，经气归于肺，肺朝百脉，输精于皮毛……"朝，有朝会、聚会的意思。

肺朝百脉，指全身的气血均通过经脉朝会于肺。肺朝百脉的生理意义有以下两个方面：一是气体交换。因全身的气血均通过经脉汇聚于肺部，通过肺的呼吸，呼出浊气，吸入清气，清气又随着血液流布全身，维持人体的生命活动。二是助心行血。血液的运行要靠气的推动，肺朝百脉，将肺气散布于血液之中，可以辅佐心脏，推动血液的运行。若肺气虚损，清气吸入减少，宗气生成不足，助心行血功能减退，可导致心血瘀阻而见心前区憋闷刺痛等症。

### 5. 肺主治节

肺主治节，语出《内经》。《素问·灵兰秘典论》说："肺者，相傅之官，治节出焉。"肺主治节，指肺有辅佐心脏对全身进行治理和调节的作用。肺主治节的生理意义主要有以下四个方面：一是主司呼吸。肺有节律的一呼一息，使呼吸运动平稳有序，体内外气体得以充分交换。二是调节气机。通过肺的有节律的呼吸运动，促进和调节全身气的升降出入的有序运动。三是肺百脉，进行气体交换。肺吸入的清气和血中的水谷精气结合而生成宗气，促进心脏推动血的运行。四是通调水道，调节水液代谢。肺为水之上源，主行水，通过肺气的宣发和肃降，疏通和调节津液的生成、输布和排泄。

应指出，肺主治节不是与其主气、主宣发肃降及通调水道等为同一层次的具体生理功能，而是对肺诸生理功能的高度概括，其生理、病理及临床意义应体现在肺的具体功能中。

### （二）肺与形体官窍的联系

#### 1. 肺在体合皮，其华在毛

肺在体合皮，其华在毛的理论出自《内经》，如《素问·五脏生成篇》说："肺之合皮也，其荣毛也。"皮毛，包括人体皮肤、毫毛、汗腺等组织，为外围屏障，一身之表。皮毛的生理功能主要有以下几个方面：一是护卫肌表，防御外邪。皮毛是人体的外围屏障，可防御和机械性阻挡外邪的入侵，卫气也分布于皮毛，并与皮毛一起护卫人体肌表，防御外邪。二是调节津液代谢。皮肤上有大量的汗孔，中医又称玄府或气门。人体通过皮肤上的汗孔，将代谢后的水液和废物以汗的形式排泄于人体外部，维持人体的新陈代谢。三是调节体温。卫气分布于皮毛，温养皮毛脏腑，调节汗孔开合。若肺气被外邪郁闭于体内，汗孔闭塞，则可见恶寒，发热。若卫气不足，肌表不固，则又可见自汗，怕冷。四是助肺呼吸，协助肺进行气体交换。

皮毛的功能与脏腑的关系极为密切，尤其与肺的关系更为直接和密切，主要表现在生理、病理两个方面。在生理上，肺主宣发，将卫气、水谷精微和津液布散于体表，温养肌肤，润泽皮毛，调节汗孔，防御外邪。而皮毛也可助肺呼吸，协助气体交换，同时皮毛也可防御外邪，防止其由表及里，内侵于肺。在病理上，肺病可以外传于皮毛。如肺气虚损，卫气不得布散于皮毛，肌肤失养，肌表不固，临床可见自汗，皮毛憔悴枯槁，易患感冒。外邪犯肺，肺气不宣，还可见恶寒、无汗。反之，皮毛病变，也可内舍于肺，导致肺气不利而见咳嗽、气喘等。

皮毛除了与肺的关系密切外，还与其他脏腑经络有着内在联系。如按经络学说中的十二皮部理论，将体表分为十二部分，分属十二经脉，联系十二脏腑，这样使皮毛与内部脏腑构成生理、病理上的联系，并用于指导临床诊断和治疗。

#### 2. 肺在窍为鼻，在液为涕，喉为肺之门户

鼻通过呼吸道与肺直接相通，鼻的生理功能主要有两个方面：一是通气功能。鼻为呼吸道的一部分，鼻腔通畅与否，可直接影响到人的呼吸功能。二是嗅觉功能，可分辨气味。此外，鼻的功能还与发声有密切关系。

涕，即鼻涕，为鼻腔的分泌物，具有润泽鼻腔的功能。涕还可防御外邪，对肺有保护的

作用。

中医学认为，鼻的通气和嗅觉功能与肺密切相关，依赖于肺气的作用。如《灵枢·脉度》说："肺气通于鼻，肺和则鼻能知香臭矣。"肺与鼻的关系具体表现在以下两个方面：在生理上，肺布散水谷精微，对鼻有滋养作用。而鼻助肺呼吸，对肺亦有保护作用。如空气经过鼻腔，可改变空气的温度和湿度，减少对肺的刺激，同时鼻内有大量的纤毛和鼻涕，可以黏附和过滤空气中的灰尘和有害物质，防止其进入呼吸道，从而对肺起保护作用。在病理上，肺的生理功能失常可引起鼻的病变。如肺气失宣可导致鼻窍不利，临床可见鼻塞、流清涕、喷嚏、嗅觉失灵等。反之，外邪入侵人体，可通过口鼻内舍于肺，导致肺气不利而见咳嗽、气喘等症。又如，人的鼻窍不利，通气功能下降，直接从口腔呼吸，则外邪可直入于肺，导致肺的病变。

喉也是呼吸道的一部分，内连于肺。喉主通气与发声，但均依赖于肺气的作用，故称为"肺之门户"。肺的功能失常，常可导致喉的病变，若外邪犯肺或邪热壅肺，肺的宣降失常而致咽喉不利而见咽喉肿痛，音声重浊甚或失音，是为"金实不鸣"。又如肺阴虚损也可致咽喉不利而见声音嘶哑。由此可见，喉的病变，中医每责之于肺，即是通过调整肺的功能来治疗喉的病变。

喉还和其他脏腑有着某种内在联系，如肝和肾均有经脉与喉相通，生理、病理上也互相联系与影响。

### （三）肺的生理特性

#### 1. 肺为五脏之华盖，与外界直接相通

肺位于胸腔，居五脏之高位，并通过口鼻与外界直接相通，可以直接感受外来邪气的侵袭，尤其是风寒、温热邪气，常直接侵及于肺脏，引起肺卫失宣和肺窍不利等病变，初起多见恶寒发热、咳喘、鼻塞等症，故有"肺多表证"之说。

#### 2. 肺为娇脏，不耐寒热

娇，即娇嫩之意。肺为清虚之体，性喜清润，不耐寒热，不容异物。肺主皮毛，通过口鼻与外界相通，自然界寒、热、燥、湿等邪气，常易侵犯到肺脏。人体内的水饮痰湿也常停积于肺，其他脏腑的病变也常影响到肺脏，由于肺体娇嫩，又易受侵害，所以不管是外感或者内伤，常可见到肺脏的病证。

#### 3. 肺与秋气相应

肺气通于秋，在生理上肺为清虚之体，性喜清润，与秋季气候清肃、空气明润相通应。病理上，秋季气候干燥，容易损伤肺津，引起口鼻干燥、干咳、痰少而黏的肺燥证。

## 三、脾

脾位于人体中焦，横膈之下左侧腹腔内。关于脾的形态，古代医家多有描述。如《医贯·内经十二官论》说："其左有脾，与胃同膜而附其上，其色如马肝紫赤，其形如刀镰，闻声则动，动则磨胃，食乃消化。"而《难经·四十二难》也说："脾重二斤三两，扁广三寸，长五寸，有散膏半斤。主裹血，温五脏。"这里所指的"散膏"，《难经汇注笺正》认为系指现代解剖学中的胰腺组织，如此说成立，则中医藏象中的脾当包括胰腺组织在内。

脾的阴阳属性被称为"阴中之至阴"，在五行中属土。脾的主要生理功能为主运化，主升，主统血。脾与六腑中的胃相表里。其在体合肌肉，在窍为口，其华在唇，与自然界的长夏相通应。

## （一）脾的生理功能

### 1. 脾主运化

运，即转运、输送；化，即消化吸收。脾主运化指脾具有消化吸收饮食物中的水谷精微并将其转输至全身的生理功能。脾主运化，包括运化水谷和运化水液两个方面。

（1）运化水谷 是指脾有消化吸收和转输水谷精微的生理功能。水谷，泛指各种饮食物。饮食物的消化吸收，是一个十分复杂的生理过程，是多个脏器协同作用下完成的，但脾在这里起主导作用。饮食物经口腔、食道进入胃，经胃的初步腐熟，然后下降于小肠泌别清浊。这期间必须依赖脾的阳气的运化，才能将饮食水谷部分消化为人体必需的精微物质；同时，依赖于脾的升清、运化，才能将这些精微物质输送到各脏腑组织器官，发挥其正常的生理功能。如《素问·经脉别论》说："饮入于胃，游溢精气，上输于脾，脾气散精，上归于肺。"

脾的运化功能，全赖于脾的阳气，只有脾气强健，饮食物才得以正常的消化吸收，精微物质才得以顺利的输布。若脾气虚损，脾失健运，则可见食欲不振，腹胀，便溏以及倦怠，消瘦等症。中医往往采用"健脾益气"的方药进行治疗。

由于人出生后，全赖于脾胃运化的水谷精微以化生气血来维持生命活动，所以中医有"脾胃为后天之本"，"气血生化之源"之说。如《医宗必读·肾为先天之本脾为后天之本》说："一有此身，必资谷气。谷入于胃，洒陈于六腑而气至，和调于五脏而血生，而人资之以为生者，故曰后天之本在脾。"脾胃为后天之本的理论，在养生和临床方面有着重要意义。在养生方面，应做到食饮有节，保护脾胃之气。在病理方面，若某种原因，损伤脾胃之气，气血生化不足，正气虚损，则可导致疾病的发生，正如《脾胃论·脾胃盛衰论》所说："百病皆由脾胃衰而生也。"在临床诊治疾病时，不仅要针对具体病情而忌口，而且在处方用药时应慎用苦寒、燥烈之品，以防止进一步损伤脾胃之气而使病情更加复杂深重。

（2）运化水液 是指脾对水液的吸收、转输和布散功能，是脾主运化的重要组成部分。脾运化水液的功能包括两个方面：一是摄入到人体内的水液，需经过脾的运化转输，气化成津液，通过心肺而到达周身脏腑组织器官，发挥其濡养、滋润作用；二是经过代谢后的水液及某些废物，亦要经过脾转输，而至肺、肾，通过肺、肾的气化作用，化为汗、尿等而排出体外，以维持人体水液代谢的协调平衡。由于脾位于人体中焦，故在水液代谢中起着重要的枢纽作用。

因此，只有脾气强健，则运化水液的功能才能正常发挥，方能防止水液在体内发生不正常的停滞，亦就防止了湿、痰、饮等病理产物的产生。如果脾气虚，运化水液功能减退，则水液代谢障碍，多余的水液停滞于局部，即可产生痰饮、湿浊水肿等病变。由于很多水湿停聚的病变均为脾的功能失常而引起，故《素问·至真要大论》说："诸湿肿满，皆属于脾。"这就是脾生湿、脾为生痰之源和脾虚水肿的发生机理。临床上，治疗痰饮水肿病的方法很多，但健脾燥湿则是最基本、最常用的治法。

脾主运化水谷与运化水液，是彼此联系，不可分割的两个方面，二者生理上互相联系，病理上互相影响。如临床上治疗脾虚腹泻时，常可加入健脾利湿之品，以期获得更好的临床疗效。

### 2. 脾主升清

脾主升清，是指脾气具有将水谷精微向上输布并固护脏器位置的生理功能。脾主升具体表现为如下两个方面：一是升输清气。即通过脾气的升清作用，将饮食物中的水谷精微上输于心肺和头面部，到达心肺的水谷精微又可通过心肺的作用输布周身，以维持正常的生命活动；而到达头面部的水谷精微则可滋养口、眼、鼻、舌、耳等清窍，维持这些感官的生理功能。二是升托脏器，防止下垂。即脾气的上升作用，还可以对内脏起升托作用，使其恒定在相应位置。这是因为人体内脏位置的恒定需要肌肉、韧带的牵拉和固定，而这些肌肉韧带需赖脾运化的水谷精微的充养才能强健有力。在病理上，若脾主升的功能失常，可出现相应的病理变化：一是升清失常，水谷精微不能及时上升于心肺和头面部，导致全身和清窍失养而见头目眩晕，倦怠乏力；二是中气下陷，即脾的升托作用减退，导致内脏下垂，如胃下垂，肾下垂，子宫脱垂，直肠脱垂等。这里的中气下陷意即脾气下陷，因脾位于人体的中焦，故习惯上常把脾气称之为"中气"。脾主升的理论有着较重要的临床意义，如中医在治疗各种内脏下垂病证时，若辨为"中气下陷证"，常采用"补中益气升提"的方药治疗，运用得当，常可收到很好的临床疗效。

### 3. 脾主统血

统，有统摄、控制之意。脾主统血，是指脾具有统摄血液在经脉内运行而防止其逸出脉外的生理功能。中医学认为，血液的正常运行除了靠心气的推动，也赖于脾气的统摄。脾的统血功能为血液的运行提供了控制力和约束力，使血液循经而行而不到逸出脉外，防止其出血，维持正常的血液循环。《难经·四十二难》说："脾裹血"，亦即脾气有裹护血液，防止外逸的意思。又如沈自南《金匮要略注·卷十二》说："五脏六腑之血，全赖脾之统摄。"脾主统血的功能，全赖于脾气，只有脾气强健，统血功能正常，血液才得以正常运行而不逸出脉外。若脾气虚损，统血功能失常，中医称之为脾不统血，临床可见尿血，便血，崩漏，肌肤发斑等。脾不统血的出血特点是多发生在人体下半部，颜色浅淡，可伴有脾气虚的其他症状，如倦怠乏力，面色无华等，中医往往采用"补脾摄血"的方药来治疗。

### （二）脾与形体官窍的联系

#### 1. 脾在体合肌肉，主四肢

肌肉有主司运动，保护内脏等功能。肌肉与脾有着极其密切的关系。如《素问·痿论》说："脾主身之肌肉。"四肢，又称四末，是肌肉比较丰厚的部位，也与脾有着密切的关系。这是因为四肢、肌肉全赖于脾运化的水谷精微充养之故。只有脾气强健，气血生化有源，四肢、肌得到充足的水谷精微的充养才能强健有力。若脾气虚，气血生化无源，四肢，肌肉失养，临床可见四肢肌肉瘦弱无力，甚或痿废不用，中医称之为"痿证"。正如《素问·太阴阳明论》所说："四肢皆禀气于胃而不得至经，必因于脾乃得禀也。今脾病不能为胃行其津液，四肢不得禀水谷气，气日以衰，脉道不利，筋骨肌肉皆无气以生，故不用焉。"脾主四肢肌肉的理论，对中医临床实践有着较重要的指导意义，中医在治疗痿证时，常从脾胃入手，称之为"治痿独取阳明"（《素问·痿论》）。阳明，这里即泛指脾胃。

#### 2. 脾在窍为口，在液为涎，其华在唇

口，即口腔，为消化道的最上端。食物到达口腔，经过牙齿的咀嚼，然后进入食道和胃进行运化，口腔内的涎液也有助于脾的运化。口味的变化，常可反映脾的功能。唇位于口腔前缘，唇的色泽变化也常反映脾的功能。脾在窍为口，其华在唇的理论意义主要在于询问患者饮食口味情况和观察唇的变化帮助临床辨证用药。如脾气虚，脾失健运，不仅有食欲不振，腹胀，便溏，还可见到口腻，口甜，口淡无味，唇色浅淡无华等。

涎为唾液中较清稀的部分，有助消化的作用，而脾主运化，故在液为涎。若脾胃不和，可见口涎增多。

人体是一个有机整体，内脏与形体官窍之间亦有着多种联系，故口味和唇色的变化，还

可反映其他脏腑的功能。如心火上炎可见口舌生疮；肝胆火旺则可见口苦；心血瘀阻则可见口唇青紫等。

### （三）脾的生理特性

#### 1. 脾喜燥而恶湿

脾胃在五行中属土，但按阴阳学说来分类，脾为阴土，胃为阳土。脾的阳气易衰，阴气易盛。脾又主运化水液，故湿邪侵犯人体，最易损伤脾阳。脾阳虚衰，不仅可引起湿浊内困，还易引起外湿侵袭。如《临证指南医案》说："湿喜归脾者，与其同气相感故也。"故称脾"喜燥恶湿"。燥代表脾主运化水液正常，人体内没有多余水液停积的生理状态；而湿则反映脾运化水液功能失常，水湿停聚于内的病理状态。

脾喜燥恶湿的理论，具有一定的临床意义。如在治疗脾虚湿滞的病证时，多采用芳香苦燥之品。如《素问·脏气法时论》所说："脾恶湿，急食苦以燥之。"

#### 2. 脾为气机升降之枢

脾位于人体中焦。所以，人体水火、气血、阴阳的升降出入运动，都以脾作为中间枢纽。如《血证论》说："其气上输心肺，下达肝肾，外灌溉四旁、充溢肌肉，所谓居中央，畅四方者如是。"所以，人体气机阻滞，最易导致脾胃升降紊乱，运纳失常，而见食欲不振、恶心呕吐、脘腹胀闷、大便稀溏等。治疗总以调畅气机、调和脾胃为其枢要。

此外，脾气主升，亦是脾的特性之一，在脾主升中已经论述过。

#### 3. 脾与长夏相应

长夏，即农历六月，为夏季最后一月。中医学认为，五脏与自然界四时阴阳相通应。脾为太阴湿土之脏，而长夏湿气当令，故脾气应于长夏。因长夏湿气当令，脾又喜燥恶湿，故湿邪易于侵及脾脏，导致运化失常。故长夏季节用药，往往加入藿香、佩兰等芳香醒脾燥湿之品。

# 四、肝

肝位于腹部，横膈之下，右胁之内。关于肝的具体形态，古代医家多有论述。如《难经·四十一难》说："肝独有两叶"。

肝脏在人体内的确切解剖位置，历来有一定争议，《素问·刺禁论》记载："藏有要害，不可不察，肝生于左，肺藏于右。"实际上，这里的肝左肺右说阐释的是脏腑阴阳的升降理论。古人辨别方位是面南而立，左为东，右为西。东方属木，与肝相应；西方属金，与肺相应。在人体，肝在下，其气以上升为顺；肺在上，其气以下降为和。正如张景岳所说："肝木旺于东方而主生发，故其气生于左。肺金旺于西方而主收敛，故其气藏于右。"（《类经·针刺类》）

肝的阴阳属性为"阴中之阳"，在五行中属木。肝的主要生理功能为主疏泄，主藏血。肝与六腑中的胆相为表里。其在体为筋，在华在爪，在窍为目，与自然界春气相互通应。

### （一）肝的生理功能

#### 1. 肝主疏泄

疏，疏通；泄，宣泄，升发。肝主疏泄，是指肝具有疏通、宣泄和升发的生理功能。疏泄一词，首见于《内经》。如《素问·五常政大论》说："发生之纪，是谓启陈，土疏泄，苍气达。"明确指出肝主疏泄，则是元代的朱丹溪，他在《格致余论·阳有余阴不足论》中说："司疏者，肝也。"肝主疏泄，有着丰富的理论内涵和重要的临床指导意义，具体表现为以下几个方面：

（1）调畅气机　气机，泛指气的升降出入运动。肝主疏泄，促进了气的升降出入的有序运动。人体的各种生理活动，包括呼吸，饮食物的消化，水液的代谢，血液的运行以及生殖机能等，都依赖于气的推动，受肝主疏泄的调节。所以肝主疏泄，调畅气机对全身的生理功能均有重要的影响，从某种角度讲，肝主疏泄对饮食消化，精神情志，津血代谢、生殖机能的影响，也均建立在调畅气机的基础之上。肝主疏泄的功能正常，则气机调畅，津血运行通利，与之相关的各生理功能也正常。肝主疏泄的生理功能失常，则可导致气机失调而出现相应的病理变化。一是疏泄功能太过，肝气亢奋，血随气涌而见面红目赤，头胀头痛，急躁易怒等，甚或血随气逆而见呕血，昏厥。如《素问·生气通天论》说："阳气者，大怒则形气绝，而血菀于上，使人薄厥。"中医往往采用平肝泻火的方药治疗。二是肝的疏泄功能不及，气机郁结，气血不畅而见胸胁两乳胀满不适甚或疼痛等症，中医多采用疏肝理气的方药予以治疗。

（2）促进津血的运行和代谢　血的运行依赖于气的推动，受肝主疏泄功能调节。只有肝主疏泄功能正常，气机调畅，则血脉通畅，血液才得以正常运行。肝主疏泄功能失常，气机失调，则势必影响到血液的运行。一是疏泄功能减退，气机不畅，气滞血瘀，导致病患部位胀满、刺痛，甚或出现癥瘕积聚等，可采用疏肝理气，活血化瘀方法治疗。二是疏泄太过，甚至血随气逆而见吐血，衄血，崩漏等。中医多施以清肝泻火，凉血止血之法。

同时水液代谢也依赖于气的升降出入运动。肝的疏泄可通利三焦，促进肺、脾、肾等脏的气化，有利于水液正常代谢。肝失疏泄，气滞水停，则可致水液代谢障碍而见痰饮，水肿等，若痰气交结，阻滞经络，还可见瘰疬、痰核、梅核气等诸多病变。中医在治疗此类病变时，往往在利湿祛痰的基础上，加入适量的疏肝理气之品以获得更好疗效。

（3）促进脾胃消化　饮食物的消化吸收，主要依赖于脾胃的运化功能，但脾胃之间的纳运升降运动是否协调平衡，则又要依赖于肝的疏泄功能是否正常。一般来说，肝对脾胃运化功能的影响，表现在如下两方面：

一是促进脾胃的升降　受纳于胃的饮食物，经过胃的腐熟，停留到一定时间后，要通过胃的通降作用下降到小肠，分别清浊，进一步消化吸收。而饮食物中的水谷精微则要经过脾的运化升清，才能上输于心肺，随血运行周身。而脾升胃降的气机运动，则受到肝气疏泄功能的调节。只有肝主疏泄的功能正常，人体气机调畅，脾胃才能升清降浊有序，饮食物方能得以正常的消化吸收及排泄。如肝气的疏泄异常，影响到脾的运化与升清功能，在上可见头目眩晕，两胁胀闷；在下则为腹胀腹泻等，中医称之为"肝脾不和"。若肝气疏泄异常影响到胃的受纳与腐熟功能，则在上可见呕逆、嗳气、纳呆，在中为脘腹胀满疼痛，在下则为便秘，中医称之为"肝气犯胃"。肝气疏泄异常对脾胃运化功能的影响，以五行学说来阐释，即为"木旺乘土"。治疗这类证候，总以疏肝理气，健脾和胃为要。故《血证论》说："木之性主于疏泄，食气入胃，全赖肝木之气以疏泄之，而水谷乃化。设肝之清阳不升，则不能疏泄水谷，渗泄中满之症，在所不免。"

二是分泌胆汁，以助消化　胆附于肝，胆汁为肝之余气积聚而成。贮存于胆中的胆汁，在进食时排入肠腔，以助饮食物的腐熟消化。但胆汁的分泌与排泄，实际上也是肝主疏泄功能的一个方面。只有肝主疏泄功能正常，胆汁才得以正常的分泌和排泄，方能有助于脾胃的运化功能，促进饮食物的消化与吸收。如果肝气郁结、疏泄功能失常，则胆汁生成排泄障碍，出现胁肋胀满疼痛，口苦，纳食不化等症。若胆汁逆流入于血脉，外溢于皮肤，可见黄疸等病症。中医在治疗此类病变时多采用疏肝利胆的方法。

　　（4）调畅情志　情志，属心理活动，是人对外界客观事物刺激所产生的喜、怒、忧、思、悲、恐、惊等情感变化，但与肝的疏泄功能密切相关。人的情志活动，以气血为物质基础，而肝主疏泄，调畅气机，促进气血的运行，故能调畅情志。此外，中医认为肝在志为怒，而恼怒是最常见的不良情志因素。只有肝主疏泄功能正常，气血调畅，人的精神情志才正常。而肝失疏泄，气血不调则可致情志失调，主要表现为以下两个种情况：一是肝的疏泄功能太过，肝气亢奋，临床可见头胀头痛，急躁易怒等。二是疏泄功能减退，气血不畅，肝气郁结，临床可见郁郁寡欢，多疑善虑等，中医多采用舒肝解郁的方药治疗。肝的疏泄功能与情志活动互为因果，生理上互相联系，病理上互相影响。

　　（5）促进和调节生殖机能　肝主疏泄还可影响到人的生殖机能，主要表现为以下两个点：其一是女子胞月经的排泄和胎儿的孕育。因为女子胞的功能以气血为物质基础，而肝主疏泄，调畅气机，促进气血的运行。同时，肝又主藏血，调节血量，为女子胞输送气血以维持其正常的生理功能。正是因为肝与女子胞的功能极其密切，故又称"女子以肝为先天"。肝主疏泄功能失常，则可导致女子胞功能障碍。如肝失疏泄，气血不畅，影响到女子胞功能则可见月经不调，如周期紊乱，痛经等。中医多采用疏肝理气，活血调经的方药予以治疗。其二是可影响到男子的生殖机能。因男子精气排泄也依赖肝主疏泄功能调节，如肝的疏泄功能太过，扰动精室，则可见遗精、早泄等。

### 2. 肝主藏血

　　所谓肝主藏血，是指肝脏具有贮藏血液，调节血量的生理功能。人体的血液由脾胃消化吸收来的水谷精微化生。血液生成后，一部分被各脏腑组织器官直接利用，另一部分则流入到肝脏贮藏起来。人体各脏腑组织器官的血流量，常随人的机能状态及外环境的影响而发生改变。如体力劳动时则四肢血液的分布量较多，脑力劳动时则大脑的血流量增加，而在进食时则胃肠道的血流量显著增加。人体血量的这种分布，保证了处于运动中的脏腑组织器官得到充足的血液供应，又防止处于相对抑制的脏腑器官消耗过量的血液，而肝脏在这方面具有重要的调节机能，主要表现在血液的贮藏及排放上。当人体某一部位活动量增加，血液需求量亦增加时，肝脏即可将贮藏的血液适时排放到相应部位，保证这些脏腑组织器官有充足的血量供应。而当人体活动量减少，血液量需求也相应减少时，一部分血液又流回肝脏，由肝来贮藏之，肝脏即通过自身的藏血功能来调节全身的血量分布。如《素问·五脏生成篇》说："故人卧血归于肝。"唐代医家王冰注释说："肝藏血，心行之，人动则血运于诸经，人静则血归于肝脏。"

　　由于肝具有藏血功能，故中医学称"肝为血海"。各个组织器官得到了肝血的滋养才能发挥正常的生理功能，如两目得到肝血的滋养才能发挥视觉功能，筋脉得到肝血的滋养，才能强健有力，活动自如。所以《素问·五脏生成篇》说："肝受血而能视，足受血而能步，掌受血而能握，指受血而能摄。"肝藏血的功能对防止出血、制约和涵养肝阳及妇女月经的调节也有重要意义。如果肝藏血的功能失常，可产生以下病理变化：肝血虚少，则脏腑组织器官失养，血不养目可见目花、干涩、夜盲；血不养筋，可见筋脉拘急，麻木、屈伸不利甚或抽搐；血海空虚，还可见妇女月经量少，甚或经闭。肝不藏血，则可见出血，如呕血、衄血。在女子则可见月经量多或崩漏。

　　肝的调节血量的功能，是以贮藏血液为前提的，只有充足的血量贮备，才能有效地进行调节。但是，将贮藏于肝内之血液输布于外周的作用，实际上即是肝的疏泄功能在血液运行方面的表现。所以《血证论》说："以肝属木，木气冲和调达，不致遏郁，则血脉通畅。"是说只有在肝气冲和调达的情况下，贮存于肝内的血液才能向外周布散。因此，肝气调节血量的功能，必须在藏血与疏泄功能之间协调平衡的情况下，才能正常发挥作用。如果肝气升泄太过或藏血功能减退，则可导致各种出血病证；若肝气疏泄不及，肝气郁结，则可导致气滞血瘀病证。

此外，藏象学说中还有"肝藏魂"之说。魂乃神之变，是神所派生的。故《灵枢·本神》所说："随神往来者，谓之魂。"《类经》注云："魂之为言，如梦寐恍惚，变幻游行之境，皆是也。"魂与神一样，皆是以血为其主要物质基础，心主血，故藏神；肝藏血，故藏魂。所以《灵枢·本神》又说："肝藏血，血舍魂。"肝的藏血功能正常，则魂有所舍。若肝血不足，心血亏损，则魂不守舍，则可见惊骇多梦，卧寐不安，梦游，梦呓，甚则出现幻觉等。

### （二）肝与形体官窍的联系

#### 1. 肝在体合筋，其华在爪

筋，即筋膜、肌腱。筋膜附着于骨而聚于关节，是联结关节肌肉、主司运动的组织。故《素问·五脏生成篇》说："诸筋者，皆属于节。"筋和肌肉的收缩和弛张，即能支配肢体、关节的屈伸与转侧。筋膜有赖于肝血的充分滋养，才能强健有力，活动自如。所以《素问·痿论》说："肝主身之筋膜。"《灵枢·九针篇》也说："肝主筋。"《素问·六节藏象论》还称肝为"罢极之本"，是说肢体关节运动的能量来源，全赖于肝藏血充足和调节血量功能的正常。如果肝血虚少，血不养筋，则可见肢体麻木，屈伸不利，甚则拘挛震颤；若热邪侵袭人体，燔灼肝经，劫夺肝阴，筋膜失养，则可见四肢抽搐，颈项强直，角弓反张等动风之象。

爪，即爪甲。包括指甲和趾甲。中医认为，爪乃筋之延伸到体外的部分，故称"爪为筋之余"。爪甲的荣枯，可反映肝血的盛衰。故《素问·五脏生成篇》说："肝之合筋也，其荣爪也。"肝血充足，爪甲坚韧明亮，红润光泽；若肝的阴血不足，爪甲失养，则爪甲脆薄，颜色枯槁，甚则变形脆裂。

#### 2. 肝在窍为目，在液为泪

目，即眼睛，为人的视觉器官。目在《内经》中又称为"精明"。目的功能与肝直接相关，因肝的经脉上连目系，肝血对目有重要的滋养作用，如《灵枢·脉度》说："肝气通于目，肝和则目能辨五色矣。"泪，即眼泪。对目起润泽和保护作用。此外，人在悲伤的情况下也可流泪，如《灵枢·口问》说："悲哀愁忧则心动，心动则五脏六腑皆摇，摇则宗脉感，宗脉感则泪道开，泪道开则涕泣出焉。"

肝的生理功能失常，常可引起目和泪的异常变化。中医通过观察目和泪的异常变化，来诊断肝的病变。若肝阴、肝血亏虚，目失所养可见两目干涩，视物昏花，甚或夜盲；肝经风热，可见两目红赤肿痛，羞光流泪；肝阳上亢，可见头晕目眩；而肝风内动，则可见目睛上视等。

应当指出，不但肝开窍于目，五脏六腑之精气皆贯注于目，目与五脏六腑均有着较密切的关系。如《灵枢·大惑论》说："五脏六腑之精气，皆上注于目而为之精。精之窠为眼，骨之精为瞳子，筋之精为黑眼，血之精为络，其窠气之精为白眼，肌肉之精为约束。裹撷筋肉血气之精而与脉并为系，上属于脑，后出于项中。"后世医家在此基础上形成了中医眼科学中的"五轮"学说。即上下眼睑为肉轮，以应脾；两眦血络为血轮，以应心；白睛为气轮，以应肺；黑睛为风轮，以应肝；瞳子为水轮，以应肾。五轮学说，对中医眼科疾病的治疗，具有重要的指导意义。由于目与五脏六腑均有关，故临床上望眼神成为中医望诊的重要内容。

### （三）肝的生理特性

#### 1. 肝为刚脏，体阴而用阳

刚，这里指刚强、躁急之意。古人把肝喻为将军之官，在志为怒，肝又为风木之脏，体阴而用阳，其气主升、主动。所谓"体阴"，一是指肝为五脏之一，与肾同属于人体下焦，故属阴，二是肝为藏阴血之脏。所谓"用阳"，是说肝为风木之脏，外应春生之气，其气主升、主动。因为在生理上肝主升、主动，所以在病理上，肝气易逆，肝阳易亢。肝病在临床上常可见到眩晕，头胀头痛，甚或抽搐的肝气亢逆之象。因为肝气容易亢逆，故前人有"肝无虚证"之说，虽有些失之偏颇，却也反映了肝的生理、病理特性。

#### 2. 肝性喜条达而恶抑郁

肝属木，应自然界春生之气，宜保持柔和、舒畅、升发、条达，既不抑郁也不亢奋的冲和之象，才能维持正常的疏泄功能。所以暴怒及思虑不解等情志刺激，最易影响肝的疏泄功能，暴怒可致肝气亢奋，出现面红目赤，头胀头痛，心烦易怒等症，思虑过度可导致肝气郁结，出现郁郁寡欢，多疑善虑，甚或悲伤欲哭等。

#### 3. 肝与春气相应

人与天地相参，五脏与自然界四时阴阳相通应，则肝应春气。春季万物复苏、欣欣向荣，有利于肝气的升发、调畅。但如自然界春季风气太盛，亦可对肝产生不利影响。

# 五、肾（附：命门）

肾位于腰部，腹腔之内，脊柱两旁，左右各一。古代医家对肾的形态结构具有较明确地记载。如《医贯·内经十二官》说："肾有二，精所舍也。生于脊膂十四椎下，两旁各一寸五分，形如豇豆，相并而曲附于脊。"

肾在阴阳属性中被称为"阴中之阴"，在五行中属水。肾的主要生理功能为主藏精，促进生长、发育与生殖，主水，主纳气。肾与六腑中的膀胱相为表里。其在体为骨，在窍为耳及二阴，其华在发，与自然界冬气相互通应。

### （一）肾的生理功能

#### 1. 肾藏精，主生长发育与生殖

肾藏精，指肾有贮藏人体精气的作用。如《素问·六节藏象论》说："肾者主蛰，封藏之本，精之处也。"《素问·上古天真论》也说："肾者主水，受五脏六腑之精而藏之。"

精是构成人体和维持人体生命活动的基本物质。中医学中的精还有广义和狭义之分。广义的精泛指人体内的一切精微物质。如精、血、津液等，均可称之为精，为维持人体生命活动的基本物质。狭义的精是指禀受于父母的生殖之精，其与生俱来，是构成胎儿的原始物质。

肾所藏的精包括先天之精和后天之精。先天之精即来源于父母两性的生殖之精，它是构成胎儿的原始物质，又是繁衍后代的物质基础，故又称之为"生殖之精"。后天之精来源于胎儿出生后，依赖于脾胃的运化功能从饮食物当中摄取的水谷之精，具有滋养脏腑功能，故又称为"脏腑之精"。

先天之精和后天之精均藏于肾中，二者相互依存、相互促进。先天之精的存在和产生的激发、推动作用，为后天之精的摄取提供了物质基础和前提条件，而后天之精又不断地补充先天之精，使其保持长久的充盛和活力。中医将先后天之精的关系概括为"先天生后天，

后天养先天"。

肾藏的精可以转化为气，称之为肾的精气。而肾的精气的盛衰，决定着人的生长、发育与生殖。《内经》认为，人从幼年开始，肾的精气就逐渐充盛，出现齿更发长的生理变化；到了青春期，肾的精气进一步充盛，身体迅速发育，天癸至，具备生殖力，表现为女子有月经的来潮，男子有精气的排泄。所谓天癸，一般认为是指肾的精气充盛到一定程度所出现的一种促进并维持生殖机能的物质；进入到中年，肾的精气逐渐衰减，形体开始衰老，表现为发堕齿槁等；到了老年，肾的精气进一步衰减，形体衰老，天癸枯竭，女子出现绝经，男子可停止排精，从而失去了生殖力。可见，人的整个生命活动的生、长、壮、老、已的过程，均是肾的精气由弱到强，由盛转衰直至消亡的过程。正如《素问·上古天真论》说："女子七岁，肾气盛，齿更发长；二七而天癸至，任脉通，太冲脉盛，月事以时下，故有子；三七，肾气平均，故真牙生而长极；四七，筋骨坚，发长极，身体盛壮；五七，阳明脉衰，面始焦，发始堕；六七，三阳脉衰于上，面皆焦，发始白；七七，任脉虚，太冲脉衰少，天癸竭，地道不通，故形坏而无子也。丈夫八岁，肾气实，发长齿更；二八，肾气盛，天癸至，精气溢泻，阴阳和，故能有子；三八，肾气平均，筋骨劲强，故真牙生而长极；四八，筋骨隆盛，肌肉满壮；五八，肾气衰，发堕齿槁；六八，阳气衰竭于上，面焦、发鬓斑白；七八，肝气衰，筋不能动，天癸竭，精少，肾脏衰，形体皆极；八八，则齿发去。"

由此可见，肾中精气的盛衰，决定着人的生长、发育和生殖，如果肾的精气虚衰，必然会给人体带来相应的病理变化。例如，幼年时期，如果肾的精气不足，则可致生长、发育迟缓，智力低下，可见小儿的五迟（立迟、行迟、语迟、齿迟、发迟）、五软（手足软、口软、头软、颈软、肌肉软）等病证；在成年人，如果肾的精气过度亏损，则一方面可出现早衰，如发齿脱落、耳聋目花、记忆力减退、身体衰弱等。另一方面可致生殖机能异常，如男子精少、不育，女子月经迟发、闭经、不孕等。中医在治疗这些病证时，往往着眼于肾，采用"补肾填精"的方药予以治疗。此外，肾藏精，主生长发育与生殖的理论对养生保健具有十分重要的指导意义。保养肾中精气，是中医防止过早衰老，促进生殖机能以至延年益寿的基本原则。

同时中医学通认为精与血之间互生互化，肾藏精，精可以生血。这一理论具有一定的临床意义，中医在治疗血虚证时，常在补血药的基础上，加入适量的补肾填精药，用以增强补血效果。

### 2. 肾主水液

肾主水液，指肾具有主持和调节水液代谢的生理功能。如《素问·逆调论》说："肾者，水脏，主津液。"津液代谢是一个复杂的生理过程，是在多个脏腑器官相互协调的作用下完成的，如肺主通调水道，脾主运化水液，膀胱贮尿、排尿等，但肾在津液代谢中起着决定性的作用。肾主水的生理功能主要体现于如下两个方面：一是肾的气化作用对全身津液代谢的促进作用。所谓气化，即指精、气、血、津液各自的新陈代谢和相互转化，这里的气化则专指津液代谢。进入到人体内的水液，必须在阳气的蒸化下，像雾露一样输布于周身，起滋润濡养的作用。而代谢后的水液，也要经过气化，才能化为汗、尿等排泄于人体外部。中医学认为肾藏精，为阴阳之根，故肾的气化在津液代谢中起决定作用，从某种角度看，肺、脾、膀胱及三焦等对水液的气化作用均依赖于肾的气化。肾主水液的生理功能第二个方面是肾升清降浊，司膀胱的开合。中医学认为，代谢过程中的部分水液可下达于肾，经过肾的气化而升清降浊，其清者重新输布周身，其浊者下注膀胱，化成尿液，排出于体外。

肾主水的功能失常，必然会出现相应的病理变化。若肾的精气阴阳失调，水液代谢障碍，可形成痰饮，水肿；肾的升清降浊，司膀胱开合功能失常，可导致尿液排出失常。若肾的气化失常，导致膀胱气化不利，尿液生成排泄障碍，出现小便不利，甚或尿闭，中医称为"癃闭"；若肾的精气不足，封藏不固，导致膀胱失约，则可见尿频，尿清长，遗尿甚或尿失禁等。临床上，中医对待此类病证，往往责之于肾，从肾论治。

### 3. 肾主纳气

纳，即受纳，固摄之意。肾主纳气，是指肾有摄纳肺吸入之清气的生理功能。中医认为，人的呼吸虽由肺所主，但与肾也有密切的联系。认为由肺吸入的自然界的清气必须下行至肾，由肾摄纳之。其生理意义是保持呼吸运动的平稳深沉，即控制呼吸的频率，保证呼吸的深度，有利于体内外气体的充分交换，维持人体的新陈代谢。故《类证治裁·卷二》说："肺为气之主，肾为气之根，肺主出气，肾主纳气，阴阳相交，呼吸乃和。"

肾主纳气的功能是肾的封藏作用在呼吸运动中的具体体现。只有肾的精气充盛，摄纳有权，才能维持呼吸的平稳深沉。若肾的精气不足，封藏不固，则可导致肺肾气虚，肾不纳气，临床可见呼吸困难，呼多吸少，动则喘甚。中医往往采用补肾纳气的方药治疗。

### (二) 肾与形体官窍的联系

#### 1. 肾在体合骨，其华在发

骨，即骨骼，为人体的支架，具有支撑人体，保护内脏，主司运动等功能。肾主骨，是因为肾藏精，精能生髓。髓又分为骨髓，脊髓和脑髓等，其中骨髓可充养骨骼，脑髓则充养大脑。中医认为"齿为骨之余"，是骨骼的一部分，也受肾精化生的骨髓的充养。只有肾精充足，骨骼、牙齿、大脑才得以正常的充养。若肾精亏虚，则可出现相应的病理变化。如肾精不足，骨髓空虚，骨骼失养，在幼年可见生长发育迟缓，出现五迟、五软；在成人则可见骨骼痿软，骨质疏松，易患骨折等。若肾精不足，髓海空虚，在小儿可见智力发育迟缓，出现弱智、呆傻；在成人则可见健忘、痴呆、发齿早落、耳聋目花等。

发为血之余，肾藏精，精能生血，血能养发，故称肾"其华在发"。若肾的精气不足，则可导致发的病变，在幼年时可见发迟，在成人可见头发早白早落，中医在治疗此类病变时，也多采用补肾填精，养血生发的方药治疗。

#### 2. 肾在窍为耳及二阴，在液为唾

耳为听觉器官，主要功能主司听觉，但与肾直接相关。只有肾精充足，耳有所养，才能维持正常的听觉，故《灵枢·脉度》说："肾气通于耳，肾和则耳能闻五音矣。"如果肾之精气不足，髓海空虚，不能充养于耳，则可见耳鸣、听力减退，甚或耳聋等。

此外，不但肾开窍于耳，其他脏腑经络也与耳有较密切的联系。如《素问·金匮真言论》说："南方赤色，入通于心，开窍于耳。"此外，肝胆经脉也与耳相通，若肝胆不利或肝胆湿热，均可循经上扰于耳，出现耳暴鸣，暴聋，甚至耳道肿痛流脓等。

二阴，即前阴和后阴。前阴具有排尿及生殖机能。尿液的生成与排泄虽由膀胱所主，但要依赖于肾的气化功能才能完成。肾主水，司膀胱的开合，故排尿与肾关系十分密切。肾的气化功能失常，则可见排尿困难、癃闭；而肾的封藏不固，则可见尿频、遗尿、尿失禁。肾藏精，主人体的生长发育与生殖。肾的生理功能失常，可导致生殖机能障碍，男子可见精少、遗精、阳痿；女子可见月事不调、不孕等，已如前述。后阴，即肛门，其功能是排泄糟粕。粪便的排泄，本为大肠传导功能，但亦与肾的功能有关。肾阳可以温脾阳，有利于水谷的运化；肾的阴精可濡润大肠，防止大便干结不通。如肾的生理功能失常，则可致大便异常。如肾阳虚不能温脾阳，导致脾运化功能失常，水谷并走大肠，可见五更泄泻；肾阴虚，大肠失润，可见大便秘结不通；肾虚，封藏不固，可见久泄滑脱等。如《景岳全书·泄泻篇》说："盖肾为胃关，开窍于二阴，所以二便之开闭，皆肾脏之所主。"

在液为唾。唾与涎一样，为口腔中分泌的一种液体。有人说其清者为涎，稠者为唾。《难经·三十四难》认为，肾"其液唾"。唾为肾精所化，咽而不吐，有滋养肾中精气的作用。若唾多或久唾，则易耗伤肾中精气。所以，养生家以舌抵上腭，待津唾满口后，咽之以养肾精，称此法为"饮玉浆"。但唾与脾胃亦有关。故《杂病源流犀烛·诸汗源流》又说："唾为肾液而肾为胃关，故肾家之唾为病，必见于胃也。"

### （三）肾的生理特性

#### 1. 肾主封藏，为固摄之本

肾为先天之本，与冬气相应。《素问·六节藏象论》说："肾者主蛰，封藏之本。"肾的封藏、固摄作用，有重要的生理意义，可以防止精气血津液过度排泄与亡失，维持呼吸运动的平稳和深沉。若肾的精气不足，封藏不固，固摄失职，表现在生殖方面，可见男子遗精，女子带下过多，滑胎等；表现在尿液排泄方面可见尿频，尿清长，遗尿，尿失禁等；表现于粪便的排泄方面可见大便滑脱不禁等；而表现在呼吸方面则可见呼多吸少，动则喘甚，由于肾主藏精，为封藏之本，而肾中精气贵在经常盈满而不能过量耗泄，故中医有"肾无实证""无实不可泻"的观点，这些观点对中医临床实践具有较重要的指导意义。

#### 2. 肾为阴阳之根

肾阴、肾阳以肾中精气为物质基础。肾阴又称"元阴""真阴"，为一身阴液之根本，对其他脏腑乃至全身具有重要的滋润作用；肾阳又称"元阳""真阳"，为一身阳气之根本，对其他脏腑乃至全身具有重要的温煦作用，故称肾为"阴阳之根""水火之脏"。在病理上，若肾的阴阳失调，即可导致其他脏腑的阴阳失调。而其他脏腑阴虚或阳虚日久，也可最终累及于肾，导致肾的阴虚或阳虚，中医称之为"穷必究肾""久病及肾"。由于肾阴肾阳均以精气为物质基础，所以无论是肾的阴虚或阳虚，都可累及到另一方形成阴阳互损，最终形成阴阳两虚。

#### 3. 肾与冬气相应

肾的功能与自然界的冬气相互通应。冬季天寒地冻，万物蛰伏，有利于肾的封藏。但冬季亦应注意保肾固精，防止肾中精气的过度耗泄。

## ［附］　命门

命门一词，首见于《内经》，本意是指眼睛。如《灵枢·根结》说："命门者，目也。"从《难经》开始，命门被赋予新的含义。如《难经·三十六难》说："肾两者，非皆肾也，其左者为肾，右者为命门。命门者，诸精神之所舍，男子以藏精，女子以系胞。"《难经》以后，命门受到了某些医家的重视并进行了深入的研究和阐述，形成了命门学说。历代医家对命门的部位、形态及功能，提出了各自的见解。简介如下，以供参考。

#### 1. 右肾为命门说

此说始于《难经》，认为肾有两枚，左右各一，而左者为肾，右者为命门。如《难经·三十九难》说："其左为肾，右为命门，命门者，诸精神之所舍也。男子以藏精，女子以系胞，其气与肾通。"这段论述具有三方面的意思：其一，明确指出了命门的部位，那就是右肾即为命门。其二，指出了命门的功能及重要性，其功能为男子以藏精，女子以系胞，和人体生殖机能关系极为密切。命门的功能极其重要，为诸精神之所舍，是人体生命的根本，是繁衍和维持人体生命的门户，故称之为命门。其三，是说肾与命门相通，两者虽有左右之分，但关系极为密切。

**2. 两肾俱为命门说**

元代医家滑寿虽认同左肾为肾，右肾为命门，但同时亦认为两肾俱为命门。他说："命门，其气与肾通，是肾之两者，其实则一尔。"至明代虞抟则明确提出了"两肾总号命门"。他在《医学正传·医学或问》中说："夫两肾固为真元之根本，性命之所关，虽为水脏，而实有相火寓乎其中，象水中之龙火，因其动而发也，愚意当以两肾总号命门。"明代著名医家张景岳虽将命门释为在女子则为产门，在男子则为精关，但亦认为"两肾皆属命门"。他在《类经附翼·求正录·三焦包络命门辨》中说："肾两者，坎外之偶也；命门一者，坎中之奇也。以一统两，两而包一。是命门总乎两肾，而两肾皆属命门。故命门者，为水火之府，为阴阳之宅，为精气之海，为死生之窦。"张景岳在坚持"命门总乎两肾，而两肾皆属命门"观点的同时，还批评了《难经》的左为肾右为命门说。他说："《难经》述《灵》《素》而作，为诸家之最先，固其颇有谬误，遂起后世之惑，二千年来，无敢违背，而后世之疑，莫可解救，此外并无左右肾之分，亦无右肾为命门之说。"

**3. 两肾之间为命门说**

倡此说者，当首推明代医家赵献可。他在《医贯·内经十二官论》中说："命门在人身之中，对脐附脊骨，自上数下，则为十四推，自下数上，则为七椎。《经》曰：'七节之旁，中有小心'，此处两肾所寄，左边一肾属阴水，右边一肾属阳水，各开一寸五分，中间是命门所居之官。"他认为命门的部位是在两肾之间。关于命门的功能，他说："命门为十二经之主，肾无此，则无以作强而伎巧不出矣；膀胱无此，则三焦之气不化，而水道不行矣；脾胃无此，则不能蒸腐水谷而五味不出矣；肝胆无此，则将军无决断而谋虑不出矣；大小肠无此，则变化不行而二便闭矣；心无此，则神明昏而万事不能应矣。正所谓'主不明则十二官危'也。"与赵氏同时代的张景岳，在关于命门功能的认识上，与赵有相近之处，如其在《真明论》中说："命门之火，谓之元气，命门之水，谓之元精……此命门之水火，即十二脏之化源。故心赖之，则君主以明；肺赖之，则治节以行；脾胃赖之，济仓廪之富；肝胆赖之，资谋虑之本；膀胱赖之，则三焦气化；大小肠赖之，则传导自分。"赵献可和张景岳关于命门的理论，对后世医家产生了深远的影响，一直延续到清代。如陈修园《医学三字经》、林佩琴《类证治裁》、张璐玉《本经逢原》、黄宫绣《本草求真》等，均持类似观点。

**4. 命门为肾间动气说**

明代医家孙一奎为持此种观点的代表。他对命门的主要观点有三：一是命门并不是一个具有形质可见的器官，所以无经脉之循行，亦无动脉之可诊；二是命门虽在两肾之间，但它只是肾间动气，是一种生生不息，造化之机枢而已；三是肾间动气为脏腑之本，生命之源，至关重要。如他在《医旨绪余·命门图说》中说："细考《灵》《素》，两肾未尝有分言者，然则分立者，自秦越人始也。考越人两呼命门为精神之舍，原气之系，男子藏精，女子系胞者，岂漫语哉；是极贵重于肾为言，谓肾间原气，人之生命，故不可不重也……越人亦曰，肾间动气，人之生命，五脏六腑之本，十二经脉之根，呼吸之门，三焦之原。命门之意，该本于此。观铜人图命门穴，不在右肾，而在两肾俞之中可见也。……命门乃两肾间之动气，非水非火，乃造化之枢纽，阴阳之根蒂，即先天之太极，五行由此而生，脏腑以继而成。若属水、属火、属脏、属腑，乃是有形之物，则外当有经络动脉而形于诊，《灵》《素》亦必著之于经也。"

以上各家对命门的认识，各自立论不同。从部位言，有右肾与两肾之间之辨；从形态言，有无形与有形之分；从功能言，又有主火与非火之争。但他们对命门的主要生理功能及命门与肾息息相通方面的认识，是趋于一致的。一般认为，肾阳，即命门之火；肾阴为命门之水。肾阴，亦即是真阴、元阴；肾阳，亦即是真阳、元阳。古代医家所以称之为命门，无非是强调肾中阴阳的重要性而已。

# 第二节　六　腑

　　六腑，即胆、胃、小肠、大肠、膀胱、三焦六个脏器的总称。腑，古作府，有府库之意，意即与饮食物的消化、吸收、排泄及水液代谢密切相关，故称"六腑"。

　　饮食物的消化吸收及水液代谢，是多个脏腑协同作用的结果。中医学认为，饮食物在其消化排泄过程中，要通过七个关键部位，称为"七冲门"。如《难经·四十四难》说："七冲门何在? 唇为飞门，齿为户门，会厌为吸门，胃为贲门，太仓下口为幽门，大肠小肠会为阑门，下极为魄门，故曰七冲门也。"从中医"七冲门"的理论可以看出，中医不仅对消化道做过比较详尽的解剖观察，而且对其生理功能也进行了较为准确地概括。由于"七冲门"为消化道的关键部位，故其发生病变时，常会明显引起饮食物的消化吸收障碍。

　　六腑的生理功能是受纳、运化水谷，传导糟粕，其共同生理特点是传化物而不藏，实而不能满。所以《素问·五脏别论》说："六腑者传化物而不藏，故实而不能满也。所以然者，水谷入口，则胃实而肠虚；食下，则肠实而胃虚。"这里明确指出了，六腑的功能是以传化水谷，排泄糟粕为主，应该有实有虚，不能经常充满而不排泄。如胆汁的生成排泄、饮食物的传导、大小便的排泄，无不反映着六腑的这一生理特点，后世医家将此理论概括为"六腑以通为用，以降为顺"。这一理论，对中医临床，具有较大的指导意义。近年来中西医结合治疗急腹症，运用六腑"以通为用"的理论，采用清热解毒、通腑泻热等方法进行保守治疗，取得了明显的疗效，使很多患者避免了手术的痛苦及后遗症。应该指出，六腑"以通为用"的理论，只是针对六腑的功能特点而言，实际上，六腑的通降太过或不及，均属于病态。

# 一、胆

　　胆位于右胁腹腔内，与肝紧密相连，附于肝之短叶间。肝与胆通过经脉相互络属，互为表里。

　　胆为中空的囊状器官，内藏胆汁。因胆汁属人体的精气，故《灵枢·本输》称胆为"中精之腑"，亦有医家将其称为"中清之腑"。胆为中空器官而类腑，其内藏的胆汁应适时排泄，具有"泻而不藏"的特性，故胆为六腑之一，又因其内藏精汁，与六腑传化水谷，排泄糟粕有别，故又属奇恒之腑。

## （一）胆的生理功能

### 1. 贮藏和排泄胆汁

　　胆汁为黄绿色液体，为肝之余气所化生。如《东医宝鉴》说："肝之余气，泄于胆，聚而成精。"胆汁在肝内生成后，在肝的疏泄功能作用下，流入胆囊，贮藏起来，在进食时则贮存于胆囊的胆汁又流入肠腔，以助消化。肝胆对消化的影响，不唯表现在胆汁的生成及排泄上，还表现为肝胆的疏泄功能对脾胃升降的促进作用，只有肝胆的疏泄功能正常，胆汁的生成和排泄无虞，脾胃升降有序，饮食物消化吸收才得以正常进行。反之，则会引起相应的病理变化。如肝胆的疏泄功能失常，胆汁不能得以正常生成和排泄，脾胃升降紊乱，可见胁痛，腹胀，食欲不振，恶心、呕吐；胆汁上逆，可见口苦，呕吐黄绿苦水等；若胆汁外溢肌肤，则出现身、面、目俱黄的黄疸症。

### 2. 主决断，调节情志

中医学还认为，胆的生理功能，与人体情志活动密切相关，主要表现为对事物的决断及勇怯方面。《素问·灵兰秘典论》说："胆者，中正之官，决断出焉。"若胆的功能失常，则会出现情志方面的变化。如胆火过盛，则见口苦，烦躁易怒，胁痛等。治宜清泄肝胆。临床若见口苦，呕逆，心烦不寐，惊悸不宁等症，中医往往诊为胆虚痰扰，从胆论治，则可获良效。

胆的决断功能，对于防止某些情志刺激给人体带来的不良影响，也有重要意义。

### （二）胆的生理特性

#### 1. 胆主升发之气

肝胆均属木，应于东而主春升之气，如《脾胃论·脾胃虚实传变论》说："胆者，少阳春生之气，春气升则万化安，故胆气春升，则余脏从之。"胆的这一特性在于肝胆必须保持升发条达，柔和舒畅的正常疏泄功能，胆汁才得以正常的生成和排泄。若肝胆失去升发条达之性，不唯导致胆汁生成排泄障碍，还可引起脾胃升降运化失常。

#### 2. 胆主宁静

胆为清净之府而主决断，性喜宁谧而恶躁扰，胆与肝刚柔相济，以维持正常的情志活动。若邪气内扰，使胆失去宁静和谐之性，则可见口苦，呕恶，心烦，不寐，甚至惊恐不安之症。

# 二、胃

胃位于腹腔之内，横膈膜以下，上接食管，下连小肠。胃又称"胃脘"，分为上、中、下三部。上部为上脘，包括贲门；下部为下脘，包括幽门；上下脘之间为中脘，包括胃体。其中贲门上接食管，幽门下连小肠。

关于胃的具体形态，古代文献亦有描述。如《灵枢·平人绝谷》说："胃大一尺五寸，径五寸，长二尺六寸，横屈受水谷三斗五升，其中之谷，常留二斗，水一斗五升而满。"从《内经》对胃形态的具体描述来看，与现代解剖学中的胃基本相似。

## （一）胃的生理功能

### 1. 主受纳、腐熟水谷

受纳，是接受和容纳之意。胃主受纳，是指胃有接受和容纳饮食物的生理功能。饮食入口，经过食道，到达于胃，由胃来容纳之并停留一定的时间，以利于消化吸收。故称胃为"太仓""水谷之海"。

所谓腐熟，即初步消化的意思。受纳于胃的水谷，在胃的不断蠕动及胃中阳气的蒸化下，使水谷变成食糜，有利于进一步消化吸收，这个过程，中医称之为腐熟。胃的腐熟功能是非常重要的，只有经过胃的腐熟，水谷才能游溢出人体所需要的精微物质，人的气血才能充盛，脏腑组织才能得到水谷精微的充养而发挥其各自的生理功能，故又称胃为"水谷气血之海"。如《灵枢·玉版》说："人之所受气者，谷也；谷之所注者，胃也；胃者，水谷气血之海也。"《灵枢·五味论》亦说："胃者，五脏六腑之海也，水谷皆受于胃，五脏六腑皆禀气于胃。"均强调了胃的受纳、腐熟功能对维持全身脏腑组织器官正常功能的重要作用。如果胃的受纳和腐熟功能失常，必然引起饮食物消化吸收障碍。如胃的受纳功能失常，可见胃纳不佳，饮食无味，甚或不思饮食等。胃的腐熟功能失常，一般分为两种情况：一为腐熟功能太过，如胃火亢盛，腐熟功能亢进，表现为吞酸嘈杂、消谷善饥等。二为胃的腐熟功能减退，可见胃脘部胀满疼痛，食欲不振，甚或饮食停滞等。

饮食物的消化吸收，是一个复杂的生理过程，除了胃的受纳腐熟功能，还要靠脾的运化，小肠的分别清浊等协同作用，才能顺利完成。中医常把人体的正常的消化机能，概括为"胃气"。古代医家非常重视胃气的作用，认为人"以胃气为本"，胃气强则五脏俱盛，胃气弱则五脏俱衰，甚至认为人有胃气则生，无胃气则死。如《素问·平人气象论》说："平人之常气禀于胃，胃者，平人之常气也，人无胃气曰逆，逆者死。"临床上诊治疾病，常把"保胃气"作为重要的原则。故《景岳全书·杂证谟·脾胃》说："凡欲察病者，必须先察胃气；凡欲治病者，必须常顾胃气。胃气无损，诸可无虑。"各代医家重视胃气的作用，认为维持正常的消化机能成为维持患者生命和恢复其健康的重要保证，现在中医治疗疾病，亦常把"保胃气"作为一条重要的原则。

**2. 主通降，以降为和**

通降，即通利、下降之意。胃主通降，是指胃有通利下降的生理功能及特性，以通降为正常。饮食物经过胃的受纳腐熟并保留一定时间后，必须下降到小肠，泌别清浊，其清者经脾的运化输布周身，浊者继续下降到大肠，形成糟粕排除到体外。所以胃主通降的功能关系到饮食物的整个消化吸收及排泄。此外，胃气主降和脾气主升的功能是相反相成的，胃气主降，使饮食物及时下降到小肠，泌别清浊；脾气主升，及时把水谷精微输布周身，脾胃升降有序，纳运相宜，完成饮食物的消化吸收。

胃的通降功能失常，中医称为胃失和降及胃气上逆。胃失和降，存留于胃的饮食物不能及时下降，影响了胃的受纳腐熟，可见脘腹胀满或疼痛、口臭、大便秘结等症。若胃气不降，反而上逆，则可见恶心、呕吐、嗳气及呃逆等症。中医常采用和胃降逆的方法治疗。

## （二）胃的生理特性

### 1. 胃为五脏之本

胃为水谷之海，五脏六腑皆禀气于胃。如《素问·玉机真脏论》说："五脏者，皆禀气于胃。胃者，五脏之本也。"胃为五脏之本的思想，有较重要的理论意义。在养生保健中，要做到饮食有节，保护胃气。在临床中，要慎用苦寒燥烈之品，以防损伤胃气，因"胃气一败，百药难施"。如《慎斋遗书·辨证施治》说："诸病不愈，必寻到脾胃之中，方无一失。何以言之，脾胃一伤，四脏皆无生气，故疾病日多矣。"

### 2. 胃喜润而恶燥

脾胃均属土，但脾为阴土，胃为阳土。脾阳易虚，胃火易亢。故《临证指南医案·脾胃》说："太阴湿土，得阳始运，阳明燥土，得阴自安。以脾喜刚燥，胃喜柔润也。"掌握胃喜润恶燥特性，对临床实践有一定的指导意义。在治疗用药上，应慎用苦寒燥烈之品，以防损伤胃阴，从而损伤胃气。

# 三、小肠

小肠位于腹腔，其上端接幽门与胃相通，下端接阑门与大肠相连，迂回叠积于腹腔内。对于小肠的具体形态，古代医家进行了仔细观察并有详细记载。如《灵枢·肠胃》说："小肠后附脊，左环回周叠积，其注于回肠者，外附于脐上。"

### （一）小肠的生理功能

#### 1. 主受盛（音成）与化物

即接受，以器盛物之意。化物，即消化、转化饮食物的意思。小肠的受盛功能主要体现在两个方面：一是指经过胃初步腐熟的饮食物要适时下降到小肠，由小肠来承受之；二是指下降到小肠的饮食物要在小肠内停留到一定的时间，以便进一步充分的消化和吸收。小肠的化物功能，是指将水谷化为精微物质，经脾运化转输，以营养周身。故《素问·灵兰秘典论》说："小肠者，受盛之官，化物出焉。"在病理上，若小肠的受盛功能失常，则可见腹部胀闷疼痛。如化物功能失常，可致消化、吸收障碍，出现消化不良，腹泻便溏，甚或完谷不化等。

#### 2. 泌别清浊

泌，即分泌，别，即分别。所谓清浊，是指饮食物中的精微物质及糟粕，而糟粕又包括食物残渣及废水。小肠泌别清浊的功能，具体表现为以下三个方面：一是由胃下降到小肠的饮食物，在小肠"化物"功能的作用下，分为水谷精微及食物残渣两部分；二是吸收水谷精微，通过脾的运化功能，转输于心肺，并布散于周身，以维持人体正常的生理机能；三是泌别清浊后的糟粕，分为食物残渣及废水两部分，食物残渣下降到大肠，形成粪便而排出体外。而多余的水分则通过小肠的渗泌作用进入膀胱，生成尿液排出体外。如《类经》说："小肠居胃之下，受盛胃中水谷而分清浊，水液由此渗于前，糟粕由此而归于后，脾气化而上升，小肠化而下降，故曰化物出焉。"《医宗必读》亦说："小肠……泌别清浊……水液渗入膀胱，滓秽流入大肠。"

由此可见，小肠在饮食物消化吸收中的作用是十分重要的，小肠的生理功能正常，则饮食物得以充分的消化吸收，清浊各走其道。其清者输布周身，营养脏腑；其浊者，则糟粕下归大肠，形成粪便排出体外，浊水则渗入膀胱，生成尿液排出体外。在病理上，小肠生理功能失常，不惟引起消化吸收功能失常，出现腹胀、腹痛、消化不良等症，还可导致二便排泄的异常，如小肠泌别清浊失常，则水液不能及时渗泌膀胱，水谷并走大肠，可见大便稀薄、小便短少等症。对于这类腹泻病人，中医多采用"分利"方法，即"利小便以实大便"，使浊水残渣各走其道，则腹泻自止。

### （二）小肠的生理特性

小肠的生理特性是泌清别浊而分化。饮食物经过胃下降到小肠后，经过小肠之分清泌浊，其清者即水谷精微，被泌别而吸收。经脾的运化输布周身；其浊者，即食物残渣和废水，则被分别而下行，继而生成粪便和尿液被排出于体外。所以小肠泌别分化的功能失常，不仅可影响及受盛化物吸收功能，还可导致二便失常，如尿少，或腹泻等。

## 四、大肠

大肠位于腹中，其上口通过阑门与小肠相接，其下端为肛门，又称为"魄门"。中医把大肠分为回肠和广肠两部分。如《医宗必读》说："回肠者，以其回叠也，广肠即回肠之更大者，直肠又回肠之末节也，下连肛门，是为谷道后阴，一名魄门，总皆大肠也。"

### （一）大肠的生理功能

#### 1. 主传导糟粕

饮食物在小肠泌别清浊后，其清者即水谷精微经脾转输到心肺，布散周身，其浊者即糟粕则下降到大肠，大肠将糟粕经过燥化变成粪便，排出体外。所以《素问·灵兰秘典论》说："大肠者，传道之官，变化出焉。"

大肠的传导功能，是胃的降浊功能的体现，同时亦与肺的肃降功能密切相关。肺气的肃降，可推动糟粕下行，有利于大肠的传导。故《医经精义·脏腑之官》说："大肠之所以能传导者，以其为肺之腑，肺气下达，故能传导。"

**2. 大肠主津**

大肠在传导糟粕的同时，还能同时吸收其部分水分，因此又有"大肠主津"的说法。由于大肠有吸收水分的功能，故能使糟粕燥化，变为成形之粪便而排出体外。若大肠吸收水分过多，则大便干结而致便秘；反之，可见腹泻，大便稀溏。

大肠的主要功能是传导糟粕，所以大肠功能失调，主要表现为大便排泄的异常。如大肠液亏，肠道失润，则大便干结难下；若湿热蕴结大肠，大肠气滞，传导失职，则可见腹痛、里急后重、下利脓血。

由于大肠的传导功能与肺、脾、肾、胃等脏有关，故这些脏腑发生病变，也可引起大肠传导功能失常，如脾肾阳虚，温煦、运化功能障碍，影响到大肠的传导，则见下利清谷或五更泄泻。

### （二）大肠的生理特性

大肠的生理特性是以通降为顺，传导有度。大肠的主要功能是传导糟粕，故其必须保持通降的特点，饮食糟粕才能及时排泄于人体外部。若大肠腑气不通，糟粕不能及时排泄，则可见腹胀、腹痛、便秘等。应指出，大肠应保持传导有度，若大肠传导失度，也可出现腹泻，甚至下利清谷等。

# 五、膀胱

膀胱位于小腹部，为囊性器官。膀胱上通于肾，下连尿道与外界直接相通。

关于膀胱的形态，古医书亦有描述，如《难经·四十二难》说："膀胱重九两二铢，纵广九寸，盛溺九升九合。"古人的这些描述，与现代解剖学中的膀胱基本一致。

### （一）膀胱的生理功能

膀胱的主要生理功能为贮尿和排尿，是参与津液代谢的重要器官。摄入到人体内的水液，经过肺、肾、三焦等脏腑的气化作用，敷布周身，濡养脏腑组织，维持全身机能。代谢后的部分水液，又经过这些脏腑的气化作用，下输到膀胱，生成尿液，排出于体外，从而维持着全身津液代谢的平衡。故《素问·灵兰秘典论》说："膀胱者，州都之官，津液藏焉。"

膀胱的贮尿和排尿功能，全赖于肾的气化功能，肾对膀胱贮尿、排尿的功能的影响，主要体现在两方面，一是尿液的生成，主要靠肾的气化功能。只有肾的气化功能正常，尿液才得以正常生成；二是尿液的排泄，主要靠肾气封藏功能的调节。只有肾中精气充足，封藏功能正常发挥，膀胱的开合才能有度，尿液才得以正常排泄。若肾的气化失常，引起膀胱的气化不利，则可见排尿不畅，甚或癃闭；若肾气虚，封藏不固，膀胱失于约束，则可见小便频数、量多，遗尿甚或失禁。

此外，由于膀胱通过尿道与外界直接相通，故湿热毒气易从外直接侵入膀胱，引起膀胱湿热蕴结，气化不利，主要表现为尿频，尿急，尿痛，甚或可见血尿。中医则诊为"膀胱湿热"证候。

### （二）膀胱的生理特性

膀胱的生理特性是主司开合而有度。只有膀胱开合有度，尿液才能正常储存和排泄。但膀胱的开合又依赖于肾的气化和封藏。从某种意义上说，膀胱的功能依赖于肾的功能。膀胱的病变，中医也多责之于肾，从肾而治。

# 六、三焦

三焦为六腑之一。有些学者认为其在脏腑中最大，又与五脏没有直接的阴阳表里联系，故又称之为"孤府"。三焦，是中医藏象学说中的一个特有名称，对其所在部位和具体形态，在中医学术上颇多争议，直至现代，亦未取得统一认识。这里仅就具有代表性的几种观点，简介一下。

一是有名无形说。这种观点，始于《难经》，认为三焦只有名称，而无实质性的脏器。如《难经·三十八难》说："脏唯有五，府独有六者，何也？所以府有六者，谓三焦也。有原气之别焉，主持诸气，有名而无形。"《难经·二十五难》亦说："心主与三焦为表里，俱有名而无形。"其后，孙思邈著《千金要方》、李梴著《医学入门》等，亦宗此说。

二是有名有形说。多数医家持此种观点，但对三焦的具体部位与形态又有多种说法。有人认为三焦为人之脂膜，如宋代陈无择在《三因极一病证方论》说："三焦有形如脂膜。"唐容川在《血证论》里亦说："三焦，古作膲，即人身上下内外相连之油膜也。"有人认为三焦为整个胸腹腔。如张景岳在《类经》中说三焦为"脏腑之外，躯体之内，包罗诸脏，一腔之大腑也"。近代有些医家用解剖学观点解释三焦：有人认为是淋巴系统，亦有人认为是皮下脂肪，以及组织间隙、微循环等。

现代比较一致的看法是，首认为三焦为六腑之一，是有形质可见的。因为中医的藏象学说是建立在古代解剖学基础之上的，没有形质而只有其功能的说法是难以成立的。关于三焦的具体部位与形态，一般认为包括上、中、下三部：上焦包括心肺，中焦包括脾胃，下焦包括肾、膀胱、大小肠等。

### （一）三焦的生理功能

虽然中医对三焦的形态和部位有很多争议，但对其生理功能的认识却是比较一致的。概括起来，有以下几方面。

#### 1. 主持诸气，总司全身的气机和气化

所谓"诸气"，是指全身各种各样的气。如脏腑经络之气、营卫之气等。气机，泛指气的升降出入运动。气化，是指精、气、血、津液各自的新陈代谢和相互生化。因三焦是气的生降出入运动的通路，也是人体各种物质相互化生的场所，所以能总司全身的气机和气化。

三焦之所以有如此重要的作用，主要是本身通行人的元气。元气，是由肾精所化生的最根本、最重要的一种气，是人体生命活动的原动力，能够推动人体的生长发育，激发各脏腑组织器官的生理功能。

元气是通过三焦才得以布达全身的。故《难经·三十八难》说三焦"有元气之别焉，主持诸气"。《难经·六十六难》亦说："三焦者，原气之别使也，主通行三气，经历于五脏六腑。"这里所说的"三气"，一般指宗气、营气、卫气而言。综上所述，三焦是人体之气升降出入的道路，人体之气，是通过三焦而布散于五脏六腑，充沛于周身的。正如《中藏经·论三焦虚实寒热生死顺逆脉证之法》说："三焦者……总领五脏、六腑、荣卫、经络、

内外左右上下之气也；三焦通，则内外左右上下皆通也，其于周身灌体，和内调外，荣左养右，导上宣下，莫大于此者也。"

**2. 疏通水道，运行水液**

三焦为水液运行的通路。人体的津液代谢，是由肺、脾、肾、膀胱等脏腑的协同作用而完成的，但必须以三焦为通路，津液代谢才得以正常运行。如果三焦气化功能失常，水道不畅，必然会引起津液代谢失常，出现尿少、痰饮、水肿等病理变化。

三焦的上述两个方面的生理功能，是相互关联的。这是因为水液的运化要依赖于气的升降出入运动；而人体的气也只能依附于津液与血才得以正常运行。气血津液的运行、代谢，又均以三焦作为通路的，故《素问·灵兰秘典论》说："三焦者，决渎之官，水道出焉。"这里的"决"，即是疏通的意思。"渎"，指沟渠。决渎，即是疏通水道。因为三焦还有运行水谷的生理功能，故《难经·三十一难》亦说："三焦者，水谷之道路也。"

### （二）三焦的生理特性

**1. 上焦**

《灵枢·营卫生会》说："上焦出于胃上口，并咽以上，贯膈而布胸中……"所以上焦包括膈以上的心肺两脏及头面部。

关于上焦的生理特点，《灵枢·营卫生会》概括为"上焦如雾"。所谓上焦如雾，在《灵枢·决气》中做了很好的说明，如"上焦开发，宣五谷味，熏肤，充身，泽毛，若雾露之溉"，即说明上焦的主要生理功能是宣发卫气，布散水谷精微以充养周身。

**2. 中焦**

《灵枢·营卫生会》认为中焦是指整个胃，现一般认为中焦是指膈以下，脐以上的部位，其所属脏腑，从解剖部位看，包括脾、胃、肝胆等脏腑，但亦有医家将肝归属于下焦。

中焦的生理特点，《灵枢·营卫生会》概括为"中焦如沤"。所谓中焦如沤，实际上概括了脾胃的消化和吸收功能。饮食物经食道进入胃腑，经过胃的受纳腐熟，成为食糜样的物质，其精微物质则由脾转输到全身，故又说中焦"泌糟粕，蒸津液"，为气机升降之枢，气血生化之源。

**3. 下焦**

《灵枢·营卫生会》说："下焦者，别回肠，注入膀胱而渗入焉。"现一般认为脐以下部位为下焦，包括肾、大肠、小肠、膀胱等，亦有人将肝归为下焦。

下焦的生理特点，《灵枢·营卫生会》概括为"下焦如渎"。主要是指下焦具有排泄糟粕和尿液的生理功能。后世医家，将肝肾精血、命门原气等都归属于下焦，因此扩大了下焦的生理功能范围。

# 第三节　奇恒之腑

奇恒之腑，是指与一般的六腑不同的一组脏器组织。主要包括脑、髓、骨、脉、胆，女子胞。其特点是，它们在形态上多为中空器官，因而称腑，但其功能上多贮藏人体精气，藏而不泻，与六腑传化水谷，泻而不藏之特点有别，故称"奇恒之腑"。如《素问·五脏别论》说："脑髓骨脉胆女子胞，此六者，地气之所生也，皆藏于阴而象于地，故藏而不泻，名曰奇恒之腑。"

胆属六腑，又属奇恒之腑，历代医家解释不一。现一般认为胆兼具六腑和奇恒之腑之生理特点。胆为中空器官，胆汁应适时排泄，泻而不藏，具六腑特点；但是胆不直接传化水谷，而是藏蓄精汁，兼具奇恒之腑的特点，故又属奇恒之腑。

# 一、脑

脑位于头部的颅腔之内，为髓汇聚之处，故《灵枢·海论》说："脑为髓之海"，《素问·五脏生成》亦说："诸髓者，皆属于脑"。脑的主要生理功能主要有以下几个方面：

### （一）脑为髓海，主宰生命活动

脑为髓汇聚之处，脑髓的功能对于维持人体的生命活动具有极其重要的作用。这可以从《内经》中得到印证，如《素问·刺禁论》说："刺头，中脑户，立死。"张景岳在注释这段原文时说："脑户，督脉穴，在枕骨上，通于脑中，脑为髓之海，乃元阳精气所聚。针入脑则真气泄，故立死。"

### （二）脑主感觉

人的感官位于头部，与脑相通，依赖脑髓的充养才能发挥感觉功能。只有脑髓充盈才能耳聪目明，感觉灵敏。若髓海不足，脑髓空虚，在幼年可见，聋、哑、视力低下；在成人可见耳聋目花，发齿早落。如《灵枢·口问》说："上气不足，脑为之不满，耳为之苦鸣，头为之苦倾，目为之眩。"

### （三）脑主肢体运动

脑为髓之海，脊髓亦通过督脉等与脑相通，脑髓和脊髓对肢体的运动有着重要的影响。如脑髓或脊髓受到损伤，可导致肢体运动失常，如偏瘫、截瘫甚至全身瘫痪。中医在治疗此类病证时，也多采用疏通经络，补脑填髓的方药。

应当指出，从《内经》以降，历代诸多医家，对脑的功能，特别是脑与精神活动的关系，做了较深入的探讨和论述，如明代医家李时珍在《本草纲目》辛夷条中指出了"脑为元神之府"的观点。清代医家汪昂在《本草备要》中有"人之记性，皆在脑中"的记载。清代另一医家王清任在《医林改错》中则更明确地指出"灵机记性不在心在脑"。这些论述无疑丰富了中医学对脑的认识。应当指出，由于中医的藏象学说的特点是以五脏为中心，认为神志活动分属于五脏，主要仍是归属于心，而心脑相关的研究则将有助于藏象学说的发展。

中医学亦常把神志功能失调看成是五脏的病变，如血不养心可见失眠、多梦、健忘，热陷心包可见神昏谵语，痰迷心窍可见神志不清、哭笑失常，痰火扰心可见狂躁妄动，肝郁气滞可见心烦失眠、多疑善虑等。治疗这些病证也常从调整五脏气血阴阳入手而获效。可见，中医学多用藏象学说理论来治疗神志方面的疾病，这亦是祖国医学理论的独特之处。

# 二、髓

髓，是分布于骨腔内的一种物质。由于髓在人体的分布部位不同，名称亦异。藏于脑中的为"脑髓"；藏于脊椎管内的为脊髓，并且与脑髓相通；藏于普通骨路内的为骨骼。髓为先天之精所化，并受到后天之精的不断充养，故《灵枢·经脉》说："人始生，先成精，精成而脑髓生。"张景岳亦在《类经》中说："精藏于肾，肾通于脑，脑者阴也；髓者，骨之充也，诸髓皆属于脑，故精成而后脑髓生。"所以，由于先天禀赋不足，或后天调养失当，均可影响髓的生成。

髓的生理功能，主要有三个方面：一为充脑，二为养骨，三为化血。

### （一）充养脑髓

脑为髓之海，为髓聚之处。脑髓充盈则耳聪目明。若肾精不足，精不生髓，脑髓不足，在小儿可见发育迟缓，智力低下；在成人可见眩晕耳鸣，腰酸腿软。

### （二）滋养骨骼

骨髓位于骨腔之中。精能生髓，髓能养骨。肾精充足，骨髓充盈，骨骼得养，则生长发育正常，骨骼强健有力。若肾精亏虚，骨髓不充，骨骼失养，在小儿可见生长发育迟缓，出现五迟、五软；在成人则可见腰膝酸软，行走无力甚或骨质疏松而易骨折。

### （三）化生血液

中医学认为，精与血可以互生。精可生髓，而髓可化血。如《张氏医通》说："气不耗，归精于肾而为精，精不泄，归精于肝而化清血。"肾精生髓化生血液的理论，对中因临床有一定的指导意义，在治疗某些贫血病时，如单用补血养血药疗效不高时，可加入一些填补肾精的药，可以收到较好的疗效。这一治疗方法是根据以肾精生髓，化生血液的理论来确立的。

# 三、骨

骨，即骨骼。中医对骨骼的认识较早，在治疗骨骼疾病方面，具有独特的方法及显著的疗效，积累了十分丰富的经验。

骨的生理功能主要有以下三个方面：

### （一）贮藏骨髓

骨为髓之府，骨髓藏于骨腔之中，并对骨骼具有充养作用。只有骨髓充盈，骨骼得养才能强健有力。反之，骨骼损伤，不能保护骨髓，也可以导致髓的病变。

### （二）支持形体

骨骼为人体的支架，具有支持形体，保护脏器的重要功能。骨骼有病，其保护支撑作用将受到损害。如《素问·脉要精微论》说："骨者髓之府，不能久立，行则振掉，骨将惫矣。"

### （三）主司运动

骨骼通过肌肉、韧带等组织联结周身之关节，主司全身的运动。骨骼有病，最常见的就是肢体的活动障碍。

# 四、脉

脉，即经脉、血脉。为气血运行的通路。《灵枢·决气》说："壅遏营气，令无所避，是谓脉。"血脉分布于周身，与心肺直接相连，形成一个密闭的系统，具有重要的生理功能。

### （一）通行全身气血

"脉为血之府"。全身的气血在心气的推动下，在经脉内循行不息，输布于全身各脏腑组织器官，维持其正常的生理机能。经脉的病变，必然会给血液运行带来影响。如经脉不利，可致血液运行迟缓甚或瘀阻，而经脉损伤可引起各种出血及发斑等病证。

### （二）联络脏腑组织

经脉不但可以输送气血，还有重要的联络作用。纵横交错的经脉，把人体各脏腑组织器官联络在一起，构成生理、病理上的联系。中医亦常通过经脉的变化来推断内部脏腑的病变，如诊脉断病即是其中的一个方面。

# 五、女子胞

女子胞，又称胞宫、胞脏、子宫、子脏等。女子胞位于小腹部，膀胱之后，直肠之前，通过阴道与外界相通，是女性的生殖器官。

### （一）女子胞的生理功能

#### 1. 排泄月经

女子胞为女子排泄月经的器官。当女子到了 14 岁左右，肾的精气旺盛，出现了天癸，子宫等生殖器官发育成熟，冲任二脉气血旺盛，女子开始按时排泄月经，并具备了生殖能力。这种生理状态一直持续到 49 岁左右。又因肾的精气逐渐衰败，天癸竭绝，冲任二脉气血衰少，进入绝经期。

#### 2. 孕育胎儿

女子在其受孕后，女子胞即成为孕育胎儿的场所。此时，女子胞停止排泄月经，全身的气血有相当一部分输送到胞宫，保护胎元，促进胎儿的发育，直至分娩。故《类经》说："女子之胞，子宫是也，亦以出纳精气而成胎孕者为奇。"《医经精义》亦说："女子之胞，一名子宫，乃孕子之处。"

### （二）女子胞与脏腑经络的关系

女子月经的来潮及胎儿的孕育，是一个复杂的生理过程，中医认为，主要关系到以下脏腑经络的生理功能。

#### 1. 肾脏精气的作用

女性生殖器官的发育及生殖机能的维持，全赖于肾中精气的作用。人从幼年开始，肾的精气逐渐充盛，出现齿更发长的生理变化。青春期，肾的精气更加充盛，产生了"天癸"。天癸，是肾中精气充盛到一定程度时出现的促进和维持人体生殖机能的物质。在肾精气及天癸的作用下，才能使生殖器官发育成熟，在女子可有月经来潮，具备生殖能力。生殖机能维持到老年，由于肾中精气不充，天癸亦随之衰少，甚至衰竭，女子进入绝经期，生殖机能丧失。如《素问·上古天真论》说：女子"二七而天癸至，任脉通，太冲脉盛，月事以时下，故有子……七七，任脉虚，太冲脉衰少，天癸竭，地道不通，故形坏而无子也。"可见，肾中精气的盛衰及天癸产生与衰竭，对人体生殖器官的发育和生殖机能的维持，具有决定性的影响。中医在治疗生殖机能障碍的疾病时，必须充分注意肾脏的重要影响。如由于青春期肾中精气不充，导致生殖器官发育异常而患不孕症时，中医即采用填补肾之精气的方法治疗。中老年女子由于肾之精气虚衰引起月经紊乱，亦采用补肾的方法。

### 2. 心、肝、脾三脏的作用

女子胞的功能还与心、肝、脾的关系十分密切。这是因为，月经的排泄，胎儿的孕育，均依赖于血液，而心主血，肝藏血，脾统血并为气血生化之源。故当心、肝、脾三脏功能失调时，均可引起胞宫生理机能障碍，出现相应的病理变化。如情志内伤，影响到心肝二脏，疏泄失常，气机不利，可出现月经不调、痛经等；若肝血亏虚或脾虚气血生化不足，胞宫失养，可出现经少、经闭、不孕等症；若脾不统血或肝不藏血，可引起月经过多，甚则崩漏等。

### 3. 冲任二脉的作用

冲脉和任脉，是人体经络系统的两条重要经脉。冲、任二脉，同起于胞中。冲脉与肾经并行且与阳明脉相通，能调节十二经气血，与女子月经排泄关系密切，有"冲为血海"之称；任脉与足三阴经相会，能调节全身阴经，为"阴脉之海"。任脉又与胎儿孕育密切相关，故有"任主胞胎"之称。

冲任二脉气血的盛衰，受肾中精气的调节，肾中精气充盛，冲任二脉气血旺盛，注入胞宫，而发生月经。肾中精气虚衰，冲任二脉气血衰少，出现月经不调或闭经，影响人的生殖机能。所以，中医常把女性生殖机能障碍诊为"冲任不调"，并通过调整冲、任二脉的功能来治疗这些疾病。

## 第四节　脏腑之间的关系

人体是一个统一的有机整体。人体各脏腑器官通过经络相互沟通，在生理上相互联系，在发生病变时也互相影响。

脏腑之间的关系主要体现在呼吸、饮食物消化吸收与排泄、血液的生成运行、水液代谢等方面。同时，也通过阴阳、五行等方面构成内在联系。深入理解和掌握脏腑之间的关系对于指导中医临床辨证论治具有重要的理论意义。

### 一、脏与脏之间的关系

脏与脏之间的关系，古代医家多是以五行的生克乘侮来进行阐述。概括地说，五脏分属于五行，在生理上相互资助、相互配合、相互制约，在病理上相互作用、相互影响、相互传变。实际上，脏与脏之间除了五行之间的相互关系外，还存在着阴阳之间的关系和精、气、血、津液、神之间的关系。目前大多从各脏的生理功能、病理变化等方面来阐释五脏之间的相互关系。

#### （一）心与肺

心与肺同居上焦。在功能上心主血，肺主气、朝百脉。故心与肺的关系，主要反映在气与血、血液循环与呼吸运动的关系方面。

##### 1. 肺气助心行血

心主血脉，能够推动血液在经脉内运行不息，但心主血脉的功能要靠肺气的资助才得以正常发挥。这是因为，肺主呼吸，肺吸入的清气与水谷精微之气相合而生成宗气，宗气又贯注到心脉而助心行血。只有肺主呼吸的生理功能正常，宗气生成充足，心脏得到宗气的资助，才能维持正常的血液循环，即所谓"气为血之帅""气行则血行"。

### 2. 心血布散肺气

肺主呼吸，通过肺的呼吸，呼出体内的浊气，吸入自然界清气，完成体内外气体的交换。但肺吸入的清气，必须依附于血液，靠心血的运载才能布达周身，浊气也要依附于血液才能到达于肺，呼出体外。所以，只有心主血脉的生理功能正常，血液运行通利，则气机调畅，呼吸才能通畅、均匀，体内外气体得以正常交换。即所谓"血为气之母""血以载气"。

联结心主行血和肺主呼吸之间的中心环节主要是积于胸中的"宗气"。由于宗气具有"贯心脉而行呼吸"的作用，从而有利于维持血液循环与呼吸运动之间的协调平衡。

心血与肺气在生理上密切联系，在发生病变时亦常互相影响。如果肺气虚损或肺的宣降失常，影响了宗气的生成或气机阻滞不畅，必然会影响到心主血脉的生理功能，导致血液运行失常、迟滞，而出现胸闷疼痛、心悸，甚则口唇青紫、脉结代等心血瘀阻之象。治疗时除活血通脉外，还要注意运用补气、行气之品。反之，若心气不足或心阳不振，血脉运行不畅而瘀阻于肺脉时，也必然会影响到肺主气的功能，使呼吸不利，宣降失常，出现胸闷咳喘、呼吸困难等症。

### （二）心与脾

心主血脉，脾主统血，又为气血生化之源。心与脾之间的关系，主要表现在血液的生成和运行方面。

#### 1. 血液生成方面

脾主运化，为气血生化之源。在脾的运化作用下，水谷精微之气得以吸收并注之于血脉而成为血液。只有脾气强健，气血生化有源，心血才能充盈。而脾的运化功能，也与心有一定的联系，一方面心阳可以温运脾土；另一方面，心主神志，可以调节脾的运化，有利于气血的生成。心与脾在血液的生成方面，存在着相辅相成的关系。

#### 2. 血液运行方面

人体血液的运行，除了靠心气的推动、肺气的资助外，还需依赖于脾气的统摄。只有脾气强健，统摄血液生理功能正常，血液才能在心气的推动下在经脉内正常运行而不溢出脉外。心肺脾等脏相互配合，维持正常的血液循环。

在病理上，心脾两脏也常互相影响，如思虑过度，不仅可以耗伤心血，也可引起脾的运化功能失常，出现纳呆、腹胀等症；若脾失健运，气血生化无源，或劳心过度，血液耗损过多，最终可以导致"心脾两虚"，出现眩晕、心悸、失眠、多梦、腹胀、食少、体倦、面色无华等症，中医往往采用补益心脾的方法予以治疗。此外，不管是心主血脉的功能失常或脾主统血功能障碍，均可引起血液运行失常。

### （三）心与肝

心主血脉，肝主藏血；心主神志，肝主疏泄，调畅情志。故心与肝的关系，主要表现在血液的和精神情志方面。

#### 1. 血液方面

心主血，推动血液在经脉内运行不息；肝藏血，贮藏血液并调节全身各脏腑组织器官的血量分布。心肝两脏相互配合，共同维持血液的正常运行，只有血液充盈才心有所主，肝有所藏。

在病理上，心血与肝血往往互相影响。心血不足，常可引起肝血亏虚；肝血不足，亦可引起心血亏虚，最终导致心肝血虚。临床表现为心悸、失眠、多梦、眩晕、肢体麻木、女子月经量少、爪甲不荣等。

此外，肝又主疏泄，调畅气机，有利于气血的运行，若肝失疏泄，气机阻滞，血运不畅，可导致心血瘀阻，表现为心前区憋闷、刺痛，甚则口唇青紫、脉涩不畅等。

### 2. 精神情志方面

心主神志，为五脏六腑之大主，精神之所舍；肝主疏泄，调畅情志。精神情志活动，均以血液为物质基础，而心肝两脏在血液运行方面关系密切。故心肝两脏共同调节人的精神情志活动。

心与肝在病理上常互相影响，如心火常可引动肝火，肝火亦常引发心火，心肝火旺，常表现为精神、情志的失常。临床可见面红目赤、急躁易怒、心烦不寐，甚则可见哭笑无常，以及狂乱等。

### （四）心与肾

心为阳脏，位居膈上，属阳、属火；肾位于下焦，属阴、属水，心肾之间的关系，主要表现为阴阳相交，水火既济的关系。

在生理上，心火在上必须下行至肾，资助肾阳以温肾水，使肾水不寒；肾水在下必须上行至心，资助心阴以涵养心阳，使心火不亢，从而维持心肾乃至全身的水火阴阳之间的协调平衡。中医将心与肾的这种关系称之为"心肾相交""水火既济"。正如《傅青主女科》说："肾无心之火则水寒，心无肾之水则火炽；心必得肾水以滋润，肾必得心火以温暖。"

在病理上，心肾之间阴阳水火的协调平衡关系受到破坏，中医称之为心肾不交或水火不济。如肾水不足不能上济心阴以涵养心阳，使心火独亢，临床可见心烦不寐、心悸、健忘、腰膝酸软，或见男子梦遗、女子梦交等症；若心之阳气虚衰，心火不能下行以温肾水，或肾阳虚衰，寒水不化，水气上凌于心，可见到心悸怔忡、短气、形寒肢冷、水肿、小便不利等"水气凌心"之症。

此外，心肾之间还存在着精血互生，精神互用的关系。心主血，肾藏精，精血可以互生。病理上，肾精亏虚常可致心血不足，心血虚最终亦可引起肾精虚。心藏神，肾藏志，肾精又可化髓而汇聚于脑。故心肾功能失调，常可致神志活动失常。

### （五）肺与脾

肺司呼吸，主一身之气，脾主运化，为气血生化之源；肺主通调水道，为水之上源，脾主运化水液，为水液代谢枢纽。故肺脾之间的关系，主要表现为气的生成和水液代谢两个方面。

### 1. 气的生成方面

肺主呼吸，通过肺的呼吸，吸入自然界清气；脾主运化，通过脾的运化，摄入水谷精微之气。清气与水谷精微之气生成宗气并积于胸中，宗气走息道助肺呼吸，贯心脉助心以行气血。可见，宗气的生成主要依赖于肺脾两脏，故有"肺为主气之枢，脾为生气之源"的说法。在五行中，脾属土，肺属金，脾土与肺金之间是母子关系。故《薛生白医案》说："脾为元气之本，赖谷气以生，肺为气化之源，而寄养于脾也。"

在病理上，肺脾两脏常互相影响。如脾气虚弱，运化失职，水谷精微化源不足，无以上益于肺，导致肺气不足，此为土不生金；若肺气虚损，不能为脾布散水谷精微，脾气亦衰，此为子病及母，最终导致脾肺两虚证。临床可见少气懒言、语声低微、咳喘无力、食少纳呆、腹胀便溏、倦怠乏力等症，治疗上常采用"培土生金"或"脾肺双补"的方法。

**2. 水液代谢方面**

肺主宣发肃降，主行水，通调水道；脾位于中焦，主运化水液，为水液升降出入之枢纽。两脏既分工又合作，在维持水液代谢平衡方面发挥着重要作用。水饮经过脾胃的消化吸收，并由脾上输至肺，通过肺的宣发，将津液输布于周身、皮毛。多余的水液，在肺的肃降作用下，经过脾的转输，下降到肾与膀胱。升降出入，有序不乱，维持动态平衡。

在病理上，肺脾两脏互相影响。如脾气虚衰，水湿不运，湿浊内生，化痰成饮，聚集于肺，导致肺之呼吸不利，宣降失常，可见咳嗽、气喘、痰多。是证其标在肺，其本在脾，故有"脾为生痰之源，肺为贮痰之器"之说。反之，肺气虚弱，宣降失常，水津不布，水湿停聚，湿困中焦，脾胃运化失常，转输不利，可见倦怠身重，腹胀便溏、水肿、小便不利等湿浊困脾之象。

**（六）肺与肝**

肺与肝的相互关系，主要表现在气机之升降方面。

在生理上，肺位于膈上，主肃降，应秋气，其气以下降为顺；肝位于下焦，主升发，应春气，其气以上升为和。肝升肺降，相反相成，维持人体气机的调畅，是谓"肝升于左，肺降于右"。如《医碥·五脏生克》说："气有降则有升，无降则无升，纯降则无升。何则？浊阴从肺右降，则胸中旷若太虚，无有窒塞。清阳则以从肝左升，是谓有降有升。"

在病理上，若肝失疏泄，气郁化火，或肝升太过，气火上逆，均可循经上行，灼伤肺津，导致肺清肃失常，出现胁痛易怒，干咳或痰中带血，此谓"木火刑金"，或曰"肝火犯肺"。反之，肺失清肃，燥热下行，亦可影响至肝，导致肝失条达，疏泄不利。而在咳嗽的同时，可兼见胸胁胀满引痛、眩晕头痛、面红目赤等症。

**（七）肺与肾**

肺为水之上源，肾为主水之脏；肺主呼吸，肾主纳气。故肺肾之间的关系主要表现为呼吸和水液代谢两方面。

**1. 在呼吸方面**

肺为呼吸器官，通过肺的呼浊吸清，吐故纳新，完成体内外气体的交换。但肺的呼吸功能，必须依赖于肾主纳气的作用才得以正常发挥。中医学认为，由肺吸入的清气，必须下行至肾，由肾摄纳之，从而保证呼吸运动的平稳，有利于气体的交换。故《类证治裁·喘症》说："肺为气之主，肾为气之根，肺主出气，肾主纳气，阴阳相交，呼吸乃和。"

在病理上，若肾气虚损，摄纳无权，则气浮于上，或肺气虚损，久病及肾，导致下元虚衰，气不归根，均可出现呼吸困难、呼多吸少、动则喘甚之肾不纳气之证。

**2. 在水液代谢方面**

肾为主水之脏，具有气化功能，其气化作用贯穿在水液代谢的始终，而肺为水之上源，肺主行水，宣发肃降，通调水道。肺肾等脏相互配合，共同维持人体水液代谢的协调平衡。

在病理上，肺肾功能失调，常互为因果，引起水液代谢障碍。若肺失宣肃，水道失于通调，水液不能下输到肾及膀胱，出现尿少、水肿；而肾的气化失司，水气内停，寒水上泛射肺，可见水肿、尿少，咳喘不能平卧等，是谓"寒饮射肺"。

此外，肺肾之间还存在着"金水相生"的关系。意即肺、肾之阴相互滋养。从阴阳方面来看，肾阴为一身阴液之根本，对肺阴具有滋润作用；而从五行关系来看，肺金肾水，金能生水。故肺阴亦对肾阴具有资助作用，是谓之"金水相生"。故《时病论》说："金能生水，水能润金。"在病理情况下，肺阴虚损，久必及肾，导致肾阴亦虚；而肾阴虚衰，不能滋养肺阴，亦可致肺阴虚，最终可形成肺肾阴虚，临床可见腰膝酸软、潮热盗汗、干咳少痰、痰中带血等症。

### （八）肝与脾

肝主疏泄，脾主运化；肝主藏血，脾主统血又为气血生化之源。故肝脾之间的关系主要表现在饮食物的运化及血液的生成运行方面。

#### 1. 饮食物消化方面

脾主运化，摄入到人体内的饮食物，必须经过脾胃共同作用，才能使水谷化为精微并输送到全身各脏腑组织器官。但脾胃的消化吸收功能与肝的关系极为密切，这种关系主要体现于两个方面。一是肝之余气生成胆汁，胆汁又在肝的疏泄功能调节下，适时排入肠腔，有助于脾胃的运化。二是肝主疏泄，调畅气机，促进脾胃的升降运动。只有肝主疏泄的生理功能正常，胆汁才得以正常的分泌和排泄，脾胃升降有序，饮食物中的水谷精微得以正常的消化吸收。脾的运化功能，对肝之疏泄亦有一定影响，只有脾气强健，饮食物及水液得以及时的输布而不发生滞留，肝之疏泄功能才能正常发挥。

在病理情况下，如肝的疏泄不利，即可对脾胃的运化功能产生影响。一方面由于胆汁的生成排泄障碍，胆汁不能及时排入肠腔，脾胃运化功能减弱，可见胁胀、口苦、厌食。另一方面由于肝失疏泄，气机不畅，影响了脾胃的正常升降，临床表现为胸胁胀痛、急躁易怒、食欲不振、腹胀便溏，还可见到恶心呕吐，呃逆嗳气等症，中医称之为"肝脾不和"或"肝气犯胃"，五行学说则认为是"木乘土"。反之，若脾失健运，水湿内停，湿蕴化热熏蒸肝胆，胆汁排泄异常，肝之疏泄不利，可见胁肋胀痛，身面目俱黄，此为脾病及肝，五行学说称之为"土壅侮木"。

#### 2. 血液的生成与运行方面

肝主藏血，贮藏和调节全身血量，脾主统血，为气血生化之源。肝脾之间在血液方面有着较为密切地联系。脾气健运，气血生化有源，血量充足，则肝血充盈。而肝血充足，可以涵敛肝阳，使肝气条达舒畅，才能保证脾之健运并发挥其统血功能。

在病理上，如果脾气虚弱，运化不利，水谷精微吸收障碍，血液化源不足，或脾不统血，失血过多，均可累及于肝，导致肝血亏虚，出现食少、消瘦、眩晕、视物模糊、肢体麻木、女子月经量少，甚或经闭等病症。反之，肝血虚少或肝不藏血，均可影响肝之疏泄，疏泄失常，则可致脾之运化失常。

### （九）脾与肾

脾主运化，为后天之本，肾主藏精，为先天之本；脾主运化水液，肾主水液。脾肾之间的关系主要表现在先天与后天关系及津液代谢方面。

#### 1. 先后天，相互促进

肾藏精，主人体的生长发育与生殖，为先天之本；脾主运化，为气血生化之源，为后天之本。先后天之间的关系是"先天生后天，后天养先天"。脾主运化，脾的运化全赖于脾之阳气的作用，但脾阳须依赖于肾阳的温煦才能强盛。肾藏精，但肾精必须得到脾运化的水谷精微之气不断资生，才能充盛不衰，促进人体的生长发育与生殖。

在病理情况下，脾肾之间相互影响。如肾阳虚不能温脾阳，则脾阳虚衰，运化不利；或由于脾阳虚衰，日久及肾，导致肾阳虚衰，最终导致脾肾阳虚。临床表现为腰膝酸软、形寒肢冷、食少便溏，甚则五更泄泻。若脾病日久，运化失职，水谷精微化源匮乏，无以滋养先天，则肾精虚衰，人体生长发育迟缓，生殖机能障碍，在小儿可表现为生长发育不良，出现

"五迟""五软";在成人可见腰膝无力、早衰、阳痿不育、经少不孕等。

### 2．水液代谢方面

人体水液代谢是一个复杂的生理过程，是多个脏腑协同作用的结果。其中尤以脾肾的作用更加重要。脾主运化水液，为水液代谢的枢纽，肾主水液，气化作用贯穿于水液代谢始终，故曰"其本在肾，其制在脾"。概括了脾肾两脏在水液代谢过程中的作用及其特点。

在病理方面，脾肾两脏功能失调，如脾肾阳虚等，均可导致水液代谢障碍，出现水肿、泄泻、小便不利等症。

### （十）肝与肾

肝藏血，肾藏精，精血可以互生；肝属木，肾属水，水可以生木。肝肾之间的关系极为密切，故有"肝肾同源""精血同源""乙癸同源"之说。肝主疏泄，肾主封藏，二者相反相成，故肝肾之间的关系主要表现在肝肾同源及藏泄互用关系方面。

#### 1．肝肾同源

所谓肝肾同源，主要是指精血同源、精血互生的关系。肝藏血，肾藏精，精能生血，血能化精。肝血有赖于肾精的资助，肾精足则肝血旺。肾精亦赖肝血的滋养，肝血旺则肾精充。正是由于精血之间可以互生互化，所以，肾精与肝血，荣则同荣，衰则同衰。肝血和肾精，又同源于水谷精微，依靠水谷精微的不断充养，才能充盛而不衰，故称肝肾同源。在五行中，肝属木，肾属水，肾水可以养肝木。阴阳学说认为，肾阴为一身阴液之根本，对各脏腑的阴液具有滋养功能，肝阴得到肾阴的资助，即能涵敛肝阳，使肝的阳气不至过亢，保持了阴阳之间的动态平衡。肾阴养肝阴的理论与水生木是一致的。

脏腑配属五行、天干、方位，肝为东方甲乙木，肾为北方壬癸水。肝胆相表里，均属木，但肝为乙木，胆为甲木。肾与膀胱相表里，均属水，但肾为癸水，膀胱为壬水。因此，肝肾同源又称之为"乙癸同源"，其中乙代表肝，癸代表肾。

由于肝肾在生理上有紧密的内在联系，在病理上也常互相影响。如肾阴虚损，不能滋养肝阴，肝阴虚损，阴不敛阳，肝阳上亢，出现腰膝酸软，眩晕耳鸣，头重脚轻，甚则肢麻震颤等症，中医称之为"水不涵木"。若肝阴亏虚，病久及肾，导致肾阴不足，肝肾阴亏，临床可见腰膝酸软、失眠健忘、眩晕耳鸣、五心烦热等阴虚内热之症。正由于肝肾在病理上存在着内在联系，在治疗上亦应二者兼顾，一般遵循"虚则补其母""实则泻其子"的原则。正如《医宗必读》说："东方之木，无虚不可补，补肾即所以补肝；北方之水，无实不可泻，泻肝即所以泻肾。"

#### 2．藏泄互用

肝主疏泄，肾主封藏，疏泄与封藏二者之间存在着相反相成的互用关系。肝气疏泄，可以防止精气的过度壅塞。肾气封藏，可防止精气的过量亡失。肝肾之间的这种关系，与男子排精及女子经孕关系尤为密切。两者关系失调，则可致女子月经不调或男子遗精滑泄等症。

## 二、脏与腑之间的关系

脏与腑的关系，即是脏腑阴阳表里相合的关系。五脏属阴，六腑属阳；五脏为里，六腑为表。脏腑之间之所以构成这种紧密关系，主要根据有以下几方面：

在组织结构上，相互联系的脏腑位置一般比较接近，如脾与胃以膜相连，胆附于肝等。在经络上相互络属，与脏相联系的经脉属脏络腑，与腑相联系的经脉属腑络脏。

在生理上脏与腑的联系更为密切，从总体上看，脏腑之间藏泻互用，五脏主贮藏人体的精气，藏而不泻。六腑主传化水谷，泻而不藏，脏与腑在功能作用上相反相成。五脏主藏，可防止精气的过量耗泄，六腑主泻，可防止水谷的壅塞不通。在具体生理活动中，脏与腑之间还互相促进，如肺气肃降，有利于大肠的传导，而大肠的传导也有助于肺气的肃降。

在病理上，脏与腑之间常互相影响传变，如心经有热，可以循经下移于小肠，小肠火亦可循经上扰于心等。

### （一）心与小肠

心与小肠通过经脉相互联系，心经属心络小肠，小肠经属小肠络心。在生理上相互联系，小肠分别清浊，其清者可转化为心血，心主血脉，将气血输送于小肠，有利于小肠的受盛和化物。

在病理上，心与小肠互相影响传变，如心火炽盛，可以循经下移于小肠，引起小肠泌别清浊的功能失常，出现小便短赤，灼热疼痛甚或尿血等症。中医将此谓之"心火移热于小肠"。如《血证论》说："心者……与小肠相表里，遗热于小肠则小便赤涩。"反之，小肠有热，也可循经上扰于心，出现心烦、尿赤、口舌生疮等症。正如《千金要方》说："病苦身热来去，汗不出，心中烦满，身重，口中生疮，名曰小肠实热也。"

### （二）肺与大肠

肺与大肠亦通过经脉的相互络属而构成表里相合关系。在生理上，肺主肃降，肺气的下降可以推动大肠的传导，有助于糟粕下行。而大肠传导正常，腑气通畅，亦有利于肺气的下降。

在病理上，肺失清肃，津液不能下达，大肠失润，传导失常，可见大便干结难下。若肺气虚弱，推动无力，大肠传导无力，可见大便困难。中医称之为"气虚便秘"。反之，若大肠腑气不通，传导不利，则肺气壅塞而不能下降，出现胸闷、咳喘、呼吸困难等。是谓上窍不通则下窍不利，下窍不利则上窍为之闭塞。在治疗中，中医常通过通腑泻热治疗肺热咳喘，亦常采用宣降肺气治疗大肠腑气不通。

### （三）脾与胃

脾与胃以膜相连，通过经脉相互络属而构成表里相合关系。脾与胃在生理上密切配合，共同完成饮食物的消化吸收。

#### 1. 纳运相成

脾主运化，胃主受纳，受纳与运化相辅相成。胃主受纳，将饮食物摄入到人体并进行初步的消化腐熟，是谓"游溢精气"；脾主运化，将水谷精微之气及时输布于周身，是谓"为胃行其津液"。二者一纳一运，紧密配合，完成饮食物的消化吸收，正如《景岳全书》说："胃司受纳，脾司运化，一运一纳，化生精气。"

在病理上，胃主受纳与脾主运化相互影响，胃之受纳失常则脾之运化不利，脾失健运则胃纳失常，出现恶心呕吐、脘腹胀满、不思饮食等，中医称为"脾胃不和"。

#### 2. 升降相因

脾气主升，以升为顺，胃气主降，以降为和。脾气主升，将水谷精微输布于头目心肺，胃气主降，将水谷下于小肠而泌别清浊，糟粕并得以下行。脾胃之间，纳运相合，升降相因，有序不乱，相反相成，饮食物得以正常的消化吸收。

在病理上，脾升胃降相互影响。脾气不升，水谷夹杂而下，出现泄泻甚则完谷不化；胃气不降反而上逆，可见恶心呕吐，呃逆嗳气。故《素问·阴阳应象大论》说："清气在下，则生飧泄，浊气在上，则生瞋胀。"

### 3. 燥湿相济

脾胃在五行中均属土，但脾为阴土，喜燥而恶湿；胃为阳土，喜润恶燥。脾喜燥恶湿，是指脾主运化水液，易被湿邪所困；胃喜润恶燥，是指胃为水谷之海，阳气亢奋，易化燥伤津。此外，脾属阴，阳气易损，胃属阳，阴气易伤。故有喜恶之偏性。正如《临证指南医案》说："太阴湿土，得阳始运，阳明燥土，得阴自安。以脾喜刚燥，胃喜柔润故也。"正因为脾胃有此特性，故临床上脾阳易损，而导致水湿不运，胃阴易伤，而致消化异常，在治疗中亦应注意保护脾阳、胃阴。

### （四）肝与胆

胆附于肝，有经脉互为络属，构成表里关系，肝与胆的关系，主要表现在消化与情志方面。

#### 1. 消化方面

肝与胆在消化方面的联系，首先表现在胆汁的生成和排泄方面。胆汁为肝之余气所生，但只有在肝主疏泄的功能正常的情况下，胆汁才能顺利生成并适时排入肠腔，以助消化。其次，肝胆均属木，有疏泄功能，促进脾胃的升降和运化。同时，胆汁可以涵敛肝阳，有利于肝的疏泄。

在病理上，若肝失疏泄，可影响胆汁的生成、排泄并引起消化机能异常。若胆汁排泄障碍，亦可引起肝之疏泄异常，临床可见口苦、纳呆、腹胀、胁肋胀痛，甚或可见黄疸。常以疏肝利胆之法以治之。

#### 2. 精神情志方面

肝主疏泄，调畅情志，胆主决断，与人之勇怯相关，肝胆之间相互为用。如《类经》说："胆附于肝，相为表里，肝气虽强，非胆不断，肝胆相济，勇敢乃成。"肝胆病变，可引起精神、情志异常，如可见多疑善虑、胆小易惊等。

### （五）肾与膀胱

肾与膀胱通过经脉相互络属，构成表里关系。肾与膀胱的关系主要表现在水液代谢方面。在生理上，膀胱的贮尿和排尿功能，均依赖于肾之气化作用，只有肾气充足，摄纳有权，膀胱才能开合有度，尿液才得以正常的生成和排泄。

在病理上，肾的功能失常，常会影响到膀胱。如肾气虚衰，固摄无权，则膀胱开合无度，可见尿频、小便清长、遗尿甚或尿失禁；若肾阳虚衰，肾与膀胱气化不利，可见小便不利，甚或癃闭。

## 三、腑与腑之间的关系

腑与腑之间的关系，主要表现在饮食物的消化、吸收与排泄方面。

饮食入胃，经胃的腐熟，下降到小肠而泌别清浊，其清者通过脾的运化，输布于心肺和周身；其浊者，分为废水和食物残渣，下输于膀胱和大肠，形成尿液和粪便排出于体外。在饮食物消化、吸收和排泄过程中，以三焦为场所。此外，胆汁也有促进消化的作用。

在生理上，腑与腑之间互相配合，虚实更替，维持饮食物代谢的协调平衡。六腑的生理特点是以通为用，泻而不藏，所以，六腑病变多表现为实证。

由于饮食物消化、吸收和排泄是一个复杂的生理过程，是多个脏腑互相配合，协同作用的结果，其中某一脏腑发生病变，均可影响其他与之有关的脏腑，出现消化功能的异常。如胃有实热，消灼津液，可致大肠传导不利，出现大便秘结不通；而大肠腑气不通亦可影响及胃，导致胃气不降，出现恶心，呕吐等。又如小肠清浊不分，水谷并走大肠，则可见尿少，大便泄泻等。

# 第五节　人体的生命活动与脏腑调控

人体的生命活动，包括人的精神活动，消化过程，呼吸运动，血液的生成与运行，水液代谢以及生殖活动等。中医学认为，人体是一个统一的有机整体，人体的某一生命活动，都是多个脏腑相互调控，协同作用的结果。深入理解和掌握生命活动与脏腑调控的关系，对于中医临床的辨证论治具有重要的理论指导意义。

## 一、精神活动与脏腑调控

精神活动，指人的意识、思维活动和一般心理状态。中医学一般将人的精神活动分为两大类：一类是神志活动，即神、魂、魄、意、志、思、虑等，主要指人的意识和思维过程；一类是情志活动，即喜、怒、忧、思、悲、恐、惊等，主要是指一般心理活动中的情感活动。

中医认为，人的精神活动是五脏功能活动的组成部分。在生理上，精神活动产生于五脏，并以五脏的精气作为物质基础，精神活动本身也能调节五脏之功能活动，体现了中医形神统一的思想。在病理上，五脏功能失常，常引起精神活动异常，而不良的精神刺激，也可引起脏腑功能紊乱而发病及加重原有的病情。在临床上，中在常通过观察异常的精神活动及它们与脏腑的内在联系，帮助确立疾病的诊断，并通过调整人的精神活动来治疗精神、躯体疾病。在这方面取得了显著的疗效并积累了丰富的经验。

### （一）神志活动与脏腑调控

所谓神志，主要是指人的精神、意识和思维活动。中医学将其概括为神、魂、魄、意、志及思、虑、智等。在中医学里，它们往往具有独特的含义并分属于不同的脏腑，体现了中医整体的、系统的观点。如《灵枢·本神》说："故生之来谓之精，两精相搏谓之神，随神往来者谓之魂，并精出入者谓之魄，所以任物者谓之心，心有所忆谓之意，意之所存谓之志，因志而存变谓之思，因思而远慕谓之虑，因虑而处物谓之智。"这段原文论述了人的神志活动的整个过程，还强调了精气是神志活动的物质基础，而心是神志活动产生的主要脏器。

#### 1. 神

是对一切生命活动及其外在表现的高度概括，主要指人的精神、意识和思维活动，实际上神概括了人的高级生命活动。

神产生的物质基础是精，而精是构成人体的原始物质。父母两性之精相互结合，构成了人体，神也随之产生了。

神产生后，其活动的场所为心，并依靠心的气血作为物质基础。故《灵枢·本神》说："心藏脉，脉舍神。"

关于神的生理及与心的关系，已在五脏心的生理功能中做过详细论述，这里从略。

### 2. 魂

魂是精神活动的一部分。中医学认为，魂是伴随神而产生并随神往来而进行的精神活动。魂之安藏，对神的活动具有辅助作用。正如《类经·藏象类》所说："魂之为言，如梦寐恍惚，变幻游行之境，皆是也。"

魂与五脏中的肝的关系极为密切，以肝之精血为物质基础。如《灵枢·本神》说："肝藏血，血舍魂。"只有肝血充盈，魂才能安藏。若肝血亏虚，则魂不守舍，就会脱离于神，临床可见梦寐不安、梦游等症。中医常采用养肝血的方法进行治疗。

### 3. 魄

魄是精神活动的组成部分。魄以肺的精气作为物质基础，其与生俱来，为人的某些本能的感觉及动作。如人初生即有的感觉、啼哭、吸吮，以及痛、痒感觉等，都属魄的范围。如《类经·藏象类》说："魄之为用，能动能作，痛痒由之而觉也。"

魄在五脏中属肺，如《灵枢·本神》说："肺藏气，气舍魄。"魄的功能失常，主要表现为感觉迟钝，动作迟缓，反应不灵等。

### 4. 意

意，是对某种事物具有忆念并准备实施的神志活动。如《类经·藏象类》说："一念之生，心有所向而未定者曰意。"

意与五脏中的脾关系密切，以脾的精气作为物质基础，如《灵枢·本神》说："脾藏营，营舍意。"意的功能失常，则主要表现为思维能力减退或意志消沉等。

### 5. 志

志，是指对人的思维活动内容及经验的存记。即《灵枢·本神》所说的"意之所存谓之志。"

志的活动归属于肾，以肾的精气作为物质基础，故《灵枢·本神》说："肾藏精，精舍志。"志的功能失常，可出现意志薄弱及记忆力减退等。所以《灵枢·本神》又说："肾盛怒不止则伤志，志伤则喜忘其前言。"

此外，按《内经》的理论体系，人的神志活动还有思、虑、智等。思，即思考；虑，即在思考的基础上做长远的预测；智，即是经过深思熟虑而作出正确决定的思维过程。思、虑、智与心、肝、脾的调控有直接的关系，同时肾和胆也参与这些神志活动过程。

#### （二）情志活动与脏腑调控

情志，是人对外界客观事物的刺激所做出的情感方面的反应，亦属精神活动范畴。

中医将人的情志活动概括为喜、怒、忧、思、悲、恐、惊七个方面，简称"七情"。按照五行理论，情志活动又可概括为喜、怒、思、忧、恐，简称"五志"。

情志活动分属于五脏，以五脏的精气作为物质基础。如《素问·阴阳应象大论》说："人有五脏化五气，以生喜怒悲忧恐。"在病理上，不同的情志刺激，伤害相应的脏腑，如过喜伤心，过怒伤肝等；反之，脏腑功能失常，也可导致情志的异常，如肝失疏泄可见精神抑郁，急躁易怒等。

### 1. 喜

喜为良性的情志活动，可以使血脉调和，精神愉悦。喜主要受心的调控，但过喜也可伤心，如"喜则气缓"，导致心气涣散，甚则失神狂乱。

### 2. 怒

发怒是一种常见的情志活动，肝在志为怒。过怒即可伤肝，如"怒则气上"，过度恼怒，可使肝气亢逆，血随气涌，可见面红目赤，头胀头痛，重则血随气逆，还可见呕血，昏厥。

### 3. 悲（忧）

悲伤，忧愁是一种常见的不良心理因素。肺在志为忧，七情配属五脏，悲亦属肺。过度悲忧伤肺，如"悲则气消"，导致肺气耗伤，可见气短、乏力等症。

### 4. 思

思，即思考，思虑。按藏象理论体系，脾在志为思。过度思虑可损伤心脾，导致心血暗耗，脾气呆滞，即所谓"思则气结"，临床可见心悸失眠、纳呆腹胀等症。

### 5. 恐（惊）

惊与恐都有惧怕的意思，但中医认为二者亦有一定区别，即恐为自知，是预知某种情况但控制不住恐惧心理。而惊为不自知，指受意料之外的事物刺激而产生的恐惧心理。肾在志为恐，至于惊，多数医家将其归属于肾，因为惊与恐相似，但也有医家认为，惊是心惊而将其归属于心。过度惊恐则可伤肾，如"惊则气乱"，导致惊慌失措；"恐则气下"，导致肾气不固，临床可见大小便失禁。

应指出，人的精神活动虽分属相应脏腑，但与心的关系最为密切和直接，精神方面的疾患也多从心而治。

## 二、饮食物的消化与脏腑调控

饮食物的消化吸收以及饮食糟粕的排泄，是多个脏腑协同作用的结果，与脏腑调控有着极其密切的关系。

### （一）饮食物的摄入

饮食物经口腔、食道而进入胃，由胃容纳之，故中医称胃为"太仓"和"水谷之海"。

### （二）饮食物的消化、吸收及输布

饮食物的消化。吸收以及水谷精微的布散，与全身各脏腑均有直接和间接的关系，主要与脾胃、肝胆、小肠关系更为密切。

#### 1. 胃的初步消化

饮食物经口腔、食道而进入胃，在胃的阳气的蒸化下进行了初步的腐熟消化。

#### 2. 小肠的消化吸收

由胃腐熟后的饮食物下降到小肠，在小肠泌别清浊功能的作用下，分为清、浊两部分。清者即水谷精微，被小肠吸收，浊者为食物残渣和浊水两部分，分别进入到大肠和渗入膀胱，形成粪便和尿液排出于体外。

#### 3. 脾的运化

脾主运化水谷精微，在饮食物的消化吸收中发挥着极为重要的作用。消化吸收的水谷精微，只有在脾的运化下，才能转输到全身，故称脾为后天之本，气血生化之源。

#### 4. 肝胆对消化的促进

肝胆对消化的促进作用主要有两个方面：一是肝内生成胆汁贮存于胆囊，并在肝的疏泄作用下，适时排入肠腔，以助消化。二是肝胆具有疏泄功能，可以调畅气机，有利于脾胃的升降，促进饮食物的消化吸收。

#### 5. 心肺对水谷精微的布散

消化吸收的水谷精微，经脾的升清作用，上输于心肺，并通过心肺的布散作用，输布于各脏腑组织器官。水谷精微之气还可与肺吸入的清气结合生成宗气。助心以行气血，助肺以司呼吸。

### 6. 肾对消化的温煦推动

肾为阴阳之根，肾对消化也有重要的调控作用。肾阳为一身阳气之根本，肾的气化作用推动着全身精气血津液的相互转化。肾阳温脾阳，有利于脾的运化，肾阳助胃阳，有利于胃的蒸化腐熟。若肾阳虚衰，即可对消化机能产生重要影响。如《普济本事方》说："肾气怯弱，其气衰劣，自是不能消化饮食，譬如鼎釜之中，置诸米谷，下无火力，虽终日不熟，其何能化。"

### 7. 三焦为水谷精微及津液运行的道路

三焦属六腑，参与饮食物的消化吸收与排泄。三焦是水谷运行的道路，如《难经·三十一难》说："三焦者，水谷之道路。"三焦总司全身的气机及气化，水谷精微转化为精气血津液均是以三焦作为场所和通路布达于周身内外。而"上焦如雾""中焦中沤""下焦如渎"则正是对三焦参与饮食物消化吸收排泄整个生理过程的综合概括。

### （三）食物糟粕的传导和排泄

食物糟粕的传导和排泄主要是指粪便和尿液的排泄，大肠为传道之官，主司粪便的排泄，而膀胱主贮尿和排尿，与尿液排泄直接相关。但饮食糟粕的排泄还与其他脏腑调控有着密切的关系，如小肠主泌别清浊，关系到大肠和膀胱的功能，若清浊不分，水谷并走大肠，即可见尿少、泄泻；而肺与大肠相表里，又主通调水道，其肃降功能直接影响到尿液的排泄；脾主运化水谷和运化水液，肾司二便，则又直接影响到饮食糟粕和尿液的排泄。

## 三、呼吸功能与脏腑调控

呼吸虽由肺所主，但与其他脏腑关系亦十分密切。

肺为呼吸器官，通过肺的呼吸，呼出浊气，吸入清气，完成体内外气体的交换，以维持人体的新陈代谢。

肾与呼吸有着极其密切的关系，主要体现在肾主纳气。即吸入到肺的清气要依赖于肾的纳气才能保持呼吸的平稳和深沉，从而有利于气体的充分交换，故有"肺为气之主，肾为气之根"之说。

人的呼吸还与其他脏腑相关，如在临床上中医学认为呼吸功能障碍引起的咳喘即与全身脏腑相关，故《素问·咳论》说："五脏六腑皆令人咳，非独肺也。"如心气虚，血运无力，导致肺气不利，则可见气喘，胸闷。又如脾气虚，土不生金，导致肺气虚损而见自汗，咳喘无力等。

## 四、生殖机能与脏腑调控

生殖机能是脏腑功能的重要组成部分，同时亦受到脏腑的调控，其中与肾脾肝心和冲任二脉密切相关，尤与肾和天癸的关系最为密切。

肾藏精，主人体的生长发育与生殖。青春期，肾气充盛，天癸至，女子有月经来潮，男子精液排泄，具备生殖能力。老年期，肾精虚衰，天癸竭，则失去生殖能力。若育龄期，肾的精气不足，则势必影响到生殖机能，可见男子精少，女子不孕等。

心主血脉，并主神志，神志活动和血液的运行可影响到人的生殖功能，主要影响到女子胞月经的来潮及胎儿的孕育等。

脾主运化，为气血生化之源，脾又主统血。若脾气虚，脾不统血，可导致女子月经量多，崩漏等。

肝主疏泄及藏血。肝主疏泄，肾主封藏，二者相反相成，共同影响男子精液的排泄和女子的月经和胎孕。肝肾功能失常，在男子可见遗精、阳痿，在女子可见经血不调、宫冷不孕等。肝贮藏血液，调节血量，肝血亏虚可见女子月经量少，甚或闭经，肝不藏血还可见月经量多、崩漏等。

此外，人的生殖还受到任脉、冲脉等影响，中医临床也大多从调整心肝脾肾及冲任二脉的功能来治疗生殖系统的病变。

## 五、人体津液代谢与脏腑调控

人体津液代谢过程与各脏腑器官均有着重要的联系，与肺脾肾以及膀胱、三焦等功能活动有关，尤与肾的关系最为密切。

肾主水，主持人体的津液代谢。肾的蒸腾气化促进全身的津液代谢，其作用贯彻在津液代谢的始终。肾之升清降浊，司膀胱的开合又能调节津液代谢。

肺主行水而通调水道，其宣发肃降作用可疏通和调节水液代谢。故又被称为"水之上源"。

脾主运化水液，无论是正常水液的输布还是代谢后水液的排泄，均与脾的运化功能密切相关。脾胃为气机升降和津液代谢的枢纽，很多水肿病均与脾有关，故称"诸湿肿满，皆属于脾"。健脾利湿则是水肿病的基本治法之一。

膀胱贮尿、排尿。膀胱主司尿液的贮藏与排泄，但膀胱的功能受到肾的气化和封藏作用的直接调控。

三焦是水液代谢的通道，若三焦气化失司，水道不利，则势必导致水液代谢障碍。

肝主疏泄，促进津液代谢。津液代谢靠气的推动，即"气行则水行"。肝主疏泄，调畅气机，故能促进水液代谢。

大肠主津，小肠主液，大小肠也参与津液的吸收与代谢。小肠泌别清浊，吸收大量水液，并影响尿液的生成和排泄。大肠主津，也有吸收水液的功能，从而影响到津液的代谢。

其他脏腑亦参与人体的水液代谢，如胃有"游溢精气"的作用，参与水液的代谢；而心主血脉，津血同源，若心阳虚衰也可影响到水液代谢，出现心悸、多尿。

## 六、血液运行与脏腑调控

人体血液的循行与五脏均有关系，尤与心的关系最为密切。心主血脉，心气推动血液在经脉内运行，以维持人的生命活动。

肝主疏泄，调畅气机，促进血液的运行。肝又主藏血，贮藏血液，调节血量，直接影响到血液的运行和血量的调配。

脾主统血，能统摄血液在经脉内运行，防止其溢出脉外，从而维持人体血液的正常运行。

肺朝百脉，全身的气血均通过经脉而朝会于肺，肺通过吸入清气，生成宗气，助心行血，参与对血液运行的调控。

肾阳温通血脉。肾阳为一身阳气之根，血得温则行，得寒则凝。肾阳温通血脉，能促进和维持血液的正常运行。

**【理论要点】**

1. 藏象学说，是指通过观察表现在外的生理病理现象，来研究和阐释人体内部脏腑组织器官的生理功能、病理变化及其诊断治疗规律的学说。藏象学说是中医基础理论的核心组成部分，具有极其重要的理论意义。

藏象学说根据脏腑的形态结构不同，生理和病理特点各异，将脏腑系统分为五脏、六腑和奇恒之腑。五脏共同的生理功能是化生和贮藏精气、藏神。其生理特点是"满而不能实""藏而不泻"。在形态上，五脏多为实质性脏器。六腑的共同生理功能是传化水谷，其生理特点是"实而不能满""泻而不藏""以通为用"。六腑在形态上多为中空的管腔器官。奇恒之腑是指有别于常腑的另一类脏器，其特点是功能上似脏，而形态上类腑。

藏象学说的特点主要有以下几个方面：一是以五脏为中心的整体观。人体以五脏为中心，在内联络其他脏腑和形体官窍，在外与自然界四时阴阳相互通应，形成以五脏为中心，以心作为最高主宰的五大系统。二是藏象学说中的脏腑器官，不仅是一个生物器官，更是一个超越形态的理论模型，具有独特的理论内涵。

2. 五脏，即心、肝、脾、肺、肾五个脏器的合称。五脏的共同生理功能是化生和贮藏人体精气，具有藏而不泻的生理特点，神志活动也归属于五脏。

心的主要生理功能为主血脉，推动血液在经脉内运行；心主神志，主宰、调节全身的机能活动。肺的主要生理功能是主气，主宣发肃降、通调水道，并朝百脉而主治节。脾的主要生理功能是主运化、主升清，为后天之本、气血生化之源。脾又主统血，参与维持血液在经脉内的正常运行。肝的主要生理功能是调畅气机，通利气血，在此基础上可以调节人的情志活动，促进脾胃的运化和胆汁的生成与排泄。肝又主藏血，调节血量分布，维持脏腑器官的生理功能。肾的生理功能十分重要，称为先天之本。肾藏精，主人体的生长发育与生殖。肾主水，其气化作用贯彻在水液代谢的始终。肾又主纳气，与肺相互配合以维持正常的呼吸运动。肾又被称为"阴阳之根""水火之脏"。

藏象学说中的五脏，还代表着五个系统。在人体的组织结构和生理功能上，五脏还与人体六腑、五官、九窍、五体、五华、五液、五志等有着系统联系。这种系统联系，有着十分重要的理论意义。在临床上，中医常通过观察五官、五志、五华等的异常表现，并根据它们与脏腑的系统联系，来诊断和治疗内部脏腑的病变。

五脏还与自然界四时阴阳构成系统联系，如肝属木，为阴中之阳，以应春气；心属火，为阳中之太阳，以应夏气等。由于五脏与自然界的这种联系及五脏不同的生理功能，使五脏具有各自的生理特性。掌握五脏的生理特性，对诊断和治疗疾病具有重要的指导意义。

3. 六腑，即胆、胃、小肠、大肠、膀胱和三焦的合称。六腑的共同生理功能是传化饮食物，具有"泻而不藏"的生理特点。饮食物的消化、吸收和食物糟粕的排泄是一个复杂的生理过程，是多个脏腑协调作用的结果。饮食物在消化、吸收和排泄过程中要经过七个狭窄关键部位，《难经》称为"七冲门"。这些部位对饮食物的消化过程常有较重要的生理、病理影响。

六腑的共同生理特点是"实而不能满"，泻而不藏，以通为用，以降为顺。故六腑的病变多表现为饮食物的消化、吸收和排泄障碍并多见于实证。这些理论，对中医临床具有较大的理论指导作用。如近年来开展的中西医结合治疗急腹症，运用"六腑以通为用"的理论，采用清热解毒、行气活血、通腑泻热的方法进行保守治疗，取得了显著的疗效，使很多患者避免了手术及后遗症。应指出，"六腑以通为用"的理论，只是针对六腑的功能特点而言，实际上六腑的通降太过和不及，均属于病态。

4. 奇恒之腑，指脑、髓、骨、脉、胆和女子胞。由于这些脏腑器官大多形态中空而类腑，但功能又大多藏蓄人体精气而似脏，故《内经》中将其称为"奇恒之腑"。

奇恒之腑是脏腑系统的重要组成部分。脑为髓之海，是人体的一个重要脏器，其功能与感觉和运动密切相关，也有部分医家著述认为脑还与精神活动有关。髓有脑髓和骨髓之分，主要为肾中精气所化，具有充骨、养脑、化血等功能。骨受精气充养，为人体支架，具有支撑人体、保护脏器、参与运动之功能。脉为血之府，具有通行气血阴阳，联络脏腑肢节等功能。女子胞为女性生殖器官，具有排泄月经、孕育胎儿的功能，与肝肾等脏和冲任二脉关系密切。

5. 脏腑之间的关系主要体现在精气血津液的代谢方面。同时也通过阴阳、五行构成内在联系。深入理解和掌握脏腑之间的生理、病理联系对于中医临床辨证论治具有重要的理论意义。

在脏与脏关系方面，心与肺主要体现在气与血的关系方面。心与脾的关系主要体现在血液的生成及运行等方面。心与肝的关系主要体现在血液和情志方面。心与肾的关系主要体现在阴阳相交、水火既济方面。肺与脾的关系主要体现在气的生成和水液代谢方面。肺与肝的关系主要体现气机升降平衡方面。肺与肾的关系主要体现在呼吸、水液以及金水相生方面。脾与肝的关系主要体现在消化和血液运行方面。脾与肾的关系主要体现在先后天与水液代谢方面。肝与肾的关系主要体现在精血同源和藏泄互用等方面。

脏与腑之间的关系，即表现为脏腑阴阳表里相合的关系。在组织结构上相表里的脏与腑位置一般比较接近并通过经络系统相互属络，在生理上脏与腑相互促进，而在发生病变时二者相互影响。

六腑之间的关系主要体现在消化和传导饮食物方面。在饮食物的消化吸收及糟粕传导排泄过程中，六腑之间相互配合，虚实更替，维持协调平衡。六腑共同的生理特点是"传化物而不藏"，以通为用，以降为和。掌握六腑的这些特点对指导临床实践有较重要的理论意义。

**【思考题】**

1. 试述中医学关于人体内脏的分类及其主要生理功能和生理特性。
2. 如何理解心主神志的生理功能？
3. 试述肺主宣发肃降生理功能的具体生理表现，以及其主要病理变化。
4. 试述脾主升的生理表现和主要病理变化。
5. 简述肝主疏泄生理功能的主要表现。
6. 为什么说久病及肾？
7. 何谓七冲门？如何理解六腑以通为用？
8. 试述影响女子胞生理功能的因素有哪些？
9. 何谓心肾相交？试述其主要病理变化有哪些。
10. 试述肺与肾之间的生理关系及主要病理变化。
11. 何谓精血同源？试述肝与肾之间的生理关系有哪些。
12. 试述脾与肾之间的生理关系及主要病理变化。
13. 试述参与人体饮食物的消化、吸收及食物糟粕排泄的相关脏腑功能。

# 第三章 气血津液

**【学习要求】**

掌握气、血、津液的概念和功能；气的生成、运动与分类；血的生成和循行；津液的生成、输布和排泄；气血津液之间的关系。

气、血、津、液是构成人体和维持人体生命活动的基本物质，是机体脏腑、经络等组织器官进行生理活动的物质基础。气，是不断运动的精微物质；血，即是血液，是行于脉内的红色液体；津液，是机体一切正常的水液。从气、血、津液的相对属性来分阴阳，气无形有质，具有推动、温煦等作用，属于阳；血与津液，都为液态物质，具有濡养、滋润作用，属于阴。

气血津液等生命活动的基本物质与脏腑经络的功能活动是密切相关的。机体的脏腑、经络等组织器官，进行生理活动所需要的能量，来源于气、血、津液；而气、血、津液的生成和代谢，则又依赖于脏腑、经络等组织器官的正常生理活动。因此，无论在生理还是在病理方面，气、血、津液和脏腑、经络等组织器官之间，始终存在着互为因果的密切联系。

## 第一节 气

### 一、气的概念

气是构成人体和维持人体生命活动的最基本物质。

#### （一）气是构成人体的最基本物质

气是构成万物的基本物质，《素问·天元纪大论》指出："在天为气，在地为形，形气相感而化生万物矣。"《素问·六节藏象论》谓："气合而有形，因变以正名。"指出自然界万物是由气聚合而成的，而气聚合的结构不同和性质差异，表现出了复杂多变的万事万物。人也是天地之交的产物，是宇宙万物的一个组成部分，所以《素问·宝命全形论》说："人以天地之气生，四时之法成。""天地合气，命之曰人。"人的形体构成，也是以气为最基本物质的。

#### （二）气是维持人体生命活动的最基本物质

人生于自然界之中，是一个开放的复杂的巨系统，人体的生长、发育和各种生命活动，需要与周围环境进行物质和能量的交换。如《素问·六节藏象论》说："天食人以五气，地食人以五味。五气入鼻，藏于心肺，上使五色修明，音声能彰；五味入口，藏于肠胃，味有所藏，以养五气。气和而生，津液相成，神乃自生。"人需要从"天地之气"中摄取营养成分，以养五脏之气，从而维持机体的生理活动。

# 二、气的生成

## （一）生成来源

人体气的生成来源可分为三个方面，一是自然界的清气，二是由饮食水谷所化生的水谷精微之气，三是肾中之精化生的精气。因肾藏先天之精，为先天之本，故肾精所化生的某些精气又称为先天之气；而饮食水谷化生的水谷精微之气与肺所吸入的自然界的清气相结合，则为后天之气。

## （二）气生成与脏腑的关系

气的生成与脏腑功能活动密切相关。气虽是脏腑功能活动的物质基础，但气的生成、运动、功能的正常发挥却与脏腑的功能活动密切相关。气的生成与肺、脾胃、肾等脏器的功能关系密切。

1. 肺为清虚之脏，主司呼吸，吸清呼浊，吸入自然界的清气，在气的生成过程中发挥着重要作用。《素问·六节藏象论》指出："肺者，气之本。"《素问·阴阳应象大论》言"天气通于肺"。

2. 脾主运化，胃司受纳，脾胃相合，接受容纳饮食，腐熟运化水谷，化生水谷精微之气，是人体之气的主要来源。虽然气的生成与肺、脾胃、肾的功能活动均有关系，但与脾胃功能的联系尤为密切。土能生金，肺主气，司呼吸的功能依靠着脾气的资助；而肾中所藏之先天之精也要依靠后天水谷之精的不断培育，脾胃功能活动在气生成中的作用至为重要，故称脾胃为生气之源。脾胃功能正常，则气的生成正常。若脾胃受纳腐熟水谷及运化转输精微的功能失常，则水谷之气来源匮乏，就会影响气的生成，引起气虚。气是维持生命活动的基本物质，气的不足，功能减退，即会变生他病。《灵枢·五味》指出："故谷不入，半日则气衰，一日则气少矣。"《明医杂著》说"胃司受纳，脾司运化，一纳一运，生化精气，津液上升，糟粕下降，斯无病矣。"

3. 肾为封藏之本，主藏精。肾中之精，包括先天之精和后天之精。先天之精禀受于父母，与生俱来，为生命的基础；后天之精化源于脾胃，后天而生，灌溉五脏六腑。先后天之精藏于肾中，相互促进，化生元气，故肾为生气之根。《医宗金鉴·删补名医方论》"参附汤注"言："先身而生，谓之先天；后身而生，谓之后天。先天之气在肾，是父母之所赋；后天之气在脾，是水谷之所化。先天之气为气之体，体主静，故子在胞中，赖母息以养气，则神藏而机静；后天之气为气之用，用主动，故育形之后，资水谷以奉生身，则神发而运动。天人合德，二气互用。故后天之气得先天之气，则生生而不息；先天之气得后天之气，始化化而不穷也。"

综上所述，气的生成与肺、脾胃、肾的生理功能密切相关。肺、脾胃、肾等脏腑的生理功能正常并保持相互间的协调平衡，则人体之气才能充沛；如果肺、脾胃、肾等脏腑的生理功能异常或脏腑之间失去协调平衡，就会影响到气的生成，或影响气的生理效应，形成气虚等病理变化。

# 三、气的生理功能

《难经·八难》说："气者，人之根本也。"气是构成人体和维持人体生命活动的基本物质，对于人体具有十分重要的作用，"人之有生，全赖此气"（《类经·摄生类》）。气聚则形生，气壮则体康，气衰则身弱，气散则神亡。《医门法律·先哲格言》指出："人之生死由乎气。"气的生理功能可以概括为以下几个方面。

## （一）推动作用

气的推动作用，即指气是具有活力的物质，对于人体生命活动具有激发和推动的作用。气的推动作用体现在推动生长发育、脏腑组织器官的功能活动、血液的生成与运行以及津液的生成输布排泄四个方面。

### 1. 推动人体的生长发育

人体的生长发育依靠元气的激发和推动。元气根于肾中精气。人自出生以后，随着年龄增加，肾中精气日渐充盛，身体逐渐发育成熟。到壮年，肾中精气充盛至极，身体壮实，精力充沛。至老年，肾中精气日益衰少，人体则渐渐衰老。元气的激发和推动作用正常，则人体生长发育正常。若能惜精养气，则可减缓衰老。如果肾中精气不足，就会影响生长发育，引起发育迟缓或导致早衰。

### 2. 推动脏腑经络组织器官的功能活动

气分布于全身，布散于脏腑、经络、组织器官，推动着脏腑经络组织器官的功能活动。气充沛，则全身功能活动正常；气亏损不足，推动作用减弱，就会引起脏腑经络组织器官的功能减退，出现各种气虚病证。例如，心气不足，则心主血脉和主神的功能减退，出现心悸气短，神疲乏力等症状；肺气不足，则主气司呼吸功能减退，出现气短息微，呼吸无力，甚则喘促等现象。

### 3. 推动血液的生成与运行

血液的生成依靠着脏腑正常的功能活动，而脏腑功能活动的维持又必须依靠着气的激发和推动，所以说血液的生成与气的推动作用密切相关；血有形属阴而主静，气无形属阳而主动，血液的运行必须依靠气的推动作用，才能周流于全身，荣周不休。《景岳全书·诸气》说："血无气不行，血非气不化。"即明确指出了气的推动作用在血液的生成和运行中的重要性。气充足则血液的生成与运行就正常，若气虚不能生血，影响到血液的生成，就会引起血虚，出现气血两虚；若气虚无力行血，影响到血液的运行，则会引起血行迟缓，出现气虚血瘀。若气机失调，气的运动失常，影响到血液运行，便会引起血液运行失常，如血随气逆等。

### 4. 推动津液的生成、输布和排泄

津液来源于水谷精微，依靠着脏腑功能活动而生成，需要气的推动。津液有形属阴主静，所以津液的运行，津液在体内的转输布散，必须依靠气的推动。代谢后的水液化为汗、尿向体外排泄，依赖着气的推动。气行则水行，气滞则水停。

## （二）温煦作用

气的温煦作用是指气能温暖全身，是人体热量的来源。《难经·二十二难》说："气主煦之。"气的温煦作用是通过阳气的作用体现出来的，如《质疑录·论阳常有余》说："人身通体之温者，阳气也。"《医碥·气》也指出："阳气者，温暖之气也。"

气的温煦作用在生命活动中具有重要的生理意义。第一，可使人体维持相对恒定的体温，人体的体温，是依靠气的温煦作用来维持恒定的。第二，有助于脏腑经络组织器官的功能活动。第三，血液和津液等液态物质也要在气的温煦作用下正常运行和进行正常的生理活动。

气的温煦作用失常，表现在两个方面。一是气虚温煦功能减退，引起一系列寒象，出现畏寒喜热、四肢不温、血和津液运行迟缓等。二是气机郁结阻滞，气聚而不散，郁而化热，出现发热等现象。《素问·刺志论》说："气实者，热也；气虚者，寒也。"气虚为阳虚之渐，阳虚为气虚之极。气虚强调的是功能的减退，而阳虚则是在功能减退的基础上又见寒象。

### （三）防御作用

气的防御作用是指气具有保卫人体抗御外邪的作用。人体防御外邪侵犯的作用机理是非常复杂的，虽然包括了气、血、津液和脏腑、经络等组织器官的多方面的综合作用，但气在其中所起的作用是相当重要的。气的防御作用体现在两个方面。

**1. 护卫全身肌表，防御外邪入侵**

肌表皮毛是身体之藩篱，也是外邪侵犯人体的途径。肺宣发卫气于肌表皮毛，卫气充盛，则外邪难以入侵。《素问·刺法论》说："正气存内，邪不可干。"说明正气充盛，抗邪有力，就不会引起疾病。若正气不足，防御作用减弱，抗病能力下降，就易于受到邪气侵犯，引起疾病的发生。故《素问·评热病论》说："邪之所凑，其气必虚。"

**2. 与邪相争，驱邪外出**

邪气侵犯人体，与正气交争，若正气旺盛，自可战胜邪气，并驱邪外出，使疾病痊愈。若正气不足，无力驱邪，则邪气留连不解，病难速愈。《类经·疾病类》说："正气不足，邪气有余，正不胜邪，病必留连不解……正气内强，则根本无害，逼邪外出，则营卫渐平。"

### （四）固摄作用

气的固摄作用是指气对血液、津液和精液等液态物质具有固护统摄，防止其无故流失的作用。气的固摄作用体现在三个方面。

**1. 固摄血液**

血液的正常运行必须依靠气的固摄才不会逸出脉外。《薛氏医案·吐血》说："血之所统者，气也。"固摄血液是脾气的作用，脾气充足，摄血有权，则血液正常循行脉中，不会逸出脉外。若脾气不足，统血无权，出现各种出血。

**2. 固摄津液**

津液在体内的输布及代谢后的水液向体外排泄，均需依靠气的固摄作用才不会过多流失。津液包括汗液、尿液、唾液、胃液、肠液等，其分泌和排泄，要受气的调节，防止过多流失。固摄汗液依靠卫气固密，固摄尿液依靠肾气封藏，固摄涎液依靠脾气充盛。若气的固摄作用减弱，不能摄津，可出现自汗、多尿或小便失禁、流涎、泛吐清水、泄泻滑脱等。

**3. 固摄精液**

精液依靠气的固摄作用藏于体内而不妄泄，才能发挥正常的生理效应。固摄精液是肾气封藏作用的具体体现。气不固精，可出现遗精、滑精和早泄等。《景岳全书·遗精》说："滑精者，无非肾气不守而然。"

### （五）气化作用

气化是指通过气的运动而产生的各种变化，是指精、气、血、津液等物质各自的新陈代谢及相互间的转化。

哲学上的气化是指气的运动变化，泛指自然界一切物质的变化。如《素问·至真要大论》说："少阴司天为热化，在泉为苦化，不司气化，居气为灼化。"指的是自然界六气的变化。

人体的气化是指体内气的运动变化，指脏腑功能活动，物质的代谢，物质之间的相互转化等。《素问·阴阳应象大论》所言的"味归形，形归气；气归精，精归化；精食气，形食味；化生精，气生形"，就是对人体气化过程的概括。

如果气化功能失常，就会影响到气、血、津液等物质的新陈代谢及其相互转化，影响到脏腑功能活动，影响到饮食物的消化吸收，影响到汗液、尿液的排泄，从而形成各种代谢异常的病变。

### （六）营养作用

营养作用是指气具有营养全身，为脏腑经络组织器官提供必需营养物质的作用。

气是构成人体和维持生命活动的基本物质，具有物质的特性。由水谷精气化生的营气和卫气，具有营养全身的作用。《灵枢·邪客》说："营气者，泌其津液，注之于脉，化以为血，以荣四末，内注五脏六腑。"《灵枢·本藏》说："卫气者，所以温分肉，充皮肤，肥腠理，司开合者也。"均指出了营气、卫气对于全身的营养作用。

## 四、气的运动

气的运动称作气机。气是活力很强的物质，运动是气的根本属性。气流行分布于全身，激发推动脏腑经络组织器官的功能，维持人体的生命活动。《灵枢·脉度》指出："气之不得无行也，如水之流，如日月之行不休，故阴脉荣其脏，阳脉荣其腑，如环之无端，莫知其纪，终而复始。其流溢之气，内溉脏腑，外濡腠理。"气机正常，则生命活动正常，若气机失调，则会引起生命活动异常。

气运动的基本形式是升降出入。气的运动形式是多种多样的，《黄帝内经》把气的运动形式概括为升、降、出、入四个方面。如《素问·六微旨大论》说："出入废则神机化灭，升降息则气立孤危。故非出入，则无以生长壮老已；非升降，则无以生长化收藏。是以升降出入，无器不有。故器者，生化之宇，器散则分之，生化息矣。"气的升降与出入是相互联系，互为因果的。《读医随笔·升降出入论》说："无升降则无以为出入，无出入则无以为升降，升降出入，互为其枢者也。"

人体的脏腑经络组织器官，是气的升降出入场所。正是由于气的运动，才产生了人体的生理活动。气的升降出入运动，是人体生命活动的根本；气的升降出入运动一旦止息，生命活动也就终止而死亡。《素问·六微旨大论》指出："死生之机，升降而已。"

气的升降出入运动，不仅推动和激发着人体的各种生理活动，而且也只有在脏腑经络组织器官的生理活动中，才能得到具体的体现。例如肺主司呼吸，主宣发肃降的功能活动，体现着气的升降与出入，宣发呼浊是出，肃降吸清是入；宣发是向上向外的升宣布散，肃降是向下向内的清肃下降。中焦脾胃是气机升降之枢，脾气主升，胃气主降，心肺肝肾的升降运动，必以脾胃为枢轴，方能和谐调畅。《四圣心源·阴阳变化篇》说："中气者，阴阳变化之枢轴。"其"中气"篇进一步解释说："脾升则肾肝亦升，故水木不郁；胃降则心肺亦降，故金火不滞。中气者，和济水火之机，升降金木之轴。"肝主疏泄，以升、动为生理特点，肾主纳气，藏精，以下降闭藏为生理特性。

气的运动正常，升降出入之间协调平衡，称作气机调畅。若气的运动失常，升降出入之间失去平衡，即会引起"气机失调"的病理变化。"气机失调"有多种表现形式。如由于某些原因，气的运动受到阻碍，停留阻滞于局部，称作"气滞"；气的上升太过或下降不及时，称作"气逆"；气的上升不及或下降太过时，称作"气陷"；气不能内守而外逸时，称作"气脱"；气出入受阻，不能外达而结聚于内时，称作"气闭"。

# 五、气的分布与分类

人体之气，由自然界之清气，水谷精微之气，肾中精气在肺、脾胃、肾等脏腑的综合作用下而生成，运动不息，分布全身。由于其组成部分、分布部位和功能特点的不同，而又有不同的名称。《素问·六节藏象论》说："气合而有形，因变以正名。"《灵枢·顺气一日分为四时》则说："气合而有形，得脏而有名。"

## （一）元气

### 1. 基本概念

元气又名原气，是人体最基本、最重要的气，是人体生命活动的原动力。

### 2. 组成

元气根于肾中，由肾中精气所化生，以受之于父母的先天之精为基础，又依赖后天水谷精气的培育。《难经·三十六难》说："命门者，诸神精之所舍，原气之所系也。"《景岳全书·传忠录·命门余义》说："命门为元气之根。"明确指出元气根源于肾，由肾中精气化生。肾中精气虽以先天之精为基础，但必须依靠后天精气的不断培育。《脾胃论·脾胃虚实传变论》指出："元气之充足，皆由脾胃之气无所伤，而后能滋养元气。若胃气之本弱，饮食自倍，则脾胃之气即伤，而元气亦不能充。"元气的盛衰，不仅取决于先天禀赋，而且与脾胃运化水谷的功能也密切相关。

### 3. 分布

元气根于肾中，通过三焦，分布全身。《难经·六十六难》说："三焦者，原气之别使也。"三焦为元气运行的通道。

### 4. 主要功能

元气的主要功能，是推动人体的生长和发育，温煦和激发各个脏腑经络组织器官的生理活动。《景岳全书·传忠录·命门余义》："命门为元气之根，水火之宅，五脏之阴气非此不能滋，五脏之阳气非此不能发。"机体的元气充沛，则脏腑经络组织器官的功能就正常，机体强健而少病。若因先天禀赋不足，或后天失调，或久病损耗，造成元气的生成不足或耗损太过时，就会引起元气虚衰而产生各种病变。

## （二）宗气

### 1. 基本概念

宗气又称大气，是积于胸中之气。《灵枢·五味》说："其大气之抟而不行者，积于胸中，命曰气海。"《灵枢·海论》说："膻中者，为气之海。"宗气在胸中积聚之处，称作"气海"，又称"膻中"。与下气海（丹田）相对而言，膻中又称为上气海。如《医门法律·先哲格言》说："故上有气海，曰膻中也，其治在肺。中有气血水谷之海，曰中气也，其治在脾胃。下有气海，曰丹田也，其治在肾。"

### 2. 组成

宗气是由自然界清气和水谷精气在胸中相合组成。因此，肺的呼吸功能与脾胃的运化功能正常与否，直接影响着宗气的盛衰。《医门法律·明辨息之法》说："膻中宗气主上焦息道，恒与肺胃关通。"

### 3. 分布

宗气聚集于胸中，贯注于心肺之脉。一方面分布于肺、息道和鼻，一方面贯注于心，进入脉内，下注丹田，注足阳明之气街，复下行于足。有关宗气分布的记载，主要见于《灵枢经》。如《灵枢·邪气脏腑病形》说："宗气上出于鼻而为臭。"《灵枢·五味》说："（宗气）出于肺，循喉咽，故呼则出，吸则入。"《灵枢·刺节真邪》又说："宗气留于海，其下者，注于气街；其上者，走于息道。"《灵枢·邪客》说："宗气积于胸中，出于喉咙，以贯心脉而行呼吸焉。"《类经·针刺类·解结推引》载："蓄于丹田，注足阳明之气街而下行于足。"

### 4. 主要功能

宗气的主要功能有三个方面。

（1）走息道以司呼吸　宗气积于胸中，上行喉咙，助肺司呼吸。呼吸的强弱与宗气的盛衰有密切联系。音声出于喉咙，喉为气出入之门户，为声音之枢，所以语言、声音的强弱，也与宗气的盛衰有关。《医门法律·明辨息之法》说："息出于鼻，其气布于膻中。膻中宗气主上焦息道，恒与肺胃关通，或清而徐，或短而促，咸足以占宗气之盛衰。"

（2）贯心脉以行气血　宗气聚于胸中，灌注于心脉，助心行气血。气血的运行，心搏强弱、节律、心率等，均与宗气盛衰有关。虚里为心尖搏动处，在左乳下。临床常以诊察虚里处的变化来测知宗气的盛衰。《素问·平人气象论》说："胃之大络，名曰虚里，贯膈络肺。出于左乳下，其动应衣，脉宗气也。"

（3）主司视、听、言、动等功能活动　宗气主司着气血的运行和呼吸的运动，因而对人体的运动、感觉等多种生理活动具有调节作用。《读医随笔·气血精神论》说："宗气者，动气也。凡呼吸、言语、声音，以及肢体运动，筋力强弱者，宗气之功用也。"

## （三）营气

### 1. 基本概念

营气又称荣气，是指行于脉中之气。营行脉内，化生血液，与血关系极为密切，可分而不可离，故常常"营血"并称。营气与卫气相对而言，属于阴，故又称为"营阴"。

### 2. 组成

营气来源于脾胃运化的水谷精微之气，由水谷精气中的精华部分化生。《灵枢·营卫生会》说："营出于中焦。"并进一步论述："人受气于谷，谷入于胃，以传于肺，五脏六腑皆以受气，其清者为营，浊者为卫。"

### 3. 分布

营气分布血脉之中，成为血液的组成部分并循脉上下，营运于全身。故《素问·痹论》说："营者，水谷之精气也。和调于五脏，洒陈于六腑，乃能入于脉也。故循脉上下，贯五脏，络六腑也。"

### 4. 主要功能

营气的主要生理功能有营养全身和化生血液两个方面。水谷精微中的精专部分，是营气的主要成分，是脏腑、经络等生理活动所必需的营养物质，同时又是血液的组成部分。所以《灵枢·邪客》说："营气者，泌其津液，注之于脉，化以为血，以荣四末，内注五脏六腑。"

### （四）卫气

**1. 基本概念**

卫气是行于脉外之气。卫气与营气相对而言，属于阳，故又称"卫阳"。

**2. 组成**

卫气来源于脾胃运化的水谷精微之气，由水谷精气中的"悍气"化生。具有"慓疾滑利"的特性。《素问·痹论》说："卫者，水谷之悍气也。其气慓疾滑利，不能入于脉也，故循皮肤之中，分肉之间，熏于肓膜，散于胸腹。"与营气相对，卫气为水谷精气中之"浊"者，活动力强，流动迅速，所以它不受脉管的约束，运行于皮肤、分肉之间，熏于肓膜，散于胸腹。

**3. 分布**

卫气行于脉外，通过肺的宣发作用，分布于全身。

**4. 主要功能**

卫气的生理功能有三个方面。一是护卫肌表，防御外邪入侵。《灵枢·本藏》说："卫气和，则分肉解利，皮肤润柔，腠理致密矣。"卫气充足，则腠理固密，邪气难以侵犯人体。二是温养脏腑、肌肉、皮毛。三是调节控制腠理的开合、汗液的排泄，以维持体温的相对恒定。《灵枢·本藏》说："卫气者，所以温分肉，充皮肤，肥腠理，司开合者也。"

营气和卫气，都以水谷精气为其主要的生成来源，但是"营在脉中""卫在脉外"；营主内守而属于阴，卫主外卫而属于阳，营卫协调，不失其常，才能维持正常的腠理开合、正常的体温，以及正常的防御外邪的能力；反之，若营卫不和，即可出现多种病变。

# 第二节　血

## 一、血液的概念

血是行于脉内的红色液态样物质，是构成人体和维持人体生命活动的基本物质之一，具有很高的营养和滋润作用。

血液必须在脉中循环运行，才能发挥它的生理效应。如因某些原因而逸出于脉外，即为出血，又可称为"离经之血"。

脉是血液运行的通道。血行脉中，故脉有"血府"之称。故《素问·脉要精微论》说："脉者，血之府也。"脉的功能为壅遏血液，防止血液逸出脉外。《灵枢·决气》说："壅遏营气，令无所避，是谓脉。"

## 二、血液的生成

### （一）血液化生的物质基础

**1. 营气**

营气是血液的组成部分。《灵枢·邪客》说："营气者，泌其津液，注之于脉，化以为血，以荣四末，内注五脏六腑。"《读医随笔·气血精神论》说："夫生血之气，营气也。营盛即血盛，营衰即血衰。"

### 2. 津液

津液经孙络渗入脉中，是血液的一个组成部分。《灵枢·痈疽》说："中焦出气如露，上注溪谷，而渗孙脉，津液和调，变化而赤为血。"

### 3. 肾精

肾藏精，精生髓，髓生血，故肾精是化生血液的物质基础之一。《侣山堂类辩·辩血》说："肾为水脏，主藏精而化血。"

营气和津液，都源于脾胃化生的水谷精微，而肾中所藏之先天之精，也要依赖后天水谷精微的不断培育，所以说血液的化生与脾胃功能关系密切，脾胃是血液生化之源。《灵枢·决气》说："中焦受气取汁，变化而赤，是谓血。"说明了脾和胃（中焦）的腐熟运化功能在生成血液过程中的作用。饮食营养的状况，也影响着血液的化生，《医门法律·虚劳论》说："饮食多自能生血，饮食少则血不生。"

### （二）血液生成与脏腑的关系

1. 脾胃为后天之本，气血生化之源，脾胃化生的水谷精微是生成血液的物质基础。脾胃运化功能的强弱，直接影响着血液的化生。《景岳全书·传忠录·藏象别论》说："血者，水谷之精也。源源而来，而实生化于脾。"若中焦脾胃虚弱，不能运化水谷，不能化生精微，则会引起血虚。

2. 肾主藏精，精能生髓，髓能生血。《张氏医通·诸血门》说："气不耗，归精于肾而为精；精不泄，归精于肝而化清血。"

3. 心的功能活动有助于血液的生成，《素问·阴阳应象大论》说："心生血。"

4. 血液的生成要通过营气和肺的作用，方能化生为血，《灵枢·营卫生会》说："中焦亦并胃中，出上焦之后，此所受气者，泌糟粕，蒸津液，化其精微，上注于肺脉，乃化而为血。以奉生身，莫贵于此，故独得行于经隧。"

5. 肝具生发之气，为造血之官，在血液的生成过程中发挥重要作用。《素问·六节藏象论》说："（肝）其充在筋，以生血气。"肝在血液生成中的作用，既与肾中精气有关，又与促进脾、心的生血功能有关。

# 三、血液的循行

### （一）血液运行与脏腑的关系

血液的正常运行与心、肝、脾、肺四脏的功能活动关系密切。

### 1. 心主血脉

心脏有节律地不停搏动，推动着血液在脉中运行不息，环周不休。《医学入门·脏腑》说："人心动，则血行于诸经。"心主血脉的功能依靠着心气的充沛。心气的推动作用，在血液运行中起着十分关键的作用。

### 2. 肝主疏泄而藏血

血液的运行依靠着气的推动，肝主疏泄，调畅气机，调节着气的运动，从而促进血液的运行。疏泄正常，气机调畅，则血液的运行正常。若疏泄失常，或不及而致气滞，或太过引起气逆，均会导致血液运行的异常。肝主贮藏血液和调节血量，能根据不同的生理状态，调节血液的分布。

### 3. 脾主统血

脾气的固摄作用能统摄血液在脉中运行，防止血液逸出脉外。《沈注金匮要略·卷十六》说："五脏六腑之血，全赖脾气统摄。"

### 4. 肺朝百脉而助心行血

全身的血通过经脉聚会于肺，进行清浊之气的交换。肺主气，调节着全身气的运动，辅助心脏，推动和调节着血液的运行。

此外，肾阳的温煦功能，对于血液的正常运行也起着重要作用。

## （二）血液运行与气的关系

血液的正常运行与气的关系十分密切。气的推动作用是血液正常运行的动力，气的固摄作用是血液能够在脉中正常运行的重要条件。推动与固摄之间相反相成，协调平衡，是维持血液正常运行的重要因素。若推动作用减弱，行血无力，则引起血行缓慢，甚或停滞，为气虚血瘀。若固摄作用减退，不能统血，则血液外溢，引起出血，为气不摄血。

## （三）血液运行与寒温的关系

寒温适度，血液才能正常运行。《素问·调经论》说："血气者，喜温而恶寒，寒则涩不能流，温则消而去之。"血液得温而行，遇寒则凝，热则迫血妄行。

# 四、血液的功能

血液的生理功能是营养和滋润全身。

《难经·二十二难》说："血主濡之。"概括了血的营养和滋润作用。血液的营养滋润作用体现在两个方面。一是营养滋润全身脏腑组织。二是养神，为精神情志活动的物质基础。

血液流行于经脉之中，内至五脏六腑，外达皮肉筋骨，如环无端，运行不息，对全身各脏腑组织器官起着营养和滋润作用，以维持其正常的生理活动。《素问·五脏生成篇》说："肝受血而能视，足受血而能步，掌受血而能握，指受血而能摄。"指出机体的感觉和运动，必须依赖于血所提供的营养和滋润作用才能维持正常的活动。《景岳全书·血证》说："故凡为七窍之灵，为四肢之用，为筋骨之柔和，为肌肉之丰盛，以至滋脏腑，安神魂，润颜色，充营卫，津液得以通行，二阴得以调畅，凡形质所在，无非血之用也。"血的营养和滋润作用，具体体现在面色的红润、肌肉的丰满和壮实、皮肤和毛发的润泽有华、感觉和运动的灵活自如等方面。如果血的生成不足或持久地过度耗损，或血的营养和滋润作用减弱，均可引起血虚的病理变化，出现头昏目花、面色不华或萎黄、毛发干枯、肌肤干燥、肢体麻木等表现。

血能养神，是精神活动的物质基础。《素问·八正神明论》说："血气者，人之神，不可不谨养。"人的精力充沛，神志清晰，感觉灵敏，活动自如，均有赖于血气的充盛，血脉的调和与流利。《灵枢·平人绝谷》说"血脉和利，精神乃居。"如果血虚、血热或运行失常，均可引起健忘、多梦、失眠、神衰、烦躁，甚则可见神志恍惚、惊悸不安，以及谵狂、昏迷等神志失常的临床表现。

# 第三节 津 液

## 一、津液的概念

津液是机体一切正常水液的总称，是构成人体和维持人体生命活动的基本物质。

津液包括各脏腑组织器官的内在体液及其正常的分泌物，如胃液、肠液和涕、唾、关节液等，习惯上也包括汗、尿、泪等。《读医随笔·气血精神论》说："汗与小便，皆可谓之津液，其实皆水也。"

津和液，虽同属水液，但由于在性状、功能及分布部位等方面的不同，因而有津与液的区别。一般地说，性质清稀，流动性大，主要布散于体表皮肤、肌肉和孔窍，并能渗注于血脉，起滋润作用的，称为津；性质稠厚，流动性小，灌注于骨节、脏腑、脑、髓等组织，起濡养作用的，称为液。《灵枢·五癃津液别》说："津液各走其道，故三焦出气，以温肌肉，充皮肤，为其津；其流而不行者，为液。"《灵枢·决气》指出："腠理发泄，汗出溱溱，是谓津；谷入气满，淖泽注于骨，骨属曲伸，泄泽补益脑髓，皮肤润泽，是谓液。"津和液之间虽有区别，但因其本属一体，在生理活动中，互相补充，相互转化，故津和液常同时并称。但在病理上，却有"伤津"和"脱液"之别，须加以区分。

## 二、津液的生成、输布和排泄

津液的生成、输布和排泄，又称津（水）液代谢。水液代谢是一个复杂的生理过程，涉及多个脏腑的生理功能。《素问·经脉别论》说："饮入于胃，游溢精气，上输于脾，脾气散精，上归于肺，通调水道，下输膀胱，水精四布，五经并行。"这是对津液的生成和输布、排泄过程的简明概括。

### （一）津液的生成

津液来源于饮食水谷，通过脾、胃、小肠、大肠的消化吸收而生成。脾胃腐熟运化：胃主受纳腐熟，为水谷之海，饮入胃中，经"游溢精气"的变化，"上输于脾"，经脾主运化升清，将津液上输于心肺，而后输布全身。

小肠主液：小肠受盛化物，泌别清浊，吸收饮食物中的大量水液。《脾胃论·卷下》说："大肠主津，小肠主液，大肠、小肠受胃之营气，乃能行津液于上焦，灌溉皮毛，充实腠理。"

大肠主津：大肠吸收食物残渣中的多余水分，参与津液的生成过程。

### （二）津液的输布

津液在体内的转输和布散是依靠肺、脾、肾、肝和三焦等脏腑功能的综合作用而完成的。

#### 1. 肺主行水

肺为水之上源，主宣发肃降，通调水道。通过宣发将脾上输的津液布散到肌表皮毛；通过肃降，将津液向下向内布散，营养全身。《血证论·阴阳气血水火论》说："津液足，则胃上输于肺，肺得润养，其叶下垂，津液又随之而下，如雨露之降，五脏戴泽，莫不顺利。"

### 2. 脾主运化

脾主运化水液，一方面将津液"上输于肺"，另一方面将津液直接输送至全身，濡养脏腑，"以灌四旁"。脾气在水液的转输布散过程中发挥着极为重要的作用。若脾气不足，运化乏力，就会引起水湿停留，发生多种疾患。

### 3. 肾主水

肾主宰着全身水液的输布。《素问·逆调论》说："肾者水脏，主津液。"肾对津液的主宰作用，主要依靠肾中阳气的蒸腾气化作用。一方面，肾阳的气化作用贯穿于水液代谢的全过程，凡胃的"游溢精气"、脾的"散精"、肺的"通调水道"、小肠的"分清别浊"等功能活动，都需要依靠肾中阳气的蒸腾气化而实现。另一方面，全身的津液，都要通过肾的蒸腾气化，升清降浊，使"清者"蒸腾上升，向全身布散；"浊者"下降化为尿液，注入膀胱。

### 4. 肝主疏泄，通利水液运行

肝主疏泄，调畅气机，促进调节血液循行，从而亦促进并调节着水液的运行。

### 5. 三焦决渎

三焦是水液在体内转输布散的通道，具有运行水液的功能。《素问·灵兰秘典论》说："三焦者，决渎之官，水道出焉。"三焦气化功能正常，则水道通利，津液输布正常。

## （三）津液的排泄

代谢后的水液，即废水，主要通过汗和尿排出体外，另外，通过呼吸和粪便也能排出一些水液。水液的排泄主要与肺、脾、肾的功能活动有关。

汗液是通过阳气的蒸腾作用而排出体外的。如《素问·阴阳别论》说："阳加于阴谓之汗。"汗液的排泄主要依靠着肺的宣发功能，肺将津液布散到皮毛，代谢后的部分水液经过气化作用即化为汗而排出体外。心在液为汗，汗液的排泄与心的功能也有密切联系。

尿液的生成与多个脏腑的生理活动有关，但与肾的关系最为密切。尿液的生成与排泄主要依赖肾中阳气的气化作用，而膀胱的贮尿和排尿也有赖于肾阳的固摄和气化作用。

综上所述，津液的代谢，虽与多个脏腑的生理功能有关，但尤与肺、脾、肾三脏的功能相关。故《景岳全书·肿胀》说："水为至阴，故其本在肾；水化为气，故其标在肺；水惟畏土，故其制在脾。"其中，以肾的功能最为关键。故《素问·逆调论》说："肾者水脏，主津液。"

# 三、津液的功能

津液具有滋润濡养全身和化生血液的功能。

## （一）滋润濡养全身

津液布于全身，以水为主体，具有滋润作用；富含营养物质，具有濡养作用。布散于肌表的津液，能够滋润皮毛肌肤；流注于孔窍的津液，滋润和保护眼、鼻、口等孔窍；注入于内脏组织器官的津液，濡养和滋润各脏腑组织器官；渗入于骨的津液，具有充养和濡润骨髓、脊髓和脑髓等作用。《灵枢·决气》说："腠理发泄，汗出溱溱，是谓津。……谷入气满，淖泽注于骨，骨属屈伸，泄泽补益脑髓，皮肤润泽，是谓液。"

### （二）化生血液

津液是生成血液的物质基础之一，具有化生血液的作用。津液通过孙络渗入于血脉，与营气相合，经心肺气化，化赤为血。《灵枢·邪客》说："营气者，泌其津液，注之于脉，化以为血。"

## 第四节　气血津液之间的关系

## 一、气与血的关系

《难经·二十二难》说："气主煦之，血主濡之。"气无形主动属阳，血有形主静属阴，气与血之间的关系是相互依存、相互促进的阴阳互根互用关系。如《张氏医通·诸血门》说："盖气与血，两相维附。气不得血，则散而无统；血不得气，则凝而不流。"气与血的关系可以概括为"气为血之帅，血为气之母"。

### （一）气为血之帅

#### 1. 气能生血

气能生血是指血液的生成必须依赖气的推动作用和气化作用。营气和津液，是化生血液的主要物质，其生成和化生血液均需气的推动和气化作用。肾精化生血液也必须依赖气的气化。气旺，则化生血的功能亦强；气虚，则化生血的功能亦弱，甚则可导致血虚，出现气血两虚。临床治疗血虚时，常常配伍补气药物，这是气能生血理论的实际应用。

#### 2. 气能行血

气能行血是指血液的正常运行必须依靠气的推动作用。血属阴而主静，血不能自行，其运行必须有赖于气的推动，气行则血行。若气虚行血无力，引起血液运行迟缓，称为气虚血瘀；气滞不能行血，血液停留在局部，引起气滞血瘀；气机逆乱，血行亦随气的升降出入异常而逆乱。如血随气逆、血随气陷等。临床治疗血行失常的病证时，常分别配合应用补气、行气、降气等药物，这是气能行血理论的实际应用。

#### 3. 气能摄血

气能摄血是指血液的正常运行必须依赖气的固摄作用。血在脉中循行而不逸出脉外，主要依赖于气对血的固摄作用。如果气虚而固摄血液的作用减弱，可导致各种出血的病症，即气不摄血。临床治疗气虚引起的出血时，必须配伍补气的药物，补气摄血，达到止血的目的。

### （二）血为气之母

血为气之母，即血能载气。血能载气是指无形之气必须要依附于有形之血中，并受血液的滋养才不会散失。气活力很强，易于逸脱，所以气必须依附于有形的血和津液，而存在于体内。如果气失去依附，则会浮散无根而发生气脱。血虚者，气亦易衰；血脱者，气亦易脱。在大出血时，随着血液的大量丢失，气也会脱失，称为气随血脱。在治疗大出血时，因"有形之血不能速生，无形之气所当急固"，往往多用益气固脱之法，其机理就在于此。

## 二、气与津液的作用

气与津液的关系与气血之间的关系是相同的，气无形属阳，津液有形为阴，气与津液之间的关系是相互依存、相互促进的互根互用关系。

### （一）气对津液的关系

#### 1. 气能生津

气能生津是指津液的生成必须依赖气的推动作用和气化作用。津液的生成与脾的散津、胃的游溢精气、小肠主液、大肠主津等脏腑功能活动有关，脾胃、大肠、小肠的功能活动都要依靠气的推动和气化作用。气旺则津生，气虚则津亏。

#### 2. 气能行津

气能行津又称气能化津，是指津液的运行必须依靠气的推动和气化作用。津液属阴主静，津液的运行必须依靠气的推动，气行则水行。若气虚，无力行水，可引起水液停聚；气滞，不能行水，则水液停留于局部，形成痰饮水湿，引发种种病变。

#### 3. 气能摄津

气能摄津是指津液的正常运行必须依赖气的固摄作用。津液的输布与排泄必须依靠气的固摄作用的调节，才不会过多流失。若气虚，固摄作用减退，可引起自汗、多尿、流涎等气不摄津的表现。

### （二）津液对气的作用

津能载气。津能载气是指无形之气必须要依附于有形的津液中，并受津液的滋养才不会散失。津液也是气的载体之一，《研经言·原营卫》说："荣行脉中，附丽于血；卫行脉外，附丽于津。"若津液大量流失，则随着津液的丢失，气也会脱失，称为气随津脱，或气随液泄。《金匮要略心典·痰饮篇》说："吐下之余，定无完气。"

## 三、血与津液的关系

血与津液的关系是津血同源。津血同源是指血和津液都来源于水谷精气，并可相互化生，两者关系密切，盛则同盛，衰则俱衰。

病理上，血和津液之间也多相互影响。如在失血过多时，脉外之津液，可渗注于脉中，以补偿脉内血液容量的不足；与此同时，由于脉外津液大量渗注于脉内，则可形成津液的不足，出现口渴、尿少、皮肤干燥等病理现象。反之，在津液大量损耗时，不仅渗入脉内之津液充足，甚至脉内之津液亦可渗出于脉外，形成血脉空虚、津枯血燥等病变。因此，对于失血患者，临床上不宜采用汗法，《伤寒论》有"衄家不可发汗"和"亡血家不可发汗"之诫；对于多汗夺津或津液大亏的患者，亦不可轻用破血、逐血之峻剂，故《灵枢·营卫生会》又有"夺血者无汗，夺汗者无血"之说。这是"津血同源"理论的实际应用。

【理论要点】

气、血、津液是构成人体和维持人体生命活动的基本物质，因为组成成分、分布部位、生理功能的不同，而有不同的名称。气是构成人体的最基本物质，又是维持人的生命活动的最基本物质。血，是循行于脉内的红色液态物质。津液，是人体内正常水液的总称。其性质清稀，分布表浅者为津；性质稠厚，灌注内脏、骨节者为液。气、血、津液既是脏腑组织器官生理活动的产物，又是脏腑组织器官功能活动的物质基础，气、血、津液的生成、运行，与脏腑功能活动是密切相关的。

1. 医学气的理论源于中国古代哲学的"精气学说"，是哲学对医学影响的具体体现，其内容既有世界是由物质组成的哲学原理，又有哲学原理与医疗实践紧密结合而升华出的医学理论。我们研究学习的重点是医学中气的内容。人体的气是构成人体和维持人体生命活动的基本物质，是无形有质、不断运动的、极其细微的物质。

气的生成来源有三个方面，一是自然界的清气，二是饮食物化生的水谷精微之气，三是肾精化生的精气。气的生成与肺、脾胃、肾的生理活动密切相关。

气的功能主要有推动作用、温煦作用、防御作用、固摄作用、气化作用、营养作用六个方面，从人体的生长发育、脏腑器官的功能活动、体温的恒定、液态物质的生成与运行、物质之间转化等不同方面阐述了生命活动的形式以及气在其中所发挥的作用。

气的运动称为气机，气的运动形式是非常复杂的，《内经》将其概括为升降出入四个方面。由于气是无形的，气的运动是不可见的，所以气的运动只能通过脏腑的功能活动体现出来。在脏腑气机升降运动中，肺主宣发肃降，调节着气的升降出入；脾胃居于中焦，是气机升降的枢纽。

由于气的部位不同，组成成分和功能特点的差异，气便有了不同的名称。元气是人体最根本和最重要的气，由肾中精气组成，并受水谷精气的滋养，通过三焦分布到全身，发挥着推动人体生长发育，激发调节脏腑器官的功能活动，为生命活动的原动力。宗气是胸中之气，由自然界清气和水谷精微之气相合而成，走行于呼吸之道，贯注于心肺之脉，并可下行于足，发挥着行气血和司呼吸的功能，是人身之动气。营气是脉内之气，由水谷精气中的精专部分组成，循经分布于全身，具有营养全身和化生血液的功能。卫气是脉外之气，由水谷之悍气组成，或与营相随，同周共度，或昼行于阳，夜行于阴，或散行全身，具有温养全身、保卫肌表、调节腠理开合的功能。

2. 血液是运行于脉内的富有营养和滋润作用的红色液体，是构成人体和维持生命活动的基本物质之一。血液生成是以营气、津液和精为物质基础，脾胃是化生血液的来源，而心肝肺肾等脏腑也参与了血液的生成。

脉为血府，血液行于脉内，如环无端，循环不止。血液的正常循环运行是一个复杂的生理活动，与心肝脾肺四个脏的功能活动密切相关，与气的推动作用、固摄作用和温煦作用密不可分，并受温度、津液、脉道的影响。

血液的功能为滋润营养全身，是精神活动的物质基础。

3. 津液是人体一切正常水液的总称，是构成人体和维持生命活动的基本物质之一。津液虽同属水液，但由于其性状、功能及分布部位的不同，而有津与液的区别。性质清稀，流动性大，主要布散于体表皮肤、肌肉和孔窍，并能渗注于血脉，起滋润作用的，称为津；性质稠厚，流动性小，灌注于骨节、脏腑、脑、髓等组织，起濡养作用的，称为液。

津液来源于饮食水谷，经脾胃、小肠、大肠吸收而生成。津液在体内的转输布散依靠着肺、脾、肾、肝、三焦等脏腑生理功能的综合作用而实现。津液的排泄主要有汗液和尿液两途，与肺、肾、膀胱的功能关系较为密切。

津液的功能是滋润和濡养全身，并是生成血液的物质基础之一。

4. 气与血的关系是相互依存和相互促进的互根互用关系，可概括为"气为血之帅，血为气之母"。气为血帅包括气能生血、行血、摄血，血液的生成需要气的推动和气化作用，血液的运行依赖气的推动和固摄作用，无气则血凝而不流。血为气母包括血能载气、养气，无形之气必须依附于有形之血中才不会散失，无血则气散而无统。

气与津液的关系是相互依存和相互促进的互根互用关系。气对津液的关系包括气能生津、行津、摄津，津液的生成需要气的推动和气化作用，津液的运行依赖气的推动和固摄作用，由于津液的运行依靠气的气化作用，故气能行津又称气能化津。津液对气的关系包括津液能载气、养气，无形之气必须依附于有形之津液中才不会散失。

血液和津液的关系可概括为"津血同源"，是指血液和津液同源于水谷精微，而津液与血液存在着相互化生的关系，两者关系密切，盛则同盛，衰则俱衰。

## 【思考题】

1. 何谓气？试述参与气的生成的相关脏腑功能有哪些。
2. 何谓气机及气化？试述气机失调的主要类型有哪些。
3. 从组成、分布、功能三个方面简述人体之气的分类。
4. 简述气的推动作用和固摄作用，并举例说明两者之间的关系。
5. 试述参与血的生成、循行相关的脏腑功能。
6. 何谓津液？简述津与液的区别。
7. 试述参与人体津液的生成、输布及排泄相关的脏腑功能有哪些。
8. 试述气与血之间的关系，并说明其临床意义。
9. 何谓津血同源？并说明其临床意义。

# 第四章　经　　络

**【学习要求】**

　　掌握经络的基本概念、经络系统的组成和经络的生理功能；十二经脉的命名、走向与交接规律、分布规律、流注次序和表里关系；奇经八脉的基本概念和主要功能；督、任、冲、带脉的循行路线和主要功能；熟悉经别、别络、经筋、皮部的基本概念和功能；经络学说在中医学中的应用；了解十二经脉循行路线，了解阴跷、阳跷、阴维、阳维脉的循行特点和主要功能。

　　经络学说，是研究经络的基本概念、循行分布、生理功能、病理变化及其与脏腑形体官窍相互关系的理论学说，是中医理论体系的重要组成部分。

　　经络学说是我国古代医家在长期的医疗实践中，对所观察到的一系列生理病理客观现象，通过反复地验证和归纳，不断地总结和提高，逐渐精炼、升华、发展而成的一门学术理论。经络学说与藏象、气血津液学说及阴阳五行理论相互结合、相互印证，完整地反映了中医学对人体生理、病理的基本观点，它不仅是针灸、推拿、气功等学科的理论基础，而且对于指导中医临床各科，均有着十分重要的意义。经络学说素为历代医家所重视，如《灵枢·经脉》说："经脉者，所以决死生，处百病，调虚实，不可不通。"而《扁鹊心书》则更有"学医不知经络，开口动手便错。盖经络不明，无以识病证之根源，究阴阳之传变"之说。由此可见经络在中医学中的重要位置。

## 第一节　经络的概念及经络系统的组成

### 一、经络的概念

　　经络，是人体特殊的网络联系系统，是人体结构的重要组成部分。具有运行全身气血，联络脏腑肢节，沟通表里上下内外，调节体内各部分功能活动的重要作用。《灵枢·海论》说："夫十二经脉者，内属于脏腑，外络于肢节。"《灵枢·本藏》指出："经脉者，所以行血气而营阴阳，濡筋骨，利关节者也。"

　　经络，是经脉和络脉的总称。《灵枢·脉度》说："经脉为里，支而横者为络，络之别者为孙。"《医学入门·经穴起止》说："经，径也。径直者为经，经之支脉旁出者为络。"即是说，经，有路径的意思，是经络系统的纵行干线；络，有网络之意，是经脉的大小分支。经脉大多循行于深部；络脉则循行于较浅的部位，有的络脉还显现于体表。正如《灵枢·经脉》所说："经脉十二者，伏行分肉之间，深而不见，……诸脉之浮而常见者，皆络脉也。"经络系统通过有规律的循行和错综复杂的联络交会，纵横交错，网络全身，无处不至，把人体的五脏六腑、四肢百骸、五官九窍、皮肉筋脉等组织器官联结成一个统一的有机整体，从而保证人体生命活动的正常进行。

　　经络学说起源的具体时间，现存的文献史料尚无明确记载。然而，《黄帝内经》的问世，是经络理论初步形成的重要标志。该书 162 篇中，专论或主论经络的篇章有二十余篇，系统总结了当时经络学说的成就，对于十二经脉的名称、起止、交会、循行部位、经气流注次序，以及各经"是动病""所生病"的证候等，都作了详细的论述。同时指出经络"内属于脏腑，外络于肢节"，具有运行气血、沟通表里的作用。稍后成书的《难经》对《内经》有关经络学说的理论进行了补充和发挥，特别是发展了奇经八脉理论，从而使经络学说更趋系统化和完整化。东汉张仲景将《内经》《难经》的经络理论运用于临床实践，创立了六经辨证论治纲领，对后世影响很大。后世历代医家又不断地从临床治疗特别是针灸推拿方面，对经络学说的丰富和发展起到重要的推动作用。近年来，针刺麻醉原理及经络实质的研究取得了可喜的成绩。我们认为，经络学说的研究和进展，具有十分重要的意义，并将为中医学的现代化发展做出重大贡献。

## 二、经络系统的组成

经络系统，由经脉、络脉及连属部分所组成。

### （一）经脉

经脉是经络系统的主干，主要有正经、奇经两大类。另外，经别也包括在经脉系统之中。

#### 1. 正经

正经共有十二条，分为手三阴经、足三阴经、手三阳经、足三阳经，合称"十二经脉"，是人体气血运行的主要通道。十二经脉有一定的起止点、一定的循行部位和交接顺序，在肢体的分布和走向有一定的规律，同时与体内的相关脏腑有直接的络属关系。

#### 2. 奇经

奇经是指与正经循行不同"别道奇行"的八条重要经脉，即督脉、任脉、冲脉、带脉、阴跷脉、阳跷脉、阴维脉、阳维脉，合称"奇经八脉"。古代医家认为："脉有奇常，十二经者，常脉也，奇经八脉则不拘于常，故谓之奇经。盖以人之气血常行于十二经脉，其诸经满溢则流入奇经焉。"（《圣济总录》）奇经八脉穿插循行于正经之间，主要具有统率、联络和调节十二经脉气血的作用。

#### 3. 经别

经别亦有十二条，是从十二经脉别行分出的重要支脉，由于它们循行路线深而长，故亦将其归入经脉范畴。经别一般起自四肢，循行于体腔内脏腑深部，而后上出于颈项浅部。阴经的经别与阳经的经别汇合后归入阳经本经，故十二经别的作用，主要是加强十二经脉中相为表里的两经之间的联系。

### （二）络脉

络脉是经脉的分支，其循行部位较经脉为浅。络脉有别络、浮络和孙络之分。其中除别络外，大多无一定的循行路径。络脉的分支由大逐渐变小，直到孙络，由线状循络逐步延展扩大为网状弥散，从而与人体各部分组织发生紧密的联系。

#### 1. 别络

别络是络脉系统中较大的和主要的络脉。十二经脉在四肢部位各分出一支别络，再加上躯干部的任脉之络、督脉之络及脾之大络合为"十五别络"，简称"十五络"。其主要功能是沟通表里两经和渗灌气血。

**2. 浮络**

浮络是循行于人体浅表部位而常浮现的络脉。即《灵枢·经脉》所谓的"诸脉之浮而常见者"。

**3. 孙络**

孙络是最细小的络脉，《灵枢·脉度》曰："络之别者为孙。"《素问·气穴论》称其有"溢奇邪""通荣卫"的作用。

**（三）连属组织**

经筋和皮部，是人体筋肉和体表组织连络、附属于十二经脉的部分，与经脉、络脉有着紧密的联系。经络学说认为，经筋是十二经脉之气"结、聚、散、络"于筋肉、关节的体系，是十二经脉的附属部分，故称"十二经筋"。经筋具有联缀四肢百骸、主司关节运动的作用。皮部，是指十二经脉及其络脉所分布的皮肤部位，亦即在皮肤的经络分区。故十二皮部，即是把全身的皮肤划分为十二个部分，分属于十二经脉。

**表3　经络系统的组成简表**

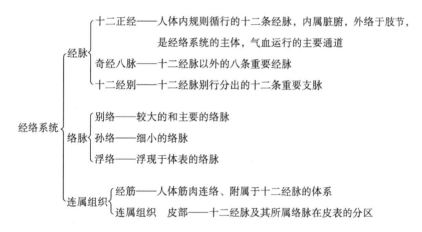

# 第二节　十二经脉

十二经脉是经络系统中最重要的组成部分，其他如奇经、经别和络脉等都是以十二经脉为主体，彼此联系，相互配合而发挥作用的，所以十二经脉对于人体的生理功能和病理变化有着极为重要的意义。

## 一、名称

十二经脉包括手、足三阴经和手、足三阳经，十二经脉的名称，反映了中医学对经络学说的认识与脏腑、阴阳气血理论相互结合的一种基本的整体的观点。因此，学习经络学说首先必须了解和掌握十二经脉的名称。

**（一）命名原则**

十二经脉对称地分布于人体的左右两侧，分别循行于上肢或下肢的内侧或外侧，而每一条经脉又分别隶属于一个脏或一个腑。因此，十二经脉的名称，即是结合了阴阳、手足及脏腑等三方面要素而命名的。

**1. 内属阴，外属阳**

分布于四肢内侧面的经脉为阴经，分布于四肢外侧面的经脉为阳经。根据脏腑阴阳之气的盛衰多少，内侧面的阴经又有太阴、厥阴、少阴之别，外侧面的阳经则有阳明、少阳、太阳之异。

**2. 上属手，下属足**

起于或止于手部，循行于上肢的经脉称为手经；起于或止于足部，循行于下肢的经脉称为足经。

**3. 脏属阴，腑属阳**

由于每一条经脉分别隶属于一脏或一腑，所以隶属于脏的经脉为阴经，隶属于腑的经脉为阳经。具体而言隶属于胸腔内三脏的经脉为手三阴经，隶属于与之相表里三腑的经脉为手三阳经；隶属于腹腔内三脏的经脉为足三阴经，隶属于与之相表里三腑的经脉为足三阳经。

### （二）名称分类

根据以上阴阳、手足及脏腑三方面命名原则，形成了十二经脉的名称以及经脉的分类。具体名称如下表。

**表 4　十二经脉名称**

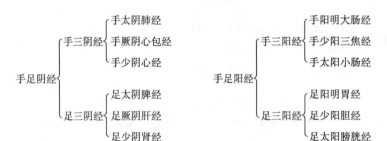

## 二、走向、交接、分布及流注次序

十二经脉对称地分布于人体的左右两侧，其走向交接、循行分布、表里关系和流注次序等，均有一定的规律可循。

### （一）十二经脉走向与交接规律

#### 1. 走向交接规律

《灵枢·逆顺肥瘦》指出："手之三阴，从脏走手；手之三阳，从手走头；足之三阳，从头走足；足之三阴，从足走腹。"说明手三阴经均起于胸腹内脏，经上肢内侧走向手指末端，在手指末端交于手三阳经；手三阳经均起于手指末端，经上肢外侧走向头面部，在头面部交于足三阳经；足三阳经均起于头面部，经躯干及下肢外侧走向足趾末端，在足趾末端交于足三阴经；足三阴经均起于足趾末端，经下肢内侧走向腹、胸部，在腹胸内脏交于手三阴经。这样，就构成了一个"阴阳相贯，如环无端"（《灵枢·营卫生会》）

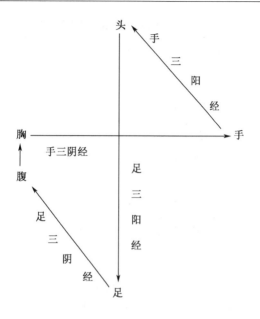

**图2 十二经脉的走向交接规律示意图**

的循环路径。

**2. 交接部位规律**

在十二经脉的循行交接过程中，其交接的部位呈现出明显的规律性。即：

（1）相为表里的阴经与阳经在四肢部衔接 如手太阴肺经在食指端与手阳明大肠经交接；手少阴心经在小指端与手太阳小肠经交接；手厥阴心包经在无名指端与手少阳三焦经交接。足阳明胃经在足大趾与足太阴脾经交接；足太阳膀胱经在足小趾与足少阴肾经交接；足少阳胆经在足大趾爪甲后丛毛处与足厥阴肝经交接。

（2）同名手、足阳经在头面部相接 如手阳明大肠经和足阳明胃经交接于鼻旁；手太阳小肠经和足太阳膀胱经交接于目内眦；手少阳三焦经和足少阳胆经交接于目外眦。由于手三阳经止于头部，足三阳经起于头部，手足三阳经在头面部交接，故曰"头为诸阳之会"。

（3）异名手、足阴经在胸腔内脏交接 如足太阴脾经与手少阴心经交接于心中；足少阴肾经与手厥阴心包经交接于胸中；足厥阴肝经与手太阴肺经交接于肺中。

**（二）十二经脉在体表的分布规律**

十二经脉在体表的分布部位，也具有一定的规律。

**1. 四肢部位**

阴经分布于四肢内侧面，阳经分布于四肢外侧面。内侧分为三阴，外侧分为三阳。其分布规律大体上是太阴、阳明经在前缘，厥阴、少阳经在中线，少阴、太阳经在后缘。例如，上肢内侧的经脉分布是手太阴肺经在前，手厥阴心包经在中，手少阴心经在后；上肢外侧的经脉分布是手阳明大肠经在前，手少阳三焦经在中，手太阳小肠经在后。值得注意的是，在下肢内侧小腿部的经脉分布不完全符合上述规律，即：在内踝上八寸处以下部位是足厥阴肝经在前缘，足太阴脾经在中线，至内踝上八寸处两条经脉交叉，复归于常。详见下表。

**表5  十二经脉在四肢部的分布规律**

| 阴经（属脏） | 阳经（属腑） | 循行部位（阴经行于内侧，阳经行于外侧） | |
| --- | --- | --- | --- |
| 手太阴肺经 | 手阳明大肠经 | 上肢 | 前　缘 |
| 手厥阴心包经 | 手少阳三焦经 | | 中　线 |
| 手少阴心经 | 手太阳小肠经 | | 后　缘 |
| 足太阴脾经 | 足阳明胃经 | 下肢 | 前　缘 |
| 足厥阴肝经 | 足少阳胆经 | | 中　线 |
| 足少阴肾经 | 足太阳膀胱经 | | 后　缘 |

\*　在足背部和小腿下半部，肝经在前缘，脾经在中线，至内踝上八寸处交叉之后，则脾经在前缘，肝经在中线。

**2. 头面部位**

"头为诸阳之会"，头面部主要分布的是手足阳经。其中，手、足阳明经行于面部、额部；手、足少阳经行于头侧部；手、足太阳经行于面颊、头顶及头后部。

**3. 躯干部位**

十二经脉在其循行分布过程中均于躯干部位发生联系，其分布规律是：手三阴经均出走于腋下；手三阳经皆上行于肩胛；足三阳经贯穿于整个躯干，其中：阳明经行于胸腹面，少阳经行于侧面，太阳经行于背面；足三阴经均行于腹面。

循行于腹面的经脉，其排列顺序自内向外依次为足少阴肾经、足阳明胃经、足太阴脾经、足厥阴肝经。

应当指出，十二经脉分布于胸、背、头面、四肢，均是左右对称地分布于人体之两侧，共计二十四条经脉。其中，每一条阴经都同另一条阳经在体内与有关脏腑相互属络，同时在四肢部位则循行于内侧和外侧相对应的部位。

**（三）十二经脉的表里关系**

所谓十二经脉的表里关系，是指手足三阴经和手足三阳经之间的六对"表里相合"关系。《素问·血气形志》："足太阳与少阴为表里，少阳与厥阴为表里，阳明与太阴为表里，是为足阴阳也。手太阳与少阴为表里，少阳与心主为表里，阳明与太阴为表里，是为手之阴阳也。"明确指出了十二经脉之间的表里关系。（表4-4）

**表6　十二经脉表里关系表**

| 表 | 手阳明经 | 手少阳经 | 手太阳经 | 足阳明经 | 足少阳经 | 足太阳经 |
| --- | --- | --- | --- | --- | --- | --- |
| 里 | 手太阴经 | 手厥阴经 | 手少阴经 | 足太阴经 | 足厥阴经 | 足少阴经 |

构成十二经脉之间六对"表里相合"关系的因素，首先是经别和别络的沟通联络作用，其次是表里的两条经脉都在四肢末端相交接，即所谓"阴阳经络，气相交贯"。（《难经本义·六十七难》）其三是相为表里的两条经脉分别络属于同一对脏腑（如足太阳经属膀胱络肾，足少阴经属肾络膀胱等）。由于经络的分布形成了表里经脉的多种沟通关系，从而加强了它们相互之间的联系。而十二经脉的表里关系，不仅使相为表里的两条经脉由于相互衔接而加强了联系，同时也构成一脏一腑之间的表里关系，并使相为表里的脏腑在生理功能上相互配合，在病理上相互影响。如脾胃的纳运相协、升降相因，心与小肠火热的相互传移等

等。在治疗上，也可根据表里经的经气相互沟通的原理，交叉使用相为表里的两条经脉的俞穴，如肺经的穴位可用以治疗大肠或大肠经的疾病，而大肠经的穴位可用以治疗肺或肺经的疾病。

### （四）十二经脉的流注次序

十二经脉是气血运行的主要通道。十二经脉分布于人体之内外，各条经脉依次交接，故经脉中的气血运行是循环贯注，流动不息的。经脉所运行之气血，主要由中焦水谷精气所化，经脉在中焦受气后，上布于肺，自手太阴肺经开始，逐经依次相传至足厥阴肝经，再复注于手太阴肺经，首尾相贯，如环无端，形成十二经脉的循环系统。（图3）

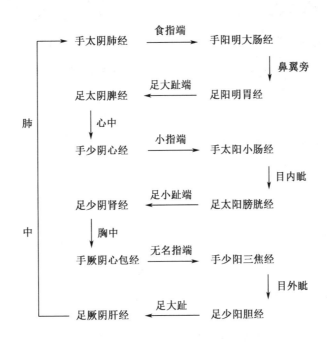

图3 十二经脉流注次序图

应当指出，上述十二经脉的流注次序是仅就一般形式而言，并非说气血仅有此一循行方式。实际上经气在体内是通过多条路径，多种循行方式运行的。如营气行于脉中，其运行的方向和顺序与十二经脉相一致；而卫气则行于脉外，昼行于阳，夜行于阴，环周运行；经别着重于表里经内部的循行；络脉则着重于体表的弥漫扩散；奇经八脉则以溢蓄调节形式而使经气运行。可以看出，它们之间既有区别，又有密切的联系，从而共同组成了一个以十二经脉为主体的完整的经气循环流注系统。

## 三、循行部位

### （一）手太阴肺经

起于中焦，下络大肠，还循胃口（下口幽门，上口贲门），通过膈肌，属肺，至喉部，横行至胸部外上方（中府穴），出腋下，沿上肢内侧前缘下行，过肘窝入寸口上鱼际，直出拇指之端（少商穴）。

　　分支：从手腕的后方（列缺穴）分出，沿掌背侧走向食指桡侧端（商阳穴），交于手阳明大肠经。（见图 4）

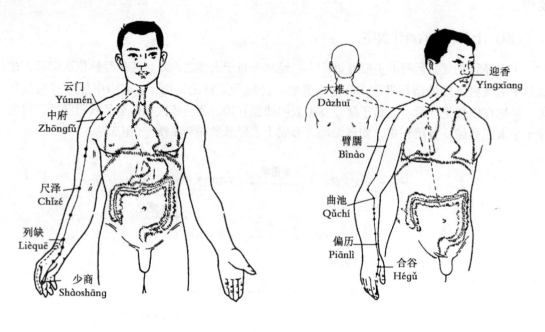

图 4　手太阴肺经　　　　　　　　　　图 5　手阳明大肠经

### （二）手阳明大肠经

　　起于食指桡侧端（商阳穴），经手背行于上肢外侧前缘，上肩至肩关节前缘，向后到第七颈椎棘突下（大椎穴），再向前下行，入锁骨上窝（缺盆），进入胸腔，络肺，向下通过膈肌下行，属大肠。

　　分支：从锁骨上窝上行，经颈部至面颊，入下齿中，还出挟口两旁，左右交叉于人中，至对侧鼻翼旁（迎香穴），交于足阳明胃经。（见图 5）

### （三）足阳明胃经

　　起于鼻翼旁（迎香穴），挟鼻上行，左右侧交会于鼻根部，旁行入目内眦，与足太阳经相交，向下沿鼻柱外侧，入上齿中，还出，挟口两旁，环绕嘴唇，在颏唇沟相交于承浆穴，返回沿下颌骨后下缘到大迎穴，沿下颌角上行过耳前，经上关穴，沿发际，至额前。

　　分支：自大迎穴前方下行至人迎穴，沿喉咙向下，行至大椎，折向前行，入缺盆，深入体腔，下行穿过膈肌，属胃，络脾。

　　直行者：从缺盆出体表，沿乳中线下行，挟脐两旁（旁开二寸），下行至腹股沟处的气冲穴。

　　分支：从胃下口幽门处分出，经腹腔内下行到气冲穴，与直行之脉会合，而后下行，沿大腿前侧，至膝膑，沿下肢胫骨前缘，下行至足背，入足第二趾外侧端（厉兑穴）。

　　分支：自膝下三寸处（足三里穴）分出，下行至中趾外侧端。

　　分支：从足背上冲阳穴分出，前行入足大趾内侧端（隐白穴），交于足太阴脾经。（见图 6）

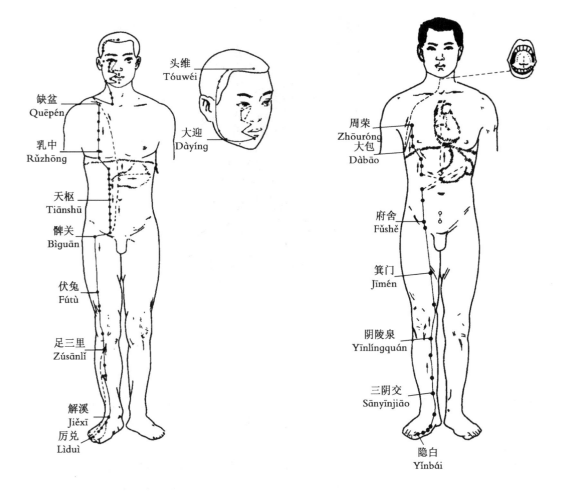

图6 足阳明胃经　　　　　　　　图7 足太阴脾经

### （四）足太阴脾经

起于足大趾内侧端（隐白穴），沿内侧赤白肉际，上行过内踝的前缘，沿小腿内侧正中线上行，在内踝上八寸处，交出足厥阴肝经之前，上行沿大腿内侧前缘，进入腹部，属脾，络胃。向上穿过膈肌，沿食道两旁，上连舌本，散舌下。

分支：从胃别出，上行通过膈肌，注入心中，交于手少阴心经。（见图7）

### （五）手少阴心经

起于心中，属心系，向下穿过膈肌，络小肠。

分支：从心系分出，挟食道上行，连于目系。

直行者：从心系走出，直行上肺，浅出腋下（极泉穴），沿上肢内侧后缘，过肘中，经掌后锐骨端，入掌中，沿小指桡侧，至小指桡侧端（少冲穴），交于手太阳小肠经。（见图8）

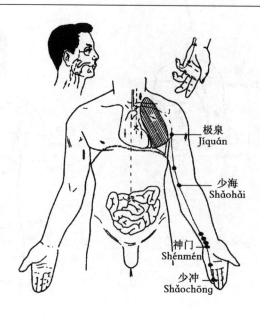

图 8　手少阴心经

## （六）手太阳小肠经

起于小指外侧端（少泽穴），经手背，沿上肢外侧后缘，过肘部，到肩关节后面，绕肩胛部，交肩上（大椎穴），前行入缺盆，深入体腔，络心，沿食道，穿过膈肌，到达胃部，下行，属小肠。

分支：从缺盆出来，沿颈部上行到面颊，至目外眦后，返回进入耳中（听宫穴）。

分支：从面颊部分出，经眼眶下缘，至目内眦（睛明穴），交于足太阳膀胱经。（见图9）

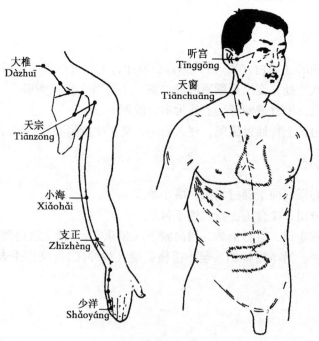

图 9　手太阳小肠经

### （七）足太阳膀胱经

起于目内眦（睛明穴），向上到达额部，左右交会于头顶部（百会穴）。

分支：自头顶部分出，到耳上角。

直行者：从头顶部分别向后行至枕骨处，进入颅腔，络脑，复出于外，分别下行到项部（天柱穴），下行交会于大椎穴，再分左右沿肩胛内侧脊柱两旁（距背中线一寸五分）到达腰部（肾俞穴），进入脊柱两旁的肌肉，深入体腔，络肾，属膀胱。

分支：从腰部分出，沿脊柱两旁下行，经过臀部，沿大腿后侧外缘下行至腘窝中（委中穴）。

分支：从后项分出向下，经肩胛内侧，自附分穴挟脊（距背中线三寸）下行至髀枢，经大腿后侧至腘窝中，与前一支脉会合，再下行经过腓肠肌，出走于足外踝后，沿足背外侧缘至小趾外侧端（至阴穴），交于足少阴肾经。（见图10）

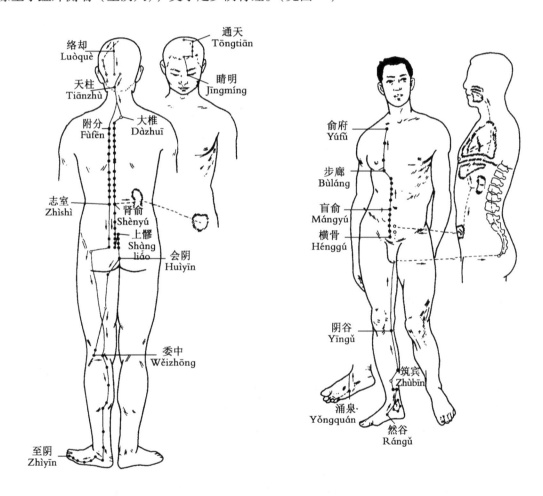

图10　足太阳膀胱经　　　　　　　　　图11　足少阴肾经

### （八）足少阴肾经

起于足小趾下，斜行于足心（涌泉穴），出行于舟骨粗隆之下，沿内踝后分出，入足跟，向上沿小腿内侧后缘，至腘内侧，上股内侧后缘入脊内（长强穴），穿过脊柱，属肾，络膀胱。

直行者：从肾上行，穿过肝和膈肌，进入肺，沿喉咙，到舌根两旁。

分支：从肺中分出，络心，注于胸中，交于手厥阴心包经。（见图11）

### （九）手厥阴心包经

起于胸中，出属心包络，向下穿过膈肌，依次络于上、中、下三焦。

分支：从胸中分出，横行至腋下三寸处（天池穴），向上抵腋，沿上肢内侧中线入肘，过腕部，至掌中（劳宫穴），循中指桡侧，出其端（中冲穴）。

分支：从掌中分出，沿无名指尺侧出其端（关冲穴），交于手少阳三焦经。（见图12）

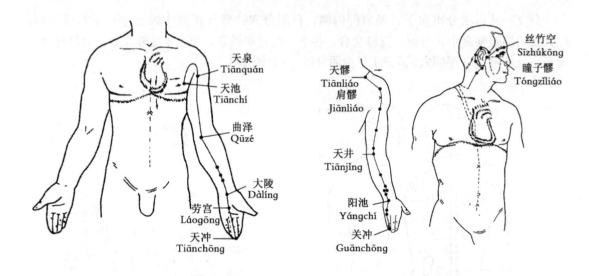

图12　手厥阴心包经　　　　　　　图13　手少阳三焦经

### （十）手少阳三焦经

起于无名指尺侧端（关冲穴），向上经手腕背面，沿前臂外侧中线，即尺骨、桡骨之间，过肘尖，沿上臂外侧至肩部，向前入缺盆，布于膻中，散络心包，穿过膈肌，依次属上、中、下三焦。

分支：从膻中分出，上行出缺盆，至肩部，左右交会于大椎，上行至项，沿耳后（翳风穴），直上耳上角，再屈曲向下经面颊部至目眶下。

分支：从耳后分出，进入耳中，出走耳前，经上关穴前，在面颊部与前一分支相交，至目外眦（瞳子髎穴），交于足少阳胆经。（见图13）

### （十一）足少阳胆经

起于目外眦（瞳子髎穴），上至头角（颔厌穴），向下到耳后（完骨穴），再折向上行，经额部至眉上（阳白穴），又向后折至风池穴，沿颈下行至肩上，左右交会于大椎穴，前行入缺盆。

分支：从耳后进入耳中，出走于耳前，至目外眦后方。

分支：从目外眦分出，下行至大迎穴，同手少阳经分布于面颊部的支脉相合，行至目眶下，又折向后下方，过颊，下颈，与前脉合于缺盆后，入体腔下行胸中，穿过膈肌，络肝，属胆，沿胁下浅出气街，绕毛际，横行至环跳穴处。

直行者：自缺盆下行至腋，沿胸侧，过季胁，下行至环跳穴处与前脉会合，再向下沿大腿外侧、膝关节外缘，行于腓骨前面，直下至腓骨下端，浅出外踝之前，沿足背行至第四趾外侧端（窍阴穴）。

分支：从足背（临泣穴）分出，前行出足大趾外侧端，折回穿过爪甲，分布于足大趾爪甲后丛毛处，交于足厥阴肝经。（见图14）

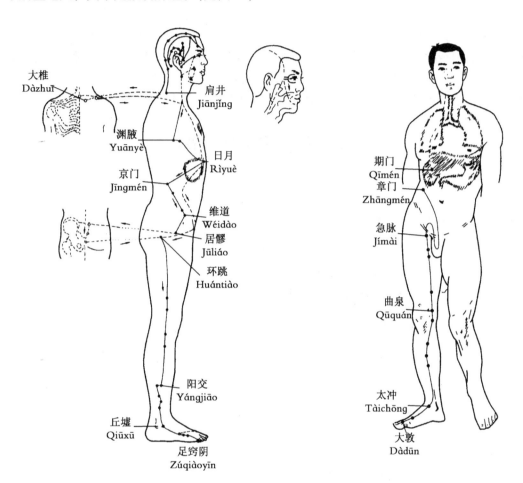

图14 足少阳胆经          图15 足厥阴肝经

## （十二）足厥阴肝经

起于足大趾爪甲后丛毛处，向上沿足背至内踝前一寸处（中封穴），向上沿胫骨内缘，在内踝上八寸处交出足太阴脾经之后，上行过膝内侧，沿大腿内侧中线进入阴毛中，绕阴器，至小腹，挟胃两旁，属肝，络胆，向上穿过膈肌，分布于胁肋部，沿喉咙的后边，向上进入鼻咽部，上行连接目系，出于额，上行与督脉会于头顶部。

分支：从目系分出，下行于颊里，环绕在口唇的里边。

分支：从肝分出，穿过膈肌，向上注入肺，交于手太阴肺经。（见图15）

# 第三节　奇经八脉

## 一、奇经八脉的概念

奇经八脉，是指在十二经脉之外"别道奇行"的八条重要经脉，包括督脉、任脉、冲脉、带脉、阴跷脉、阳跷脉、阴维脉、阳维脉。奇者，异也。由于这八条经脉在循行上和与内脏的联系上均有别于十二经脉，故称其为"奇经"。奇经八脉是经络系统的重要组成部分，它们与十二正经相互结合，相互补充，在人体生命活动中发挥着重要的作用。

## 二、奇经八脉的循行特点

奇经八脉在人体的循行特点也是相对十二经脉而言的，主要有如下几方面：

### （一）走向和分布不规则

就走向而言，除带脉横行围腰腹一周、冲脉有一分支向下循行外，其余诸脉均是从下肢或少腹部向上，不似十二经脉有上下、内外、阴阳、表里的循行规律。其分布也不如十二经脉规则和广泛，如人体上肢无奇经八脉的分布。

### （二）与五脏六腑无络属关系

奇经八脉在循行过程中，和部分脏腑有一定的联系，如督脉络肾、贯心，但和五脏六腑无规则、固定的络属关系。

### （三）与奇恒之腑关系密切

如冲、任、督三脉均起于女子胞中。

### （四）奇经八脉之间无表里相配关系

奇经八脉之间虽然存在密切的关联，如督脉与任脉相互衔接，但彼此之间并无十二经脉那样的表里相配关系。

## 三、奇经八脉的生理功能

奇经八脉纵横交叉循行于十二经脉之间，具有如下三方面的生理作用：

### （一）进一步密切十二经脉之间的联系

奇经八脉在其循行的过程中，同十二经脉的某些经脉交叉衔接，从而紧密地沟通了各条经脉之间的相互联系。如督脉"总督诸阳"，能联系手足三阳经脉，使阳经的经气都交会于督脉的大椎穴；任脉"总任诸阴"，其脉多次与手足三阴经交会；带脉有"约束诸经"的作用；冲脉则通行上下，渗灌三阴、三阳；"阳维维于阳""阴维维于阴"，可组合所有的阳经和阴经；阴跷脉与阳跷脉，对分布于腿膝内外侧的阴经和阳经有协调作用。

### （二）调节十二经脉之气血

奇经八脉错综分布、循行于十二经脉之间，当十二经脉的气血旺盛而有余时，则流注于奇经八脉，蓄以备用；当人体生理功能活动需要或十二经脉气血不足时，则可由奇经"溢出"，渗灌和供应于全身组织，予以补充。《灵枢·逆顺肥瘦》指出，冲脉上行能"渗诸阳""灌诸精"，下行则"渗三阴""注诸络而温肌肉"，说明奇经有渗灌、蓄溢等调节十二经脉气血的功能。李时珍在《奇经八脉考》中将奇经喻为"湖泽"，更具体说明了奇经八脉调节十二经气血的作用。

### （三）参与人体生殖及脑髓机能的调节

奇经与肝、肾及女子胞的关系极为密切，亦与女子的经、带、胎、产等功能密切相关，故能参与人体生殖机能的调节。如"冲为血海""任主胞胎"。奇经在循行过程中还与脑、髓直接联系，使奇经八脉与脑髓之间在生理和病理上均有一定的影响。

## 四、奇经八脉的循行部位及功能特点

### （一）督脉

#### 1. 循行部位

督脉起于胞中，下出会阴，沿脊柱后面上行，至项后风府穴处进入颅内，络脑，并由项部沿头部正中线，经头顶、额部、鼻部、上唇等部位，循行至上唇系带（龈交穴）处。

分支：从脊柱后面分出，属肾。

分支：从小腹内部直上，贯脐中央，上贯心，到喉部，再向上到下颌部，环绕口唇。向上至两眼下部的中央。（见图 16）

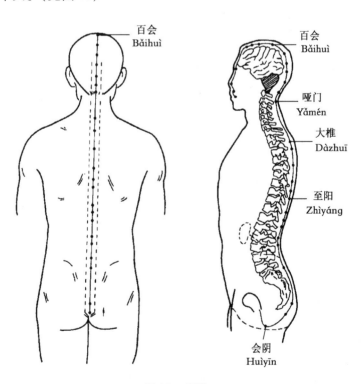

**图 16　督脉**

### 2. 功能特点

督，有总督、督管、统率的含义。其主要功能为：

（1）**调节阳经的气血**　督脉主要行于背部的正中，背为阳，其脉与手足三阳经交会于大椎穴；督脉又与阳维脉会合于头部，故能蓄溢、调节全身阳经之气血。因其能总督一身阳经之经气，故又称其为"阳脉之海"。

（2）**与脑、髓和肾的功能有关**　督脉循行于脊柱后面，入颅络脑，分支属肾，肾能藏精生髓，脑为髓海，故督脉与脑、髓和肾的功能活动有着密切的联系。《素问·骨空论》说："督脉为病，脊强反折。"《难经·二十九难》载："督之为病，脊强而厥。"即说明督脉病变，可引起脊髓与脑的病变。督脉属肾，故与肾的功能也有着密切关系。肾藏精主生殖，所以许多古代医家认为，精冷不孕等生殖系统疾病与督阳之虚有关。

### （二）任脉

#### 1. 循行部位

任脉起于胞中，下出会阴，经阴阜，沿腹部和胸部正中线上行，至咽喉，上行至下颌部，环绕口唇，沿面颊，分行至目眶下。

分支：出胞中向后，在脊柱内上行。（见图17）

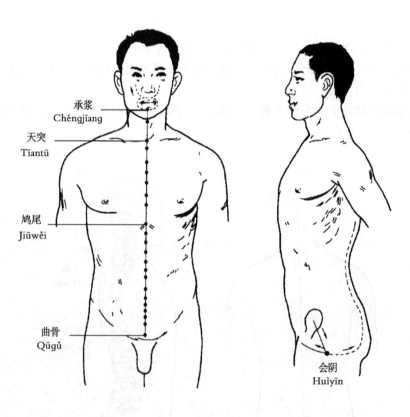

**图 17　任脉**

### 2. 功能特点

任，有担任、妊养的含义。其主要功能为：

（1）**调节阴经气血**　任脉循行于腹面正中线，其脉与足三阴经交会于关元、气海，而足三阴经上接手三阴经；任脉又与阴维脉交会于廉泉、天突，故能总任阴脉之间的相互联系，故对阴经气血起着调节作用。因其能总任一身阴经之脉气，故又称之为"阴脉之海"。

（2）"任主胞胎"　《难经集注·二十八难》曰："任者，妊也，此是人之生养之本。"任脉起于胞中，与女子月经来潮及妊养生殖功能有关，故为生养之本，有"任主胞胎"之说。

### （三）冲脉

#### 1. 循行部位

冲脉起于胞中，下出会阴后，从气街部与足少阴经相并，挟脐上行，散布于胸中，再向上行，经喉，环绕口唇，到目眶下。

分支：从气街部浅分出，沿大腿内侧进入腘窝，再沿胫骨内缘，下行到足底；又有小支脉从内踝后分出，向前斜入足背，进入大足趾。

分支：从胞中出，向后与督脉相通，上行于背部正中。（见图18）

#### 2. 功能特点

冲，有冲要之意。其主要功能是：

（1）调节十二经气血　冲脉上行于头，下至于足，后行于背，前布于胸腹，贯串全身，通受十二经之气血，为总领诸经气血之要冲。当脏腑经络气血有余时，冲脉能加以涵蓄和贮存，而在脏腑经络气血不足时，则冲脉给予补充灌注，以维持人体各组织器官正常生理活动的需要。由于冲脉能调节十二经脉气血，故又称其为"十二经脉之海"或"五脏六腑之海"。

（2）冲为血海　冲脉起于胞中，具有调节妇女月经的功能，与人体生殖功能有着密切的联系，如《素问·上古天真论》说："太冲脉盛，月事以时下，故有子。""太冲脉"即冲脉，故亦称其为"血海"。

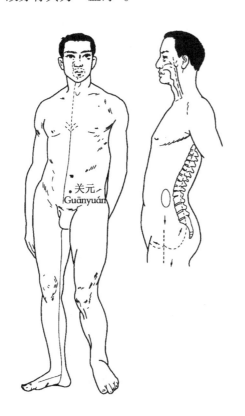

**图18　冲脉**

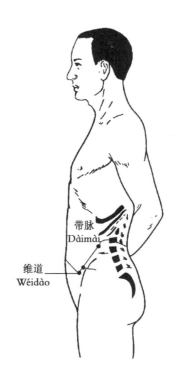

**图19　带脉**

### （四）带脉

#### 1. 循行部位

带脉起于季肋，斜向下行到带脉穴，绕腰腹一周。在腹面的带脉下垂到少腹，背面平于十四椎。（见图19）

#### 2. 功能特点

带，有束带之意。其主要功能是：

（1）约束诸经　带脉围腰一周，状如束带，能约束全身纵行的各条经脉。

（2）固护胞胎　《傅青主女科》载："带脉者，所以约束胞胎之系也，带脉无力，则难以提系，必然胞胎不固。"说明带脉还有维络腰腹，提系胞胎，固护胎儿的作用。

（3）主司带下　因带脉有病，常见妇人带下，故有"带脉主司带下"之说。

### （五）阴跷脉、阳跷脉

#### 1. 循行部位

阴跷脉、阳跷脉均起于足踝下。

阴跷脉起于内踝下照海穴处，沿内踝后直上下肢内侧，经前阴，沿腹、胸进入缺盆，出行于人迎穴之前，经鼻旁，到目内眦，与手足太阳经、阳跷脉会合。（见图20）

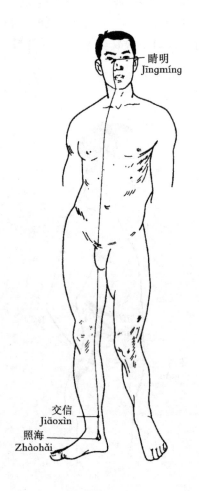

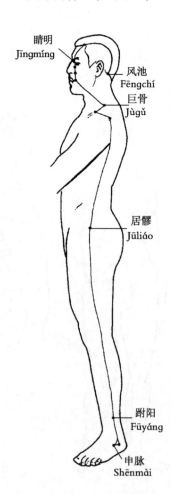

图20　阴跷脉　　　　　　　　　　　图21　阳跷脉

阳跷脉起于外踝下申脉穴处，沿外踝后上行，经腹部，沿胸部后外侧，经肩部、颈外侧，上挟口角，到达目内眦，与手足太阳经、阴跷脉会合，再上行进入发际，向下到达耳后，与足少阳胆经会于项后。（见图21）

**2. 功能特点**

跷，有跷捷轻健的含义。其主要功能是：

（1）**主司下肢运动** 跷脉从下肢内、外侧分别上行至头面，能"分主一身左右之阴阳"，具有交通一身阴阳之气和调节肢体肌肉运动的功能，可使下肢运动灵活跷捷。

（2）**主司眼睑开合** 由于阴阳跷脉交会于目内眦，入属于脑，故认为跷脉有濡养眼目和司眼睑开合的作用。

**（六）阴维脉、阳维脉**

**1. 循行部位**

阴维脉起于小腿内侧足三阴经交会之处，沿下肢内侧上行，至腹部，与足太阴脾经同行，到胁部，与足厥阴肝经相合，然后上行至咽喉，与任脉相会。（见图22）

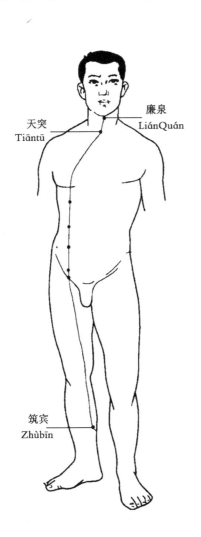

图22 阴维脉

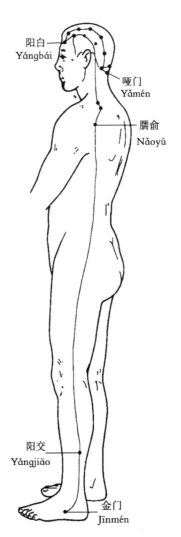

图23 阳维脉

阳维脉起于外踝下，与足少阳胆经并行，沿下肢外侧向上，经躯干部后外侧，从腋后上肩，经颈部、耳后，前行到额部，分布于头侧及项后，与督脉会合。（见图23）

### 2. 功能特点

维，有维系、维络的意思。《难经·二十八难》说："阳维、阴维者，维络于身，溢蓄不能环流灌溉诸经者也。"说明阳维脉有维系、联络全身阳经的作用；阴维脉有维系、联络全身阴经的作用。在正常情况下，阴、阳维脉互相维系，对气血盛衰起调节溢蓄作用。

# 第四节　经别、别络、经筋、皮部

## 一、十二经别

### （一）基本概念

十二经别，是十二经脉最重要的支脉。它们从十二经脉别行分出后，深入躯体深部，循行于胸、腹及头部。由于其与一般经脉不同，但又包括在经脉系统之内，所以称之为别行的正经，简称为"经别"。

### （二）循行特点

十二经别的循行特点，可用"离、入、出、合"来进行概括。所谓"离"，即十二经别的循行，都是从十二经脉的四肢部位，多为肘、膝以上别行分出；所谓"入"，即经别从正经别出后深入体腔脏腑深部；所谓"出"，是从体腔脏腑深部浅出于体表，并上行于头面部；所谓"合"，是指阴经的经别浅出体表后合入与其有表里关系的阳经经别，然后分别注入六阳经脉。每一对相为表里的经别组成一"合"，十二经别共组成"六合"。

### （三）生理功能

十二经别的循行布散部位范围较广，有些部位则是十二经脉所不及之处，因而在生理、病理及治疗等方面都有其一定的重要作用。其主要功能为：

#### 1. 加强十二经脉表里两经的内在联系

十二经别进入体腔后，表里两经相并而行，大多数经别都循行于该经脉所属络的脏腑，如足少阳之别归属于胆，散布而上达于肝；而在浅出体表时，阴经经别又都合入阳经经别，共同注入体表的阳经，从而加强了体内一脏一腑的配合以及阴阳表里两经在体内和体表的联系。

#### 2. 加强体表与体内、四肢和躯干的向心性联系

由于十二经别都是从十二经脉的四肢部分别出，且进入体内后又都是向心性的循行，这对于扩大经络的联系和由外而内地传递信息起着重要的作用。

#### 3. 加强十二经脉对头面的联系

在十二经脉中，循行于头面部的主要是六条阳经，阴经循行一般不上行头部，只有足厥阴肝经上达头顶，手少阴心经上连目系。十二经别则不仅六条阳经的经别循行于头部，而且六条阴经的经别亦上达于头部。其中足三阴经的经别，在合入阳经经别之后上达于头部；手三阴经经别，亦均经喉咙而合于头面部。这就为"十二经脉，三百六十五络，其血气皆上于面而走空窍"（《灵枢·邪气脏腑病形》）的理论奠定了基础。

### 4. 扩大十二经脉的分布范围

十二经别的循行，有些到达十二经脉所未到之处，这不仅使十二经脉的分布和相互联系的部位更趋于周密，而且相应地扩大了经络穴位的主治范围。如足太阳膀胱经并不到达肛门，但该经的经别"别入于肛"，所以足太阳经的"承山""承筋"等穴位，可取以治疗肛门病。

### 5. 加强足三阴、足三阳经脉与心脏的联系

足三阴、足三阳的经别上行经过腹、胸，除加强了腹腔内脏腑的表里联系外，又都与胸腔内的心脏相联系。因此，十二经别对于阐明和分析腹腔内脏腑与心的生理、病理联系，具有重要意义。因此，十二经别对"心为五脏六腑之大主"的理论亦提供了一定的依据。

## （四）循行部位

### 1. 足太阳与足少阴经别（一合）

足太阳经别：从足太阳经脉的腘窝部分出，其中一条支脉在骶骨下五寸处别行进入肛门，上行归属膀胱，散布联络肾脏，沿脊柱两旁的肌肉到心脏后散布于心脏内；直行的一条支脉，从脊柱两旁的肌肉继续上行，浅出项部，复注入足太阳本经。

足少阴经别：从足少阴经脉的腘窝部分出，与足太阳的经别相合并行，上至肾，在十四椎处分出，归属带脉；一支继续上行，系舌根，再浅出项部，注入足太阳经别。

### 2. 足少阳与足厥阴经别（二合）

足少阳经别：从足少阳经脉在大腿外侧循行部位分出，绕过大腿前侧，进入毛际，同足厥阴的经别会合，上行进入季胁之间，沿胸腔里，归属于胆，散布而上达肝脏，通过心脏，挟食道上行，浅出下颌、口旁，散布在面部，系目系，当目外眦，复注入足少阳胆经。

足厥阴经别：从足厥阴经脉的足背上分出，上行至毛际，与足少阳的经别会合并行。

### 3. 足阳明与足太阴经别（三合）

足阳明经别：从足阳明经脉的大腿前面处分出，进入腹腔里面，归属于胃，散布于脾，向上通过心脏，沿食道浅出口腔，上达鼻根及目眶下，还回联系目系，复注入足阳明本经。

足太阴经别：从足太阴经脉的股内侧分出后到大腿前面，同足阳明的经别相合并行，向上结于咽，贯通舌中。

### 4. 手太阳与手少阴经别（四合）

手太阳经别：从手太阳经脉的肩关节部分出，向下入于腋窝，行向心脏，联系小肠。

手少阴经别：从手少阴经脉的腋窝两筋之间分出后，进入胸腔，归属于心脏，向上走到喉咙，浅出面部，在目内眦与手太阳经脉相合。

### 5. 手少阳与手厥阴经别（五合）

手少阳经别：从手少阳经脉的头顶部分出，向下进入锁骨上窝，经过上、中、下三焦，散布于胸中。

手厥阴经别；从手厥阴经脉的腋下三寸处分出，进入胸腔，分别归属于上、中、下三焦，向下沿着喉咙，浅出于耳后，于乳突下同手少阳经会合。

### 6. 手阳明与手太阴经别（六合）

手阳明经别：从手阳明经脉的肩髃穴分出，进入项后柱骨，向下者走向大肠，连属于肺；向上者，沿喉咙，浅出于锁骨上窝，合入于手阳明本经。

手太阴经别：从手太阴经脉的渊腋处分出，行于手少阴经别之前，进入胸腔，走向肺脏，散布于大肠，向上浅出于锁骨上窝，沿喉咙，合于手阳明的经别。

# 二、十五别络

## （一）基本概念

别络，是经脉的分支，大多分布于体表，是络脉系统中较大的和主要的络脉。别络有十五条，即十二经脉各有一条，加上任脉、督脉的络脉和脾之大络。另外，若加上胃之大络，也可称之为"十六络脉"。

## （二）循行特点

别络多为斜行的支脉，其分布亦均有一定的规律。在四肢部，十二经脉的别络都是从四肢肘、膝以下分出，阴经的络脉走向与其相为表里的阳经，阳经的络脉走向与其相为表里的阴经，以沟通表里两经。在躯干部，共有三络分布于身前、身后、身侧，即任脉的络脉散布于腹部；督脉的络脉行于背部，散于头上并别走足太阳经；脾之大络散布于胸胁部。

## （三）生理功能

### 1. 加强十二经脉中表里经脉之间的联系

主要通过阴经别络走向阳经和阳经别络走向阴经的途径，从而沟通和加强了相为表里的两条经脉之间在肢体的联系。

### 2. 统率全身络脉

别络，是络脉的主干，对全身无数细小的络脉起着主导作用。十二经脉分出别络的"络穴"部位，是络脉脉气的汇集点和枢纽。络脉从较大的别络分出后，脉气逐渐细小。从别络所分出的细小络脉，称为"孙络"；分布于皮肤表面的络脉，称为"浮络"。因此，别络能统率全身细小络脉。而任脉的别络散布于腹部，督脉的别络行于背部，脾之大络散布于胸胁，进一步加强了人体前、后、侧面的统一联系，并对推动周身经脉之气的运行起着重要的作用。

### 3. 渗灌气血

从别络分出的孙络、浮络，从大到小，遍布全身，呈网状扩散，同周身组织的接触面甚广，这样，就能使循行于经脉中的气血，通过别络、孙络，由线状流注扩展为网状弥散，从而充分发挥其对整个机体的营养作用。

## （四）循行部位

十五别络的循行分布均有一定的部位，其中十二经脉的别络都是从四肢肘、膝以下分出，表里两经的别络相互联系；任脉之络分布于腹部，督脉之络分布于背部，脾之大络分布在身之侧部。其具体循行部位如下：

### 1. 手太阴之别络

从列缺穴分出，起于腕关节上方，在腕后半寸处走向手阳明经；其支脉与手太阴经相并，直入掌中，散布于鱼际部。

### 2. 手少阴之别络

从通里穴处分出，在腕后一寸处走向手太阳经；其支脉在腕后一寸半处别而上行，沿着本经进入心中，向上系舌本，连属目系。

### 3. 手厥阴之别络

从内关穴处分出，在腕后二寸处浅出于两筋之间，沿着本经上行，维系心包，络心系。

### 4. 手太阳之别络

从支正穴处分出，在腕后五寸处向内注入手少阴经；其支脉上行经肘部，网络肩髃部。

### 5. 手阳明之别络

从偏历穴分出，在腕后三寸处走向手太阴经；其支脉向上沿着臂膊，经过肩髃，上行至下颌角，遍布于牙齿；其支脉进入耳中，与宗脉会合。

### 6. 手少阳之别络

从外关穴处分出，在腕后二寸处，绕行于臂膊外侧，进入胸中，与手厥阴经会合。

### 7. 足太阳之别络

从飞阳穴处分出，在外踝上七寸处，走向足少阴经。

### 8. 足少阳之别络

从光明穴处分出，在外踝上五寸处，走向足厥阴经，向下联络足背。

### 9. 足阳明之别络

从丰隆穴处分出，在外踝上八寸处，走向足太阴经；其支脉沿着胫骨外缘，向上联络头项，与各经的脉气相合，向下联络咽喉部。

### 10. 足太阴之别络

从公孙穴处分出，在第一趾跖关节后一寸处，走到足阳明经；其支脉进入腹腔，联络肠胃。

### 11. 足少阴之别络

从大钟穴处分出，在内踝后绕过足跟，走向足太阳经；其支脉与本经相关上行，走到心包下，外行通贯腰脊。

### 12. 足厥阴之别络

从蠡沟穴处分出，在内踝上五寸处，走向足少阳经；其支脉经过胫骨，上行到睾丸部，结聚在阴茎处。

### 13. 任脉之别络

从鸠尾（尾翳）穴处分出，自胸骨剑突下行，散布于腹部。

### 14. 督脉之别络

从长强穴处分出，挟脊柱两旁上行到项部，散布在头上；下行的络脉从肩胛部开始，向左右别走足太阳经，进入脊柱两旁的肌肉。

### 15. 脾之大络

从大包穴处分出，浅出于渊腋穴下三寸处，散布于胸胁间。

## 三、十二经筋

### （一）基本概念

经筋，是十二经脉之气"结、聚、散、络"于筋肉、关节的体系，是十二经脉的附属部分。依照十二经脉的循行，全身的筋肉按部位亦分为手足三阴三阳，故称"十二经筋"。经筋具有联缀四肢百骸、主司关节运动的作用。十二经筋作为经络系统的连属部分，其功能活动的正常维持，依赖于经络气血的濡养，并直接接受十二经脉的调节。

### （二）循行特点

经筋的循行分布，同十二经脉在体表的循行部位基本上是一致的，但其循行走向却不尽相同。其循行分布特点是：

1. 经筋均起于四肢末端，走向头身。
2. 手足三阴经筋分布在肢体的内侧，手足三阳经筋分布在肢体的外侧。
3. 经筋一般分布在周身的浅部，多结聚于关节和骨骼附近。
4. 有的进入胸腹腔，但不属络于脏腑。

### （三）生理功能

#### 1. 联缀四肢百骸、主司关节运动

经筋结聚于关节和骨骼附近，能联缀和约束全身骨骼，通过阴阳经筋之间的拮抗作用，使肢体关节的屈伸、收展、旋转及身体的俯仰等活动保持协调。《素问·痿论》说："宗筋主束骨而利机关也。"机关，即关节。言经筋有约束全身骨骼主司关节运动的功能。

#### 2. 保护作用

筋肉除附着于骨骼外，还满布于躯体和四肢的浅部，对机体具有一定的保护作用。

### （四）循行部位

#### 1. 足太阳经筋

足太阳经筋起于足小趾，向上结于外踝，斜上结于膝部，在下者沿外踝结于足跟，向上沿跟腱结于腘部，其分支结于小腿肚（腨外），向腘内侧，与腘部另支合并上行结于臀部，向上挟脊到达项部；分支入结于舌根；直行者结于枕骨，上行至头顶，从额部下，结于鼻；分支形成"目上网"（一作"目上纲"，即上睑），向下结于鼻旁。背部的分支从腋后外侧结于肩髃；一支进入腋下，向上出缺盆，上方结于耳后乳突（完骨）。又有分支从缺盆出，斜上结于鼻旁。

#### 2. 足少阳经筋

足少阳经筋起于第四趾，向上结于外踝，上行沿胫外侧缘，结于膝外侧；其分支另起于腓骨部，上走大腿外侧，前边结于"伏兔"，后边结于骶部。直行者，经季胁，上走腋前缘，系于胸侧和乳部，结于缺盆。直行者，上出腋部，通过缺盆，行于太阳经筋的前方，沿耳后，上额角，交会于头顶，向下走向下颌，上结于鼻旁；分支结于目外眦，成"外维"。

#### 3. 足阳明经筋

足阳明经筋起于第二、三、四趾，结于足背；斜向外上布于腓骨，上结于膝外侧，直上结于髀枢（大转子部），向上沿胁肋，连属脊椎。直行者，上沿胫骨，结于膝部。分支结于腓骨部，并合足少阳的经筋。直行者，沿伏兔向上，结于股骨前，聚集于阴部，向上分布于腹部，结于缺盆，上颈部，挟口旁，会合于鼻旁，下方结于鼻部，上方合于足太阳经筋之分支"目上网"（上睑）及本经筋之"目下网"（下睑）。其分支从面颊结于耳前。

#### 4. 足太阴经筋

足太阴经筋起于大足趾内侧端，向上结于内踝；直行者，络于膝内辅骨（胫骨内髁部），向上沿大腿内侧，结于股骨前，聚集于阴部，上向腹部，结于脐，沿腹内，结于肋骨，散布于胸中；其在里者，附着于脊骨。

#### 5. 足少阴经筋

足少阴经筋起于足小趾之下，同足太阴经筋并斜行于内踝下方，结于足跟，与足太阳经筋会合，向上结于胫骨内髁下，同足太阴经筋一起向上，沿大腿内侧，结于阴部，沿脊里，挟脊，向上至项，结于枕骨，与足太阳经筋会合。

### 6. 足厥阴经筋

足厥阴经筋起于足大趾之上，向上结于内踝之前，沿胫骨向上结于胫骨内髁之下，向上沿大腿内侧，结于阴部，联络各经筋。

### 7. 手太阳经筋

手太阳经筋起于手小指之上，结于腕背，向上沿前臂内侧缘，结于肘内锐骨（肱骨内上髁）的后面，入结于腋下，其分支走于腋后侧缘，向上绕肩胛，沿颈旁出走足太阳经筋之前，结于耳后完骨；分支进入耳中；直行者，出耳上，向下结于下颌，向上连属目外眦。另有一支筋从下颌部分出，沿下颌角，经耳前，连属目外眦，上额，结于额角。

### 8. 手少阳经筋

手少阳经筋起于手无名指末端，结于腕背，向上沿前臂结于肘部，上绕上臂外侧缘上肩，走向颈部，合于手太阳经筋。其分支当下颌角处进入，联系舌根；另一支从下颌角上行，沿耳前，连属目外眦，上经额部，结于额角。

### 9. 手阳明经筋

手阳明经筋起于食指末端，结于腕背，向上沿前臂结于肘外侧，经上臂外侧，结于肩髃，其分支，绕肩胛，挟脊旁；直行者，从肩髃部上颈；分支上面颊，结于鼻旁；直行者上出手太阳经筋的前方，上额角，络头部，下向对侧下颌。

### 10. 手太阴经筋

手太阴经筋起于手大拇指上，沿指上行，结于鱼际后，行于寸口动脉外侧，上沿前臂，结于肘中；再向上沿上臂内侧，进入腋下，出缺盆，结于肩髃前方，上面结于缺盆，下面结于胸里，分散通过膈部，会合于膈下，到达季胁。

### 11. 手厥阴经筋

手厥阴经筋起于手中指，与手太阴经筋并行，结于肘内侧，经上臂内侧，结于腋下，向下散布于胁肋的前后；其分支进入腋内，散布于胸中，结于膈。

### 12. 手少阴经筋

手少阴经筋起于手小指内侧，结于腕后锐骨，向上结于肘内侧，再向上进入腋内，交手太阴经筋，行于乳里，结于胸中，沿膈向下，系于脐部。

# 四、十二皮部

## （一）基本概念

皮部，是指体表的皮肤按经络循行分布部位的分区。《素问·皮部论》说："皮有分部""皮者，脉之部也""欲知皮部，以经脉为纪"。由于正经有十二条，所以体表皮肤亦相应地划分为十二个部分，称之为"十二皮部"。皮部不仅是经脉在体表的分区，也与络脉的分布有密切的关系。故《素问·皮部论》还说："凡十二经络脉者，皮之部也。"因此可以认为，十二皮部是指十二经脉及其所属络脉在皮表的分区，也是十二经脉之气的散布所在。

## （二）分布特点

十二皮部作为十二经脉及其所属络脉在体表的分区，与十二经脉及络脉的循行分布基本一致，其不同之处在于：经脉呈线状分布，络脉呈网状分布，而皮部则着重于面的划分。因此，皮部的分布范围比经络更为广泛。

### （三）生理功能

#### 1. 抗御外邪，保卫机体

皮部分布于人体的浅表部位，故能最先广泛地接触到病邪，当外邪侵犯时，则皮部与布散于皮部的卫气就能发挥其抗御病邪，保卫机体的作用。

#### 2. 反映内在脏腑、经络病变

由于十二皮部分属于十二经脉，而十二经脉又内属于脏腑，所以脏腑、经络的病变亦能在相应的皮部分区反映出来，故在临床上观察不同部位皮肤的色泽和形态变化，即可以诊断某些脏腑、经络的病变。

此外，皮部还有扩展治疗方法、增加治疗效应等作用。如根据皮部理论，邪在表当发汗，可以防止病邪沿经络传变入里，发展成里证。若邪已入里，亦可使其由里达表，透过皮部而解。此外，通过对浅表皮部的刺激和渗透作用，结合经络穴位所形成的敷贴、药浴、温灸、热熨等疗法，在温通气血、疏通经络、振奋气机，增强机体抗病能力方面，皆有明显效果。在针刺治疗方面，《灵枢·官针》篇已载有浅刺皮部的"分刺""毛刺"等法，现代广泛应用的"皮肤针""皮内针""滚刺筒"等，亦是取法于古代的"分刺""毛刺"发展而成。

### （四）分布部位

十二皮部的分布与十二经脉及络脉的循行分布基本一致，其大体划分参见附图（图24、图25）。

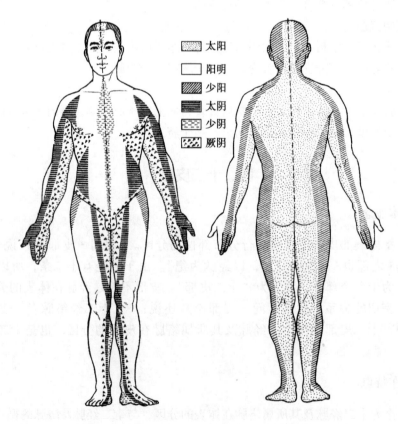

太阳
阳明
少阳
太阴
少阴
厥阴

图24　正面　　　　　　　　图25　反面

# 第五节　经络的生理功能

经络是人体内的一个重要系统，其功能活动，主要表现于沟通表里上下，联络脏腑器官，感应传导，以及调节人体各部分机能平衡等方面。

## 一、沟通联络作用

人体是由五脏六腑、四肢百骸、五官九窍、皮肉筋骨等所组成，这些脏器组织虽然各有不同的生理功能，但又是相互协作，并保持协调和统一的。这种机能功能活动的协调统一，主要是通过经络系统的联络作用而实现的。十二经脉、十二经别纵横交错，入里出表，通上达下，循行络属于脏腑和官窍之间；奇经八脉则联系并调节正经；十五别络则能加强表里两条经脉之间的联系；十二经筋与十二皮部则联络筋脉皮肉。因此，通过经络系统的联络作用，则使人体不仅组织上成为一个不可分离的整体，在生理上亦成为一个协调共济的有机整体。其联络的具体形式是：

### 1. 脏腑同外周肢节之间的联系

主要是通过十二经脉实现的，十二经脉在内与五脏六腑相络属，其经脉之气在外散络结聚于经筋，并布散于皮部。四肢为筋肉会聚之所，这样，就使皮肤与四肢筋肉组织同内脏之间，通过经脉的沟通而联系起来。故《灵枢·海论》说："夫十二经脉者，内属于腑脏，外络于肢节。"

### 2. 脏腑同官窍之间的联系

目、耳、鼻、口、舌、前阴、后阴等官窍，都是经脉循行所经过的部位，而经脉又多入内属络于脏腑，这样，五官九窍同内脏之间，亦可通过经脉的沟通而联系起来。例如手少阴心经属心、络小肠、上连"目系"，其别络上行于舌；足厥阴肝经属肝、络胆、上连"目系"；足阳明胃经属胃、络脾、环绕口唇；手少阳三焦经、足少阳胆经入走耳中等。

### 3. 脏腑与脏腑之间的联系

十二经脉中每一经都分别络属于一脏一腑，从而加强了相为表里的一脏一腑之间的联系。有的经脉还联系多个脏腑，如胃经的经别上通于心；脾经注心中；胆经的经别贯心；肾经出络心；心经却上肺；肾经入肺；肝经注肺中；小肠经抵胃；肝经挟胃；肺经循胃口；肾经贯肝等等，这样，就构成了脏腑之间的多种联系途径。

### 4. 经脉与经脉之间的联系

十二正经阴阳表里相接，具有一定的衔接和流注次序；十二正经与奇经八脉之间纵横交错；奇经八脉之间又彼此相互联系，从而构成了经脉与经脉之间的多种联系途径。如十二正经的手三阳经与足三阳经均会于督脉之大椎穴；阳跷脉与督脉会于风府穴，故称督脉为"阳脉之海"；十二正经的足三阴经及奇经中的阴维脉、冲脉均会于任脉，而足三阴经又上接手三阴经，所以称任脉为"阴脉之海"；冲脉，前与任脉相并于胸中，后则通督脉，而督、任两脉又通会于十二经脉，且冲脉能容纳来自十二经脉的气血，故称冲脉为"十二经脉之海"；督、任、冲三脉同起于胞中等，都说明了经脉与经脉之间的复杂联系。

## 二、运输气血作用

人体各个组织器官，均需气血以濡润滋养，才能维持其正常的生理活动。而气血之所以能通达于全身，发挥其营养脏腑组织器官，抗御外邪，保卫机体的作用，则必须依赖于经络的传注方能实现。故《灵枢·本藏》说："经脉者，所以行血气而营阴阳，濡筋骨，利关节者也。"《灵枢·脉度》曰："气之不得无行也，如水之流，如日月之行不休，故阴脉荣其藏，阳脉荣其府，如环之无端，莫知其纪，终而复始。其流溢之气，内溉脏腑，外濡腠理。"说明经络不断地将气血输送到全身各部，在内灌注脏腑组织，在外濡润腠理皮毛。

## 三、感应传导作用

感应传导，是指经络系统对于针刺（或其他刺激）感觉具有的传递通导作用，又称为"经络感传现象"。

经络感传现象，是指当某种刺激作用于一定穴位时，人体会产生某些酸、麻、胀、重等感觉，并可沿经脉的循行路线而传导放散。《灵枢·邪气脏腑病形》所谓的"中气穴，则针游于巷"，可能是对这种经络感传现象的最早记载。中医称之为"得气"或"气至"。

经络的这种感应传导作用，可以传递各种生命活动信息，沟通人体各部之间联系，引导"气至病所"，反映治疗效应。可以认为，十二经脉、奇经八脉等循行部位以及络属脏腑等理论，正是古代医家经过长期反复的临床实践观察对经络感应传导与放散规律所形成的概括与总结。

## 四、调节平衡作用

经络能运行气血和协调阴阳，可使机体的机能活动保持相对的平衡。当人体发生疾病时，出现气血不和或阴阳偏盛偏衰等证候，即可运用针灸等治疗方法以激发经络的调节作用，从而达到"泻其有余，补其不足，阴阳平复"（《灵枢·刺节真邪》）之目的。实验证明，针刺有关经络的穴位，则可对各脏腑机能产生调整作用，原来亢进的可使之抑制，原来抑制的又可使其兴奋，从而使其协调平衡。

# 第六节　经络学说的临床应用

经络学说是中医基础理论的重要组成部分，因此，被广泛应用于临床各个方面，用以阐释人体的生理功能，病理变化，并指导疾病的诊断和治疗。

## 一、阐释病理变化

由于在正常生理情况下，经络有运行气血、沟通表里、联络脏腑及感应传导等作用，所以在病理条件下，经络就可能成为传递病邪和反映病变的途径，因此，可用经络学说来阐释人体的病理变化。《素问·皮部论》说："邪客于皮则腠理开，开则邪客于络脉，络脉满则注于经脉，经脉满则入舍于腑脏也。"说明经络是外邪从皮毛腠理内传于脏腑的传变途径。由于脏腑之间有经脉沟通联系，所以经络还可以成为脏腑之间病变相互影响的途径。如足厥阴肝经挟胃、注肺中，所以肝病可犯胃、犯肺；足少阴肾经入肺、络心，所以肾虚水泛可凌心、射肺。相为表里的两经，因络属于相同的脏腑，因而使相为表里的一脏一腑在病理上常相互影响，如心火可下移小肠；大肠实热，腑气不通，可使肺气不利而喘咳胸满等等。

经络不仅是外邪由表入里和脏腑之间病变相互影响的途径，通过经络的传导，内脏的病变也可以反映于外，表现于某些特定的部位或与其相应的官窍。如肝气郁结常见两胁、少腹胀痛，因为足厥阴肝经抵小腹、布胸胁；真心痛，不仅表现为心前区疼痛，且常引及上肢内侧尺侧缘，即是因为手少阴心经行于上肢内侧后缘之故。其他如胃火见牙龈肿痛，肝火上炎见目赤等等，都是经络传导的反映。

## 二、指导临床诊断

由于经络有一定的循行路线和络属脏腑，它可以反映所属脏腑的病证，因而在临床上就可以根据疾病症状出现的部位，结合经络循行的部位及所联系的脏腑，作为疾病诊断的依据。例如两胁疼痛，多为肝胆疾病；缺盆中痛，常是肺的病变。又如头痛一症，痛在前额者，多与阳明经有关：痛在两侧者，多与少阳经有关；痛在后头及项部者，多与太阳经有关；痛在巅顶者，多与厥阴经有关。《伤寒论》的六经辨证，也是在经络学说的基础上发展起来的辨证体系。

临床实践中，还发现在经络循行部位，或在经气聚集的某些穴位，有明显的压痛或有结节状、条索状的反应物，或有局部皮肤的某些形态变化，也常有助于疾病的诊断。如：肺脏有病时可在肺俞穴出现结节或中府穴有压痛；肠痈可在阑尾穴有压痛；长期营养不良的患者可在脾俞穴见到异常变化等等。《灵枢·官能》说："察其所痛，左右上下，知其寒温，何经所在。"指明了经络对临床诊断的重要意义。

## 三、指导疾病治疗

经络学说被广泛地用以指导临床各科的治疗，特别是对针灸、按摩和药物治疗，更具有重要的指导意义。

指导针灸和按摩：针灸与按摩疗法，主要是根据某一经或某一脏腑的病变，在病变的邻近部位或经络循行的远隔部位上取穴，通过针灸或按摩，以调整经络气血的功能活动，达到治疗的目的。而穴位的选取，必须按经络学说进行辨证，断定疾病属于何经后，根据经络的循行分布路线和联系范围来取穴，这就是"循经取穴"。

指导用药：药物治疗也要以经络为渠道，通过经络的传导转输，才能使药到病所，发挥其治疗作用。在长期的临床实践基础上，古代医家根据某些药物对某一脏腑经络有特殊的选择性作用，创立了"药物归经"理论。金元时期的医家，发展了这方面的理论，张洁古、李杲根据经络学说，提出了"引经报使"理论。如治疗头痛，属太阳经的可用羌活，属阳明经的可用白芷，属少阳经的可用柴胡。羌活、白芷、柴胡，不仅分别归入手足太阳、阳明、少阳经，且能引导其他药物归入上述各经而发挥治疗作用。

此外，用于临床的耳针、电针、穴位埋线及结扎等治疗方法，都是在经络学说的指导下进行的。

**【理论要点】**

1. 经络学说，是研究人体经络系统的基本概念、组织结构、生理功能、病理变化及其与脏腑形体官窍、气血津液等相互关系的理论学说，是中医理论体系的重要组成部分，对于中医临床诊疗疾病具有重要的指导意义和实用价值。

经络是人体运行气血，联络脏腑肢节，沟通内外上下，调节体内各部分功能活动的通道，是人体特有的组织结构和联络系统。经络系统通过有规律的循行和复杂的联络交会，纵横交接，网络全身，把人体的五脏六腑、四肢百骸、五官九窍、皮肉筋脉等组织器官联结成一个统一的有机整体。同时也是维持机体与自然环境协调统一的重要渠道，从而保证了人体生命活动的正常进行。经络，是经脉和络脉的总称。经脉包括十二正经、奇经八脉与十二经别；络脉包括别络、孙络和浮络。

2. 十二经脉是经络系统的主体，气血运行的主要通道。十二经脉内属于脏腑，外络于肢节，具有规则的循行分布规律。以交接规律而言，手三阴经，从胸走手，交手三阳经；手三阳经，从手走头，交足三阳经；足三阳经，从头走足，交足三阴经；足三阴经，从足走向腹胸，交手三阴经。在交接的部位上，也呈现出明显的规律性：相为表里的阴经与阳经在四肢部衔接；同名手、足阳经在头面部相接；异名手、足阴经在胸腔内脏交接。以流注次序而言，从手太阴肺经开始，按阴阳表里关系逐经依次流至足厥阴肝经，复注于手太阴肺经，从而构成阴阳首尾相贯，如环无端的循环径路。以分布规律而言，十二经脉在体表的循行分布具有对称性、广泛性和规则性。在四肢部，阴经行于内侧，阳经行于外侧，内侧的阴经基本遵循太阴经在前缘，厥阴经在中线，少阴经在后缘的规律，而阳经不仅在四肢，在头面及躯干部也都遵循阳明经在"前"，少阳经在"中"，太阳经在"后"的大体规律，相为表里的阴阳经脉在四肢行于内侧和外侧相对应的部位。以表里关系而言，手足三阴经和手足三阳经构成的六对"表里相合"关系，为脏腑表里关系的构成奠定了物质基础。

3. 奇经八脉是十二经脉以外的八条重要经脉，它们穿插循行于十二正经之间，统率、联络十二经脉，调节十二经脉气血。其中冲、任、督、带脉与人体的生殖机能关系极为密切，督、任二脉以其独立的穴道与十二正经组成十四经脉，具有重要的临床实用价值。

十二经别是十二经脉别行分出的重要支脉，具有"离、入、出、合"的循行特点，主要有加强十二经脉中表里经联系的作用。别络，是络脉系统中较大的和主要的络脉。十二经脉及任、督二脉之络与脾之大络合称十五别络。主要功能是沟通表里两经与渗灌气血。十二经筋作为十二经脉的附属部分，是十二经脉之气"结、聚、散、络"于筋肉、关节的体系，能联缀四肢百骸、主司关节运动，对机体具有一定的保护作用。十二皮部是十二经脉及其所属络脉在皮表的分区，也是十二经脉之气的散布所在，具有抗御外邪，保卫机体等作用。

4. 由于经络具有沟通表里、联络脏腑、运输气血、感应传导及调节机能平衡等作用，因而在临床应用中，常用以阐释病理变化，并指导疾病的诊断和治疗。因此，正确地理解和掌握经络学说的内容，是非常重要的。

**【思考题】**

1. 何谓经络？并说明经络系统组成。
2. 试述十二经脉的走向、交接及分布规律。
3. 试述十二经脉的表里关系及气血流注次序。
4. 简述奇经的特点及生理功能各是什么。
5. 何谓阳脉之海、阴脉之海及十二经脉之海？
6. 试述经络的生理功能。

# 第五章 体 质

**【学习要求】**

掌握体质构成特点、影响体质形成的主要因素；熟悉体质偏性对疾病从化的影响；了解中医学体质分类的基本原则及对临床诊疗的指导意义。

中医体质学说是以中医理论为指导，研究人体体质的基本概念、形成、类型特征，及其对疾病发生、发展、诊断、治疗和预防关系的理论。中医理论认为，体质是形成于先天、定型于后天的个体在形态结构、生理功能和心理因素相对稳定的特性。形态结构、生理功能、心理因素是构成体质的三大要素，其形成主要受先天禀赋与后天作用的影响。机体既有生理共性，即脏腑经络、形体官窍、精气血津液等相同的形质和功能活动；但由于个体脏腑阴阳气血的偏性不同，通过这些功能活动又表现出形质、功能、心理上的差异性。体质的特性，不仅表现为对外来刺激生理反应性的差异，还表现为对病邪的易感性、发病的倾向性、病证的从化和传变性。因此学习和掌握体质的基本概念、分类特点、影响因素等，对于从整体上把握个体的生命特征，指导临床诊断、治疗、康复都具有重要的指导意义。

## 第一节 体质的概念和形成

中医体质学说始创于《内经》，成熟于明清时期。《内经》从体质的分类，体质与疾病、治疗的关系都有较详细的论述；并用"素""质"等表述体质，如《素问·逆调论》中的"是人者，素肾气胜"，《素问·厥论》中的"是人者质壮，秋冬夺于所用"等。指出人在生命活动过程中可以显示出刚柔、弱强、短长、阴阳的差异，体质差异与脏腑组织的形态、结构、位置、气血阴阳之偏颇密不可分。《灵枢·阴阳二十五人》和《灵枢·通天》首先提出了体质的分类，阴阳之人和五行之人。并认识到体质盛衰与正气强弱关系密切，决定发病与否，如《素问·刺法论》说："正气存内，邪不可干。"继《内经》之后，东汉张仲景在所著《伤寒杂病论》中出现了"酒客""尊荣人"等含有体质意义的名词，并十分重视体质与外感热病和内伤杂病的关系，以体质学说理论指导临床辨证。唐代孙思邈在《千金要方》中提出了"禀质"的概念。宋代《小儿卫生总微方论》称为"赋禀"，并已认识到体质形成于胎儿时期。钱乙的《小儿药证直诀》将小儿体质特点精辟地概括为"成而未全""全而未壮""脏腑柔弱，易虚易实，易寒易热"。明代张景岳的《景岳全书》称体质为"禀赋"，倡藏象体质理论，强调脾肾对体质形成的重要影响。明清医家则称体质为"气禀""气体""形质"等。自清代叶桂始直为"体质"后，人们渐渐接受"体质"这一概念，用其表示个体的生理特性。特别是近10年来，对体质的概念、形成基础、类型特征、体质差异与病证、治疗关系等进行了深入探讨和研究，逐渐地形成一种学说，使之成为中医理论体系的重要组成部分。

# 一、体质的概念

体质是指形成于先天、定型于后天的个体在形态结构、生理功能和心理因素方面综合的、相对稳定的特性。先天禀赋是体质形成的基本要素，在此基础上受后天因素的影响，在生长、发育和衰老过程中所形成的相对稳定的特性，它通过形态、功能和心理活动的差异性表现出来。在生理上表现为功能、代谢及对外界刺激反应的个体差异性；在病理上表现为对病邪的易感性、疾病的易罹性、从化和传变的倾向性。体质学说，是研究人群中不同个体所具有的身心特性，这些特性对生命延续和疾病发生、发展影响等重要内容的理论知识。人虽有着一些相同的形质和功能活动，但不同的个体在生理、心理上又存在着各自的偏性，故临床诊断、治疗、预防疾病都应把握体质的特殊性。

# 二、体质的形成

体质的形成主要受先天禀赋和后天作用的相互影响。脏腑、经络、精气血津液是构成体质的生理基础，凡能影响脏腑、经络、精气血津液强弱盛衰的因素，均可影响体质。

## （一）先天禀赋

先天禀赋，主要取决于父母。父母之精气是构成生命个体的物质基础，是决定体质形成和发展的主要因素。先天禀赋的强弱，决定了体质差异的基调。即子代的一切均由父母所赋予，使子代承袭了父母的某些特点，在后天生长发育过程中，构成了自身体质特征的相对稳定性。《小儿卫生总微方论·禀受论》说："人禀父母精血化生……生阴阳夫妇自然之理也。人之禀赋，自受气至胎化，自成形至生养，亦皆由焉。"先天禀赋对体质的影响主要表现为性情与功能活动两方面。

### 1. 先天禀赋

先天禀赋，是指人出生前从父母所获得的一切特征。先天禀赋与父母自身的体质、生殖之精的质量、血缘关系的远近、生育时的年龄，母体在孕期中的营养状况、生活、起居、情志、疾病等因素有关，并对胎儿期体质的形成起着关键性的作用。新的个体在形态结构形成的同时，由于获得了父母之精的遗传性，从而形成了个体的体质特性。先天禀赋强，子代出生后体质强壮少偏颇，脏腑功能强盛，生长发育正常；先天禀赋不足，则子代体质多弱，脏腑功能易偏颇，生长发育障碍或致先天性生理缺陷和遗传性疾病。《论衡·气寿》指出："禀气渥则其体强，体强则命长；气薄则体弱，体弱则命短，命短则多病短寿。"

### 2. 先天禀赋与性情

性情，指人的心理和行为特征，属于"气质学说"，为体质的组成部分。性情是表现于精神与行为的比较稳定的个体心理特征，主要指一个人对现实的稳定态度和习惯化的行为方式，如骄傲与谦虚、勤劳与懒惰、勇敢与怯懦、热情与冷漠、诚恳与虚伪、镇定与慌乱、自律与散漫、理智与冲动、细心与粗心、空想与理想、创造与模仿、坚持己见与见异思迁等，是个性心理特征的重要组成部分。

一个人的性情在很大程度上取决于整体体质状况，是先天禀赋与生长发育、社会环境、教育修养、生活经历等后天因素交互作用的结果。先天禀赋是性情形成的基调，但发展的趋势和结果，主要受着后天因素的影响。父母之精气的盈亏盛衰遗传给后代，使子代阴阳气血有所偏颇，产生了不同体质类型，而表现出不同的性情。不同性情之人，反映了机体阴阳气血运动的特性。一般而言，先天禀赋充足，体质强盛者，性情多和顺；先天禀赋缺陷，阴阳气血失调，常在性情表现上有所偏颇，或急躁，或怠慢；或寡欢，或开朗；或虚伪，或诚恳等。《灵枢·通天》正是根据阴阳将人分为太阴、少阴、太阳、少阳、阴阳和平五态之人，反映出五种人的不同性情特征。当然，有时体质虽同，性情却不一；或体质虽异，性情却相似。即体质与性情既有相关性又有差异性，两者以不同的形式相互联合，形成不同的个体体质特征。

### 3. 先天禀赋与功能

人体的生理功能是指脏腑、经络、精气血津液等功能及代谢活动，以形态为基础。功能活动盛衰与先天禀赋关系极为密切，因父母形质精血的强弱，是产生子代体质的基础。一般而言，父母肾中精气充足，脏腑气血功能及代谢旺盛，此时受胎生子，禀赋足而周全，子代方能获得较强的生命力，结构健全，功能旺盛，体质强壮。反之，若父母体质缺陷，先天之精不足，脏腑气血虚少，勉强受胎，禀赋弱或易偏颇，其子多羸弱，或结构缺陷，或功能低下。如鸡胸、龟背、癫痫、哮喘等疾病的遗传特点，在受胎之时，可由父精母血传给子代，使子代禀受一种特异性体质，在后天因素的作用下，诱发与父母相同的疾病。

### （二）后天因素的影响

体质的形成是秉承于先天，得养于后天。先天禀赋虽决定着个体体质的特异性和相对稳定性，但在后天各种因素的综合影响下而演变，使机体体质类型发生改变，因而又具有可变性。后天对体质的影响主要包括饮食居处、养生调节等。

### 1. 饮食居处的作用

体质在形成过程中，饮食结构、营养状况、居住环境、生活条件、季节变化等都可对其产生一定的影响。

饮食物各有不同成分和性味特点，长期偏嗜，可致体内某些成分增减，脏气偏盛或偏衰而致体质发生改变。如嗜食肥甘厚味可助湿生痰，易形成痰湿型或湿热型体质；嗜食辛辣易化火伤津，形成阳热型或阴虚火旺型体质；嗜食生冷，或饮食粗粝，或饥饱不时，易于损伤脾胃，形成脾胃虚弱体质。另外，若摄入的饮食量不均衡，也可影响体质。如饮食充足，营养均衡者，精气血津液化生充盛，形体多丰腴，体质较强；饮食不足，营养失衡者，精气血津液化生不足，体质较弱。

居住地域的差异，生活环境、水土性质、气候特点、生活习俗等不同，会形成不同地域的人在体质上的差异性。一般而论，如生活条件优越之人，多居于高房广厦之中，体力劳动较少，体多丰腴易虚，腠理疏松，易患各种外感性疾病；生活条件较艰苦之人，多居于陋巷，体力劳动较多，体多偏瘦但强壮，腠理致密，不易患外感病。北方寒燥，其人形体壮实，腠理偏致密，病后易转化为阳虚；东南之人体型瘦弱，腠理偏疏松，病后易转化为阴虚湿热；滨海临湖之人，多湿多痰等。正如《素问·异法方宜论》所记载：东方之人，海滨傍水，食鱼而嗜咸，肤色较黑；西方之人，陵居而多风，水土刚强，多食肥甘之物；南方之人，地处低下，水土弱，多雾露，喜食酸与肉类，肤色红润；中原之人，地处平原而多温，杂食五谷，不爱运动等。《医学源流论》也言："人禀天地之气以生，故其气体随地不同。西北之人气深而厚，东南之人气浮而薄。"这些记载均说明，由于地理环境不同，人们受着不同的水土条件、气候类型、饮食结构、居住条件、生活方式的影响，从而形成了不同的体质类型。

### 2. 后天摄养的作用

后天摄养对体质演变的影响，是一个缓慢、持续、渐进的过程，因人而异，显现出明显的个体化倾向。人成年之后，其个体表现出他所特有的体质特征。一般而言，后天调养得当，可补先天不足，使体质由弱变强，得长寿尽天年；后天调摄无节，禀赋虽足，也可耗气伤精，易罹各种疾病，使体质由强变弱，早衰或夭折。后天调养对体质的影响，主要包括劳动锻炼、精神调养等。

适度劳作和体育锻炼，可使血脉流通、关节通利、筋骨强壮、谷气易消、脏腑功能强盛，增强体质；若劳作过度，则易损伤筋骨、消耗气血、功能减弱，形成虚性体质。适当休息，有利于消除疲劳，恢复体力与脑力，保持心身健康与良好的体质；若过度安逸，四体不勤，无所事事，则易使气血不畅、脏腑功能衰退、代谢减弱、肉松皮缓，形成虚与痰、瘀兼挟型体质。

情志是指喜、怒、忧、思、悲、恐、惊等心理活动，是机体对外界客观事物刺激的正常反应。精气血阴阳、脏腑功能是情志活动产生的基础，故气血阴阳的活动必伴随相应的情志活动。情志变化，可通过影响精气血阴阳、脏腑功能活动的变化，进而影响人体体质的改变。一般而论，情志和调，气血调畅，脏腑功能协调，体质易强壮；反之，强烈或长期持久的情志刺激，超过了机体生理调节能力，则可损伤气血阴阳，脏腑功能紊乱，导致体质改变或形成病理性体质。如临床中常见的气郁型、阴虚火旺型、血瘀型等病理性体质，多与情志不调有关。致情志不调的原因，多与暂时不易改变的经济、精神、生活、工作条件有关。于是，家庭的贫贱富贵、社会地位的高低、婚姻的成败、大志大欲的实现与否，和平与战乱，可成为判断体质的重要依据。

此外，性别、年龄也可影响体质。性别不同，因先天禀赋、形态结构等方面的差异，则生理功能、心理特征也就有所不同。男性多禀阳刚之气，脏腑功能较强，体魄健壮魁梧，性格多粗犷心胸开阔。女性多禀阴柔之气，脏腑功能较弱，体格娇小苗条，性格内向、喜静、细腻。随着年龄的变化也会对体质造成一定影响，从而改变体质特征。如小儿脏腑娇嫩，形气未充，易虚易实、易寒易热；成人精气血津液充足，脏腑功能旺盛，体质特征定型且稳定；老年人脏腑功能衰退，精气血津液日趋减少，代谢减慢，易形成虚夹痰、夹瘀型体质。

# 三、体质构成与形态、心理及生理功能

构成体质的生理学基础是脏腑、经络及精气血津液。脏腑是构成人体并维持正常生命活动的中心，人体的各项生理活动均离不开脏腑，脏腑的形态结构和功能特点是构成并决定体质差异的最根本因素。不同个体在先天因素与后天调养相互作用下，而表现出某一藏象系统的相对优势或劣势化的倾向。如《灵枢·本藏》说："五脏者，固有小大、高下、坚脆、端正、偏倾者；六腑亦有小大、长短、厚薄、结直、缓急。"凡此不同，形成了个体体质的差异。精气血津液的充盈与否，直接影响着功能的盛衰、体质的强弱。故《灵枢·阴阳二十五人》说："其肥而泽者，血气有余；肥而不泽者，气有余，血不足；瘦而无泽者，气血俱不足。"精血津液亏耗者，易表现为阴虚偏性的体质；体内水液滞留者，多表现为痰湿偏性的体质。总之，脏腑、经络的结构变化和功能盛衰，精气血津液的盈亏都是决定体质的重要因素，不同的体质，往往通过形态、功能、心理的差异性表现出来。一定的形态结构必然产生而表现出特有的生理功能和心理特征；良好的生理功能和心理特征又是正常形态结构的反映。可见，形态结构、生理功能、心理因素为构成体质的基本要素。

## （一）体质与形态

体质是形态结构与功能活动的综合体，形态结构是构成体质的一个重要组成部分。机体的各种生理功能和对刺激的反应性与形态结构之间有着密切的关系，形态结构是功能活动的基础。不同个体在形态结构上的差异性，影响并产生不同的功能活动，从而构成了不同的体质特征。形态结构包括外部形态结构和内部形态结构。

外部形态结构，是以躯体形态为基础，包括体格、体型、性征、体姿、面色、毛发、舌象、脉象等。体格是人体生长发育水平、营养状况、锻炼程度的反映。一般通过观察和测量身体各部分的大小、形状、匀称度、体重、胸围、肩宽、骨骼、皮肤等来判断。体型是指身体各部分大小比例的形态特征，是衡量体格的重要指标。中医观察体型，主要是观察形体之肥瘦长短、皮肉之厚薄坚松、肤色之黑白苍嫩等差异。如《灵枢·逆顺肥瘦》及《灵枢·卫气失常》以体型为分类标准，将人分为肥人与瘦人；又以其形态特征为主，将人划分为膏型、脂型和肉型。元代朱丹溪《格致余论》则进一步将体型与发病相联系，提出了"肥人湿多，瘦人火多"的著名观点。

内部形态结构是指脏腑、经络、精气血津液等的形态结构，是决定体质差异的最根本因素。脏腑、经络、精气血津液等的形态结构是产生其功能的基础。不同的形态结构特点决定着机体生理功能的差异性；反之不同生理功能的表现，又反映了相应形态结构。根据中医学"整体观念"与"司外揣内"的思维方法，内部形态结构与外观形象是有机的整体，内部形态结构是体质的内在基础，外部形态结构是体质的外在表现。由于体表形态最为直观，因此，内部形态结构是否完好与协调，主要通过身体外形及功能活动体现出来。

### （二）体质与心理

心理因素包括情感、记忆、思维、性格、感觉、知觉等，属于中医学"神"的范畴。中医学认为"形与神俱"，形是神的物质基础和所舍之处，神是形的结构与功能体现。体质是特定的形态结构、生理功能与心理因素的综合体，形态、功能与心理之间具有内在的相关性。某种特定的形态结构与之相应的功能，常表现为某种情感、情绪反应、认知活动等方面的心理倾向。如有人善怒、有人善悲、有人胆怯等。《素问·阴阳应象大论》说："人有五脏化五气，以生喜怒悲忧恐。"心理特征的差异性，主要表现在人格、气质、性格等方面。

### （三）体质与功能

功能活动状态是体质组成的重要部分。脏腑、经络及精气血津液等功能正常是内部形态结构完整性、协调性的反映。生理功能正常须以完整的形态结构为前提，但形态结构完整，不一定生理功能正常。人体生理功能的差异性，反映了脏腑功能的盛衰、精气血津液的盈亏、新陈代谢的强弱与自我协调能力、防病抗病能力强盛与否等。了解脏腑、经络及精气血津液的功能状态，可从精神、意识、思维、心率、心律、面色、唇色、脉象、舌象、呼吸、语声、食欲、口味、体温、生殖、生长发育、二便、姿态、活动能力、寒热喜恶、睡眠状况、视听嗅触觉、耐痛程度、皮肤肌肉弹性、毛发光泽等方面进行观察，也是了解体质状况的重要内容。

人的心理特征不仅与形态、功能有关，还与不同个体的生活经历、社会地位、教化程度、文化环境都有十分重要的关系。由于人们生活经历和社会文化环境的差异，使形态结构、生理功能与心理因素之间又存在着不一致性，即有相同的形态结构与生理功能者，可表现出不同的心理特征。如《灵枢·阴阳二十五人》中，论述了木、火、土、金、水每一种类型的形态和功能，有5种不同的心理倾向，五种类型的形态和功能共有25种心理类型。因此，一定的形态结构与生理功能，是产生心理特征的基础，使个体容易表现出某种心理倾向；反之心理特征在长期的显现中，又影响着形态与功能，表现出相应的行为特征。可见，体质是形态、功能、心理的综合体，缺一不可。

# 第二节　体质分类

中医体质分类方法，主要是根据中医学阴阳、五行、藏象、精气血津液的基本理论，来确定人群中不同个体的体质特性。如《灵枢·通天》根据人体阴阳的盛衰，把体质分为太阳、少阳、阴阳和平、少阴、太阴等"五态"之人；《灵枢·阴阳二十五人》运用五行学说，结合人体的肤色、体形、禀性、态度等特征，将体质划分为木型质、火型质、土型质、金型质、水型质五种类型。根据心理特征，有刚柔分类法、勇怯分类法、形志苦乐分类法等。此外，还根据脏腑形态、脏腑功能、气血津液的多少及代谢状况、体态等进行分类。《内经》以后的医家在论述体质时，虽有对体质生理反应性方面的观察，但大多侧重于对体质的病理倾向性描述，其分类标准主要根据阴阳、脏腑、寒热、燥湿、强弱等偏颇来进行划分。

由于机体的精气阴阳在生理状态下，总是处于动态的消长变化之中，使正常体质出现偏阴偏阳的状态。所以，着眼于整体精气阴阳气血的偏颇，功能活动的盛衰，运用阴阳对体质进行分类是体质分类的基本方法。其他体质类型常是在阴阳分类的基础上派生、发展而成的。主要介绍阴阳分类与五行分类两种方法。

## 一、阴阳分类法

这种分类法主要根据《灵枢·通天》，按阴阳气血的多少，从外观形态特征和性情表现的观察，将体质分成太阴、少阴、太阳、少阳、阴阳和平五种类型。

太阴之人是指这类体质多阴而无阳（无，极少之意），其阴血浊，其卫气涩，阴阳不和。外观面色阴沉黑暗，身体本来高大，但喜卑躬屈膝，故作姿态，而非真有佝偻之病。性情是贪而不仁，外貌谦虚内怀疑虑，好得恶失，喜怒不形于色，胆小而阴柔寡断，不识时务，保守自私。

少阴之人是指这类体质多阴少阳（多与少是相对而言），小胃大肠，阳明脉小，太阳脉大。外观貌似清高但行为鬼祟，立时躁动不安，行时伏身向前。性情是冷淡沉静，善别是非，谨慎细心，稳重耐受性好；爱幸灾乐祸，心怀嫉妒而无感恩之心。

太阳之人是指这类体质多阳而少阴。其外观表现趾高气扬，仰腰挺胸。性情是傲慢自用，主观冲动，好高骛远，言过其实，意气用事；但有魄力，有进取之心，敢于坚持己见。

少阳之人是指这类体质经小络大，血在中而气在外，实阴而虚阳。外观表现为立时好仰，行时好摇，多动少静。性情为做事精细，自尊心强，善于外交，敏捷开朗，但轻浮易变。

阴阳和平之人是指这类体质阴阳之气和，血脉调。表现于在外从容稳重，举止大方，待人和善，目光慈祥，办事条理分明；在内性情和顺，无私无畏，恬淡虚无，遇事不争，位高却谦逊，以理服人，具有极好的治理才能。

上述说明，由于体内阴阳多少差异，反映出了五种不同性情及相应行为动态的体质类型。

## 二、五行分类法

这种分类法主要根据《灵枢·阴阳二十五人》，运用阴阳五行学说，结合人体肤色、体形、禀性、态度以及对自然界变化的适应能力等方面的特征，将体质分成木、火、土、金、水五类。

木型之人肤色苍，头小面长，两肩宽阔，身体小弱，手足灵活；有才劳心，多忧于事；大多耐于春夏不耐秋冬。

火型之人肤赤，背部肌肉宽厚，头小面尖，肩背髀腹匀称，手足小步履稳；性情急，好漂亮，多气轻财，少信多虑；大多耐于春夏不耐秋冬。

土型之人面圆肤黄，头大腹大，肩背丰厚，手足不大但腿部壮实，步履稳重；安心好利于人，不喜权势，爱结交人；大多能耐秋冬而不能耐春夏。

金型之人面方正，肤色白，头小腹小，肩背、手足小，骨轻；性情急躁刚强，清心廉洁，办事果断；大多耐秋冬不耐春夏。

水型之人肤色黑面少光，头大腹大，肩窄颊腮清瘦，手足好动；性情无所畏惧，善于欺人；大多耐秋冬不耐春夏。

此外，现代医家结合临床实践、文献研究、流行病学等方法，根据脏腑形态、脏腑功能、气血津液盛衰与代谢状况、体态、性情等不同特点，从不同的观察角度，还提出了四分法、五分法、六分法、七分法、九分法、十二分法等多种分类方法。

# 第三节　体质学说应用

中医学认为，决定疾病的发生、发展与变化主要有两大因素，一是正气，二是邪气。正气亏虚是疾病发生的内在因素，邪气有无是疾病发生的外在条件。体质揭示了脏腑经络的偏颇、精气血津液的盛衰所形成的个体差异、特征及规律，体质强弱是正气盛衰的反映，其差异性与疾病发生、病证从化、治疗都有着密切关系。

## 一、体质与发病

体质是在发病前机体就存在的一种特性，是一切疾病发生的重要基础。个体体质特征一是决定着是否发病，二是影响发病性质，三是影响对某些病邪的易感性。一般而言，体质强则正气强盛，抗病力强，病邪难以入侵；或虽有邪气侵入，正气能及时地抑制或消灭病邪，故不易发病。体质弱则正气虚，病邪易于乘虚入侵而发病。《素问·金匮真言论》指出："夫精者，身之本也。故藏于精者，春不病温。"说明疾病的发生与正气强弱关系密切。发病过程中因体质差异与邪气交争盛衰不同，表现出感邪即发、徐发、伏而后发、复发等不同发病类型。由于个体体质的阴阳气血、脏腑功能偏性不同，对某些病邪具有易感性或疾病的易罹性。如偏阳质者易受风、暑、热邪的侵入，表现为风热证、暑热证；偏阴质者则易感寒、湿之邪，表现为寒证、湿证。肥人多痰湿，善病中风；瘦人多火，易患痨咳；小儿气血未充，稚阴稚阳之体，易受外邪或被饮食所伤；老人多虚、痰、瘀之质，易致咳喘、眩晕、心悸、消渴等疾。如《灵枢·五变》说："肉不坚，腠理疏，则善病风……五脏皆柔弱者，善病消瘅……粗理而肉不坚者，善病痹。"

## 二、体质与病证从化

从化，是指病邪侵入人体发病后，病证随体质脏腑、阴阳差异而变化。任何病证的发生与邪正双方相争的形式与性质有关。当感受邪气的属性与患者体质阴阳寒热一致时，其病证性质可保持着发病之时的属性；若病邪性质与患者体质阴阳寒热属性有着根本对立时，便可出现"从化"。因六淫之邪属性各不相同，伤人各有所偏。个体体质阴阳气血的偏性是相对稳定且长期存在，当外邪入侵，邪正交争而发病，这种偏性就会加重，便可产生不同的病机反应，表现出不同的病证特性。即同一种邪气致病，因患者体质不同，病机演变不同可表现出不同的病证特点；不同的邪气致病，若患者体质相同，病机演变相同则可表现出相似的病证特点。如《医宗金鉴》说："人感邪气难一，因其形藏不同，或从寒化，或从虚化，或从实化，故多端不齐也。"临床中根据体质阴阳脏腑偏颇不同，病证从化有一定规律：偏阳质者，功能活动相对亢奋，受邪后多从热化、实化；偏阴质者，功能活动相对抑制，受邪后多从寒化、虚化。《临证指南医案》说："六气伤人，因人而化。阴虚火旺，邪归营分为多；阳虚者湿胜，邪伤气分为多。"

此外，疾病的转归与预后不仅与邪气盛衰、治疗得当有关，还与体质因素关系密切。一般而言，体质相对较强者，正能抗邪，疾病不易传变而单纯，容易治疗，预后好；体质相对较弱者，正不胜邪，邪气易于深入，疾病传变快而繁杂，预后不佳。

## 三、体质与治疗

体质特征在很大程度上决定着疾病的证候类型和个体对治疗反应的差异性，故治疗疾病时诊察体质就成了辨证论治的重要环节。如偏阴质者，无论感受何种病邪，在疾病演变过程中，易于化寒、化湿而伤阳，治疗时寒凉伤阳之品当慎用；偏阳质者，则易化热而伤阴，治疗时温燥伤阴之剂宜慎用。同病异治、异病同治的治疗特点与体质因素对证候形成、病机演变有关。同一种疾病因体质不同，病证从化不一，则治疗不同；不同疾病，若体质相同，病证演变相似则治疗相同。此外，在治疗中还应注意患病机体年龄、性别、生活条件、地理环境等因素造成的体质差异而施以不同的治疗。

【理论要点】

中医体质学说是中医理论体系的重要组成部分，其理论形成于《黄帝内经》，历朝历代不同的医家都有很多详细的论述。体质形成于先天、定型于后天，表现在形体结构、生理功能和心理素质等方面。脏腑经络、精气血津液是构成体质的生理学基础，凡是能够影响到脏腑经络、精气血津液强弱盛衰的因素，皆可影响到体质的形成。体质的形成既有先天禀赋因素的影响，又有后天饮食、居处、摄养等因素的作用。体质强弱是人体正气盛衰的反映，其差异性与疾病发生、病证从化、治疗都有着密切关系。

【思考题】

1、体质的概念是什么？影响体质形成的主要因素有哪些？

2、简述体质学说在中医学的应用。

# 第六章  病因与发病

**【学习要求】**

掌握六淫的概念、性质和致病特点；疠气的概念和致病特点；七情内伤的概念和致病特点；痰饮、瘀血的概念、形成原因、致病特点，发病的基本原理及发病的常见类型；熟悉中医病因学说的概念和特点；瘀血的病证特点；饮食失宜、劳逸失度、医过、药邪的概念与致病特点；影响发病的因素；发病类型；了解医过、药邪的概念与致病特点；了解其他病因，如外伤、胎传因素等与发病的关系；疾病发生、发展的一般规律。

## 第一节  病  因

病因，是指引起人体发生疾病的原因。又称为致病因素、病源、病邪等。主要包括六淫、疠气、七情、饮食、劳逸、外伤及病理产物形成的继发性病因（如痰饮、瘀血）等。病因学说，是研究各种致病因素的性质、致病特点及所致病证病理反应的理论。

宋代著名医家陈言指出："凡治病，先须识因，不知其因，病源无目。"（《三因极一病证方论·五科凡例》）因此，对病因的认识和研究素为历代医家所重视。关于病因分类学的发展经历了不同的阶段，《内经》首将病因分为阴阳两类。如《素问·调经论》说："夫邪之生也，或生于阴，或生于阳。其生于阳者，得之风雨寒暑。其生于阴者，得之饮食居处，阴阳喜怒。"汉代张仲景在《金匮要略》指出："千般疢难，不越三条：一者，经络受邪，入脏腑，为内所因也；二者，四肢九窍，血脉相传，壅塞不通，为外皮肤所中也；三者，房室、金刃、虫兽所伤。以此详之，病由都尽。"则将病因按其传变概括为三个途径，即把经络受邪入脏腑归属于"内所因"；把病变局限于四肢九窍等相对表浅的部位归属于"外所因"；把房室、金刃、虫兽所伤归属于第三类。宋代陈言在前人对病因分类的基础上提出了著名的"三因学说"，如在《三因极一病证方论》中指出："六淫，天之常气，冒之则先自经络流入，内合于脏腑，为外所因；七情，人之常性，动之则先自脏腑郁发，外形于肢体，为内所因；其如饮食饥饱，叫呼伤气，金疮踒折，疰忤附着，畏压溺等，有背常理，为不内外因。"始以六淫邪气为"外所因"，情志所伤为"内所因"，而饮食劳倦、跌仆金刃，以及虫兽所伤等则为"不内外因"。这种把致病因素与发病途径结合起来进行研究的分类方法较之以往更趋明确、合理，对后世影响颇大，直至今日，中医病因学基本上仍沿用此种分类法，将病因分为外感性致病因素、内伤性致病因素和其他致病因素三大类。外感性致病因素，包括六淫、疠气。内伤性致病因素，主要包括七情所伤、饮食失宜、劳逸失度等。其他致病因素，主要包括虫兽伤、金刃创伤、水火烫伤等。此外，瘀血、痰饮等在一定条件下转变为致病因素时也属病因范畴，称为继发性致病因素。

中医学认为，一切疾病的发生都是在致病因素的作用下，患病机体所产生的病理反应。由于病因的性质和致病特点不同，故其所表现出来的症状和体征也就不同。因此，中医学认识病因，除了那些直接损伤机体的病因外，主要是以各种病证的临床表现为依据，通过分析疾病的症状、体征来推求病因，这种根据症状和体征来推求病因的方法，中医学称之为

"辨证求因"或"审证求因"。

# 一、外感性致病因素

## （一）六淫

六气与六淫的基本概念：六气是指风、寒、暑、湿、燥、火六种正常的气候。在正常情况下，六气是万物生长的条件，对人体是无害的，故《素问·宝命全形论》说："人以天地之气生，四时之法成。"即是说人依靠天地之间的大气和水谷之气而生存，亦循四时生长收藏的规律而成长发育。同时，人类在长期的进化过程中，对六气已具有了适应能力，故六气对人体是无害的。六淫，即风、寒、暑、湿、燥、火六种外感病邪的统称。当气候变化异常，六气发生太过或不及，或非其时而有其气（如春天应温而反寒，秋天应凉而反热等）以及气候变化过于急骤（如暴冷、暴热等），在人体的正气不足，抵抗力下降时，这些异常的气候即成为致病因素，侵犯人体而发生疾病。中医学称这些异常的气候为"六淫"。淫，有太过、惑乱和浸淫之意。由于六淫是不正之气，所以中医学又称其为"六邪"，属于外感性致病因素。

六淫致病，具有以下几个特点：

一是六淫为病，其入侵途径多从肌表或口鼻而入，并多有由表及里的传变过程，故《素问·缪刺论》说："夫邪之客于形也，必先舍于皮毛，留而不去，入舍于孙脉，留而不去，入舍于络脉，留而不去，入舍于经脉，内连五藏，散于肠胃，阴阳俱感，五藏乃伤，此邪之从皮毛而入，极于五藏之次也。"正是由于六淫为病具有这种邪从外受的临床特点，故称其为"外感病"。

二是六淫为病多与季节气候或居处环境有关。由于六淫多为四时主气的淫胜，故容易形成季节性多发病。如春季多风病，夏季多暑病，长夏（农历六月）多湿病，秋季多燥病，冬季多寒病等，这是一般规律。但是，气候的变化是很复杂的，而且人体的体质有差异，不同的体质，对外邪的反应亦不相同，故六淫为病虽具有季节性，但并不是绝对的，所以即使是在同一季节，亦可有不同性质的外感疾病发生，如夏季虽多暑热病，但也有寒、湿等病证的发生。六淫致病还与工作或居住环境密切相关，如久处潮湿环境，常发湿病；高温环境作业，则又常易感受火热之邪而发火热病证。

三是六淫之邪既可单独致病，又可相兼致病。所谓单独致病，是指一种邪气单独侵袭人体，如寒邪袭表。所谓相兼致病是指两种或两种以上邪气同时侵袭人体，如风寒感冒、湿热泄泻、风寒湿痹等。

四是六淫邪气在致病过程中，在一定条件下，其证候的性质可以发生转化，如寒邪可以从阳化热，暑湿日久可以化燥伤阴等。

### 1. 风邪

风为春季的主气。故风邪引起的疾病以春季为多，但其他季节亦可发生，中医学认为风邪是外感病中的一种极为重要的致病因素。风邪外袭多自皮毛肌腠而入，从而产生外风病证。风邪的性质与致病特点：自然界的风，是一种无形的、流动的气流，来去较快，时有时无，且能使树木枝叶动摇，故中医学将自然界风的这些现象来比拟人体在感受风邪而发病时所出现的症状或证候。

风邪的性质和致病特点：

（1）风为阳邪，其性开泄，易袭阳位　风邪善动而不居，具有升发、向上、向外的特性，故属阳邪。其性开泄，是指风邪伤人，可使人的腠理疏松而开张。正因其性升发，向上向外，所以风邪侵袭，常伤及人体的阳位，如头面部、阳经和肌表，使皮毛腠理开泄，出现头痛、汗出、恶风等症状，故《素问·太阴阳明论》说："伤于风者，上先受之。"

（2）风性善行而数变 "善行"，是指风邪致病具有病位游移，行无定处的特征。如风寒湿三气杂至而引起的"痹证"，若见游走性关节疼痛，痛无定处，便是风气偏盛的表现，故中医学称这种痹证为"行痹"或"风痹"。"数变"，一是指风邪致病具有变幻无常和发病迅速的特点，如风疹块团就有皮肤瘙痒、此起彼伏的特点。二是指由风邪为先导的外感疾病，一般发病多急，传变也较快。故《素问·风论》说："风者，善行而数变。"

（3）风性主动 "动"，是指风邪致病具有动摇不定的症状特点，故凡临床所见眩晕、震颤、抽搐、强直等动摇性症状，多反映了风性主动的特点。故《素问·阴阳应象大论》说："风胜则动。"《素问·至真要大论》则说："诸暴强直，皆属于风。"

（4）风为百病之长 风邪为六淫病邪中的主要致病因素，凡寒、湿、燥、热诸邪多依附于风而侵犯人体，如外感风寒、风热、风湿等。古人甚至把风邪当作外感致病因素的总称，故《素问·骨空论》说："风者，百病之始也。"《素问·风论》说："风者，百病之长也。"《临证指南医案·卷五》亦说："盖六气之中，惟风能全兼五气。如兼寒则曰风寒，兼暑则曰暑风，兼湿曰风湿，兼燥曰风燥，兼火曰风火。盖因风能鼓荡此五气而伤人，故曰百病之长。其余五气，则不能互相全兼，如寒不能兼暑与火，暑亦不兼寒，湿不兼燥，燥不兼湿，火不兼寒。由此观之，病之因乎风而起者自多也。"

### 2. 寒邪

寒气为冬季的主气。凡在气温较低的冬季，或由于气温骤降，人体不注意防寒保暖，则常易感受寒邪。此外，淋雨涉水，汗出当风，或贪凉饮冷，也常为感受寒邪之重要原因。寒病有外寒与内寒之分，外寒为寒邪由外侵袭人体之证，内寒则由机体的阳气不足、机能衰退、不能温煦人体而成。外寒证又根据寒邪所伤部位之不同而分为"伤寒"和"中寒"。寒邪伤于肌表，郁遏卫阳，称为"伤寒"；寒邪直中脏腑，称为"中寒"。外寒与内寒虽有区别，但两者又有联系，常相互影响。阳虚内寒之体，容易感受外寒；而外来寒邪侵袭机体，积久不散，则又能损伤人体的阳气，导致内寒证发生。中医病因学用自然界寒冷、冰冻、凝结、收缩的现象，来比拟人体感受寒邪后所出现的症状或证候。

寒邪的性质和致病特点：

（1）寒为阴邪，易伤阳气 寒为阴气盛的表现，故其性属阴，即所谓"阴盛则寒"。（《素问·阴阳应象大论》）阳气本可以制阴，但阴寒偏盛，则阳气不仅不足以驱散阴寒之邪，反为阴寒所侮，故又认为"阴胜则阳病"。（《素问·阴阳应象大论》）所以，感受寒邪，最易损伤人体的阳气。阳气受损，失其正常的温煦气化作用，则可出现寒证。如外寒侵袭肌表，卫阳被遏，就会见到恶寒；寒邪直中脾胃，脾阳受损，便可见脘腹冷痛、吐泻物清冷等症。

（2）寒性凝滞 "凝滞"，即凝结、阻滞不通之意。人身气血津液之所以能运行不息，通畅无阻，全赖一身阳气的温煦与推动。若阴寒之邪偏盛，阳气受损，则如《素问·举痛论》所说："寒气入经而稽迟，泣而不行，客于脉外则血少，客于脉中则气不通，故卒然而痛。"所谓"稽迟""泣而不行""不通"，均是经脉气血为寒邪所凝结阻滞之故。气血阻滞不通，不通则痛，故寒邪伤人多见疼痛症状。正如《素问·痹论》所说："痛者，寒气多也，有寒故痛也。"因此，又有寒性凝滞而主痛之说。

（3）寒性收引 "收引"，即收缩牵引之意。寒邪侵袭人体，可使气机收敛，腠理、经络、筋脉因之而收缩挛急。故《素问·举痛论》说："寒则气收"，如寒邪侵袭肌表，毛窍腠理闭塞，卫阳被郁不得宣泄，可见恶寒发热、无汗；寒客血脉，则气血凝滞，血脉挛缩，可见头身疼痛、脉紧；寒客经络关节，经脉拘急收引，则可使肢体屈伸不利，或冷厥不仁。

### 3. 暑邪

暑为夏季的主气，乃火热之气所化，故《素问·五运行大论》说："其在天为热，在地为火……其性为暑。"可见暑病即是热病，仅是季节上的分别而已。

由于暑邪致病具有明显的季节性，故《素问·热论》又说："先夏至日者为病温，后夏至日者为病暑。"所以，炎夏季节，气温过高，或烈日之下，长时间露天作业，或工作环境闷热，皆易感受暑热之邪而患病。暑邪纯属外邪，无"内暑"。

暑邪的性质和致病特点：

（1）**暑为阳邪，其性炎热**　暑邪为夏季火热之邪，火热属阳，故暑邪亦为阳邪。暑邪伤人，可导致人体阳气亢盛，出现壮热、面赤、脉象洪大等阳热症状。暑邪还可扰动心神，出现心烦闷乱之症。

（2）**暑性升散，易伤津耗气**　所谓升散，即上升发散之意。暑为阳邪，阳性升散，故暑邪侵犯人体，多直入气分，可致腠理开泄而多汗。汗出过多则伤津，津液亏损不足，须饮水以自救，故出现口渴喜冷饮、唇干舌燥、小便短赤等症。若汗出过多，气随津泄，则可导致气虚，使机体机能衰退甚或衰竭。故《素问·举痛论》说："炅则腠理开，荣卫通，汗大泄，故气泄矣。"临床可见气短乏力、懒言等气虚症状，严重者可致气脱而见突然昏倒、不省人事等症状。

（3）**暑多挟湿**　暑热季节，不仅气候炎热，且常多雨而潮湿，热蒸湿动，弥漫于空间，使空气湿度增大，人身之所及，呼吸之所受，均为湿热之气，故暑邪淫胜，常挟湿邪侵犯人体，其临床见证，是在发热烦渴的同时，伴有四肢困重，纳差，胸闷呕恶，大便溏滞不爽，舌苔厚腻等湿阻症状，故古人有治暑必兼治湿之说。

### 4. 湿邪

湿气为长夏的主气，长夏时当夏秋之交，阳热始降，水气上腾，潮湿充斥，空气中湿度很大，为一年中湿气最盛的季节，故当此季节，因感受湿邪而发病者最多。此外，长期阴雨连绵，气候潮湿，或居处潮湿之地，或水中作业，或淋雨涉水，或汗出后湿衣未能及时更换等，皆易导致外感湿邪。临床上，湿邪为病亦有外湿、内湿之分。外湿为湿邪由外侵犯人体之证；内湿则多由脾失健运，水湿不化，停聚于体内而成。外湿与内湿在发病过程中常相互影响，伤于外湿，湿邪困脾，影响脾运，水湿不化，则可继发湿浊内生；而脾虚湿盛之体亦易招致外湿的侵袭。中医病因学认为，湿邪为重浊有形之邪，其性黏滞，发病部位弥漫，伤人多隐缓而不觉。

湿邪的性质和致病特点：

（1）**湿为阴邪，易阻遏气机，损伤阳气**　湿性类水，故为阴邪。湿邪侵及人体留滞于脏腑经络，最易阻遏气机，使气机升降失常，经络阻滞不畅，导致肝、肺、脾、胃、大肠、膀胱等脏腑的气机升降、传导、气化等功能紊乱，临床可见胸闷脘痞、呕恶不舒、小便短涩不利、大便后重不爽等症。

湿为阴邪，侵及人体则遏伤阳气，故有"湿胜则阳微"（《温热论·外感温热篇》）之说。湿邪伤阳主要易伤脾阳。脾为阴土，喜燥而恶湿，是人体运化水湿的主要脏器，又为人体津液代谢、气机升降之枢纽，若湿邪留滞中焦，则常先困脾而使脾阳不振，运化失权，水湿停聚体内，则发为腹泻不爽、尿少、水肿等病证，故《素问·六元正纪大论》说："湿胜则濡泻，甚则水闭胕肿。"

（2）**湿性重浊**　"重"，即沉重或重着之意。湿性重着，故湿邪为病，常见头重如裹，周身酸懒沉重，如负重物等症。如湿邪侵袭肌表，则清阳受阻不升，营卫不和，故头重昏蒙如束布帛，故《素问·生气通天论》说："因于湿，首如裹。"若湿邪留滞经络关节，则可出现关节沉重疼痛固定不移之症，中医学称之为"着痹"或"湿痹"，此即是湿邪沉重特性的反映。"浊"，即秽浊不清。是指湿邪为病，可出现各种分泌物、排泄物秽浊的症状，如面垢眵多，大便溏泄不爽，小便浑浊，妇女白带多，其质黏稠，气味腥秽，或湿疮浸淫，分泌物秽浊黏腻，舌苔垢腻，皆为湿性秽浊特性之反映。

（3）湿性黏滞、弥漫 "黏"即黏腻；"滞"即停滞、阻滞。湿性黏滞主要表现在两个方面，一是指湿邪为病常缠绵留着而不易速愈，因此临床上湿病往往病程长，反复发作而难愈，如湿痹、湿疹、湿温等病具有病程长，难以速愈的特点。二是指湿病常见患者之分泌物、排出物黏滞不爽，如湿滞大肠，可见腹胀、大便黏滞后重不爽；湿滞胃脘，可见恶心，呕吐，呕吐物黏腻，舌苔厚腻等；若湿邪下注，还可见妇女带下黏腻；湿疮浸淫，可见分泌物黏滞等症状。

"弥漫"，指湿邪为病，病位常弥散而不局限，可弥漫于三焦周身各处，外而肌腠皮毛，内而脏腑经络，无处不到。

（4）湿性趋下，易袭阴位 阴位，指人体的下部，如下肢、下窍等。湿邪为病，常先起于下部或以下部症状为重。如水肿病，多以下肢浮肿为多见。故《素问·太阴阳明论》说："阳受风气，阴受湿气……故伤于风者，上先受之，伤于湿者，下先受之。"如痢疾、淋浊、带下、脚气病等，均系湿邪下注所致。

**5. 燥邪**

燥气为秋季的主气。此季节空气中缺乏水分的濡润，因而出现秋凉而劲急干燥的气候。故凡秋季久晴不雨，气候干燥，则易发燥病。燥邪多从口鼻而入，侵犯肺部。燥邪为病有温燥、凉燥之分。秋季既有夏季火热之余气存在，感之是为温燥；又有近冬之寒气，感之则为凉燥。

燥邪的性质和致病特点：

（1）燥性干涩，易伤津液 《素问·阴阳应象大论》说："燥胜则干。"故燥邪伤人最易损伤人体之津液，从而导致阴津亏虚，机体缺乏滋润之病变。其临床表现，多见干燥不润之象，如口鼻干燥，口干咽干口渴，舌干少津，皮肤干燥皲裂，毛发不荣，大便干结，小便短少等症。

（2）燥易伤肺 肺为娇脏，喜润而恶燥，且肺主气司呼吸，与大气相通，又外合皮毛，开窍于鼻，故燥邪伤人，从口鼻而入最易伤损肺之气津，导致肺的宣降失常，临床可见干咳少痰，或痰胶黏难咯，或痰中带血等症。肺与大肠相表里，故肺燥不润亦可影响大肠的传导功能，可见大便干燥不通等症。

**6. 火（热）邪**

火热异名同类，均为阳盛之气所化，故火热可以合称。但火与热同中有异。以病气言，热多属于外淫，临床常称为温热邪气，如外感风热、暑热、湿热之类，而火则常由内生，如心火上炎、肝火亢盛、胃火炽盛等。应当指出的是，火由内生除由脏腑阴阳气血失调、阳气亢盛所致外，还应包括风、寒、暑、湿、燥外邪化火，即刘完素所谓"六气皆从火化"（《素问玄机原病式·热类》）。刘完素认为风、寒、湿、燥诸气在病理变化过程中都能化火。此处之火主要是指后者。中医病因学将自然界柴火燃烧时出现的火焰升腾、红赤、明亮、灼热的现象来比拟人体感受火（热）邪气时所出现的症状或证候。

火（热）邪气的性质和致病特点：

（1）火（热）为阳邪，其性炎上 火（热）之邪燔灼焚焰，其性升腾炎上，故属于阳邪。"阳盛则热"（《素问·阴阳应象大论》），故火热为病，临床多见高热、恶热、烦渴、汗出、脉象洪数等热证。因其炎上，故致病多发于头面、上焦等人体之上部，如舌红，起芒刺，咽喉红肿疼痛，口舌生疮，口臭，牙龈红肿出血，目赤肿痛等症。若火（热）邪气上攻还可扰乱神明，轻则烦躁失眠，重则狂躁妄动、神昏谵语。故《素问·至真要大论》说："诸躁狂越，皆属于火。"

（2）火易耗气伤津　火热之邪，最易迫津外泄，消灼阴液，使人体阴津耗伤，故火邪致病，除有热象外，往往伴有口渴喜饮、咽干舌燥、小便短赤、大便秘结等津伤液耗之症。《素问·阴阳应象大论》指出"壮火食气"，壮火，即是指阳热亢盛的实火，最能损伤人体的正气，而使气津受损。

（3）火易生风动血　火热之邪侵袭人体，往往燔灼肝经，劫耗阴液，使筋脉拘挛或失于阴液的濡润，而致肝风内动，称为"热极生风"，表现为高热、神昏谵语、四肢抽搐、目睛上视、颈项强直、角弓反张等。同时，火热之邪可使血行加速，灼伤脉络，甚则迫血妄行而致各种出血，如吐血、衄血、便血、尿血、皮肤发斑及妇女月经过多、崩漏等病证。

（4）火热易致肿疡　火热之邪入于血分，可聚于局部，腐蚀血肉发为痈肿疮疡。故《灵枢·痈疽》说："大热不止，热胜则肉腐，肉腐则为脓……故命曰痈。"《医宗金鉴·痈疽总论歌》也说："痈疽原是火毒生。"临床辨证，即以疮疡局部红肿高突灼热者，为属阳属火之证。

### （二）瘟疫邪气

瘟疫邪气，是一类具有强烈致病性和传染性的病邪。在古代中医文献中又有杂气、异气、时行之气、疫气、疠气、戾气、乖戾之气、恶毒异气等名称。"疫"，是互相染易、传染之意。瘟疫，即流行性传染病。瘟疫邪气，亦属外感性致病因素，但不同于六淫邪气。如明代吴又可在《温疫论·序》中指出："温疫之为病，非风、非寒、非暑、非湿，乃天地间别有一种异气所感。"

#### 1. 瘟疫邪气的分类及致病特点

瘟疫病邪根据其致病病毒力的强弱及传染播散范围的快慢和大小，又可分为瘟邪和疫气两类。所谓瘟邪，即"杂气""异气"。为致病毒力较为轻浅，传染范围相对局限，发病相对较轻的一类病邪。如《温疫论·下卷·杂气论》所说："唯天地之杂气，种种不一……为病种种，难以枚举，大约病遍于一方，延门阖户，众人相同者，皆时行之气，即杂气为病也。"所谓疫气，即"疠气""戾气""恶毒之气"。为致病毒力较强，发病危重，短时间内可引发大范围传染播散的一类病邪。即如《温疫论·下卷·杂气篇》所说："疫气者，亦杂气中之一，但有甚于他气，故为病颇重，因名之'疠气'。"

瘟疫邪气致病的特点，主要有如下几方面：

（1）传染性强，易于流行　疫疠之气具有强烈的传染性，故易于流行。当处于疫疠之气流行的地域时，无论男女老少，体质强弱，只要触及其气者多为发病，对此《诸病源候论·卷十》说："人感乖疠之气而生病，则病气转相染易，乃至灭门。"《温疫论·原病》也指出："疫者，感天地之疠气……此气之来，无论老少强弱，触之者即病，邪从口鼻而入。"

（2）发病急骤，病情重笃，死亡率高　疫疠之气发病与六淫邪气相比具有发病急骤、来势凶猛、病情重笃险恶、病死率高的特点。因发病过程中常出现扰神、动血、动风等危重症状，故轻者朝发夕死，重者顷刻而亡。

（3）一气一病，病状相似　疠气对机体的作用部位具有一定的特异性，从而在不同脏腑或部位上产生相应的病症。每一种疠气所致的疫病，均有各自的临床特征和传变规律，即所谓"一气致一病"。对此,《素问·遗篇·刺法论》说:"五疫之至,皆相染易,无问大小,病状相似。"

### 2. 疫病发生及流行的条件

中医病因学和发病学认为,疫病的发生与流行,与气候、环境、饮食卫生以及社会等因素有关。所谓气候因素,主要是指异常的气候,如久旱、酷热、涝渍、湿雾、瘴气等。所谓环境与饮食,是指空气、水源、食物等受到疠气的污染。所谓社会因素,则主要是指社会动乱、战争,以及卫生防疫制度不健全等因素。

### 3. 疫病发生的类型及特点

根据瘟疫邪气致病的不同性质和特点,其发病又可分为温疫、寒疫、湿热疫等病证。

(1) 温疫 主要表现为高热,自汗而渴,不恶寒,或先憎寒而后发热,日后但热而无憎寒,头疼身痛,脉数。其发病多与四时不正之气温热太过有关。如《松峰说疫·卷之二·论治·疫病有三种论》:"夫瘟者,热之始,热者,温之,始终属热证,初得之,即发热,自汗而渴,不恶寒。"《温疫论·温疫初起》:"温疫初起,先憎寒而后发热,日后但热而无憎寒也。初得之二三日,其脉不浮不沉而数,昼夜发热,日晡益甚,头疼身痛。"《温病条辨·上焦篇》:"温疫者,疠气流行,多兼秽浊,家家如是,若役使然也。"

(2) 寒疫 主要表现为憎寒壮热,头痛骨节烦疼,虽发热而不甚渴,或咳嗽气壅,或鼻塞声重。多与气运的寒水太过有关。如《温病条辨·卷四·杂说寒疫论》:"寒疫考究其病状,则憎寒壮热,头痛骨节烦疼,虽发热而不甚渴者,故名曰寒疫耳。盖六气寒水司天在泉,或五运寒水太过之岁,或六气中加临之客气为寒水,不论四时,或有是证。"《松峰说疫·卷之二·论治·疫病有三种论》:"寒疫……系天作之孽,众人所病皆同……或咳嗽气壅,或鼻塞声重。"

(3) 湿热疫 主要表现为始恶寒,后但热不寒,汗出胸痞,苔白或黄,口渴不引饮,身重头痛,目黄,胸满丹疹,泄泻等,多与季节气候的过热挟湿有关。如薛雪《湿热论·徐行序》:"湿热证,始恶寒,后但热不寒,汗出胸痞,苔白或黄,口渴不引饮……身重头痛。"《叶氏温热论案新编·卷五·附疫病》:"时毒疫气,必应司天,癸丑湿土气化运行,后天太阳寒水湿寒合德,挟中运之火流行,气交阳光不治,疫气大行。凡人之脾胃虚,乃应其疠气,邪从口鼻皮毛而入,病从湿化者,发热目黄,胸满丹疹,泄泻。"

上述疫病发作的分类及特点,对于当前疫毒侵袭传染为病的认识和理解有重要的参考价值。

## 二、内伤性致病因素

### (一) 内伤七情

#### 1. 七情内伤的概念

七情,即喜、怒、忧、思、悲、恐、惊七种情志变化。中医学认为,七情在一般情况下属于正常的精神活动,不会使人致病。只有突然、强烈或长期持久的情志刺激,超过了人体所能调节的范围,使人体气机紊乱,脏腑阴阳气血失调,才能导致疾病的发生,此时的七情,即为致病因素。七情内伤致病不同于外感六淫,六淫是外邪,侵袭人体或从肌表或从口鼻而入,病发初期一般见有表证,而七情致病则是外界刺激直接影响内在脏腑之气血及功能。由于它是造成内伤病的主要致病因素之一,故中医学称其为"七情内伤"。

#### 2. 七情与内脏气血的关系

中医学认为人的情志活动与内脏有着密切的关系,情志活动以五脏精气为物质基础。而外界的各种刺激只有作用于相应的内脏，才能表现出不同的情志反应。正如《素问·阴阳应象大论》所说："人有五脏化五气，以生喜怒悲忧恐。"心"在志为喜"，肝"在志为怒"，脾"在志为思"，肺"在志为忧"，肾"在志为恐"。因此，如果脏腑组织或气血发生病变，就会影响人的情志活动，出现异常的情志反应，如《素问·调经论》说："血有余则怒，不足则恐。"同样，七情也可影响五脏及气血的功能活动，不良的情志刺激即成为病因。

**3. 七情内伤的致病特点**

七情内伤致病具有以下几个特点：

（1）**直接伤及五脏**　七情过激或过久，可直接伤及内脏，不同的情志可伤及相应的脏腑，如"怒伤肝""喜伤心""思伤脾""忧伤肺""恐伤肾"。（《素问·阴阳应象大论》）应当指出的是由于心主神明，为五脏六腑之大主，故情志刺激，虽能影响相关内脏，但均可影响及心，然后分别影响及其他脏腑之功能。故《灵枢·口问》说："心者……五脏六腑之主也……故悲哀愁忧则心动，心动则五脏六腑皆摇。"另外，肝主疏泄，调畅气机，调节情志；脾在志为思，故临证所见，内伤七情除易影响心之外，亦常易影响肝脾两脏的功能，出现肝的疏泄失常，脾气受损等证。

（2）**影响脏腑气机**　七情直接伤及五脏可使五脏气机紊乱，病变初期主要是影响脏腑的气机，即"怒则气上"，"喜则气缓"，"悲则气消"，"恐则气下"，"惊则气乱"，"思则气结"（《素问·举痛论》）。

怒则气上：气上，亦称气逆，气逆在中医基本理论中有两种含义，一是气本应向下运行而出现反作向上，二是气本向上但上升太过。怒为肝之志，肝气主升，但暴怒可使其升发太过，故称肝气上逆，若血随上行，可见面红目赤、头痛头晕、胸胁胀痛、呼吸气促，严重者可见呕血或卒然昏倒等症状，若肝气逆上影响脾胃之气的正常升降，还可出现呃逆，呕吐、吞酸、嘈杂、腹胀、大便不畅等肝犯脾胃之症状。

喜则气缓：气缓，有缓和紧张情绪和使心气涣散两种含义。前者一般是指正常的喜乐所产生的结果，后者是指暴喜过度可使心气涣散，神不守舍，甚则出现狂乱等症状。

悲则气消：气消，指气的消耗。过度悲忧，可使肺气耗伤。

恐则气下：气下，指气机下陷。恐为肾之志，过度恐惧可使肾气受损。肾气不固气陷于下，可见二便失禁；若恐惧不解则伤精，可出现骨酸痿厥、遗精等症。

惊则气乱：气乱，指气机运行紊乱。大惊可使心气紊乱，使心无所倚，神无所归，虑无所定，惊慌失措。

思则气结：气结，指气机郁结。思虑过度，劳神伤脾，可使脾气郁结，运化失常，临床可见食欲不振，脘腹痞满，大便泄泻或腹胀滞下，日久影响气血之化生可见倦怠乏力，面色无华等症。

（3）**情志变化，影响病情**　良性的情志变化，有利于疾病的恢复；而不良的情志刺激则可使病情加重。若情绪剧烈波动，如暴怒、紧张、焦虑等，可使病情加重或恶化。例如有高血压病史者，遇情绪紧张或暴怒，常致血压急剧升高，甚则出现危象；心脏病、癌症患者，也常因情绪波动而使病情加重或迅速恶化等。

**（二）饮食失宜**

《素问·六节藏象论》说："天食人以五气，地食人以五味。"饮食是人体摄取营养、维持生命活动不可缺少的物质，但饮食失宜又是导致疾病发生的原因之一。饮食物的消化吸收主要靠脾胃的功能。胃主受纳，脾主运化。故饮食所伤，常影响脾胃的正常功能，导致脾胃气机升降失常，或为宿食积滞，或聚湿、生痰、化热，亦可累及其他脏腑而变生他病。

临床上，因饮食失宜而致病，主要有三个方面，即饮食不节、饮食不洁和饮食偏嗜。

### 1. 饮食不节

饮食不节，即饥饱失常和饮食规律失常。饮食物是后天化生气血的源泉，应以适量、适时为宜。若饮食过饥、过饱，失其常度，或进食失其规律，则均可导致疾病的发生。过饥，则营养不足，气血生化无源，气血得不到足够的补充，久之则必然虚亏而为病。如婴幼儿因母乳不足，营养不良，可影响其正常的生长发育；成人因进食过少，营养不足，则可致气虚血亏，形体日渐消瘦，正气虚弱，卫外无力，而易感外邪或早衰。故《灵枢·五味》说："谷不入半日则气衰，一日则气少矣。"过饱，即饮食过量，超过了脾胃的运化能力，致使饮食物不能及时腐熟和运化，以致停滞于内，形成宿食积滞，出现脘腹胀痛、恶闻食气、嗳腐泛酸、呕吐或泻下臭秽等食伤脾胃的病证。故《素问·痹论》说："饮食自倍，肠胃乃伤。"此种病证，临床上又以小儿为多见，因小儿缺乏自制力，而其脾胃的运化功能又较成人薄弱，故常见因食入过量而导致的食积证，食滞日久，又可郁而化热；伤于生冷寒凉，又可聚湿生痰。若婴幼儿食积日久，脾胃功能极度虚弱，正虚邪实，则又常可酿成"疳积"，出现手足心热、脘腹胀满、面黄肌瘦、大便溏泄等症。若成年人饮食过量，还能阻滞肠胃经脉气血的运行，或郁久化热、伤及气血，形成下利、便血及痔疮等病证。

### 2. 饮食不洁

饮食不洁是重要的致病因素之一，可引起多种肠胃疾病、食物中毒和寄生虫病等。若进食不洁食物，轻者可出现脘腹胀痛、恶心呕吐、肠鸣腹泻，重者可出现腹痛、里急后重、下利脓血等症；若进食腐败变质食物则可引发食物中毒。若进食被寄生虫卵污染的食物，可引起寄生虫病，如蛔虫、钩虫、蛲虫、绦虫（又称寸白虫）、姜片虫等病证。

### 3. 饮食偏嗜

饮食偏嗜是指饮食有所偏颇，或惯食过冷过热之饮食物。长期饮食偏嗜，寒热失常，则易于引起某些营养物质的缺乏，或导致机体阴阳的偏盛偏衰，以及脾胃功能的损伤而发病。饮食偏嗜，主要有以下几个方面：

（1）偏嗜某种或某类食物　饮食偏颇，可使某种营养成分减少，久之则可形成某种营养物质缺乏的病证。如瘿瘤（即单纯性甲状腺肿）、佝偻病、夜盲症、脚气病等。

（2）偏嗜寒热　如过食生冷，则易损伤脾阳，导致脾胃虚寒，运化功能减退，以致寒湿内生，发生腹痛、溏泻等症。若过食辛温燥热，或嗜食烫热食品，则易损伤胃阴，引发胃热。可出现口干、口渴、便秘等症。

（3）偏嗜肥甘　中医学认为，过食油腻肥甘厚味，可损伤脾胃，易于积湿生痰、化热化火，日久，或发为痈疽疔疮，或阴虚阳亢而动风，发为半身偏枯等病证。

（4）偏嗜五味　中医学认为，饮食中酸苦甘辛咸五味对五脏有不同的营养作用。而五味偏嗜，则可导致相应之脏气偏胜。故《素问·至真要大论》说："五味入胃，各归所喜，故酸先入肝，苦先入心，甘先入脾，辛先入肺，咸先入肾。"《素问·五脏生成篇》说："是故多食咸，则脉凝泣而变色；多食苦，则皮槁而毛拔；多食辛，则筋急而爪枯；多食酸，则肉胝皱而唇揭；多食甘，则骨痛而发落。此五味之所伤也。"

《素问·生气通天论》亦说："味过于酸，肝气以津，脾气乃绝；味过于咸，大骨气劳，短肌，心气抑；味过于甘，心气喘满，色黑，肾气不衡；味过于苦，脾气不濡，胃气乃厚；味过于辛，筋脉沮弛，精神乃央。"由此可见，五味偏嗜，不仅可直接引起本脏的病变，而且可以影响脏腑之间的关系，引起多种病证。

（5）偏嗜酒浆　中医学认为嗜酒无度可酿生湿热痰浊，从而引发多种疾患。古代医家对于饮酒之弊病，多有论述。李东垣在《脾胃论》中指出"夫酒者，大热有毒，气味俱阳，乃无形之物""酒性大热，伤元气"。《金匮要略》已载有"酒疸"病证，表现为心中懊恼而热，不能食，时欲吐。嗜酒过度可形成腹部癥块、消瘦、腹水等，说明长期过量饮酒不仅伤及脾胃，而且可对人体所有脏腑产生较大的危害。

### （三）劳逸失度

劳逸失度，包括过劳和过逸两个方面。

#### 1. 过劳

过劳包括劳力过度、劳神过度和房劳过度三个方面。

（1）劳力过度　是指体力透支。劳力过度则伤气，久之则气少力衰。故《素问·举痛论》说："劳则喘息汗出，外内皆越，故气耗矣。"《素问·宣明五气篇》也说："久立伤骨，久行伤筋。"

（2）劳神过度　是指思虑太过，劳伤心脾。《素问·阴阳应象大论》说："脾在志为思。"而心主血藏神，所以思虑劳神过度，则耗伤心血，损伤脾气，可出现心神失养的心悸、健忘、失眠、多梦及脾不健运的纳呆、腹胀、便溏等症。

（3）房劳过度　是指性生活不节，房事过度。肾藏精，主封藏，肾精不宜过度耗泄，若房事过频则耗伤肾精，临床常出现腰膝酸软、眩晕耳鸣、精神萎靡、性机能减退，或遗精、早泄、阳痿等肾精虚或肾气不固之症。

#### 2. 过逸

人体需要适当的活动，气血才能流畅，若长期不劳动，又不从事体育锻炼，则易使人体气血不畅，脾胃功能减弱，可出现食少、精神不振、肢体软弱，或形体肥胖，动则心悸、气喘、汗出等症，或继发他病。故《素问·宣明五气》说："久卧伤气。"

## 三、病理代谢产物形成的致病因素

病理代谢产物，主要指在疾病发展过程中生成的"痰饮""瘀血""结石"物质，它们不仅是一些疾病病理变化的产物，而且，这些产物一旦形成之后，又会成为致病因素，引起新的病理变化，因而称其为继发性病因。

### （一）痰饮

#### 1. 痰饮的概念

痰和饮都是水液代谢障碍所形成的病理产物。这种病理产物形成之后，又可作为一种致病因素作用于机体引发各种更复杂的病理变化，导致各种继发性病证出现，故痰饮为"继发性致病因素"之一。

#### 2. 痰饮的分类

一般将较稠浊的称为痰，较清稀的称为饮。痰又有"有形之痰"和"无形之痰"之分，有形之痰是指视之可见，触之可及或闻之有声之痰；无形之痰主要指一些停留于脏腑、经络、肌肤等部位之痰。无形之痰可表现出痰证的症状和体征，中医临床是以其症状或体征来推求和判断其存在，故称这类痰为"无形之痰"。饮又根据其所停留之部位、症状不同而分为"痰饮""悬饮""溢饮""支饮"。

#### 3. 痰饮的形成

痰和饮都是水液代谢障碍所形成的病理产物，而肺、脾、肾、三焦又是参与人体水液代谢的最主要的脏腑，因此，无论是外感六淫，还是内伤七情，饮食、劳逸，凡能影响这些脏腑的气化功能导致水液代谢异常者，均可致水液停聚而形成痰饮。

人体在正常的生理状态下，水液依靠脾气的运化、肺气的宣降、肾阳的气化蒸腾，方能化为津液以滋养全身，并变为汗、尿而排出体外，以维持人体正常的水液代谢平衡。当人体在某些致病因素的作用下，肺、脾、肾三脏的气化功能失调时，水液就不能化生津液，或水液不能正常气化而排出，则会停留积聚于体内而生成痰饮。如肺主宣发肃降通调水道，若肺失宣降，水津不能气化输布，则可停聚而生成痰饮；脾主运化水湿，若脾虚，中阳不振，运化失职，则水湿不化可聚成痰饮；肾主蒸化水液，若肾阳不足，蒸化无力，水液不得气化，也可停留而成痰饮；三焦乃水与气通行之道路，若三焦失于通调，则水停气滞，气水互结，亦可发为痰饮。由于三焦历经五脏六腑，概括了表里内外上、中、下各个部位，故痰饮病邪可以在三焦各个部位停留，内而脏腑，外而筋骨皮肉，无所不至，从而可形成多种痰饮病变。

### 4. 痰饮病证的病机特点

（1）阻滞经脉气血的运行　痰饮之邪可随气流行于机体内外，若痰饮流注于经脉，则使经脉阻滞不畅，气血运行不利。

（2）阻遏气机的升降出入　痰饮为有形之邪，停滞于体内，则易于阻滞气机的升降，从而导致脏腑气机升降失常。如痰饮停肺，则可致肺失宣肃；痰饮停胃，则可致胃失和降等。

（3）影响津液代谢之进行　痰饮之邪虽为津液代谢失常的病理产物，然一旦形成之后，便又作为一种致病因素而作用于机体，进一步影响脾、肺、肾的气化功能。如寒饮阻肺，可致肺的宣肃失常，水道失于通调；痰湿困脾，则可致水湿不运，饮停于皮下；累及肾阳，则可致蒸化无力，从而影响水液的输布与排泄，使水饮进一步停聚在体内，形成津液代谢障碍的恶性循环。

（4）易于蒙蔽神明　是指痰浊上扰，蒙蔽清窍，可致头昏目眩、精神不振；痰迷心窍或痰火扰心，心神被蒙，则可致神昏谵妄，或引发癫、狂、痫等病证。

（5）病程长　由于痰饮是由水湿积聚而成，因此，具有重着黏滞的特性。临床上，痰饮为病，多病程长，缠绵难愈。

### 5. 常见的痰饮病证

痰饮形成后，饮多留积于肠胃、胸胁、胸膈及肌肤，而痰则随气升降流行，内而脏腑，外至筋骨皮肉，形成多种病证，因此有"百病多由痰作祟"之说。

（1）常见的痰证　如痰阻于肺，可见咳喘咯痰；痰阻心脉，心血不畅，可见胸闷心悸；寒痰蒙蔽心窍，发为癫证、痴呆；痰火扰心，可发为狂证；痰停于胃，可见恶心呕吐痰涎、痞满不舒；痰停皮下肌肉，则可见痰核、阴疽流注；痰阻经络筋骨，则可见肢体麻木，或半身不遂；痰浊上犯头目，则发眩晕昏冒；痰气凝结咽喉，则可致咽中梗阻，如有异物，吞之不下，吐之不出。

（2）常见的饮证　如饮泛肌肤，则成水肿；饮停胸胁，则见胸胁胀痛、咳嗽引痛；饮停胸膈，则常见咳喘倚息、不能平卧；饮在肠间，每致肠鸣沥沥有声、腹满食少。总之，痰饮病证，随其病变部位及其寒热虚实病机性质的不同，而各有不同的病理表现。

### （二）瘀血

#### 1. 瘀血的概念

瘀血，指体内有血液停滞，包括离经之血积存体内，或血运不畅，阻滞于经脉及脏腑内的血液。瘀血一旦形成之后，则又能成为致病因素，进一步阻滞气机，阻碍气血的运行，导致脏腑功能的进一步失调，如此构成恶性循环。因此，瘀血与痰饮一样，也是一种继发性的致病因素。

### 2. 瘀血的形成

瘀血主要是由于气虚、气滞、血寒、血热及饮食生活失宜等原因，致使血行不畅，凝滞郁积于内；或因气虚、血热、外伤等原因导致出血，不能及时消散或排出而形成。

（1）气虚致瘀　载气者为血，运血者为气，气血充盛则循行正常。如阳气虚损，推动无力，则可导致血液运行迟滞而成瘀。或气虚，统摄失权，则血溢脉外，凝结不散而成瘀，此即为因虚而致瘀。

（2）气滞致瘀　气行则血行，气滞则血瘀。若肝气郁结，疏泄不利，气机失畅，血液运行亦可因之阻塞。如《沈氏尊生书》说："气运于血，血本随气以周流，气凝血亦凝矣，气凝在何处，血亦凝在何处。"

（3）血寒致瘀　血得温则行，得寒则凝。若感受外寒，或阴寒内盛，寒邪入于经脉，则使经脉挛缩而拘急，血因凝涩而不得畅通，进而形成瘀血。

（4）血热致瘀　热入营血，煎灼营阴，血与热互结，或使血液黏滞而运行不畅，或热灼脉络，迫血妄行，从而使血液溢于脏腑组织之间，或蓄结于某一脏器组织，则可形成瘀血。故《医林改错》说："血受寒则凝结成块，血受热则煎熬成块。"

（5）出血致瘀　包括外伤致瘀和内伤出血致瘀。外伤致瘀，是指因各种外伤，如跌打损伤、持重努伤等造成皮肉及内脏之血脉受损，从而使血液离经，又未能及时消散或排出而成瘀。内伤致瘀主要是指因血热迫血妄行，气虚统摄无权或其他原因造成的离经之血凝聚不散而成瘀。除以上瘀血成因外，在古代中医文献中还有情志致瘀及饮食失宜等致瘀的记载。

### 3. 瘀血所致病证的共性特点

血液瘀滞之后，其本身不但失去其营养、濡润功能，而且会对机体产生有害作用，它能障碍正常气血的新生及营运，从而发展成血瘀兼气血虚亏之证，或使经脉不通，血瘀而气滞，日久则可进一步形成"癥积"等病变。

瘀血病证虽然繁多，但其临床表现却有共同特点，可概括为以下几个方面：

疼痛：多为刺痛，痛处固定不移拒按，昼轻夜重，病程较长。

肿块：肿块固定不移，在体表可见色青紫或青黄，在体内则为癥积，其质较硬或有压痛。此由气血瘀结成积所致。

出血：血色紫暗或夹有瘀块。此由瘀血阻塞脉道，血流不通，溢于脉外所致。

发绀：口唇、面部、爪甲色青紫暗，舌质紫暗或有瘀斑、瘀点。此由瘀阻经脉，血行不畅，浊血郁滞于器官组织所致。

肌肤甲错、脉细涩或结代：此由瘀血积留既久，新血不生，肌肤经脉失于濡养和充盈所致。皮肤失养则肌肤甲错，血脉失充，流行不畅，则脉细涩或结代。

此外，面色黧黑，皮肤紫斑，及某些精神症状（如善忘、狂躁、昏迷）等亦较为多见。

### 4. 常见的瘀血病证

临床常见之瘀血病证，亦常随其所瘀阻的部位不同，而产生不同的病理反映。如瘀阻于心，可见胸闷心痛、口唇青紫；瘀血攻心，神明不守，可致发狂；瘀阻于脑，可见头痛、头晕、记忆力减退，严重者可发为瘀血性癫痫等病证。瘀阻于肺，可见胸痛咯血；瘀阻于胃，可见呕血、便血；瘀阻于肝，则可见胁痛癥块；瘀阻于胞宫，可见少腹疼痛、月经不调、痛经、经闭、经色紫黑有血块，或见崩漏等；瘀阻于肢体末端，则可成脱骨疽；瘀阻于肢体局部肌肤，则可见局部肿痛青紫。

### （三）结石

#### 1. 结石的概念

结石，是指体内某些部位形成并停滞为病的砂石样的病理产物。结石是在疾病过程中所形成的病理产物，其形成后又可成为某些疾病的致病因素。常见的结石有胆结石、肾结石、膀胱结石、胃结石等。

#### 2. 结石的形成

（1）饮食不当 饮食偏嗜，喜食肥甘厚味，影响脾胃运化，蕴生湿热，内结于胆，久则可形成胆结石；湿热下注，蕴结于下焦，日久可形成肾结石或膀胱结石。若空腹食柿，影响胃的受纳和通降，又可形成胃结石。此外，某些地域的水质中含有过量的矿物质，也可促使结石形成。

（2）情志内伤 情志不遂，肝气郁结，疏泄失职，胆气不达，胆汁郁结，排泄受阻，日久可形成结石。

（3）服药不当 长期过量服用某些药物，可使脏腑功能失调，或药物沉积于体内某些部位而形成结石。

（4）体质差异 先天禀赋对某些物质的代谢异常，也形成结石。

#### 3. 结石的致病特点

（1）多发于肝、肾、胆、胃、膀胱等脏腑 肝气疏泄，关系着胆汁的生成和排泄，肾气的蒸化，影响尿液的生成和排泄，故肝肾功能失调易生成结石；胃、胆、膀胱等为管腔性器官，结石易于停留，故结石为病，多发于肝、胆、肾、膀胱和胃。

（2）病程较长，病情轻重不一 结石多为湿热内蕴，日久逐渐煎熬而成，故大多数结石的形成过程缓慢而漫长。由于结石的大小不等，停留部位不一，故临床症状表现差异很大。一般来说，结石小，病情较轻，有的甚至无任何症状；结石过大，则病情较重，症状明显，发作频繁。

（3）阻滞气机，损伤脉络 结石为有形实邪，停留体内，势必阻滞气机，影响气血津液的运行。轻者，可见局部胀痛、水液停聚等。重者，结石嵌顿于狭窄部位，如胆道或输尿管中，气血严重受阻，常出现剧烈疼痛，若损伤脉络，还可致出血，如呕血、尿血等。

## 四、其他致病因素

### （一）外伤、虫兽伤

#### 1. 外伤

外伤一般指因器械、暴力、跌打或焰火、沸液、冻伤等所导致的创伤。

外伤致病，轻者可引起皮肉损伤，血脉瘀阻不畅，从而出现疼痛、出血、瘀血或血肿等；重者则可损伤筋骨、内脏，发生关节脱臼、骨折、内脏挤压挫裂等；若毒邪侵入创口，导致感染，损伤重要脏器则可发生中毒抽搐、高热神昏，若出血过多，则可发生气随血脱，气脱亡阳等危重病变。

烧伤、烫伤，主要是指高温所引起的灼伤。其中高温液体如油、水或蒸汽等所致者，称为烫伤；火焰或火器所伤者，则称烧伤，又称火伤。烧烫伤总以火毒为患，轻者可损伤肌肤，创面红、肿、热、痛，表面干燥或起水泡；重者则可损伤肌肉筋骨，出现创面如皮革样，或蜡白，或焦黄，或炭化；严重烧烫伤，则热毒炽盛，势必内侵脏腑，除有局部症状外，常可因剧烈痛楚，或火毒内攻，津液蒸发或渗出，而出现烦躁不安、发热、口干而渴、尿少、尿闭等全身症状，甚至亡阳、亡阴虚脱而死亡。

冻伤，是指人体遭受低温严寒的侵袭而引起的全身性或局部性损伤。寒冷气候或环境，是造成冻伤的重要条件，由于严寒酷冷，可致局部经脉挛急，气血凝滞不通，影响受冻部位的温煦和营养，致使局部肌肤苍白、冷麻，继而肿胀青紫、痒痛灼热，甚则皮肉溃破紫黑，形成冻疮。若毒邪内陷，则可危及生命。全身性冻伤，则是阴寒过盛，阳气严重受损，失去其温煦和推动血液运行作用。除肌肉皮表的冻疮外，还可出现寒战，体温逐渐下降，面色苍白，唇、舌、指甲青紫，感觉麻木，神疲乏力，或昏睡，呼吸减弱，脉迟细等症，若不救治，可导致死亡。

### 2. 虫兽伤

虫兽伤主要包括毒蛇、猛兽、疯狗咬伤等。机体为虫兽所伤，轻则可以引起出血，皮肉损伤、疼痛等症；重则毒邪可较快地通过血脉而波及全身，发生全身性中毒症状，如昏迷、发热、抽搐、神志异常等。

一般来说，外伤与虫兽所伤患者多有明确的虫兽所伤史，故临床诊断并不困难，但有时仍须根据其临床表现来判断所伤的性质。如毒蛇咬伤，中医学又有"风毒""火毒"及"风火毒"之分；疯狗咬伤，又有特殊的精神症状，如烦躁、惶恐不安、恐水、恐风等症。

## （二）药邪

### 1. 药邪的概念

药邪，是指用药不当而发生毒副作用或变生他病的一种致病因素。药物本身是用来治疗疾病的，但是医者若使用不当，不仅影响正常的治疗，则常会发生毒副作用或变生他病。

### 2. 药邪的形成

（1）用药过量　常可成为致病因素。任何药物都有一定的治疗剂量，在此剂量内才能安全地发挥治疗作用，避免毒副作用。药物的剂量，因产地、采集时间、炮制与配伍的不同、疾病的性质和轻重及个人体质等因素而有一定的范围，应结合具体情况灵活应用。因此，有些情况下，看似正常的剂量也会发生毒副作用。对一些含有毒性的药物，如乌头、马钱子、细辛、巴豆、雄黄、铅丹、砒石等更应严格掌握剂量，以避免中毒。

（2）炮制不当　炮制的目的是减低毒性，增加疗效。若炮制不当，或方法不规范，则有毒之物不能尽除，常易导致毒副作用的发生，并影响疗效。

（3）配伍不当　有些药物的配伍应用会使原有的毒性增强，或使原来没有毒性的药物产生毒性，因此，配伍不当，也会成为致病因素。医者应很好地掌握中药的配伍宜忌，如"十八反""十九畏"等，方可避免产生毒副作用。

（4）用法不当　各种药物，都有不同的使用方法，用法不当，也可成为致病因素。如该炮制的却生用，该久煎的却未久煎，该外用的却内服等，均可引起毒副作用。此外，违背用药禁忌，如孕妇使用峻下、破血、伤胎、有毒之物，可致流产或死胎；年老体弱患者过用攻伐之品耗伤正气等，均为用药不当。

### 3. 药邪的致病特点

（1）中毒　误服或过量服用有毒药物则易致中毒，其中毒症状与药物的成分、用量有关。轻者常表现为头晕心悸、恶心呕吐、腹痛腹泻、舌麻等。重者可出现全身肌肉震颤、烦躁、黄疸、紫绀、出血、昏迷乃至死亡。

（2）加重病情，变生他疾　药物使用不当，非助邪即伤正，一方面可使原有的病情加重，另一方面还可引起新的病变发生。如妇女妊娠期间可因用药不当而引起流产、畸胎、死胎等。

其他致病因素还包括医过、环境污染、职业损伤、先天因素等内容。医过，是指在医疗过程中，由于医生的过失（如：态度生硬、对患者缺乏同情心、语言不当、误诊、误治、操作不当等）而使患者的病情加重或变生他病。环境污染，不仅包括大气污染、食品污染、生活污染（如电视、电脑、各电器的电磁辐射污染），甚至药物的滥用也是环境污染中不可忽视的一个方面，这些污染从各方面作用于人体，对人体健康产生危害，并成为疾病发生的重要原因。先天因素，是指人未出生前因父母体质或胎儿发育过程中所形成的病因，即先天性致病因素。人的生命来源于父母，具有遗传特征。《灵枢·决气》说："两精相搏，合而成形，常先身生，是谓精。"在胚胎的形成过程中，由于继承了父母方面的疾病遗传基因，或在胚胎发育过程中受到母体内、外环境的影响，就可能导致婴儿发育不良，或出生后罹患某些特有的疾病。如父母年老、体弱、多病、精血亏虚，则所生之子体虚多病，易于夭折。故《医源·儿科论》说："先天亏者，必囟门难合，或齿迟、语迟、行迟，或项软发穗、青络常露之类是也。"又如母体怀孕期间，调摄失常，用药不当，醉酒嗜饮，伤于七情等因素，都会影响胎儿的发育。故《素问·奇病论》说："人生而有病癫疾者，病名曰何？安所得之？岐伯曰：病名为胎病，此得之在母腹中时，其母有所大惊，气上而不下，精气并居，故令子发为癫疾也。"《幼幼集成》更明确指出"梅疮"是由于父母胎毒传染所致。职业损伤因素自古就有，自从有了职业的分工，人类的职业病也就存在了。如范行准先生在《中国医学史略》中就提及了关于公元前铸石、冶金行业的尘肺病；漂絮业、造纸业的冻伤、龟裂伤等。在手工制造业时代，以化学工业的受害最多，多为汞、镍、苯和铅及其他剧药中毒所致。农业的职业病以寄生虫为多。

# 第二节 发 病

## 一、发病的基本概念

中医学认为，疾病的发生，是在某种致病因素的作用下，机体的"阴平阳秘"正常生理平衡被破坏，导致"阴阳失调"所致。形成"阴阳失调"的原因不外乎两个方面：一是机体本身的结构或功能出现紊乱而失调，二是致病因素对机体的损害或影响。这两个方面在发病过程中又是相互影响的，机体自身失调易导致外邪的侵袭，而外在致病因素入侵之后，又即导致或加重机体的功能紊乱和代谢失调。因此，疾病的发生过程，即是指机体处于被病邪侵害和正气反侵害之间的矛盾斗争过程。

中医发病学，是研究疾病发生的途径、类型、基本原理及影响发病的因素的学说。由于中医病因学已将病因与发病途径结合起来，故本节只讨论发病的基本原理、影响发病的因素及发病类型等相关内容。

## 二、疾病发生的原理

疾病的发生和变化虽然错综复杂，但概括起来，不外乎是邪气作用于机体的损害与正气抗损害之间的矛盾斗争过程。即是任何一种邪气作用人体，正气必然与之抗争，以祛除病邪和维护机体的健康。邪气对机体具有感染侵袭、损伤形质、阻碍机能等各种致病作用，正气对邪气具有抗御、修复损伤、调节机体机能平衡等作用，如病邪被及时抗御消除，"阴平阳秘"的生理状态得以保持，则不发病，这即是"正能胜邪"。反之，病邪不能及时消除，机体的平衡协调状态遭到破坏，即"邪胜正负"，则发病。因此，中医学认为疾病的发生，即是正邪相争，正不胜邪的过程或结果。

### （一）正气不足是疾病发生的内在根据

#### 1. 正气的概念

正气，是指人体内诸多能够供给人体完成各种机能活动及祛邪抗病、修复损伤的物质。这些物质充足，则脏腑、经络等机能活动就旺盛，抗病及康复能力就强，反之，这些物质虚少必然造成脏腑经络功能活动衰减，抗病防御能力及修复损伤的能力就弱。正气的概念起源于《内经》，在《内经》中多处论及正气，并强调正气在疾病发生、发展中的重要作用。

#### 2. 正气的作用

正气具有抗御病邪侵袭，及时驱除病邪而防止发病的作用。正气的防御作用具体表现在以下几个方面：

一是抵御外邪的入侵：邪气侵入机体，正气必然会与之抗争。若正气强盛，抗邪有力，则病邪难以入侵，故不发病。

二是祛邪外出：邪气侵入后，若正气强盛，能及时抑制或消除邪气的致病力，可在抗争中祛邪外出，亦不发病，或虽发病，但邪气难以深入，病较轻浅，预后良好。

三是修复调节能力：对邪气侵入而导致的机体阴阳失调、脏腑组织损伤、精血津液亏耗及生理机能失常，正气有自行调节、修复、补充的作用，可使疾病向愈。

四是维持脏腑经络的机能活动：正气分布到脏腑经络，则为脏腑经络之气。脏腑经络之气运行不息，推动和调节各脏腑经络的机能，从而保障了人体生命活动的进行。

#### 3. 正气在发病中的重要性

中医发病学十分重视人体的正气，认为"正气存内，邪不可干"（《素问·刺法论》），正气的强弱对于疾病的发生、发展及其转归起着主导作用。正气是决定发病与否的关键因素。邪气之所以能够侵袭人体而致病，常是因正气虚弱抵御外邪无力所致，故又说"邪之所凑，其气必虚"（《素问·评热病论》）。正气在发病中的主导作用主要体现在以下几个方面：

一是正虚抗邪无力而发病。正气不足，抗邪无力，外在邪气乘虚而入，疾病因之发生。如《灵枢·百病始生》说："风雨寒热，不得虚，邪不能独伤人。卒然逢急风暴雨而不病者，盖无虚，故邪不能独伤人。此必因虚邪之风，与其身形，两虚相得，乃客其形。"正气不足，除抵御外邪无力而发生外感病外，也可因机体适应和调节功能低下而易发情志病。

二是正虚生"邪"而发病。正气不足，对脏腑经络功能活动的推动和调节能力下降，脏腑经络功能失常，精血津液的代谢运行失常，可产生内风、内寒、内湿、内燥、内火等内生五"邪"而发病，或导致痰饮、瘀血、结石等病理产物的生成而引起新的病变。如《灵枢·口问》说："故邪之所在，皆为不足。"元代朱震亨《丹溪心法》说："气血冲和，百病不生。一有怫郁，诸病生焉。"

三是正气的强弱决定着证候的虚实。邪气侵入，若正气充盛，奋起抗邪，邪正相搏剧烈，多表现为实证；若正气虚衰，不能敌邪，邪气深入内脏，多发为重证和危证；正气不足，脏腑功能减退，精血津液代谢输布失常而发病，多表现为虚证或虚实夹杂证。说明正气不足是疾病发生的内在因素，正气的盛衰决定着发病与不发病以及发病的深浅轻重和病证的性质。

**（二）邪气是疾病发生的重要条件**

**1. 邪气概念**

邪气，泛指各种致病因素，简称"邪"。包括存在于外界或由人体内产生的各种具有致病作用的因素。如六淫、疠气、外伤、虫兽伤、寄生虫、内伤七情、饮食失宜、痰饮、瘀血、结石等。

邪气的概念源于《内经》。如《素问·调经论》说："夫邪之生也，或生于阴，或生于阳。其生于阳者，得之风雨寒暑；其生于阴者，得之饮食居处，阴阳喜怒。"明确指出了邪气分为外感和内伤两类。《素问·八正神明论》将邪气分为"虚邪"与"正邪"，《灵枢·刺节真邪》又分称为"虚风"和"正风"，指出四时不正之气（如六淫、疠气）乘虚侵入，致病较重者，为虚邪或虚风；四时之正气（六气）因人体一时之虚而侵入，致病轻浅者，称为正邪或正风。

**2. 邪气的侵害作用**

邪气侵犯人体，则对机体的形质和机能产生损害和障碍。邪气对机体的损害作用主要体现在如下方面：

一是导致生理机能失常。邪气侵入发病，可导致机体的阴阳失调，气、血、津液的运行、代谢障碍，以及脏腑经络的功能失调等，可表现为心肺呼吸行血的功能失调而见心悸、呼吸困难；脾胃的运化的功能失常而见食少、呕吐、泄泻或便秘；肾主水的功能无权而见水肿、尿少；肝主疏泄的功能失调而见情志抑郁或亢奋，以及心藏神的功能失常而见神志失常等。

二是造成脏腑组织的形质损害。邪气作用于人体，可对机体的皮肉筋骨、脏腑器官造成不同程度的损伤，或致精气血津液等物质的亏耗。

三是改变体质类型。邪气侵入，还能改变个体的体质特征，进而影响其对疾病的易罹倾向。如阴邪致病，损伤阳气，久之可使机体由原型体质转变为阳虚体质，阳虚体质则易于感受阴寒之邪。

**3. 邪气在发病中的作用**

中医发病学，虽强调正气在发病中的主导地位，但并不排除邪气的重要致病作用。邪气作为发病的重要因素，与疾病的发生关系至为密切，主要体现在如下方面：

一是邪气亦是导致发病的原因。疾病是邪气作用于人体而引起正邪相搏的结果，故邪气是导致疾病发生的重要因素。

二是邪气影响及发病的性质、类型和特点。不同的邪气作用于人体，可表现出不同的发病特点、证候类型。如六淫邪气致病，发病急，病程较短，初起多有表证，证属外感风、寒、暑、湿、燥、火证；内伤七情，发病多缓慢，病程较长，发病途径是直接伤及内脏，首先作用于心，然后波及相应的脏，使脏腑气机紊乱、气血失调而产生病变；饮食所伤，常损伤脾胃，或致五脏的功能失调，或致气血不足，或致食物中毒等；外伤，都是从皮肤侵入，损伤皮肤肌肉、筋骨、脏腑。

三是邪气影响病情和病位。邪气的性质与感邪的轻重，与发病时病情的轻重有关。一般而言，虚邪伤人，病情较重；正邪伤人，病情轻浅。感邪轻者，临床症状表现较轻；感邪重者，症状表现也重。受邪表浅者多形成表证；受邪部位深者多形成里证。邪气的性质与病位有关。如风邪轻扬，易袭阳位，多在肺卫；湿邪易阻遏气机，多伤及于脾；疠气发病急骤，传变快，病位停留于肌表非常短暂，易传入于里，损伤人体的重要脏器。

四是某些情况下，邪气在发病中亦起主导作用。是指在邪气的毒力和致病力特别强，而正气虽盛但也难以抗御的情况下，邪气在疾病的发生过程中可起决定性的作用。如疠气、高温、高压、电流、枪弹伤、虫兽伤等，即使正气强盛，也难免被损伤而产生病变。故历代医家都十分强调应避其侵害，如《素问·上古天真论》说："虚邪贼风，避之有时。"

### （三）邪正相搏的胜负，决定发病与不发病

正邪相搏是指正气与邪气的交争。正邪相搏的胜负，不仅关系着疾病的发生，而且也影响着疾病发生的证候特点。其主要表现为：

一是正胜邪却则不发病。病邪入侵，正气抗邪，正气充足，祛邪外出，正胜邪却，机体不受邪气的侵害，不出现临床症状和体征，即不发病。

二是邪胜正负则发病。正虚抗邪无力，邪气得以入侵或致病邪气深入，导致机体阴阳气血失调，机能异常，或形质损害，出现临床症状和体征，机体便发生疾病。

发病后，其证候类型、病变性质、病情轻重等均与正邪的强弱都有关。如正盛邪实，多形成实证；正虚邪衰，多形成虚证；正虚邪盛，多形成较为复杂的虚实夹杂证。感受阳邪，易形成实热证，感受阴邪易形成实寒证或寒湿证。感邪轻或正气强，病位多表浅，病情多轻；感邪重或正气弱，病位常较深，病情多重。另外，疾病与病邪所中的部位有关。无论外感之邪，还是内生之邪，有阻于筋骨经脉者，有在脏腑者，病位不同，病证各异。

## 三、影响发病的主要因素

影响发病的因素很多，但可归纳为环境因素、体质因素和精神状态三个方面。

### （一）环境因素与发病

环境，指与人类生存密切相关的自然环境与社会环境，主要包括气候变化、地域因素、生活工作环境等，人与自然和社会环境息息相关，若这种关系一旦被破坏，则会出现病理反应。

#### 1. 气候因素

四时气候的异常变化，是孳生和传播邪气，导致疾病发生的条件，故易形成季节性的多发病。如春易伤风、夏易中暑、秋易伤燥、冬易感寒等。特别是反常的气候，如久旱、水涝、暴热暴冷，既可伤及人体正气，又可促成疠气病邪的传播，形成瘟疫流行。如麻疹、水痘、猩红热（烂喉丹痧）等多在冬春季发生和流行。另外，随四季变化不同，人体阴阳之气的盛衰也有所差异。因此，不同的季节，可出现不同的易感之邪和易患之病。

#### 2. 地域因素

不同地域，其气候特点、水土性质、生活习俗各有所不同，均可影响人群的生理和疾病的发生，导致地域性的多发病和常见病。如北方多寒病，南方多热病或湿热病。西部地区或某些山区缺乏碘元素，易发地方性甲状腺肿。另外，有些人易地而居，或异域旅行，每致机体的抵抗力下降，易发病，初期常有"水土不服"的表现。

#### 3. 生活工作环境

生活和工作环境的不良，亦可成为疾病发生的因素而致病。如工作环境中的废气、废液、废渣、噪声，均可成为直接的致病因素，造成某些严重的疾病，或急性、慢性中毒。生活居住条件差，阴暗潮湿、空气秽浊、蚊蝇孳生等，也是导致疾病发生和流行的条件。

#### 4. 社会环境

人在社会中的政治地位、经济状况、文化程度、家庭情况、境遇变迁和人际关系等，亦

与疾病的发生有一定的联系。各种社会因素，均能影响人的情志活动，若自行不能调节与之适应，则可促使罹病或成为某些疾病的诱发因素。《素问·疏五过论》所说的"尝贵后贱，虽不中邪，病从内生""暴苦暴乐，始乐后苦，皆伤精气"，就明确指出社会因素与疾病的关系。

### （二）体质因素与发病

中医学的发病观认为，正气在发病过程中具有主导作用，而作为反映正气盛衰特点的体质，往往会影响疾病的发生、发展和变化。体质在发病中的作用，具体表现为：

**1. 决定发病的倾向性**

体质是先后天所形成的在形态、功能等方面固有的相对稳定的个体特征。有可能影响正气的盛衰，因而决定着发病的倾向。一般来讲，体质强盛，则抗病力亦强，不易感邪发病；体质弱，则易感邪发病，《灵枢·五变》说："肉不坚，腠理疏，则善病风""五脏柔弱者，善病消瘅"。说明不同的体质类型，其发病具有倾向性。

**2. 产生对某种病邪的易感性**

不同的体质，精气阴阳盛衰有别，因而对某种病邪具有易感性，阳虚之体，每易感受寒邪；阴虚之质，每易感受热邪。小儿脏腑娇嫩，形气未充，且又生机蓬勃，发育迅速，故易感外邪，易伤饮食或感邪后易化热生风，或易患生长发育障碍之疾。年高之人，脏气已亏，精血不足，抗病力、调节力、康复力均已下降，易感外邪而发病，其病证易形成虚实夹杂证，或虚证，并多迁延难愈。女性以血为本，具有经、带、胎、产的生理变化，对发病也有一定影响，易病肝郁、血虚、血瘀；男子以精气为本，易患肾精肾气亏虚之疾。肥人或痰湿内盛之体，易感寒湿之邪，易患眩晕、中风之疾；瘦人或阴虚之质，易感燥热之邪，易患肺痨咳嗽诸疾。

感受相同的病邪，因个体体质不同，可表现出不同的证候类型。如同感风寒之邪，卫气盛者，易形成表实证；卫气虚者，易为表虚证。同感湿邪，阳盛之体易热化形成湿热证；阳虚者又易寒化成为寒湿证。反之，若体质相同，虽感受不同的病邪，也可表现出相同的证候类型。如阳热体质无论感受热邪或寒邪，都可形成热证。

### （三）精神状态与发病

虽然疾病的发生与否主要取决于正气和致病邪气两个方面，但精神状态在疾病的发生、发展中也起重要作用。

精神状态能影响内环境的协调平衡，故能影响发病。精神状态好，情志舒畅，气机通畅，气血调和，脏腑功能旺盛，则正气强盛，邪气难以入侵，或虽受邪也易祛除。《素问·上古天真论》说："恬淡虚无，真气从之，精神内守，病安从来。是以志闲而少欲，心安而不惧，形劳而不倦，气从以顺。"若情志不舒，则可致气机逆乱，气血不调，脏腑功能失常而发病。所以，调摄精神，可以使内环境协调平衡，从而减少和预防疾病的发生。情志变化与疾病发生的关系具体表现为：一是突然强烈的情志刺激可扰乱气机、伤及内脏而致疾病突发。如临床中常见的突发性的胸痹心痛、中风等。二是长期持续性的精神刺激，如悲哀、忧愁、思虑过度易致气机郁滞或紊乱而缓慢发病，可引起消渴、胃脘痛、癥积等病症的发生。

此外，遗传因素对发病也有一定的影响，因遗传因素不但可形成遗传病，也可影响人的体质状态而与发病有关。

## 四、发病的类型

发病类型，是发病的开始阶段，正邪相搏过程中双方力量不同和斗争结果差异的反映。由于人群的正气强弱不等，个体的体质状态不同，邪气的种类、侵入途径、侵袭部位、毒力的轻重也有差异，因而正邪相搏的结果也就不同，在发病形式上则表现出各种不同的类型。发病类型，概括起来主要有感邪即发、徐发、伏而后发、继发、复发等几种。

### （一）感邪即发

感邪即发，又称为卒发。指感邪后立即发病，发病迅速之意。从邪正斗争而言，感邪后，正气抗邪反应强烈，迅速导致人体的阴阳失调，并显示出明显的临床症状。感邪即发多见于：①新感外邪较盛。如感受风寒、风热、温热、暑热、温毒邪气，邪气较盛时，多感邪即发。②情志剧变。剧烈的情绪变化，如暴怒、过度悲伤均可致气机逆乱，气血失调，脏腑功能障碍而顷刻发病。③毒物所伤。误服有毒食品，药物中毒、吸入有毒的秽浊之气，可使人中毒而迅速发病。④外伤。⑤感受疠气。由于其性毒烈，致病力强，来势凶猛，感邪多呈即发。

### （二）徐发

徐发，是指感邪后缓慢发病，又称为缓发。徐发与致病因素的种类、性质，以及体质因素等密切相关。徐发多见于内伤邪气致病，如思虑过度、房事不节、忧愁不解、嗜食烟酒，引起机体渐进性病理改变，不断积累，而逐渐出现临床症状。在外感病邪中，如感受湿邪，其性黏滞重浊，起病多缓慢。正气不足之人，若感邪较轻，正气抗邪缓慢，亦可见到徐发。

### （三）伏而后发

伏而后发，是指感受邪气后，病邪在机体内潜伏一段时间，或在某些诱因的作用下，过时而发病。这种发病形式多见于外感性疾病和某些外伤。外感性疾病多见于感受温热邪气所形成的"伏气温病"等。《素问·生气通天论》所谓"夏伤于暑，秋为痎疟""冬伤于寒，春必病温"，开创了伏气学说的先河。后世医家在此基础上有所发展，认为伏热、伏火，可由饮食、气候、情志等因素诱发。外伤所致的肌肤破损，经过一段时间后，可发为破伤风、狂犬病等亦属伏而后发。伏而后发形成的机理多是由于当时感邪较轻，或外邪入侵时正气处于内敛时期，而邪气处于机体较浅的部位，因而正邪难以交争，邪气得以伏藏。伏邪发病时，病情一般较重。

### （四）继发

继发，是指在原发疾病的基础上，继而发生新的疾病。即是说，继发病首先有原发疾病，并且所产生的新的疾病与原发病在病理上有密切联系。如肝阳上亢所致的中风；小儿食积所致的疳积；哮喘所致的肺气虚和心血瘀阻；肝胆疾病所致的"癥积"和结石等，都属于继发。

### （五）复发

复发，是指疾病初愈或疾病的缓解阶段，在某些诱因的作用下，引起疾病再度发作或反复发作的一种发病形式。引起复发的机理是余邪未尽，正气未复，同时有诱因的作用。如饮食不慎、用药不当、过度劳累、复感新邪等，均可致余邪复炽，正气更虚，使疾病复发。由复发引起的疾病，称为"复病"。

**1. 复发的基本特点**

复发的基本特点为：①临床表现类似于初病，但又不完全是原有病理过程的再现，比初病的病理损害更复杂、更广泛，病情更重。②复发的次数愈多，静止期恢复就愈不完全，预后愈差，容易留有后遗症。③大多有诱因。

**2. 复发的主要类型**

由于病邪的性质不同，正气强弱各异，邪正相搏的结果与表现不一，故复发的类型大致分为少愈即复，休止与复发交替，急性发作与慢性缓解交替。

（1）**疾病少愈即复发**　多见于较重的外感性疾病的恢复期。由于余邪未尽，正气已虚，在饮食不慎，用药不当，劳累过度等诱因的作用下，可致余邪复燃，正气更虚，引起复发。

（2）**休止与复发交替**　皆因初次患病时，虽经治疗，症状和体征均已消除，但有宿根留于体内，在诱因的作用下导致复发。宿根的形成，从正气而论，多由正气不足，无力祛除病邪；从邪气方面而论，多由病邪性质重浊胶黏，难以清除。如休息痢、癫痫、结石等疾病，休止期如常人，可在某种诱因的作用下而发作。

（3）**急性发作与慢性缓解交替**　这种类型实际上是指临床症状的轻重交替。急性发作时症状较重，慢性缓解时症状较轻。究其原因，仍由于邪正斗争的态势所决定。如哮喘、臌胀病、胸痹心痛、慢性肾病等，在慢性缓解期症状表现较轻，若因情志刺激，饮食不当，或感受外邪，或劳累过度等诱因的激发，可致急性发作，症状加重。

所以，治疗疾病时应注意祛邪务尽，扶助正气，消除宿根，避免诱因，才能减少疾病的复发。

**3. 复发的诱因**

任何诱因，大多助邪损正，导致机体正邪斗争再度活跃，正邪暂时相安的局面被打破，导致旧病复发。诱发因素，归纳起来有以下几方面。

（1）**重感致复**　因感受外邪致疾病复发，称为重感致复。由于疾病初愈，邪气未尽，病理过程未完全结束，机体抵御外邪侵袭的能力低下，是重新感邪以致疾病复发的根据。重感致复的机理是，新感之邪助长体内病邪，或引动旧病，从而干扰或损害人体正气，使原来的病理过程再度活跃。外感致复临床上较为常见，无论外感性疾病，或内伤性疾病均可因外感邪气而复发，但多发生于热病新瘥之后。

（2）**食复**　因饮食失宜而致复发者，称为食复。饮食是否适度是一相对的概念，不同的疾病和不同的体质因素各有其所宜饮食。如饮食不节可致脾胃病复发，鱼虾海鲜可致瘾疹和哮喘病复发，过度饮酒或过食辛辣炙煿之品可诱痔疮、淋证病患者新瘥后复发。所以，对脾胃病患者及一些特殊体质的患者，在其疾病痊愈过程中，饮食的调理显得尤其重要。

（3）**劳复**　若形神过劳而致复病者，称为劳复。因劳致复，无论外感性疾病或内伤性疾病均可发生。内伤病中的慢性水肿、哮喘、疝气、子宫脱垂、中风、胸痹心痛等疾患都可因过劳而引起旧病复发。发作的次数越多，病理损害就越重，预后也就越差。

（4）**药复**　病后滥施补剂，或药物调理失当而致复发者称为药复。在疾病初愈阶段，辅之以药物调理时，应遵循扶正勿助邪，祛邪勿伤正的原则。若急于求成，滥投补剂，都可导致壅滞助邪，引起疾病复发。

（5）**情志致复**　因情志因素引起疾病复发者，称为情志致复。由于过激的情志变化，能直接损伤人体内脏，导致气机紊乱，气血运行失常，使原阴阳自和过程逆转，致疾病复发。临床中常见的癭病、惊痫、瘿瘤、梅核气、癫狂等疾病，易受情志因素而复发。

另外，某些气候因素、地域因素也可成为复发的诱因。

**【理论要点】**

1. 本章内容分为病因与发病两大部分。病因部分主要论述了引起人体发生疾病的各种原因。为了揭示不同种类的病因的性质和致病特点，以指导临床实践，许多古代医家都曾对病因进行了分类，其中尤以宋代陈无择的分类法影响最大，沿用至今，他将病因分为"外所因"，即外感性致病因素；"内所因"，即内伤性致病因素；"不内外因"，即一些意外伤害。外感性致病因素的共同特点是这些邪气存在于自然界，在人体抵抗力不足时，由外侵入肌体，导致疾病的发生，由于这些外邪存在着传染性、流行性强弱的差异，故古代医家又将其分为六淫和疠气两种。内伤性致病因素的共同特点是这些致病因素多是由于人类的情志或自身行为不循常度，超过人体自身调节范围，直接伤及脏腑而发病的致病因素，主要有七情、饮食失宜、劳逸不当等。不内外因是一些意外伤害，这类病因在最初人类的疾病中占有最重要的地位。外科创伤，实有和人类一样长久的历史，是那个时期人们致病的最主要的原因。以后，因生产力的发展，这类病因才退居次要地位。不内外因主要包括刀枪伤、跌打伤、烧烫伤、冻伤、虫兽伤等。除此之外，还有药邪、医过、职业伤害等致病因素。

除以上三类病因外，中医病因学中还有一些继发性的致病因素。如痰饮、瘀血，它们本是在疾病过程中所形成的病理产物。这些病理产物形成之后又进一步作用于机体，对机体造成进一步的损害，形成新的病理变化，由于它们继发于原发病理过程而产生，故称其为"继发性病因"。

2. 发病部分辨证地论述了疾病的发生、发展和变化与患病机体的正气强弱和致病邪气两个方面密切相关。认为正气不足是疾病发生的内在原因，邪气是发病的重要条件。中医学在重视人体、重视正气思想的指导下，更重视正气在发病中的重要作用，这是中医学对发病原理认识方面的一个十分突出的特点，并贯穿于养生、预防、治疗、康复等一系列方面。

**【思考题】**

1. 试述中医学关于病因的分类，并说明如何探求病因。
2. 何谓六淫？并说明六淫致病的共有特点是什么。
3. 比较六淫之中阴邪的性质和致病特点。
4. 比较六淫之中阳邪的性质和致病特点。
5. 何谓疠气？试述其致病特点。
6. 何谓七情内伤？并说明其致病特点。
7. 试述痰饮的致病特点，以及瘀血的病症特点。

# 第七章 病 机

**【学习要求】**

掌握邪正盛衰与虚实的概念；邪正盛衰与虚实变化和疾病转归；阴阳失调概念及主要内容；气血津液失常概念及主要内容；内生五邪概念及主要内容；熟悉病机的基本含义和层次结构说；疾病的传变与转归；了解脏腑病机、经络病机。

病机，即疾病发生、发展和变化的机理。病机学说，即是研究和探讨疾病发生、发展、变化和结局的基本规律的学说。中医病机理论在中医理论体系中占有重要位置，素为历代医家所重视，故《素问·至真要大论》一再强调应"谨候气宜，无失病机""谨守病机，各司其属"。

中医病机学说认为，疾病的发生、发展和变化，与患病机体的正气强弱和致病邪气的性质密切相关。病邪作用于人体，机体的正气必然奋起而抗邪，正邪相争，破坏了人体相对的阴阳平衡，或使脏腑气机升降失常，或使脏腑经络、气血津液功能紊乱，从而影响及全身脏腑组织器官的生理活动，产生全身或局部的多种病理变化。但是，尽管疾病的种类繁多，临床征象千变万化，错综复杂，然而从总体来说，总离不开邪正斗争、阴阳失调、气血津液失常，以及脏腑经络功能紊乱等病机变化的一般规律。

中医病机学说，根据以五脏为中心的藏象理论，一般把局部病理变化同机体的全身状况联系起来；并通过脏腑组织、经络的相互联系和制约关系来探讨疾病的发展传变规律，从而形成了注重整体联系的病理观。例如肝火上炎可出现头痛、目赤肿痛等症状，从表象来看，头痛与目赤肿痛似乎是各不相关的局部症状，但是通过脏腑、经络表里相关的理论，即可以把这些症状同肝胆联系起来，火热之邪可以上炎，乃由肝胆之火上灼头目所致。因此，中医病机学说认为，凡是疾病都是局部和全身的综合的病理表现，不存在单纯的局部病变，也不存在没有局部病变的全身性疾病。实际上，局部病变可以影响及全身；全身性疾病也常是通过局部而反映出来，中医的病机学说正是立足于整体的病理观来认识和研究疾病的。

可以看出，中医的病机学说既注意到局部病变与整体的关系，又注意到疾病的发展与传变规律；既注意到病理传变的一般规律，又注意到了疾病突变的特殊情况，这种从整体联系和运动变化的观点来认识疾病的发生、发展过程，充分体现了中医病机学说的基本特点。

## 第一节 基 本 病 机

基本病机，指机体对于致病因素侵袭或影响所产生的基本病理反应，是病机变化的一般规律，也是其他系统疾病和病证形成的病理基础。由于致病因素不同所引起的病理变化千差万别，又因为人体各脏腑组织器官在生理功能上相互联系、相互制约，在病理变化上又是相互影响。所以临床疾病，多种多样，其病变机理非常复杂，不同的疾病和不同的证候，均有其特殊的病理机转。但是，当我们对疾病的发生、发展过程进行剖析时，发现许多不同的病证，存在着某些共同的病理变化过程；在许多不同致病因素所引起的千差万别的病理变化中，存在着某些具有共同特性的一般规律。这就是患病机体对于各种不同致病因素的损害作用，都是以邪正盛衰和脏腑组织的阴阳、气血、津液代谢的失调或障碍为基本病理反应，由此总结出了疾病发展、变化的基本病机规律。成为把握疾病或病证的发展变化规律，指导临床辨证论治，遣方用药的理论基础。

基本病机的主要内容是邪正盛衰、阴阳失调、气血失常、水液代谢失常。

# 一、邪正盛衰

邪正盛衰是中医病机学的基本病机之一。邪气盛则实，精气夺则虚，说明邪正双方力量的对比决定着病机的虚实。由于疾病在发展过程中，邪正的盛衰不是固定不变的，双方一直处于消长盛衰变化之中，其结果既能导致病机虚实夹杂或转化，同时还可出现本质与表现不一致的虚实真假变化，这对于病势的发展及转归具有重要的意义。一般说来，正盛邪退则病势好转或向愈；邪去正虚则病祛而体虚；正虚邪恋则病势缠绵迁延而难愈；邪盛正衰则病势恶化，甚则死亡。

## （一）邪正盛衰的概念

邪正盛衰，是指在疾病的发展过程中，机体的机能活动和抗病能力奋起与致病邪气进行斗争所发生的或盛或衰的病理变化。这种盛衰变化不仅关系着病证的虚实状态，而且直接影响着病势的发展与转归。

正气与邪气，在疾病的发展变化过程中，就其力量的对比存在着消长盛衰的变化规律。一般来说，正气增长而旺盛，则邪气必然消退而衰减；邪气增长而亢盛，则正气必然虚损而衰弱。因此邪正的盛衰消长，主要导致患病机体出现虚、实两种不同的病理状态及证候反映。

## （二）邪正盛衰与病机的虚实变化

### 1. 虚实的基本病机

《素问·通评虚实论》指出：“邪气盛则实，精气夺则虚。”此虚与实，指出了两种不同病理状态的实质。

（1）实的病机

概念：所谓实，主要指邪气亢盛，是以邪气盛为矛盾主要方面的一种病理反应。主要表现为致病邪气毒力和机体的抗病能力都比较强盛，脏腑机能亢进，此时邪气虽盛而机体正气未衰，尚能积极与邪气抗争，故正邪相搏，斗争剧烈，反应明显，在临床上常出现一系列病理性反映比较剧烈的有余的证候表现。

形成：多由外感六淫病邪侵袭，或由于痰、食、水、血等滞留于体内所致。

表现：常见于外感病证的初期和中期，或慢性病之痰涎壅盛，食积不化，水湿泛滥、瘀血内阻等病证。临床可见壮热、狂躁、声高气粗、腹痛拒按、二便不通、脉实有力等症。

（2）虚的病机

概念：所谓虚，主要指正气不足，是以正气虚损为矛盾主要方面的一种病理反应。主要表现为人体生理机能减退，抗病能力低下，正气不足以抗击邪气，在临床上多出现一系列虚弱不足或衰退的证候表现。

形成：多由素体虚弱，或慢性病耗损，以致精气消耗；或大汗、吐泻、大出血等因素耗伤人体气、血、津液或阳气、阴精等所致。

表现：虚的病机，常见于疾病后期及多种慢性病证，临床可见神疲体倦、面容憔悴、心悸气短、自汗、盗汗，或五心烦热，或畏寒肢冷，脉细弱无力等证。

## 2. 虚实错杂的病机

邪正的盛衰消长，不仅可以产生单纯的或虚或实的病理变化，而且在某些慢性、复杂的疾病中往往多见虚实错杂的病理反应，这是因为邪与正相互斗争，其盛衰同时存在所致。如实性病变失治，病邪久留，损伤人体正气，发生邪实正虚的虚实错杂病理变化，形成邪实正虚的虚实错杂病证。若正气不足，无力驱邪外出，或本正虚，而内生之宿食积聚、水湿停蓄、或痰饮、瘀血等病理产物凝结阻滞于内，发生正虚邪实的虚实错杂病理变化，从而形成正虚邪实的虚实错杂病证。一般来说虚实错杂病机，有虚中夹实和实中夹虚两类。

（1）虚中夹实　指病理变化以正虚为主，但又兼夹邪实的病理状态。如脾阳不振，运化无权之水肿病证，即属此类。这是由于脾失健运，气不化水，水湿停聚，泛溢肌肤所致。因为水湿之邪滞留于体内，故称之为实，但其邪实乃由脾虚不运所致，故其病理变化仍以虚为主，而邪实则居其次。

（2）实中夹虚　指病理变化以邪实为主，兼见正气虚损的病理状态。如外感热病发展过程中，由于邪热炽盛，煎灼津液，从而形成实热伤津，气阴两伤病证，即属此类。由于病本为热为实，但其津亏，气阴不足为虚，故称其为实中夹虚病证。

## 3. 虚实转化的病机

由于疾病在发展过程中，邪正双方的力量处在相互斗争的变化状态，因而疾病的虚、实病理状态也常会产生转化，发生由实转虚或因虚而致实的病理机转。

（1）由实转虚　主要指病变属实，但由于失治或误治等原因，致使病情迁延日久，虽然邪气渐退，或余邪羁留未清，但人体正气和脏腑机能已受到损伤，因而疾病的病机由实转虚，出现一系列虚性的病理反映。如外感性疾患，疾病初期，病多属实，若治不及时，或治疗失当，或护理失宜，或由于年高体衰，抗病能力较差等原因，致使病情迁延，正气日衰，则可出现肺脾功能减退之虚象，可见肌肉消瘦，纳呆食少，面色不华，气短乏力等症，疾病由实转虚。

（2）因虚致实　主要指正气本虚，脏腑组织生理功能减退，以致气、血、水等不能正常代谢运行，从而产生气滞、血瘀、痰饮等实邪滞留于体内。由于此邪实系因正虚所致，故称之为因虚致实。如临床常见的脾肾阳虚，因温运气化无力所致的水肿或腹水等实邪贮留，即是因虚而致实。因虚致实，是因正气不足导致邪实占主导地位，但虚象仍然存在的虚实错杂病理状态。

总之，疾病在内外各种因素影响下，均可以发生由实转虚，或因虚致实的转化，形成疾病的正虚邪实或正虚邪恋等虚实错杂之病理状态。因此，从疾病的形成和发展来看，所谓病机的虚实，具有相对性，而不是绝对的，掌握疾病发展过程中虚实变化的多少或相互兼杂，或转化状况是十分重要的。

## 4. 虚实真假的病机

临床症状是判定病机虚实的依据，但是临床症状仅仅是疾病表现于外的现象。当现象与本质相一致的一般情况下，其反映的病机的虚实是真实的。但在特殊的情况下，即疾病的现象与本质不完全一致的时候，临床症状可出现某些与疾病本质不符合的假象，这些假象不能真正反映病机的或虚或实，因而又有"至虚有盛候"的真虚假实和"大实有羸状"的真实假虚等病机的产生。

（1）真虚假实　主要指"虚"是病机的本质，而"实"则是表面的假象。真虚假实，多由于正气虚弱，脏腑气血不足，功能减退，运化无力所致。比如在脾虚证中，由于"虚"

是本质，常在纳食减少、疲乏无力、舌胖嫩而苔润、脉虚而细弱等正气虚弱症状出现的同时亦可见腹胀满（但有时和缓轻减，非实性腹胀满之持续不减）、腹痛（但喜按，而非腹痛拒按）等假实之象。此即所谓"至虚之病，反见盛候"。

（2）真实假虚　主要指"实"是病机本质，而"虚"则是表面之假象。当邪热瘀结肠胃，或痰食壅滞，或湿热内蕴及大积大聚等实邪结聚，阻滞经络，致使气血不能畅达于外，反而可见不足之象。如热结肠胃之里热炽盛病证，一方面可见大便秘结，腹满硬痛拒按，潮热，谵语等实邪表现。另一方面又可出现精神萎靡，不欲多言（但语声高亢，气粗），肢体倦怠（但稍运动则舒），大便不利（然得泻反而畅快）等假虚之象。此即所谓"大实之病，反见羸状"。

总之，临床分析病机，要求透过现象看本质，而不被假象所迷惑，应把握住邪正盛衰所反映的真正虚实病机变化，从而了解病变发展过程的本质。

### （三）邪正盛衰与疾病的发展趋向和转归

疾病发生、发展的过程，是正邪斗争的过程，邪正双方的力量不断产生消长盛衰的变化，这种变化，对于疾病的转归起着决定性的作用。在疾病的早期和中期，邪气较盛而正气未衰，双方力量对比势均力敌，正邪斗争相持不下，此时斗争比较激烈，其病理反映强烈。通过这一阶段的斗争，邪正双方必然会出现消长盛衰的变化，这种消长盛衰变化，形成了疾病转归的一般规律如下。

#### 1. 正盛则邪退

正气战胜邪气，邪气被驱除。这是在邪正斗争消长盛衰的发展过程中，疾病好转或向痊愈方面发展的一种转归，也是在疾病中最常见的一种结局。这是由于患者正气比较充盛，抗御病邪的能力较强，或因及时地得到正确的治疗，或二者兼而有之，邪气难以进一步发展，病邪对机体的损害作用终止或消失，使脏腑、经络等组织器官和功能的病理损害逐渐得到修复，精、气、血、津液等物质的耗伤亦逐渐得到恢复，机体的阴阳两个方面在新的基础上又获得了新的相对平衡，疾病即告痊愈。例如风寒外邪所致的疾病，邪气多从皮毛或口鼻侵袭人体，若机体正气尚充，抗御病邪能力较强，就能阻断病情的进一步发展，使病变局限于肌表或经络，在机体正气抗御病邪的作用下，一经发汗解表，驱邪外出，则邪去而营卫和调，机体即会康复。

#### 2. 邪去而正虚

邪气被驱除，病邪对机体的损害作用终止，但疾病中正气被耗伤而见虚弱，有待恢复，邪去而正虚，这是多种慢性病常见的一种病理转归。此多为发病过程中邪气亢盛，病势较剧，正气在疾病过程中受到较大的耗伤，或因治疗措施过于猛烈，诸如大汗、大吐、大下之类，邪气虽在强烈的攻击下被驱除，但正气也随之大伤。亦有因正气素虚，又患疾病，而病后虚弱更甚者。邪去正虚，也常见于重病的恢复期。如饮食不洁，湿热秽浊之邪自口而入，向下侵犯大肠，症见身热、腹痛，频繁下痢脓血，甚则一日数十次。经过治疗，湿热病邪虽除，但脾胃之气受伤，症见面色不华，形体消瘦，食欲不振，全身无力，动辄汗出，脉细弱无力，正气有待恢复。

#### 3. 正虚而邪恋

疾病后期，正气已虚，但邪气去而未尽，正气又一时无力驱邪外出，因而病势缠绵，经久而不能彻底痊愈，称之为正虚邪恋。这是某些急性热病迁延不愈，或慢性病常见的一种病理转归。其形成，多由于素体正气不太强盛，疾病中奋起抗邪，虽已驱除病邪之大半，但已精疲力竭，无力逐尽外邪；或因治疗不彻底，未能达到驱邪务尽之目的；或因病邪性质黏滞附着，而致病情缠绵难愈所致。如感冒风寒之邪，伤及正气素虚之人，或治疗得不彻底，虽身热渐退，鼻塞亦通，但肺之宣肃功能未复，咳嗽日久，风寒病邪恋肺迁延不愈，若不及时扶正祛邪，长期下去，则有发展成慢性咳喘之可能。

### 4. 邪盛则正衰

邪气亢盛，正气衰退，是在疾病发展，邪正消长盛衰的斗争过程中，病势趋向恶化，甚至向死亡方面发展的一种病理转归。这是由于机体正气虚弱，或由于邪气炽盛，机体抗御病邪的能力日趋低下，不能制止邪气的损害，机体所受的病理性损伤日趋严重，使病势趋向恶化或加剧。若正气衰竭，邪气独盛，气血、脏腑、经络等生理功能衰竭，甚则阴阳离决，机体的生命活动亦告终止。例如在外感热病的发展过程中，亡阴、亡阳等证候的出现，即是正不胜邪，邪盛正衰的典型表现。

## 二、阴阳失调

阴阳失调，是中医学的基本病机之一。阴阳失调病机，是以阴阳的属性，阴和阳之间所存在的相互制约、相互消长、互根互用和相互转化的理论，来阐释、分析、综合机体一切病理现象的机理。形成了以阴阳偏盛偏衰、阴阳互损、阴阳格拒、阴阳亡失等为主的病理变化规律和阴阳盛衰与寒热变化等主要内容。强调阴阳之间，随着病情的进退和邪正的盛衰等变化而相应变化。因此，必须随时观察和掌握阴阳失调病机的不同变化，方能把握住疾病发生、发展的本质。

### （一）阴阳失调的概念

阴阳失调，即是阴阳之间失去平衡协调的简称。是人体阴精、阳气等各种生理性矛盾和关系遭到破坏的概括，是疾病发生、发展的内在根据。机体在疾病的发生、发展过程中，由于各种致病因素的影响，导致机体阴阳两方失去相对的协调与平衡，从而形成阴阳或偏盛，或偏衰，或阴不制阳，或阳不制阴，或阴阳互损，或阴阳相互格拒，或阴阳亡失等的病理状态。《素问·五运行大论》说：阴阳"不相得则病"。即说明阴阳失调病机对疾病的诊治，具有重要意义。

不论外感六淫、内伤七情、饮食劳伤等各种致病因素作用于人体，只有通过机体内部的阴阳失调才能形成疾病，所以，阴阳失调是机体各种生理性功能和脏腑组织、精气血津液相关性关系遭到破坏的总概括，是疾病发生、发展的内在根据。阳气和阴精（包括精、血、津液等物质），是构成人体的重要组成成分。阳气能温煦机体，卫外御邪，助养精神，促进机体新陈代谢，推动脏腑组织器官的功能活动，是维持人体正常生命活动的关键。故《素问·生气通天论》说："凡阴阳之要，阳密乃固。阳强不能密，阴气乃绝。"阴精内溉脏腑，外濡腠理，化生阳气，助长精神，既是机体的组成成分，亦是维持人体生命活动的物质基础。阴精和阳气相互促进、相互制约，对立又统一，维持着相对的动态平衡，是正常生命活动的基本条件。所以，在中医学的病机理论中，提出阴阳两方的关系失去协调平衡，是人体各种功能性和器质性病变的基本病理变化。

### （二）阴阳失调的主要内容

阴阳失调病机主要表现为阴阳偏盛、阴阳偏衰、阴阳互损、阴阳格拒，以及阴阳亡失五方面。

### 1. 阴阳偏盛

阴阳偏盛，是指"邪气盛则实"的实证病机。病邪侵袭人体，在性质上，必从其类，即阳邪侵袭人体可导致机体阳偏盛；阴邪侵袭人体可导致机体阴偏盛。《素问·阴阳应象大论》说："阳胜则热，阴胜则寒。"即指出阴阳偏盛的病理状态，其临床表现有寒热（或实寒，或实热）的特点。

阴阳偏盛病机主要特点，是发病时阴阳中的一方亢盛，而另一方不虚。然而阴和阳具有相互制约的变化规律，阳长则阴消，阴长则阳消。所以，阳偏盛必然会耗阴，从而导致阴液不足；阴偏盛也必然损阳，从而导致阳气虚损。故《素问·阴阳应象大论》所说"阳胜则阴病，阴胜则阳病"，由此指出阴阳偏盛病机发展的必然趋势或结果可以造成对方的损伤。

阴阳偏盛表现为阳盛和阴盛两个方面。

（1）阳盛

概念：阳盛，是指在疾病发展过程中机体所出现的一种阳邪偏盛，机能亢奋，代谢活动亢进，机体反映性增强的病理状态。阳盛病机的特点，多表现为阳热亢盛而阴液未亏（或亏损不甚）的实热证候。

形成：多由于感受温热阳邪；或虽感受阴寒之邪，但入里从阳而化热；或情志内伤，五志过极而化火；或因气滞、血瘀、食积等郁而化热所致。

表现：阳盛则热，是说阳盛病机易于出现化热、化火等病理反映，常表现为实性、热性病证。这是由于人体之阳具有热、动、燥之特点，所以阳偏盛易于出现热象，如壮热、烦渴、面红、尿赤、便干、苔黄、脉数等症。《素问·调经论》所说"阳盛则外热"，实际是指病邪客于体表，则卫外之阳气，充盛于肌表，起而与邪气抗争，从而引发表现于外的发热症状。因而《素问·调经论》又说："阳盛生外热奈何？曰：上焦不通利，则皮肤致密，腠理闭塞，玄府不通，卫气不得泄越，故外热。"所谓"卫气不得泄越"，即是指外邪犯肺，上焦肺气宣发不利，导致皮肤腠理闭塞，汗孔开合失司，汗液不能正常排泄，卫阳不能正常发泄，郁盛于体表，产热过剩，散热不足，则阳热之邪不得随汗而解，因而导致机体体温升高。

此外，若阳热亢盛过久，则势必耗伤阴液，阳热煎灼人体阴津，久之亦可导致人体津液不足，阴精亏损。所以阳盛实热的病理过程，可转化为实热兼阴亏的病理变化或虚热的病机。即"阳胜则阴病"。

（2）阴盛

概念：阴盛，是指在疾病过程中所出现的一种阴邪偏盛，机能障碍或减退，产热不足，以及病理性代谢产物积聚的病理状态。阴盛病机的特点，多表现为阴盛而阳气未虚（或虚损不甚）的实寒证候。

形成：多由感受寒湿阴邪，或过食生冷，寒滞中阳，遏抑阳气温煦作用的发挥，或因素体阳虚，无力温化阴寒，寒湿内聚，从而导致阴寒内盛所致。前者纯为实邪，后者则为虚实夹杂。

表现：阴盛则寒，是说阴盛易于导致脏腑组织机能抑制或障碍，温煦气化作用失调，常可出现阴寒内盛、血脉凝涩，以及痰湿、水液贮留等寒性病变，这是由于人体之阴具有寒、静、湿之特点，故阴气偏盛，易于出现寒性征象，如厥逆、腹冷痛、泄泻、水肿、痰液清冷等症状。《素问·调经论》说"阴盛则内寒"，实际上指阴寒之邪直中于里，伤及阳气，阴盛阳虚，从而产生表现于内的寒象。故《素问·调经论》又说："阴盛生内寒奈何？……曰：厥气上逆，寒气积于胸中而不泻，不泻则温气去，寒独留，则血凝泣，凝则脉不通，其脉盛大以涩，故中寒。"所谓"温气去，寒独留""血凝泣""脉不通"，即是指寒邪伤阳，阴寒内盛，积于胸腹，致使阳气温煦功能障碍，导致血脉凝滞不畅或不通之病证。

此外，阴寒内盛，久则必损阳气，故阴盛实寒病证，常可伴有机体生理功能活动减退，热量不足等阳虚征象。

**2. 阴阳偏衰**

阴阳偏衰，是指人体阴精或阳气亏虚所引起的病理变化，"精气夺则虚"的虚证病机。所谓"精气夺"，是指机体的精、气、血、津液等各种基本生命物质的不足及功能的减退，同时也包括了脏腑经络等生理功能的减退或衰弱在内。由于阴精与阳气之间存在着相互制约、互根互用及相互转化的关系，从而维持着相对的平衡状态。当某种原因，导致阴或阳的某一方面物质减少或功能不足时，则必然不能制约对方而引起对方的相对亢盛，从而出现阳虚则阴盛，阴虚则阳亢的病理变化，表现为"阳虚则外寒，阴虚则内热"（《素问·调经论》）之病理反映。这就说明阴阳偏衰的病理状态，同样亦有寒热（虚寒、虚热）的征象出现，但不同于阴阳偏盛之寒热（或实寒，或实热）。

阴阳偏衰包括阳虚、阴虚两个方面。

（1）阳虚

概念：阳虚，是指机体阳气虚损，机能减退或衰弱，机体反应性低下，代谢活动减退，热量不足的病理状态。阳虚病机的特点，多表现为阳气虚损不能制阴，阴相对亢盛的虚寒证。

形成：阳虚病变，多由于先天禀赋不足，或后天饮食失养，或劳倦内伤，或久病损伤阳气所致。

表现：阳虚则寒。阳气不足，一般以脾肾阳虚为主，其中尤以肾阳虚衰（命门之火不足）最为重要，这是由于肾阳为诸阳之本的缘故。另外，由于阳气虚衰，不能制阴；阳气虚，温煦功能减弱，因而脏腑经络等组织器官的功能活动亦因之而减退，使血与津液的运行迟缓，水液不化而湿浊留滞，形成阴寒内盛，形成阳虚则寒的主要机理。

阳虚则寒的临床表现，是既可见到畏寒肢冷，面色㿠白，舌淡脉迟等寒象，亦可见到蜷卧神疲、小便清长、下利清谷等虚象，以及由于阳虚气化无力，阳不化阴，水液代谢功能减退或障碍而导致水湿留滞之水肿等病变。例如临床所见脾肾阳虚之水肿，在其病情的发展过程中，有时会出现形寒肢冷、腰膝酸冷、便溏等症状，即是由于脾肾阳气不足而致阴相对偏盛的虚寒性症状。所以，阳虚则寒与阴盛则寒不仅在病机上有所区别，而且在临床表现方面亦有所不同。阳虚则寒是虚而有寒，以虚为主；阴盛则寒则是以寒为主，虚象不甚明显。

（2）阴虚

概念：阴虚，是指机体精、血、津液等物质亏耗，以及由于阴液不足，阴不制阳，导致阳相对亢盛，机能虚性亢奋的病理状态。阴虚病机的特点，多表现为阴液不足和滋养、宁静功能减退，以及阳气相对亢盛的虚热证。

形成：阴虚病变，多由于热性病证，邪热炽盛，灼耗津液，或因五志过极，化火伤阴，或因久病损耗阴液等所致。

表现：阴虚病证，五脏皆可发生，但一般以肺、肝、肾之阴虚为主，其他脏腑之阴虚，久延不愈，最终亦多累及肺肾或肝肾，所以，临床上以肺肾阴虚或肝肾阴虚证候为多见。因为肾阴为诸脏阴液之本，所以，肾阴不足在阴虚的病机中又占有极其重要的地位。

所谓阴虚则热，是指阴液不足，不能制约阳气，阳气相对亢盛，从而形成阴虚内热、阴虚火旺以及阴虚阳亢等病理表现。临床可见五心烦热、骨蒸潮热，并见消瘦、盗汗、口干、舌红、脉细数等症，即是阴虚内热之表现。若见潮热、盗汗、五心烦热、颧红升火，咳血或痰中带血，消瘦或失眠等症，则是阴虚火旺之表现。若见眩晕耳鸣，或遗精，或性欲亢进，腰膝酸软、失眠多梦、舌红脉细数等症，即是阴虚阳亢的病理表现。

### 3. 阴阳互损

阴阳互损，是指阴或阳任何一方虚损到一定程度，病变发展影响及相对的一方，形成阴阳两虚的病理机转。在阴虚的基础上，继而导致阳虚，称为阴损及阳；在阳虚的基础上，继而导致阴虚，则称之为阳损及阴。应当指出，由于肾藏精气，内寓真阴真阳，为全身阳气阴液之根本，因此，一般说来，无论阴虚或阳虚，多损及肾的阴阳，肾本身阴阳失调的情况下，才易于产生阴损及阳或阳损及阴的阴阳互损病理变化。

（1）阴损及阳

概念：阴损及阳，主要指由于阴液（精、血、津液）亏损，累及阳气生化不足，或阳气无所依附而耗散，从而在阴虚的基础上又导致了阳气虚亏，形成了以阴虚为主的阴阳两虚病理状态。

形成：多由于阴液亏耗，以及遗精、盗汗、失血等慢性消耗性病证发展而成。

表现："无阴则阳无以生"，精、血、津液的亏少，则阳气生化的物质不足，待发展到一定的程度，则势必出现阳虚的表现，临床可见畏寒肢冷、自汗、下利清谷等症，即为阴损及阳，最终可发展成阴阳两虚证候。但应指出，阴损及阳，其病机之关键，还在于阴虚，故《理虚元鉴》指出："阴虚之久者阳亦虚，终是阴虚为本。"例如临床上常见的肝肾阴虚，肝阳上亢病证，其病机主要为水不涵木之阴虚阳亢，但病情发展，则可进一步损耗肾中精气，导致肾阳虚损，继而出现畏寒肢冷、面色㿠白、脉沉弱等阳虚症状，转化为阴损及阳的阴阳两虚证候。

（2）阳损及阴

概念：阳损及阴，主要指由于阳气虚损，无阳则阴无以化，久之累及阴精生化不足，从而在阳气虚损不足的基础上，又导致阴液不足，形成了以阳虚为主的阴阳两虚病理状态。

形成：多由于肾阳虚，精关不固，失精耗液，或气虚血亏，或阳虚自汗，伤津耗液等所致。

表现：阳气不足，则脏腑气化功能必然衰退，从而引发精血津液等物质的不足，而阴液物质的缺乏，则更能进一步导致气化功能的低下，如此辗转交亏，其结果势必累及肾阳肾阴同虚。如临床常见水肿一证，其病机主要是阳气不足，气化失司，水液代谢障碍，津液不化而停聚则水湿内生，溢于肌肤所致。常可见畏寒肢冷、腰酸而凉、少气乏力、溲清便溏等阳虚表现。但其病变发展，则又可因阴无阳生而日益亏耗，进而继见形体日益消瘦，烦躁升火，甚则瘛疭等阴虚症状，即为阳损及阴，最终亦可发展成为阴阳两虚证候。病情发展为极期阶段。

### 4. 阴阳格拒

阴阳格拒，是阴阳失调病机中比较特殊的一类病机，包括阴盛格阳和阳盛格阴两方面。形成阴阳相互格拒的机理，主要是在病变过程中阴或阳的一方偏盛至极，或阴或阳的一方极端虚弱，双方盛衰悬殊，盛者壅遏于内，将虚弱、不足的一方排斥格拒于外，迫使阴阳之间不相维系，从而出现真寒假热或真热假寒的复杂病理现象，即阴阳格拒。

（1）阴盛格阳（包括戴阳）

概念：阴盛格阳，系指阴寒之邪壅盛于内，逼迫阳气浮越于外，使阴阳之气不相顺接，相互格拒的一种病理状态。

形成：多因久病阳衰阴盛，或阴寒之邪伤阳所致。多见于虚寒性病变发展至严重阶段。

表现：除可见四肢厥逆，下利清谷，脉微欲绝等虚寒症状外，又可见阳浮于外之症，如身热反不恶寒（但欲盖衣被），面颊泛红等假热之象。由于其病变本质是阴寒内盛，可以看出其临床表现中身热，面红，似是热盛之征，但若与四肢厥逆、下利清谷、脉微欲绝并见，则应是真寒假热之证。

所谓戴阳，即阴阳上下格拒，下元虚寒，真阳浮越于上之病理状态。临床上多见下真寒上假热之象，如腰膝酸冷、面赤如妆等，即是阴寒内盛格阳于头面所致。实际上，疾病发展到阴阳格拒的严重阶段，格阳证与戴阳证常同时出现，只是证候名称不同而已。

（2）阳盛格阴

概念：阳盛格阴，系指邪热过盛，深伏于里，阳气被遏，郁闭于内，不能外透布达于肢体，从而形成阴阳格拒、排斥，而格阴于外的一种病理状态。

形成：多由邪热炽盛，阳热亢极所致，多见于外感热病，病情发展的极期阶段。

表现：其临床表现为壮热、面红、气粗、烦躁、脉数大有力等，但在病势越来越重的情况下，可突然出现四肢厥冷（但身热不恶寒）、脉象沉伏（但沉数有力）等假寒之象。由于其病变本质是邪热亢盛于里的实热证，阳气被遏，不能外达，而格阴于外，出现了某些假寒之象。如《医宗金鉴·伤寒心法要诀》说："阳气太盛，不得相荣也，不相荣者，不相入也，既不相入，则格阴于外，故曰阳盛格阴也。"可以看出，四肢厥冷、脉沉，似是寒盛之征，但若与身热、面红、气粗、烦躁等症并见，则应是真热假寒之证。

**5. 阴阳亡失**

阴阳的亡失，包括亡阴和亡阳两类。是机体的阴液或阳气突然大量地亡失，导致生命垂危的一种病理状态。

阴精和阳气是人体生命活动的根本物质，两者是相互依存，相互资生的对立统一体，当疾病发展至严重阶段时，不仅消耗阴精而使之亏竭，而且亦可劫夺阳气而使之衰脱。故阴阳亡失，实际上即是这两大类生命物质互根关系的解体，因之，临床上阴精亏竭，可迅即导致阳脱；而阳气脱失，亦可立即导致阴竭。所以，两者既有区别，又有联系。

（1）亡阳

概念：亡阳，是指机体的阳气发生突然性脱失，而致全身机能突然严重衰竭的一种病理状态。

形成：亡阳病变，多由于外邪过盛，正不敌邪，阳气突然大量耗伤而脱失；或因素体阳虚，正气不足，又因疲劳过度等多种因素而诱发；或过用汗法，汗出过多，阳随津泄，阳气骤虚而外脱等所致；慢性消耗性疾病之亡阳，多由于阳气严重耗散而衰竭，虚阳外越所致。

表现：亡阳病证，临床表现多见大汗淋漓、汗稀而凉、肌肤手足逆冷、精神疲惫、神情淡漠，甚则昏迷、脉微欲绝等症。

《素问·生气通天论》说："阳者，卫外而为固也。"故阳气亡脱之时，多反映为人体的阴精、阳气即将"离决"的危重证候。由于阳气与阴精的依存互根关系破裂，故阳气亡失则阴精无以生化而必定耗竭，所以亡阳之后，继则出现阴竭之变，阳亡阴竭，生命也就终结。

（2）亡阴

概念：亡阴，系指机体由于阴液发生突然性的大量消耗或丢失，而致阴精亏竭，滋养濡润功能丧失，全身机能严重衰竭的一种病理状态。

形成：亡阴病变，多由于外感温热，热邪炽盛，或邪热久留，大量煎灼阴液；或大出血，或吐泻过度，而耗伤阴液；或其他疾病快速消耗阴液所致。

表现：亡阴病变亦属疾病的危重证候，临床表现多见汗出不止、汗热而黏、手足温、喘渴烦躁，或昏迷谵妄、身体干瘪、皮肤皱折、目眶深陷、脉疾躁无力等症。

《素问·生气通天论》说：“阴者，藏精而起亟也。”由于阴液与阳气具有依存互根之关系。故阴液亡失，则阳气必无所依附而涣散不收，浮越于外，故亡阴之后可迅速导致亡阳，呈现全身机能的衰竭而虚脱，阴竭阳脱，最后亦将“离决”，生命亦就告终。

综上所述，关于亡阴与亡阳病机，有三个问题必须明确：

一是亡阳与亡阴都是功能衰竭。亡阳是机体属于阳的功能衰竭，如温煦、推动、兴奋、卫外功能的衰竭；亡阴则是机体属于阴的功能如宁静、滋润、内守等功能的衰竭。临床治疗时，亡阳用温阳药，亡阴用养阴药，以分别鼓舞即将衰亡的阳气与阴精的功能。

二是亡阴、亡阳都与气的耗损密切相关。阴与阳这两种功能，都是在气的推动下进行的，随着气的耗损，以至消耗殆尽，这两种功能都可能衰竭。当然，亡阴与亡阳的形成还有其他因素，但气的耗损则是其关键。加之有形之精血难以速生，无形之气所当急固，所以在亡阳、亡阴病变的临床救治中，都要用大剂量的补气药，使气逐渐旺盛，以推动阴阳两类功能的恢复正常。

三是大汗不止，可使亡阴与亡阳愈来愈恶化。亡阴患者“内守”的功能衰竭，则汗出不止；亡阳病人的“卫外”功能衰竭，则大汗淋漓。正是由于大汗不止，津液不停地大量外泄，气随津脱，津与气越来越亏损，阴与阳的物质基础愈来愈少，则病情会迅速恶化。故临床治疗亡阴、亡阳时，则必须重用固摄药，以阻止气与津的继续丢失。应当指出，亡阴、亡阳病证，若能及时补气、固摄，加上温阳或滋阴，在当前的医疗条件下，多数是可以转危为安的。

# 三、气血失常

## （一）气血失常的概念

气血失常，是中医学的基本病机之一。气血失常病机，是指气与血的亏损不足和各自的生理功能异常，以及气血互根互用功能失调等病理变化而言。

人体由皮肉、筋骨、经络、脏腑等组织器官所构成，其生命活动的进行，主要是依靠后天所化生的气血津液，通过经脉输布于全身，营养各个脏腑组织器官而实现的。人体的气血，在生理上是脏腑经络等组织器官进行功能活动的物质基础；在病理上，气血的失常，必然会影响及机体的各种生理功能，从而导致疾病的发生。所以，《素问·调经论》说：“血气不和，百病乃变化而生。”同时，气与血又是脏腑气化活动的产物，因此，脏腑发生病变，不但可以引起本脏腑之气血失常，而且也会影响及全身的气血，从而引起全身气和血的病理变化。所以，气血失常不仅是脏腑、经络、形体、官窍等各种病机变化的基础，而且亦是分析和研究各种临床病证病机的基础。

## （二）气血失常的主要内容

### 1. 气的失常

气的失常主要包括两方面：一是气的生化不足或耗损过多，从而形成气虚之病理状态。二是气的某些功能不足及气的运动失常或紊乱，从而表现为气滞、气逆、气陷、气闭或气脱等气机失调病理状态。

（1）气虚

概念：气虚，是指元气虚损，脏腑组织功能低下或衰退，抗病能力下降的病理状态。

形成：引起气虚病理状态的原因，主要有两方面：一是由于先天禀赋不足，或后天饮食失养，水谷精微不充，以致气的来源不足。二是由于大病或久病之后，或年老体弱，或劳倦过度，或脾肾等脏腑功能减退，生化不足等所致。

表现：气虚的病理表现可涉及全身各个方面。如气虚则卫外无力，肌表不固，从而易于汗出；气虚则四肢肌肉失养，周身倦怠乏力；气虚则清阳不升，清窍失养，故见精神萎顿，头昏耳鸣；气虚则无力以率血循行，或脉道充盈不足，则脉象虚弱无力或微细；气虚水液不化或输布障碍，可凝痰成饮，甚则水邪泛滥而成水肿；气虚还可导致脏腑功能减退，从而表现为一系列脏腑虚弱征象。

由于气和血、津液的关系极为密切，气直接影响着血与津液的生成、运行与防止其无故的流失。因而气虚会导致血虚、血行迟缓或出血；气虚也会引起津液不足，以及津液输布、排泄无力，或封藏失固等病理变化。

（2）气机失调 即气的升降出入运动失常，是指疾病在其发展过程中，致病因素导致脏腑气机升降出入功能紊乱反常的病理反应。

升降出入，是人体气的基本运动形式，是脏腑经络、阴阳气血运动的基本过程。人体脏腑经络、组织器官的功能活动，脏腑经络以及气血阴阳的相互联系，无不依赖于气的升降出入而保持其正常。因此，人体之呼吸、视觉、嗅觉、精神意识等等，都是人体气机升降出入正常与否的反映。在脏腑生理功能活动中，诸如肺的呼与吸、宣发与肃降；脾的升清与胃的降浊；心肾的阴阳相交，水火既济；肺主呼吸，肾主纳气；肝气主升，肺气主降；皮肤的汗液排泄，膀胱的尿液排出等生理功能活动的协调平衡，无不都是气机升降出入运动的具体体现。

气机的升降出入，关系到脏腑经络气血阴阳等各方面功能的协调平衡。升降出入气机的异常，也就影响到脏腑、经络、气血、阴阳等各方面的功能活动，从而在五脏六腑、表里内外、四肢九窍等各个方面，产生多种病变。在升降失常的病变中，尤以脾胃升降失常最为重要，并为临床所常见。脾胃升降失常，则清阳之气不能敷布，后天之精不能归藏，饮食清气无法进入，代谢废物不能排出，则诸种病变莫不由之而生。

在病理上升降与出入相互影响，升降失常必然病及出入，出入失常亦必然影响及升降，故升降出入失调病机，不论内伤或外感、新病或久病等都是客观存在的。

一般地说，气机失调病机，主要概括为气滞、气逆、气陷、气闭、气脱五方面。

① 气滞

概念：气滞，即气机郁滞不畅，气的运行障碍，形成局部或全身的气行不畅或阻滞，从而导致某些脏腑、经络功能障碍的病理状态。

形成：多由于情志内郁，或痰、湿、食积、瘀血等阻滞气机所致。

表现：气滞的病理反映有多方面，如气滞于机体某一局部，则可使经脉之气阻滞不行，血运不畅，从而发作肿满作胀，甚则引起血瘀、水停，形成瘀血、痰饮等病理产物；气滞则血瘀，可使血流滞涩，不通则痛，从而使人体某一局部出现疼痛，以及脉现迟涩之象；气机郁滞不畅，则可使水液代谢障碍，水谷精微不能正常运化输布，从而水湿内聚，发为痰饮或水肿等病证；气机郁滞，又可使某些脏腑功能失调，从而出现一系列脏腑机能障碍的病变，而其中尤以肺气壅滞、肝气郁滞，或脾胃气滞为多见。

② 气逆

概念：气逆，即气机升降失常。气的上升运动太过或下降运动不及，使脏腑之气上逆的病理状态。气逆与肺、胃、肝的功能失调关系密切。

形成：气逆病变，多由于情志内伤，或饮食寒温不适，或痰浊壅阻等原因所致。

表现：气逆多见于肺、胃和肝等脏腑病变。如气滞在肺，则肺失肃降，肺气上逆，而发作咳逆、气喘；气逆在胃，则胃失和降，胃气上逆，发为恶心、呕吐，或呃逆、嗳气；气逆在肝，则肝气逆上，肝火上炎，发为头痛而胀、面红目赤、易怒等症。

由于肝为刚脏，主动主升，其气易亢易逆，而肝又为藏血之脏，若情志刺激，肝气暴张，或因大怒，而引发肝气上逆，则可致血随气逆，或为咯血、吐血，甚则壅遏清窍而发作昏厥。如《素问·生气通天论》说："大怒则形气绝，而血菀于上，使人薄厥。"

此外，若突然遭受惊恐刺激，肝肾之气或水寒之气循冲脉而上逆，则可发作气逆"奔豚"病变。其表现为病人自觉有气从小腹上冲胸咽，如小豚之奔突上逆。

气逆于上以实证为多，但也有因虚而气机上逆者，如肺气虚而肃降无力，或肾气虚而失于摄纳，导致肺气上逆；胃气虚，和降失职，则导致胃气上逆，此皆是因虚而气机上逆之病机。

③ 气陷

概念：气陷，是以气的升清功能不足，无力升举，或气的下降力量过强为主要特征的病理状态。气陷病机常常在气虚病变基础上发生，与脾气虚的关系最密切。

形成：气陷病变，多由气虚病变发展而来，若素体虚弱，或病久耗伤，可致脾气虚损不足，致使清阳不升，或中气虚陷，从而形成气陷病机。

表现：脾的升清功能，能使水谷精微清阳之气上达于头目，以荣养清窍；气的上升提摄及正常的升降出入运动，以保证人体内脏器官位置的相对恒定。所以，气陷可分为"上气不足"与"中气下陷"两种。

"上气不足"：是由于脾气虚损，升清之力不足，因而无力将水谷之精微充分地上输于头目，头目得不到充足的荣养，头目失养则可出现头晕、眼花、耳鸣、疲倦乏力等症，故《灵枢·口问篇》说："上气不足，脑为之不满，耳为之苦鸣，头为之苦倾，目为之眩。"正如李东垣所说："皆由脾胃先虚，而气不上行之所致也。"（《脾胃论》）

"中气下陷"：则指脾气虚损，升举无力，气机趋下，降多升少，对脏腑维系升举之力减弱，内脏器官位置相对下移，可形成胃下垂、肾下垂、子宫脱垂、脱肛等病证。脾气虚陷，可致清浊升降失调，清阳不升、浊气不降，故可并见少腹胀满重坠，便意频频之症。

由于气陷病变大多在气虚基础上发展而来，故又多兼见疲乏无力，气短声低，面色不华，脉弱无力等气虚症状。

④ 气闭

概念：气闭，指气郁太过，上壅心胸，闭塞清窍，以致突然昏厥，或浊邪外阻，闭塞气道，气的出入失常，以气的外出受阻为主的病理状态。

形成：气闭产生的原因，多由情志抑郁，或外邪、痰浊等阻滞所致。

表现：临床所见有触冒不治之气所致的闭厥，因外感热病所致的热厥，因突然遭受巨大精神创伤所致的气厥，以及因强烈疼痛刺激所致的痛厥等，其病机都是属于多种原因而致气的外出与纳入受阻，因而气闭不畅之故。气闭的临床表现，多是气机不利，郁于心胸，闭塞心窍，从而可见突然昏厥，不省人事；阳气内郁，不能外达，故常同时兼见四肢欠温，甚则四肢拘挛；若因外感六淫，或痰浊内阻，则可致肺气郁闭，气道不畅，可见呼吸困难，甚则气急鼻煽，面青紫等症。

⑤ 气脱

概念：气脱，指气失内守，大量散脱于外，从而导致全身性严重气虚，出现功能突然衰竭的病理状态，临床多属危重病证。

形成：气脱形成之因，多由正不敌邪，正气骤伤；或慢性病证，长期消耗，正气耗竭，以致气不内守而外散脱失；或因大出血、大汗出、频繁吐下等，致使气随血脱或气随津泄所致。

表现：由于气大量外散脱失，全身之气严重不足，气的各种功能突然全面衰竭，则临床可出现面色苍白、汗出不止、目闭口开、全身软瘫、手撒、二便失禁、脉微欲绝等症。

**2. 血的失常**

血的失常，主要表现在两方面：一为血的生化不足或耗伤太过，或血的濡养功能减退，从而形成血虚之病理状态。二为血的循环运行失常，或为血行迟缓，或为血行加速，或为血行逆乱，从而形成血瘀、血热，以及血液妄行等病理变化。兹分述如下：

（1）血虚

概念：血虚，主要指血液不足，或血的濡养功能减退，以致脏腑经脉失养的病理状态。由于肝能藏血，心能主血，故血虚病变，心肝两脏表现最为明显。

形成：血虚病变的产生，多由失血过多，新血不及生成以补充；或因脾虚胃弱，纳运无力，饮食摄取不足，以及化生血液功能减退，如气虚无以生血等；或因久病不愈，慢性损耗而致营血暗耗等，均可导致血虚的形成。

表现：由于全身各脏腑、经络等组织器官，皆依赖于血之濡养而维持其正常的生理功能，故血虚则不能充养周身组织器官，以致营养不足，机能活动逐渐衰退，因而临床常见全身或某一局部的虚弱性症状或体征。如血虚则肌肤爪甲失养，可见面色苍白，唇、舌、爪甲色淡；血虚则头目失养，可见头晕、目瞑（眼黑、冒金花）、两目干涩、视物昏花；血虚不能养心，则心神不宁，可见心悸怔忡；血虚则气虚，可见气短乏力；血虚则筋失所养，可见手足发麻、肢节屈伸不利。血虚则神魂失于安藏，心神失养，故可见多梦、失眠、健忘，注意力难以集中，神衰不能用脑。

（2）血瘀

概念：血瘀，是指血液循行迟缓，或郁滞流行不畅，甚则血液瘀结停滞成积的病理状态。

形成：血瘀形成的原因，多由于气机郁滞，血行受阻而成瘀；或气虚推动血行无力而血行迟缓不畅而成瘀；或痰浊阻滞脉道，导致血行不畅而成瘀；或寒邪侵入血分，血寒而凝，形成血瘀；或邪热入血，煎灼血津而成瘀；或外力挫伤脉络，或产后恶露不下（或恶露不净）而成瘀。总之，这些原因，均足以形成血瘀病变，甚则血液凝结而成为瘀血。所以，瘀血是血瘀病变的病理性产物，但在瘀血形成之后，则又能阻滞脉道成为血瘀形成的一种原因。

表现：血瘀病变，主要表现为血行郁滞不畅或血液凝结而成瘀积。故血瘀可发生于全身，亦可发生于局部。局部的血瘀。发生于脏腑、经络、形体、官窍等任何部位。血瘀阻滞，障碍气的运行，可形成气滞，气滞血瘀，形成恶性循环，则可使脉络气血不通，不通则痛，发为疼痛，且痛有定处，得寒温而不减。血瘀发展，可致局部血液瘀积，凝结而成瘀血，甚则可发展成为肿块，中医临床称为"癥积"。同时并见面目黧黑，肌肤甲错，唇舌紫暗，或见瘀点、瘀斑、红缕等症。

此外，血瘀病变反过来加剧气机的阻滞，则又可见肢体麻木，局部组织肿胀等症。

（3）血热

概念：血热，指血分有热，从而使血液运行加速，或使血液妄行的病理状态。

形成：血热病变，多由邪热入于血分，如外感温热邪气入于血分，或外感寒邪，入里化热，伤及血分等皆能导致血热；另外，若因情志郁结，五志过极，郁久化火伤及血分，亦可导致血热。如肝郁气滞，郁久化火，内火炽盛郁于血分，即可形成血热病变。

表现：血热病变，主要表现于四个方面：一是血热多属阳盛则热之实性、热性病机，并表现出热象；二是血得热则行，可使脉道扩张，故可见面红目赤，舌色深红（"舌绛"）等症；三是在血行加速与脉道扩张的基础上，血分有热，可煎灼血中阴津，甚则热邪灼伤脉络，迫血妄行，可引起出血，称为"热迫血行"或动血；四是血热则扰动心神，由于血脉与心相通，故血热则使心神不安，而见心烦，或躁扰发狂等症。总之，血热病变的表现，以既有热象，又有耗血伤阴及动血出血等为其特征。可见身热以夜间为甚，口干不欲饮，心烦或躁扰发狂、谵语，甚则昏迷，或衄血、吐血、尿血、月经提前、量多、舌质红绛、脉细数等症。

（4）血液妄行

概念：血液妄行，即出血。是指由于脉络损伤，血液妄行于脉外，或气虚血失统摄，而致血液不循常道，溢出于脉外的病理状态。

形成：血液妄行的形成，多由于大怒而伤肝，肝气上逆，血随气壅而溢于脉外；或火热邪盛，灼伤脉络，以及负重努伤等损伤脉络所致。

表现：由于人体各脏腑、组织、器官，均有丰富的脉络分布，故血液妄行之病变即可在各个部位出现。如肺络受损，血液妄行，则为咳血；胃络受损出血，则为呕血、便血；大肠络伤出血，则为便血；膀胱或尿道络伤出血，则为尿血；冲任脉络受损，则月经量多前提；鼻窍脉络损伤，则为衄血等。此皆为血妄行的实性病机。

若病久脾气虚损，或劳倦伤脾，中气不足，统摄无权，则可致血不循经，渗溢于脉外而出血。如渗溢于肌肤，则为皮下出血或成紫斑；渗溢于胃肠，则为便血；渗溢于膀胱，则可为尿血；气虚则可致冲任失固，亦可渐成月经过多或崩漏不止等病证。

出血过多，则能致血虚气弱，可发展成为气血双亏，从而使机体脏腑组织器官功能衰退。若出现突然性大出血，则亦可致气随血脱，甚则发生"阴阳离决"而死亡。

**3. 气血互根互用的功能失调**

气属于阳，血属于阴，气与血之间具有阴阳相随，相互依存，相互为用的关系。气对于血，具有温煦、推动、化生和统摄的作用。血对于气，则具有濡养和运载等作用。故气的虚衰或升降出入失常，则必然影响及血，如气虚，则血无以生化，血必因之而虚少；气虚则推动、温煦血液功能减弱，血必因之循行滞涩而不畅；气虚，统摄失职，则血必因之外逸而出血；气滞则必因之而瘀阻；气机逆乱，则血必随气而上逆或下陷，甚则上为吐血、衄血，下为便血或崩漏。

同样，血的亏耗或功能失调，则亦必影响及气。如血虚，则气无所养必随之而衰少；血脱，则气无所依附，必然外散而脱逸；血瘀，则气亦必随之郁阻而不畅。故临床上气血互根、互用功能的失调，主要表现于气滞血瘀、气不摄血、气随血脱、气血两虚、气血失和、不荣经脉等几方面。兹分述之：

（1）气滞血瘀

概念：气滞血瘀，是指由于气的运行郁滞不畅，以致血液循环障碍，继而出现血瘀的病理状态。

形成：气滞血瘀，多由情志内伤，抑郁不遂，气机阻滞，而致血瘀；或因闪挫外伤等因素，伤及气血，因而气滞和血瘀同时形成等所致。

表现：气滞血瘀病变与肝的生理功能失调关系极为密切。肝主疏泄而藏血，肝脉布于两胁，若肝气郁结不畅，疏泄失职，则气机郁滞，故见胸胁胀满疼痛。气为血之帅，血为气之配，气行则血行，气滞则血滞，或经脉瘀阻而不通，或凝结瘀阻而成形，故多见疼痛，瘀斑，以及痞聚、癥积等病证。

其次，由于心主血脉而行血，故在心的生理功能失调时，则多见血瘀而导致气滞病证。

（2）气不摄血

概念：气不摄血，主要指气虚不足，统摄血液循行的功能减退，血不循经，逸出于脉外，从而导致各种失血的病理状态。

形成：多由于久病伤脾，脾气虚损，中气不足，统摄无权所致。

表现：气虚不能摄血，主要表现在气虚下陷及统摄无权，血离经隧两方面：其中因气虚下陷，而致血从下溢者，则又称血随气陷。血随气陷，统摄无权，则血易从下部溢出，可见便血、尿血及妇女崩漏等症。若气虚统摄无权，血离经隧而溢于脉外，渗于肌腠，则可见皮下出血或紫斑。

（3）气随血脱

概念：气随血脱，指在大量出血的同时或过后，气随血液的流失而脱散，从而形成气血两虚或气血并脱的病理状态。

形成：气随血脱，多由外伤失血，或妇女崩中，或产后大出血等因素所致。

表现：血为气之载体，血脱则气失其附载，故气亦随之暴脱而亡失。气脱则阳亡，不能温煦固摄肌表，则见冷汗淋漓；阳气虚衰不达四末，故四肢厥冷；气血两脱，不能上荣头目，清窍失养，故见晕厥；血脉失于气血之充盈与鼓动，故脉见芤象，或见深细而微。

（4）气血两虚 是指气虚机能衰退与血虚组织器官失养同时存在的病理状态。多因久病耗伤，气血两亏所致。或先有失血，气随血衰；或先因气虚，血液无以生化而日渐亏少，从而形成气血两虚病证。临床可同时并见面色淡白或萎黄，少气懒言，疲乏无力，形体瘦怯，心悸失眠，肌肤干燥，肢体麻木等气血不足的症状。

（5）气血失和，不荣经脉 气血不荣经脉，指因为气血两虚，导致气血之间相互为用的功能失于和调，影响及经脉、筋肉和肌肤的濡养，从而产生肢体筋肉等运动失常或感觉异常之病理状态。多由于血虚受风，或风中血络，导致气血营卫失和所致。临床所见如肢体麻木不仁，或运动失灵，甚则不用，或皮肤瘙痒，或肌肤干燥，甚则肌肤甲错等症，都是气血失和，不荣经脉的具体表现。

# 四、津液代谢失常

津液代谢失常，是中医病机学的基本病机之一。人体的津液代谢，实质上是津液的生成、输布与排泄的过程，它是由多个脏腑相互协作来完成的一个复杂的生理过程。津液代谢必须保持平衡，即进入体内的水液和排出体外的水液在数量上应保持相对的平衡，只有这样，才能维持机体新陈代谢的正常进行。

## （一）津液代谢失常的概念

津液代谢失常病机，是指全身或某一环节津液代谢发生异常，从而导致津液的生成、输布或排泄发生紊乱或障碍等病理变化，主要表现为津液的亏损不足或津液的输泄障碍及停滞贮留等方面。

## （二）津液代谢失常的主要内容

### 1. 津液亏损不足

概念：津液亏损不足，是指人体的津液在数量上的耗伤亏少，进而导致内则脏腑，外而皮毛、孔窍失其濡润滋养，从而产生一系列干燥失润的病理状态。

形成：津液亏损不足病变，多由燥热之邪灼伤津液；或大汗、失血、吐泻、多尿，或过用燥热之剂，耗伤阴液所致。

表现：津和液，在性状、分布和生理功能等方面亦存在着一定的差异。津较清稀，流动性较大，内可充盈血脉，润泽脏腑，外可达于皮毛和孔窍，故易于耗伤，也易于补充；液较稠厚，流动性较小，以濡养脏腑，充养骨髓、脑髓、脊髓，滑利关节为主，一般不易损耗，一旦亏损则不易迅速补充。

津亏液少病变，临床可有多种见症，如口唇、肌肤、血脉失于津液的充盈濡养，则见咽干唇焦而口渴，皮肤干燥，毛发枯槁，甚则目陷、螺瘪而脉细。津液不足，则汗液、尿液失其化源，故汗少或无汗，小便短少。大肠失其津液的濡润，传导滞涩，故可见大便秘结。津液大量耗伤，以致津血不能荣养筋脉，则可见转筋挛急之症。故《医宗必读·泄泻》说："水液去多，甚而转筋，血伤，故筋挛急也。"

### 2. 津液的输布与排泄障碍

津液的输布障碍，是指津液得不到正常的转输与布散，因而津液在体内环流迟缓，湿浊困阻，或在体内某一局部发生滞留，因而津液不化，水湿内生，或酿痰成饮之病理状态。导致津液输布障碍的原因很多，不外肺失宣发或肃降；脾之运化和转输功能减退；肝失疏泄，气机不畅，气滞而水停；三焦水道不利，津液环流障碍等方面。

津液的排泄障碍，主要是指津液气化不利，转化为汗液或尿液的功能减退，从而导致水液贮留，上下溢于肌肤，发为水肿之病理状态。一般地说，津液化为汗液排出，主要依靠肺之宣发；津液化为尿液排出，则主要依靠肾的气化，故肺肾功能减退，则均可导致水液贮留，发为水肿疾患。

表现：临床所见，津液的输布与排泄障碍，主要可产生湿浊困阻、痰饮凝聚及水液贮留等病理改变。其具体表现如下：

（1）湿浊困阻　多由脾虚运化水湿功能减退，因而津液不能转输布散，则聚积而成湿浊，形成湿浊内困病变。湿性重着黏滞，易于阻遏气机，故可见胸闷呕恶，脘腹痞满，头身困重，口腻不渴，腹泻便溏，面黄肤肿等症。

（2）痰饮凝聚　痰与饮，都是由于脏腑功能失调，津液代谢障碍，以致津液气化失常，水湿停聚凝结于机体某些部位。形成的病理产物。又是多种疾患的致病因素。水聚而成饮，饮凝而成痰，即可形成多种痰证或饮证。

痰可随气升降，无处不到，病及不同的脏腑经络或滞留于机体某些部位，可表现为多种临床反应，如痰阻于肺，可见咳喘咯痰；痰迷心窍，可见胸闷心悸，神昏癫狂；痰停于胃，则可见恶心，呕吐，脘痞不舒；痰留经络筋骨，则可致瘰疬痰核，肢体麻木，或半身不遂，或为阴疽流注；痰浊上犯于头，则清窍不利，可致眩晕昏冒；痰气凝结于咽喉，则可致咽中梗阻，如有异物，吞之不下，吐之不出，称为"梅核气"。

饮邪为病，随其停聚部位之不同而有不同的名称，如饮停胸胁，则为"悬饮"；饮邪犯肺，则为"支饮"；饮留四肢，则为"溢饮"（即水液贮留之水肿）等。

（3）水液贮留　此多由肺、脾、肾等脏腑功能失调，水液代谢障碍，水不化气，因而潴留于肌肤或体内，发为水肿或腹水等病变。

水邪泛溢于肌肤，则发作头面、眼睑、四肢、腹背等部位浮肿，甚则全身浮肿；若水邪潴留于腹腔，则腹肿胀大，发为腹水。故《景岳全书·肿胀》说："盖水为至阴，故其本在肾；水化为气，故其标在肺；水惟畏土，故其制在脾。今肺虚则气不化精而化水，脾虚则土不制水而反克，肾虚则水无所主而妄行，水不归经则逆而上泛，故传入于脾而肌肉浮肿。"

### 3. 津液与气血的功能失调

津液与气血之间有着密切的联系，三者中的任何一种失常，都会对另外二者发生影响，导致其功能失去协调，临床常见者，主要为水停则气阻、气随液脱、津枯血燥及津亏血瘀等几方面。分述如下：

（1）水停气阻　此指水液停贮，导致气机阻滞的病理状态。津液的生成、输布和排泄，依赖于脏腑的气化及气机的升降出入运动，故亦可称之为气帅津行。而津液的气化失常，水液停贮为患，则亦将使脏腑的生理功能发生障碍，使升降出入运动阻滞，形成水停则气机郁阻之病机。如水饮阻肺，则肺气壅滞，失于肃降，则可见胸满咳嗽，喘促不能平卧；水饮凌心，阻遏心气，致使心阳被抑，则可见心悸心痛；水饮停滞中焦，阻遏脾胃气机，则可致清气不升，浊气不降，而见头昏困倦、脘腹胀满、纳化呆滞、恶心呕吐等症；水饮停于四肢则可阻滞经脉气血之流通，故除浮肿外，尚可见肢体沉困，胀痛等症。

（2）气随液脱　指由于津液大量丢失，气失其依附而随津液外泄，从而导致暴脱亡失的病理状态。多为高热伤津，或大汗伤津脱液，或严重吐泻，耗伤津液等所致。如《伤寒论·阳明病篇》所说："发汗多，若重发汗者，亡其阳。"此指汗出太过，津液外泄，阳气随之而亡失。又如《景岳全书·泄泻》：说"若关门不固，则气随泻去，气去则阳衰。"《金匮要略心典·痰饮篇》亦指出："吐下之余，定无完气。"此指频繁而大量的呕吐、泄泻，则亦可使气随津液的耗伤而脱失。

（3）津枯血燥　主要指津液亏乏，甚则枯竭，从而导致血燥虚热内生，或血燥生风的病理状态。津液是血液的重要组成部分，津血又同源于后天的水谷精微，故《灵枢·痈疽》说："中焦出气如露，上注溪谷而渗孙脉，津液和调，变化而赤为血。"若因高热伤津，或烧伤灼液，而致津液损耗，或因失血脱液，或阴虚痨热，津液暗耗，均会导致津枯血燥，而见心烦、鼻咽干燥，或五心烦热，口渴喜饮，肌肉消瘦，小便短小，舌红少津，脉细数等症。

（4）津亏血瘀　主要指津液亏损，血液循行郁滞不畅的病理状态。津液充足是保持血脉充盈，血液运行通畅的重要条件。若因高热、烧伤、吐泻、大汗出等因素，从而使津液大量消耗，则津液亏少，血容量不足，血液循行滞涩不畅，即可发生血瘀之病变。临床上即可在原有津液不足的基础上，出现舌质紫绛，或见瘀点、瘀斑，故则斑疹显露等临床表现。故《读医随笔》说："夫血犹舟也，津液水也""津液为火灼竭，则血行愈滞"。此即说明津亏可以导致血瘀的机理。

津液的生成、输布和排泄产生紊乱或障碍，主要是肺、脾、肾、三焦、膀胱及肝等脏腑组织的气化失司所导致。表现为津液亏损不足，脏腑、孔窍、皮毛等失其濡润滋养，从而产生一系列干燥失润的病理状态；津液的输布和排泄障碍，形成湿浊困阻、痰饮凝聚、水液贮留等病理状态；津液与气血的功能失调，主要包括水停则气阻，即水湿停滞，气机阻滞；气随液脱，即津液丢失太过，气失依附而暴脱亡失；津枯血燥，则津液亏乏枯竭，导致血燥虚热内生，或血燥生风，津亏血瘀，则津液亏少，血行郁滞不畅，或进而形成血瘀。

# 第二节　内生"五邪"病机

所谓内生"五邪"，并非指致病邪气，而是在疾病过程中由于脏腑气血阴阳的功能失调所产生的五种病理状态，即是中医临床上所谓的内风、内寒、内湿、内燥、内火等病证的病理机转。

中医病因学，把风、寒、暑、湿、燥、火等六淫作为外感疾病的致病因素，主要是根据自然界六种气候异常变化对人体的致病影响及机体的反应状态而言。此为邪从外来，故属于病因学范围。

中医学在认识和分析，疾病过程中由于脏腑气血阴阳的功能失调所产生的五种病理状态时，采用把若干自然现象与疾病的临床表现联系起来的方法，借以说明复杂的病理反应。如动风、中风称之为"风病"，是以其病变表现可见头晕目眩，或口眼㖞斜，或牙关紧闭、角弓反张，以及出现抽搐、拘挛、震颤等症状，类似风气的激荡、游走、急速和多变等特点为依据。实质并非感受外界风邪所致，而是气血津液及脏腑功能失调所产生的病理反应。为区别病因学上的概念，故中医病机学称之为"内风"即"风气内动"；他如化寒、生湿、化燥、化火等，也相应地称之为"内寒""内湿""内燥""内火"。因此，所谓内生"五邪"，并不是致病因素，而是由于气血津液及脏腑等生理功能失调所引起的类似风、寒、湿、燥、火等外邪致病的综合性病机变化。

# 一、风气内动

## （一）风气内动的含义

风气内动，也称为"内风"，是机体阳气亢逆变动而形成的一种病理状态。由于"内风"与肝的关系较为密切，故又称其为"肝风内动"或"肝风"。

《临证指南》说："内风乃身中阳气之变动。"故在疾病的发展过程中，凡由于阳热亢盛，或阴虚不能制阳，阳升无制，亢逆而动，出现动摇、抽搐、震颤等病理反应时，则即是"风气内动"的具体表现，故《素问·至真要大论》说："诸暴强直，皆属于风。"这些症状的产生，多与肝阳易亢易动，以及肝藏血、主筋、开窍于目等功能失调有关，所以风气内动，实即肝风内动。故《素问·至真要大论》又说："诸风掉眩，皆属于肝。"

## （二）风气内动的病理变化

风气内动又有虚实之分，一般可见阴虚阳亢，风阳上扰，肝阳化风；热邪炽盛，燔灼肝经，热极而生风；阴亏或血少，筋脉失养，虚风内动等类型。兹分述如下：

### 1. 热极生风

概念：热极生风，是指由于邪热炽盛，煎灼津液，伤及营血，燔灼肝经，使筋脉失于濡养所致，属肝风内动的病理变化。

形成：多由于外感温热病邪，热势炽盛煎灼津血，累及筋脉而形成。一般多见于发热性疾病的高热极期。

表现：热极生风病变，临床可见痉厥、抽搐、鼻翼煽动、颈项强直、角弓反张、目睛上视，并常伴有高热、神昏、谵语等症。热极生风病变，在未转入虚脱（休克或衰竭）之前，一般多属实证。

### 2. 肝阳化风

概念：肝阳化风，是指肝肾阴亏，水不涵木，浮阳不潜，阴不制阳，导致肝之阳气升动无制，亢而化风的一种病理变化。

形成：多由于情志内伤，或操劳过度，久则耗伤肝肾之阴，以致阴虚阳亢，风气内动所致。

表现：阴虚阳亢，水不涵木，浮阳不潜，久之则阳愈浮而阴愈亏，终至阴不制阳，肝阳升动无制，形成风气内动。其病理表现轻则可见筋惕肉瞤，肢麻震颤，眩晕欲仆，或发作口眼㖞斜，或发为半身不遂；甚则血随气逆而发作卒然仆倒，或为闭厥，或为脱厥。

### 3. 阴虚风动

概念：阴虚风动，是指由于机体阴液枯竭，无以濡养筋脉，筋脉失养而变生内风的病理变化。此属虚风内动。

形成：多由热病后期，煎灼津液，阴液亏损，或由于久病耗伤阴液所致。

表现：临床可见筋挛肉𥆧、手足蠕动等动风之症，并常伴有潮热盗汗、五心烦热、低烧颧赤等虚热内生之候。

### 4. 血虚生风

概念：血虚生风，是指由于血液虚亏，导致肝血不足，筋脉失养，或血虚不能荣络，所产生的虚风内动病理变化。正如《通俗伤寒论》说："血虚生风者，非真有风也。实因血不养筋，筋脉拘挛，伸缩不能自如，故手足瘈疭，类似风动，故名曰内虚暗风，通称肝风。温热病末期多见此证者，以热伤血液故也。"

形成：生血不足或失血过多，或久病耗伤营血所致。

表现：临床可见肢体麻木不仁，筋肉跳动，甚则手足拘挛不伸等症状。

### 5. 血燥生风

概念：血燥生风，是指由于津枯血少，失润化燥，肌肤失于濡养，经脉气血失于和调，于是血燥化而为风的病理变化；

形成：多由于久病伤阴耗血；或年老精亏血少；或长期营养缺乏，生血不足；或瘀血内结，新血生化障碍；或温热病邪，耗伤津液阴血等所致。

表现：临床可见皮肤干燥或肌肤甲错，并有皮肤瘙痒或落皮屑等病理表现。

## （三）内风与外风的区别

**表7 内风与外风的区别**

| 类型 | 病因病机 | | 临床表现 |
|---|---|---|---|
| 外风 | 风邪外感，营卫失和，肺气失宣 | | 发热恶风，汗出，脉浮缓 |
| 内风 | 肝风内动 | 邪热炽盛，煎灼津液，伤及营血，燔灼肝经，热极生风 | 高热神昏，抽搐，甚则颈项强直，角弓反张 |
| | | 肝肾阴亏，水不涵木，肝阳升动无制，阳亢化风 | 眩晕，震颤，或为口眼㖞斜，甚则仆倒，半身不遂 |
| | | 热病伤阴久病伤阴，筋脉失于濡养，阴虚风动 | 筋挛肉𥆧，手足蠕动。伴见阴虚内热症状 |
| | | 生血不足。失血过多、或瘀积伤营血肝血，不足筋脉失养或血不荣络血虚生风 | 肢麻肉𥆧，手足拘挛不伸，伴见眩晕眼黑，唇淡面白等血虚症状。 |

# 二、寒从中生

## （一）寒从中生的含义

寒从中生，是指机体阳气虚衰，温煦气化功能减退，因而导致生理功能活动衰退，虚寒内生，或阳虚阴盛，阴寒之邪弥漫的病理状态。故寒从中生，又称为"虚寒内生"或"内寒"。

## （二）寒从中生的病理变化

寒从中生病变的形成，多因阳气虚损，阴寒内盛，机体脏腑组织失于温煦所致。它的产生多与脾肾阳气不足有关。脾为后天之本，为气血生化之源，脾阳能达于四肢肌肉而起温煦作用。肾阳为阳气之根，能温煦全身脏腑组织，并为人体蒸腾气化之源，故脾肾阳气虚衰，则温煦气化失职，最易表现虚寒之象，而其中尤以肾阳虚衰为关键。如《素问·至真要大论》说："诸寒收引，皆属于肾。"

寒从中生病机，主要表现在以下两个方面：

一是阳虚则阴盛，阳虚则内寒自生。《难经·二十二难》说"气主煦之。"指出机体阳气不足，产热减少，则温煦失职，阴寒内盛，从而使脏腑组织表现为病理性的机能减退，产生虚寒性的病理反应。呈现畏寒肢冷、面色苍白、蜷卧喜暖、腹泻便溏、舌润不渴等阳热不足之症，其中以畏寒喜暖为其基本特征。

二是阳气虚衰，则气化功能减退或失司，人体水液代谢活动障碍，水液不得温化，从而导致阴寒性病理产物的积聚或停滞，如水湿、痰饮之类。《素问·至真要大论》说："诸病水液，澄彻清冷，皆属于寒。"临床多见尿频清长，涕、唾、痰、涎稀薄清冷，或大便泄泻，或发水肿等病症。此多由阳气不足，蒸化无权，水液不能化气所致。

此外，不同脏腑的内寒病变，其临床表现也有各不相同的兼症。如心阳虚，则见心胸憋闷或绞痛，面唇青紫等；脾阳虚，则便溏泄泻；肾阳虚，则腰膝冷痛、下利清谷、小便清长、男子阳痿、女子宫寒不孕。

应当指出，阳虚阴盛之寒从中生，与外感寒邪或恣食生冷所引起的寒证，即"内寒"与"外寒"之间，不仅有所区别，而且还有联系。其区别是"内寒"的临床特点主要是虚而有寒，以虚为主；"外寒"的临床特点则主要是以寒为主，且多与风、湿等邪相兼，或许亦可因寒邪伤阳而兼虚象，但仍以寒为主。两者之间的主要联系是寒邪侵犯人体，必然会损伤机体阳气，最终导致阳虚；而阳气素虚之体，则又因抗御外邪的能力低下，易于外感风寒而致病，或外寒易于直中脏腑，引起内寒而发病。

另外，阳虚内寒病机发展到一定的阶段，有时还会出现真寒假热的病理表现，如面色反见潮红，但头汗出、脉虚大或沉微等。这是病变本质与临床表现不一致的反常现象，主要是由于元阳衰微，阴寒内盛，格阳于外，孤阳浮越所致，故见外热之假象。

### （三）内寒与外寒的区别

**表 8　内寒与外寒的区别**

| 类型 | | 病因病机 | 临床表现 |
|---|---|---|---|
| 外寒 | 伤寒 | 外感寒邪，卫阳被束。 | 恶寒，发热，无汗，头身痛，骨节疼痛，脉浮紧。 |
| | 中寒 | 寒邪直中于里，伤及脾胃阳气升降失常。 | 脘腹冷痛，呕吐少食，肠鸣腹泻，常伴见恶寒，头身痛。 |
| 内寒 | | 脾肾阳虚，温煦失职，阴寒内盛，机能衰退；阳气虚衰，气化功能减退或失司，水液代谢失常或障碍 | 虚寒性病理反映：形寒肢冷，畏寒喜暖，倦卧，面色苍白，腹泻便溏，舌润不渴等。阴寒性病理产物：如水肿痰饮，并见涕唾痰涎稀薄清冷，大便泄泻，尿频清长等症。 |

## 三、湿浊内生

### （一）湿浊内生的含义

湿浊内生，是指由于脾的运化功能（运化水谷和运化水湿）及输布津液功能减退或障碍，从而导致机体水谷津液代谢失调，引起水湿痰浊等蓄积停滞的病理状态。由于内生之湿多因脾虚所致，故又称为"脾虚生湿"，或"内湿"。

### （二）湿浊内生的病理变化

湿浊内生的形成，多因素体阳虚痰湿过盛，或因恣食生冷，过食肥甘，内伤脾胃，致使脾阳不振或脾气虚损，失其健运之职，不能为胃行其津液，津液的输布代谢发生障碍所致。于是，水液不化，便聚而成湿，停而为痰，留而为饮，或积而成水。因此，脾的运化失职是湿浊内生形成的关键。故《素问·至真要大论》说："诸湿肿满，皆属于脾。"

脾主运化，有赖于肾阳的温煦和气化。因此，内生之湿浊不仅是脾阳脾气虚损，津液不化而形成的病理产物，且与肾的功能失调有密切的关系，肾主水液，肾阳为人体诸阳之本，故在肾阳虚损时，亦必影响及脾之运化而导致湿浊内生。反之，由于湿为阴邪，湿盛则亦可损伤阳气。因此，湿浊久困，则亦必损及脾肾之阳，而成阳虚湿盛之证。且肾阳不足所引起的内湿病变，又与内寒之病变有关。

湿性重浊腻滞，易于阻遏气机，故内湿病变，即在于阻滞机体上、中、下三焦气机的通达，因此其病理表现亦常随其湿邪阻滞部位的不同而各异。如湿邪留滞于筋脉之间，则症见头重如裹肢体重着，或颈项强硬、关节屈伸不利。如《素问·至真要大论》说："诸痉项强，皆属于湿。"即指颈项部位之筋肉，因为湿而不柔和，以致颈项强急运转障碍而言。若湿犯上焦，则胸闷咳嗽；湿阻中焦，则脘腹痞满，食欲不振，口腻或口甜，舌苔厚腻；湿滞下焦，则腹胀便溏，小便不利；若水湿泛滥，溢于皮肤肌腠之间，则发为水肿。故《素问·六元正纪大论》说："湿性则濡泄，甚则水闭胕肿。"但是，应当指出，湿浊虽可阻滞于机体的任何部位，但仍以湿阻中焦脾胃为主，故脾虚湿困常是必见之症状。

此外，外感湿邪与内生湿浊在其形成方面虽有区别，但二者常相互影响。湿邪外袭每易伤脾，脾失健运，湿浊内蕴，或湿素盛之体，亦每易外感湿邪而发病。

### （三）内湿与外湿的区别

**表9 内湿与外湿的区别**

| 类型 | 病因病机 | 临床表现 |
|---|---|---|
| 外湿 | 湿伤肌表 | 恶风寒，发热，头身困重，四肢酸楚 |
| | 湿滞关节 | 关节重痛，屈神不利 |
| 内湿 | 脾失健运 湿浊内困 | 口腻纳呆，胸闷呕恶，脘腹痞满，头身困重，腹胀便溏，小便不利，水肿等 |

## 四、津伤化燥

### （一）津伤化燥的含义

津伤化燥，是指机体津液不足，机体各部组织器官和孔窍失其濡润，从而产生干燥枯涩的病理状态。津伤化燥又称为"内燥"。

### （二）津伤化燥的病理变化

津伤化燥的产生，多由于久病耗伤阴液，或大汗、大吐、大下，或亡血失精，导致阴液亏少，以及某些热性病之邪热伤阴，或湿邪化燥等所致。由于体内津液亏少，不能内溉脏腑，外润腠理孔窍，进而化生内燥，故临床多见干燥不润之病证。所以，《素问·阴阳应象大论》说"燥胜则干。"

一般来说，阴液亏损可产生内燥，而实热伤津亦可导致燥热内生。故内燥病变，可发生于各脏腑组织，但以肺、胃及大肠为多见。肺为燥金之脏而主气，司全身津液的敷布，肺气虚弱，则水精不能正常宣发敷布，或肺本身阴津不足，则均能化燥。反之，外感热邪或寒邪入里化热，亦最易耗伤肺之阴津，从而导致肺热叶焦，形成燥热阴虚之证，临床可见干咳无痰，甚则肺燥络伤，而见痰中带血或咯血之证。

大肠为燥金之腑而主津，胃为阳明燥土，故胃肠实热结滞，每易灼伤津液，以致胃肠津亏液少而致燥，则可见大便干结之症。

此外，肾总司一身之气化，肾之气化失常则津液不布而成内燥。肾藏精，肾阴又为五脏阴液之本，故肾阴虚，精亏不足，则亦可化燥，而成阴虚内热，命火妄动之证，临床可见骨蒸潮热、性机能亢进等症。

另外，津血同源，津枯则血少，失润而化燥，肌肤失于濡养，则可见皮肤干燥或肌肤甲错，或落皮屑。筋骨失于濡养，则可致关节屈伸不利，甚则拘急痉挛等症。

内燥病变，临床多见一系列津液枯涸失润之病理表现，诸如肌肤干燥不泽、起皮落屑、甚则皲裂、口燥咽干唇焦、舌上无津，甚或光红龟裂、鼻干目涩、爪甲脆折，大便燥结不通。小便短赤不利、消瘦干咳无痰，或痰中带血等症。故刘完素《素问玄机原病式》说："诸涩枯涸，干劲皲揭，皆属于燥。"劲，指筋脉劲急而不柔和；皲，指皮肤干裂不湿；揭，指口唇干裂揭起。总之，燥胜则干，"干"是内燥的病理特点。

另外，内燥病变，阴虚津亏则虚热内生，甚则可引发命火妄动，故可伴见手足心热，或骨蒸潮热、心烦不寐、脉细数等证。

### （三）内燥与外燥的区别

**表 10　内燥与外燥的区别**

| 类型 | 病因病机 | 临床表现 |
|---|---|---|
| 外感 | 外感燥邪，肺卫失宣 | 恶寒发热头痛，口咽干燥，干咳少痰，或痰胶黏，小便短少，脉浮 |
| 内燥 | 外病耗伤阴液、大汗、大吐、大下或亡血失精而致阴液亏少，热病伤阴或温邪化燥。津亏血少，脏腑、组织、孔窍失于濡养，功能滞涩不利。阴亏则虚热内生 | 皮肤干燥不泽、口燥、咽干、唇焦、鼻干、目涩，舌干无津或光红龟裂，爪甲脆折，大便干结，小便短赤，干咳无痰或痰中带血，消瘦。伴见心烦不寐，手足心热，或骨蒸潮热，脉细数等 |

## 五、火热内生

### （一）火热内生的含义

火热内生，是指由于阳盛有余，或阴虚阳亢，或由于气血郁滞，或由于病邪郁结，因而产生火热内扰，机能亢奋之病理状态。又称"内火"或"内热"。

### （二）火热内生的病理变化

火热内生，多由于阳气亢盛，气有余便是火；或外邪及痰湿、瘀血等郁久从阳而化火；或精神情志刺激，五志过极从阳而化热化火；或久病精亏血少，阴液大伤，阴虚阳亢而虚热、虚火内生等所致。

火与热同类，均属于阳，故有"火为热之极，热为火之渐"之说。因此，火与热在病机与临床表现上基本是一致的，唯在程度上有所差别，火较甚于热而已。火热内生，其病机主要有如下几方面：

**1. 阳气过盛化火**

即机体阳盛有余，机能亢奋，转化为火热病变。人身之阳气在正常生理情况下，本有养神柔筋，温煦脏腑组织，促进生理功能活动之作用，中医学称之为"少火"。但在病理情况下，由于阳气过盛，机能亢奋，使阴液等物质的消耗增加，甚至伤阴耗液，因此便失去其正常生理作用，而成为病理损伤之因素，此种病理性的阳气过亢，中医学则称为"壮火"，即"气有余便是火"。此气之有余，即指阳气的亢盛有余而言。

**2. 邪郁化火**

邪郁化火，实际上包括两方面内容，一是外感六淫风、寒、燥、湿等病邪在其病理过程中皆能入里郁滞，并从阳而化热化火，如寒郁化热、湿郁化火等。二是体内的病理性代谢产物（如痰湿、痰血等）和食积、虫积等，亦均能郁而化火。邪郁化火的主要机理，实质上也是因为这些因素易于导致阳气的郁滞，气郁则生热化火，因而形成实热内结所致。

**3. 五志过极化火**

又称为"五志之火"。多指由于精神情志的刺激，影响及机体阴阳、气血和脏腑生理的平衡，导致气机郁结，气郁则从阳而化热，因而火热内生。如临床常见的情志抑郁不畅，肝失疏泄，则常能导致肝郁气滞，气郁则化火，发为"肝火"病证。

以上几类多属实火为病。

**4. 阴虚火旺**

此属虚火。多由于精亏血少，阴液大伤，阴虚则阳亢，因而虚热、虚火内生。一般阴虚内热多见全身性的机能虚性亢奋之虚热征象。阴虚火旺，其火热征象则往往多集中于机体的某一部位。如阴虚火旺所引起的牙痛、咽痛、骨蒸、升火颧红等，即为虚火上炎所致。

总之，火热内生的病理不外虚、实两端，实火多源于阳气有余，或邪郁化火，或五志过极化火等。其病势急速，病程亦较短，临床多见壮热面赤、口渴喜冷、小便黄赤、大便秘结，或口舌糜烂生疮，或舌红目赤，甚则神昏、狂躁、舌苔黄燥、脉洪数等症。

虚火多源于精亏血少，阴虚阳亢，虚火上炎所致。其病势一般缓慢，病程较长，其临床多见五心烦热，或骨蒸潮热，午后颧红，失眠盗汗，口燥咽干，眩晕耳鸣，舌红少苔，脉细数等症。至于各脏腑之火热病变，亦由于脏腑阴阳失调所致，详见于脏腑病机，本节从略。

## （二）　内火（热）与外热的区别

**表 11　内火（热）与外热的区别**

| 类型 | 病因病机 | 临床表现 |
|---|---|---|
| 外热 | 外感风热、火热之邪，引发机体阳热过盛，机能亢奋 | 初起发热重，恶寒轻，头痛脉浮，继则壮热、烦渴，脉洪数，常易生风动血 |
| 内火（热） | 阳气过盛化火，邪郁久从阳而化热、化火，五志过极化火，多属实火 | 多见面红目赤，心烦口渴，尿赤，便结，舌红苔黄，脉数等症。详见心、肺、肝、胆、胃等实热症候 |
| | 精血亏耗，阴虚阳亢，因而虚热、虚火内生 | 可见五心烦热，或骨蒸潮热，失眠盗汗，舌嫩红少苔，脉细数。或见虚火上炎之牙痛、咽痛、颧红等 |

# 第三节　脏腑病机

脏腑病机，是中医病机学说的重要组成部分。是指疾病在其发生、发展和变化过程中，脏腑正常生理功能活动产生失调的内在机理。任何疾病的发生，无论是由外邪所引起，还是由内伤所导致，都势必造成机体脏腑生理功能活动的紊乱以及脏腑阴阳气血的失调。因此，根据脏腑的不同生理功能来分析和归纳其病理状态的发生发展规律，就成为中医病机学说和临床辨证论治的主要依据。

脏腑病机，主要是指脏腑阴阳、气血的失调，从而导致各脏腑生理功能的太过或不及，以及各脏腑生理功能之间的协调关系发生失调。主要包括五脏病机、六腑病机、奇恒之腑病机、脏腑病机的相互影响等方面。

## 一、五脏病机

五脏病机，是指五脏的阴阳和气血失调的病理状态。五脏的阴阳、气血失调，多与各脏的生理功能紊乱有密切关系。如心的病机，主要在于心主血脉的异常和精神情志的改变；肺的病机，主要表现为肺气的宣发肃降失常及肺气、肺阴的虚损；脾的病机，主要表现为水谷精微和水湿运化功能的失常、气机升降的紊乱及血液统摄的失权；肝的病机，主要表现为疏泄功能的失调、肝血濡养功能的减退及肝的阴阳制约关系的失调；肾的病机，主要表现为藏精、主水功能的失调，以及肾的阴阳失调等方面。临床实践证实，掌握五脏病机的各方面病理变化，对于认识疾病，把握病变的本质具有十分重要的意义。

五脏的阴阳和气血是机体维持脏腑生理功能的基础。气和阳均有温煦和推动脏腑生理活动的作用，阳与气合称为"阳气"；血与阴均有濡养脏腑组织和使脏腑组织的功能及精神情志宁静的作用，故阴与血又合称为"阴血"。一般说来，脏腑的阴阳代表着各脏生理活动的功能状态，是兴奋还是抑制，上升抑或发散，还是下降或者闭藏。脏腑的气血，则是各脏腑生理活动的物质基础。气不仅具有推动和温煦各脏生理功能活动的作用，而且还有重要的固摄作用，血液则有重要的营养作用。同时，各脏之阴阳，皆以肾阴肾阳为根本，各脏之阴阳失调，久必伤及于肾；而各脏之气血，又均化生于水谷之精微。因此各脏的气血虚亏，又与脾胃气血生化之源的关系极为密切。说明各脏的生理功能各有其特点，各脏由于阴阳失调和气血失调，所发生的病变也并不完全相同，而有所侧重。

兹将各脏阴阳、气血失调的主要病机，阐释如下：

### （一）心的病机

心的病机，即是指心的阴阳气血失调病理状态。

心是脏腑中最重要的脏器组织，称为"君主之官"。心的主要生理功能是主血脉和主神志，这是心阴、心阳和心气、心血协同作用的结果。心阳心气主血脉，能温煦和推动血液的运行；心主神志，则能使人的精神意识思维活动正常。心阴心血，主充盈血脉，既能滋养心脏，又能涵敛心阳，使其不致偏亢，且能藏舍心神，使心神得以内敛安藏。故中医学认为心是五脏六腑的主宰，为生命活动的根本。

因此，心的任何病变，均可表现为心主血脉的异常和精神情志的改变等病理反映，皆由于心的阴阳或气血失调所致。因此，心的阴阳、气血失调，乃是心脏病变的内在基础。所谓失调，概括起来不外功能的偏亢太过或偏衰不及等两方面。由于阴和阳、气和血对于心主血脉和主神志等生理功能的作用不同，因而心的阴阳、气血失调等不同病机，即可出现不同的病理表现。

**1．心阳、心气的失调**

心阳心气的失调，主要表现为心的阳气偏盛和心的阳气偏衰两方面。

（1）心的阳气偏盛 即是心火。其形成，凡由于邪热内蕴或痰火内郁者，多属实；由于情志所伤，五志过极化火所致者，亦多属实；由于劳心过度，耗伤心阴心血，而致心的阳气相对亢盛者，则多属虚。但是心的虚火和实火之间，亦常可相互转化，实火可耗伤阴血而致阴虚火旺；虚火则亦可兼挟痰热或邪热。因此，虚火和实火的成因虽然有所不同，其病理表现也各异，但对于心主神志和心主血脉生理功能的影响来说，还是比较近似的。

其病理表现，主要在于心的阳气亢盛（绝对的或相对的）可以影响心的生理功能，主要表现于躁扰心神、血热而脉流薄疾，以及心火的上炎或下移等方面。

躁扰心神：阳气主升、主动。心阳亢盛，则神明被扰而躁动不安，神识亢奋或不宁，情志过于兴奋而难以抑制，因而可见心悸，心烦，失眠，多梦，言语过多，甚则狂言昏乱等精神情志失常的表现。

血热而脉流薄疾：阳盛则热，气有余便是火。阳气亢盛则血热而脉流薄（迫）疾（血行速度加快），这是阳气有余，亢盛化火，扰乱心主血脉生理功能的主要病机。临床可见心悸、脉数，舌质红绛起刺等症。甚则可以导致血热妄行，而见各种出血等病理表现。

心火上炎或下移：心开窍于舌，手少阴经别"系舌本"。火性炎上，心火循经上炎，则可出现口舌糜烂，舌尖碎痛，口鼻干燥等症。心与小肠相表里，心火下移，即是沿经脉而下移至小肠，则可见小便黄赤，灼热等疼痛病理表现。

（2）心的阳气偏衰 即是心脏的气虚和阳虚。其形成，多由于久病耗伤，或禀赋素虚，或年老脏气衰弱所致。常见者如宗气不足，贯心脉而行气血之功能减退；肾阳虚衰，水气凌心，心阳被抑；脾虚气弱，健运失职，痰浊内生，郁阻心脉，血瘀气滞，心阳不振，痹阻心脉等，均能累及于心，而致心脏的阳气偏衰。另外，心脏阳气虚损，还可在某些急性病的危重阶段出现，此皆由邪气炽盛，正不敌邪，阳气暴脱所致。

其病理表现是，心的阳气虚衰，虽有心气虚和心阳虚之分，但两者亦有许多共同之处，故常合并阐述。其对心主神志和心主血脉生理功能的影响，主要表现为心神不足、血脉寒滞及心气虚衰等方面。

心神不足：主要指主神志的生理功能失去阳气的鼓动和振奋，因而精神意识和思维活动减弱，或易于抑制难以兴奋而言。多由于禀赋素虚，或久病耗伤，因而心气、心血亏损，心神失养所致。临床可见精神疲乏萎顿，神思衰弱，反应迟钝，迷蒙多睡，懒言声低等病理表现。

血脉寒滞：血得温则行，得寒则凝。心的阳气不足，鼓动力减弱，胸阳不振，则心主血脉功能减退，因而血行滞涩不畅而成瘀，进而遏阻心脉，导致心脉痹阻。心阳虚，则温煦不足，因而虚寒内生。临床可见形寒肢冷、面色㿠白或晦滞青紫、心悸怔忡、胸口憋闷、刺痛、自汗；甚则大汗淋漓而亡阳虚脱，脉涩无力，或迟、或结代等。

心气虚衰：主要指心脏本身的生理功能减退或衰弱而言，多因久病体虚，或年高脏气衰弱，或先天禀赋不足等引起。心气不足的病机，主要表现为心衰则鼓动力减退，勉力搏动，血脉失于充盈；心气虚衰，影响及肺，卫阳不固，腠理疏松；气虚则心神失养等方面。临床可见心悸气短、神疲体倦、自汗、面色㿠白、舌淡苔白、脉细弱无力或见结代等病理表现。

此外，心的阳气虚衰，又常与肺、肾病变相互影响。如心之阳气虚，可由肺气不足所引起；而心阳不足，亦能影响及肺而致呼吸失常。故心的阳气不足病变，亦常可同时伴见咳逆上气，甚则端坐呼吸而不能平卧等症。这是由于宗气不足，司呼吸功能减退或失调所致。肾阳是心阳之本，故临床上心肾阳虚常能相互影响而同时并见，如肾阳虚水泛凌心时，可导致心阳虚；而心阳虚时亦能损及肾阳，从而出现尿少、水肿等症。

**2. 心阴、心血的失调**

心阴心血失调，主要表现在心阴不足、心血亏损，以及心血瘀阻等方面。

（1）**心阴不足**　即心阴虚。其形成，多由劳心过度，或久病失养，耗伤心阴；或情志内伤，暗耗心阴；或心气郁结化火，心肝火旺，灼耗心阴等所致。其病理表现为心阴虚，则阴不制阳，而致心阳偏亢，即心阴虚而心火旺。由于阴的宁静作用不足，不能收敛阳气之浮动，影响及心主神志功能，故临床可见神志不宁，虚烦不得眠。阴虚则阳盛，虚热内生，故临床亦可见五心烦热、盗汗、脉细数、舌质红等病理表现。

（2）**心血亏损**　即心血虚。其形成，多由于失血，或血液生化不足，或七情内伤，阴血暗耗等所致。其病理表现，常为心血不足，血脉失于充盈，则血脉空虚，脉细无力；血虚则心神失养，故神识衰弱而心无所主，可见思想难以集中专一，健忘，甚则神不守舍，神思恍惚等症；血虚阴亏，不能涵敛心阳，阳不入阴，心神不能内守，则见失眠多梦；血虚不能养心，则发作心悸不安，甚则惊恐；血虚不能上荣于面，则见面色苍白无华，舌淡不荣等病理表现。

（3）**心血瘀阻**　又称心脉痹阻。系指血液运行滞塞不利，痹阻于心脉的病变。其形成，多由于心阳心气素虚，或血脉寒滞，从而导致心血瘀阻；亦可因痰浊凝聚，血脉瘀阻不畅，从而导致心血瘀阻。且常因劳倦感寒，或情志刺激而诱发或加重。其病理表现则是阳气虚损，无以温运血脉，故血液运行滞涩而不畅。瘀血痹阻于心脉，心脉气血运行不畅，故心胸憋闷、疼痛。若心脉为瘀血所阻，气血凝滞而不通，则可见心悸怔忡、惊恐万状、心前区暴痛，甚则肢冷、脉伏不出、汗出脱厥等病理表现。

心病的常见症状及发病机理

心病临床常见症状有心悸怔忡，心烦，失眠多梦，健忘，喜笑不休，谵语发狂，或痴呆表情淡漠，昏迷，心前区憋闷疼痛，面色爪甲紫暗，或面色苍白无华，脉细弱无力，或结代，或细数，或散大数疾，或虚大无力，或迟涩等。其发生机理分析如下：

心悸怔忡：为自觉明显的心跳及恐慌感。多因心阴心血亏损，血不养心，心无所主，悸动不安；或因心阳心气虚损，血液运行无力，勉力搏动；或因痰瘀阻滞心脉，气血运行不畅，心动失常所致。

心烦：为患者自觉心中烦躁症状。多由于心火炽盛，心神被扰；或心阴不足，虚火扰心，以致神志浮动，躁扰不宁所致。

失眠、多梦：为不能入睡，或入睡后梦幻纷纭症状。多由心阳偏亢，阳不入阴，心神不能入舍所致。但有虚实之不同，实则为邪热、痰火，扰动心神，神不安藏；虚则为心阴心血亏损，阴不敛阳，血不养心，心神浮越，失于敛藏所致。

健忘：为记忆力衰退。主要由于心的气血虚亏，脾气不足，肾精不充，脑髓虚亏，心神失养，神识衰弱所致。

喜笑不休、谵语、发狂：此皆由心火亢盛，或痰火上扰，或邪热内陷心包，神识昏乱或被蒙所致。

昏迷：即神识不清，不省人事症状。主要由于邪盛正衰，阳气暴脱，心神涣散；或因邪热入心（逆传心包），或痰浊蒙蔽心包等所致。气火上逆，气机逆乱至极的气厥，亦可因心神暂时被遏而出现昏迷。

心前区憋闷疼痛：多由于胸阳不振，或为痰浊、瘀血痹阻，心脉气血运行不利，甚或痹阻不通所致。此属中医学"真心痛"范畴。

面唇爪甲紫暗：主要由于心阳虚损，或寒滞血脉，血行瘀阻不畅所致。

面色苍白无华：主要由于心气心血不足，不能上荣于面，故面色苍白而无光泽。

脉象细弱无力，或结代，或细数，或散大数疾，或虚大无力，或迟涩，此均为心主血脉功能失调在脉象形态上的反映。心气虚衰，推动无力，故脉细弱无力；心气来去不匀，血脉循行节律失调，故脉现结代；心阴心血虚损，阴不制阳，心阳偏亢，血行加速，故脉见细数；心的阳气虚损，血行迟缓无力，故脉见迟而无力；若阳气虚损，浮越于外，则脉见散大数疾；若心血虚亏，脉道充盈不足而空虚，则脉见虚大无力或见芤象；瘀血痹阻，脉道不通，血行滞涩不畅，或心阳虚损，阴寒内聚，寒滞心脉，血行受碍，故脉见涩迟之象。

### （二）肺的病机

肺的病机，即是肺的阴阳气血失调病理状态。

肺是脏腑中直接与外界大气相通的一个脏器组织。由肺脏、肺系（包括与肺相连的气道、喉咙等组织）、经脉等所组成。其经脉下络大肠，与大肠构成表里关系。组织器官中皮毛、鼻窍等与肺有着密切联系。

引起肺脏病变的原因，多为外邪的侵袭，此与其司呼吸，与外界相通，主皮毛的生理特点有关。当然亦有因它脏病变影响而致者。肺的阴阳气血失调，主要表现为肺气的宣降失常，影响气机的升降出入，从而使呼吸功能失常，水液代谢及卫外屏障功能失调或障碍，同时亦可影响心主血脉的生理功能，从而导致血液的运行失调。

由于肺是主气之脏，故关于肺阳的升散作用，多概括于肺气的宣发功能之内。为此，肺的阳气失调，多论及肺的气虚，而较少论及肺的阳虚。又由于肺具有朝百脉的功能，周身百脉之血，均朝会于肺，故肺之血虚，亦较少论及，临床诊治也多论及肺阴之不足。所以，肺的阴阳气血失调，主要表现于肺气的失调及肺阴的失调等方面。

#### 1. 肺气的失调

由于肺主一身之气而司呼吸，故肺气的宣发和肃降又调节着全身的气机和津液代谢。因此，肺气的失调，主要表现在肺气的宣发和肃降失常，以及肺气的虚损等方面。

（1）肺气宣发和肃降失常　肺气的宣发与肃降，是肺气升降出入功能活动的两个方面，宣发与肃降虽有区别，但相反相成，二者又常相互影响。肺气宣发和肃降失常病机的形成，多由于外邪侵袭犯肺，或因痰浊内阻肺络，或因肝升太过，气火上逆犯肺等所致。亦可由于肺气不足，宣肃无能，或肺阴亏虚，燥热内生，宣肃不利等因素所造成。

其病理表现：主要在于肺气失于宣发和失于肃降两方面。

肺气失于宣发：又称肺气不宣。肺气不宣则肺司呼吸的生理功能受到影响，导致气机不利，呼吸不畅，甚则肺气壅阻，可见鼻塞、多嚏、喉痒喘咳、胸闷不畅等症。肺气失宣，也可致卫气郁滞不得散越，腠理闭塞而无汗。若肺气虚损，宣发无力，则卫气不能固密腠理皮毛，因而肌表不固，开合失司，而见自汗，易于感冒等病理表现。若肺阴素虚，则宣发失司，阴不敛阳，津随阳泄，而见盗汗等症。

肺气失于肃降：又称肺失清肃。肺失肃降，是指肺气下降和清洁呼吸道的功能减退而言，从而可见咳逆上气，痰多喘满等症。

肺气失宣或肺失肃降，均可导致肺气上逆，肺气上逆则咳逆、气喘；肺失宣降则可影响及肺的通调水道功能，使水液代谢失常或障碍，从而导致尿少或水肿等病证。其进一步发展，亦均能损耗肺气或肺阴，导致肺气虚损或肺阴不足。

（2）肺气虚损　其形成多因肺失宣降，久病不愈，伤及肺气；或劳伤过度，耗损肺气，或久咳伤肺，以致肺气虚弱等所致。

其病理表现是肺气不足，则呼吸机能减退，体内外气体交换出入不足，可出现呼吸气短等症。若影响及津液的输布代谢，水津不能气化，则可聚痰成饮，甚至产生水肿。肺气虚损，亦可导致卫阳虚弱，腠理疏松，肌表不固，卫外功能减退，而致表虚自汗，易患感冒。

### 2. 肺阴的失调

肺阴失调，主要指肺的阴津亏损和阴虚火旺，从而使肺脏本身及相合之鼻窍、皮毛等组织器官失于滋润，出现虚热内生之病理状态。其形成，多由于燥热之邪灼肺，或痰火内郁伤肺，或五志过极化火灼肺，以及久咳耗伤肺阴等所致。

其病理表现则是肺燥失润，气机升降失司，阴虚则内热自生，甚则虚火灼伤肺络而出血。因而可出现一系列干燥失润及虚热见症，如干咳无痰，或痰少而黏，气短，潮热盗汗，口咽干燥，颧红，五心烦热，甚则痰中带血或咯血等症。若肺阴虚津亏，久延不复，则常可损及于肾，而致肺肾阴虚。

肺病常见症状及其发生机理：

肺病临床常见症状有咳嗽、气短、哮喘、胸闷疼痛、咯痰、咯血、声哑失音、鼻衄、自汗等。其发生机制分析如下：

咳嗽：为肺的呼吸功能失常最常见症状之一。主要是由于肺失宣降，肺气上逆所致。

气短：为自觉呼吸气短，气不够用，稍事操劳则更甚（即轻度呼吸困难）的症状。多由肺气虚损、呼吸功能衰减所致。

哮：为喉有痰鸣如水鸡之声。主要是由于痰气交阻，气机升降出纳失常，肺系气道鸣息不畅所致。

喘：即喘息。为呼吸明显短促而困难之症状。主要是由于肺热蕴盛，气机壅阻，或肺肾两虚，肾不纳气，以致呼纳失权所致。

胸闷疼痛：多由风、寒、燥、热之邪，或痰、瘀、水饮等壅遏肺气，气机阻塞不通，或肺络为邪所闭，气血滞涩不畅所致。胸为气海，肺气不利，则胸部窒闷；肺络为邪所阻，气滞不通，不通则痛，故发疼痛。

咯痰、咯血：咯痰，主要是由于肺失宣肃，水津气化输布障碍，聚而成痰，或因脾虚，痰湿内聚上泛所致。咯血，多为痰热化火，肝火犯肺，灼伤肺络所致。

声哑失音：多由于外邪犯肺，肺气失宣，声道不利，而致声哑失音，称之为"金实不鸣"。或由于肺虚阴津不足，声带失于滋润而致声哑失音，则称之为"金破不鸣"。

鼻衄：即鼻出血。主要是由于肺胃蕴热，或肝火上炎，灼伤肺窍脉络，热迫血妄行所致。

自汗：动则汗出，即为自汗。主要是由于肺气虚损，卫阳不固，腠理疏松，津液外泄所致。

### （三）脾的病机

脾的病机，即是脾的阴阳气血失调病理状态。脾是脏腑中运化转输水谷精微的一个脏器组织，由脾脏及其经脉所组成。其经脉络胃，与胃构成表里关系；其他如肌肉（脾主身之肌肉）、唇（脾其华在唇四白）、口腔（脾开窍于口）、眼之胞睑等，均与脾有密切联系。

脾的生理功能，主要是脾阳脾气能运化水谷精微及水湿，并能助胃之腐熟；脾气主升清，并能统摄血液之运行；脾阳脾气尚能温养肌肉四肢。脾阴则能滋养本脏，同时助脾阳脾气以发挥作用。脾的病机，主要反映为运化功能的失常或障碍，因而水谷精微和水湿失于转输和气化；升清功能失常，因而气机升降功能紊乱，以及统摄血液功能失权等。主要表现为脾的阳气失调及脾阴失调两方面。

### 1. 脾阳、脾气的失调

脾的阳气失调，主要为脾阳脾气虚损，因而健运失职，气血生化无权，或湿浊内生，甚则损及肾阳，而致脾肾阳虚；或脾之阳气不足，中气下陷，升举无力而致虚陷下脱；或气虚统血无权，而致失血。故脾的阳气失调主要表现在脾气虚损、脾阳虚衰及水湿中阻等方面。

（1）脾气虚损 即中气不足。其形成多由饮食所伤，脾失健运，或因禀赋素虚，或因久病耗伤，或劳倦过度损伤所致。从病理上分析，脾气虚弱则运化无权，可见纳呆、食入不化，口淡无味；脾气虚则升清功能减弱，影响及胃的降浊，以致升清降浊失司，则上可见头目眩晕，中可见脘腹胀闷，下可见便溏泄泻等症。脾失健运，水谷精微不足，气血生化无源，则势必导致全身性的气血不足；脾气虚损，则失其统摄裹血之能，血不循经而外溢，则脾不统血而见出血；脾气虚损，升举无力，甚则下陷，形成中气虚陷，而致脱肛、久泄或失禁，以及内脏下垂等病理表现。

（2）脾阳虚损 即脾阳虚。其形成多由脾气虚损发展而来，亦可由于命门火衰，脾失温煦所致。从病理上分析，脾阳虚，则运化水湿无权，水湿内聚，或生痰成饮，或水泛肌腠而成水肿。脾阳虚，温煦健运失职，则寒从中生，可见脘腹冷痛、下利清谷、五更泄泻等虚寒病理表现。

（3）水湿中阻 其形成是由于脾的阳气不足，运化无权，水谷不化精微，或水液代谢障碍，因而水湿停滞于内所致。脾虚湿滞，则可形成痰饮，或为水肿。

由于脾阳虚，运化水湿能力下降，则又易于感受外湿，或恣食生冷瓜果，或嗜食酒酪肥甘，水湿内聚，内外合邪，交阻中焦，从而形成虚实夹杂之证。

水湿中阻的病理表现，既可从阴化寒，亦可从阳化热。若素体阳虚阴盛，则湿从寒化；更伤脾阳，湿困脾阳不振，形成湿胜阳微寒湿之证。若素体阳盛，则湿从热化，湿困阳郁，久而酿成湿热之证。若中焦湿热蕴阻，熏蒸肝胆，障碍肝胆之疏泄，胆热液泄，则常可使胆液不循常道，泛溢熏染肌肤，发为面目俱黄之黄疸病证。

### 2. 脾阴的失调

脾阴失调，即是指脾脏阴液亏虚不足的病理状态。其形成多由于热病津液耗伤未复，或久泻，或失血等所致。脾胃为后天之本，人体脏腑组织器官各部分之濡养，皆有赖于脾气散精而输布。若脾气阴两虚，精气不足，故见倦怠乏力。脾为胃行其津液，脾阴津亏乏，津液无以上承咽喉，故口干。脾阴虚，则胃失脾助，和降失职，其气上逆，则见纳呆食少，或干呕呃逆。脾阴虚，阴不制阳，则可见虚热征象，如口舌干燥、舌红少苔等症。

脾病常见症状及其发生机理：

脾病的常见症状有：腹满作胀、脘腹痛、食少便溏、黄疸身重乏力、肢冷，或见脱肛、阴挺（子宫脱垂）及内脏下垂，以及便血、崩漏、紫癜等症。其发生机理分析如下：

腹满作胀或脘腹痛：多因寒湿或湿热困脾，脾气阻滞；或因脾气虚，运化无力，宿食停滞；或因脾阳不振，中焦虚寒，失其温煦寒凝气滞等所致。脾健运失职，清气不升，浊气不降，气机郁滞，故发胀满而痛。

食少、便溏：多因寒湿或湿热困脾，或脾虚胃弱，饮食物消化吸收障碍，脾不升清，胃纳受碍，故纳呆食少。脾胃纳化失调，水湿内停，致使小肠清浊不分，混杂而下，并走大肠，则发作便溏，其则泄泻完谷不化。故《素问·阴阳应象大论》说："湿胜则濡泄。"

黄疸：为眼白、皮肤黄染。多由于脾运不健，湿浊阻滞，肝胆疏泄受碍，胆热液泄，胆汁不循常道，逆流入血，泛溢于肌膜所致。

身重乏力、肢冷：多由脾阳脾气不足，或脾为湿困，不能正常运化水湿，因而水湿留滞所致。湿性重浊，易阻滞肌肉四肢，故见肢体沉重。脾能转输水谷精微，以营养肌肉四肢。若脾阳脾气虚损，温煦濡养失职，则可见身疲乏力，肢体不温。

脱肛、阴挺及内脏下垂：多因脾虚，中气下陷，脏腑升举维系无力或不能升举，则可见脱肛、子宫脱垂，或内脏下垂等症。

便血、崩漏、紫癜：多因脾气虚，失其统摄之权，则血不循经而外逸。如血溢肠内，则血随粪便而下，谓之"便血"气虚下陷，冲任不固，则发为崩漏。血溢于肌腠皮下，则发为紫癜。

### （四）肝的病机

肝的病机，即是肝的阴、阳气血失调病理状态。

肝是人体储藏和调节血量的重要脏器组织，肝阳肝气主气机的疏泄和条达，能调节情志的抑郁和亢奋，并能助脾胃的升清降浊。肝气尚能管司全身筋健的屈伸及血液的调节；肝阴肝血除能滋养肝脏本身外，并能涵敛肝阳，使其不致偏亢；滋助肝气使其疏泄条达得宜而不郁滞；尚能养目使其视物清晰；营养筋膜使其坚韧有力等。

肝的病机，主要表现于肝气的疏泄功能太过、不及或障碍，肝血濡养功能的减退，以及肝脏阴阳制约关系的失调等方面。其病机特点是，肝阳肝气常为有余，肝阴肝血常是不足。

#### 1. 肝阳肝气失调

肝的阳气失调，以肝气、肝阳的亢盛有余为多见，而肝之气虚或阳虚则较为少见。且由于肝阳上亢，多为肝阴不足，阴不制阳，而致肝阳相对亢盛，故肝阳上亢内容亦多在肝阴、肝血失调之中阐述。因此，肝气肝阳失调的病机，主要表现在肝气郁结、肝气横逆，以及肝火上炎等方面。亦常影响及脾胃的功能，使其和降失常，运化失职。

（1）肝气郁结　又称肝郁气滞。系指肝之疏泄功能不及或障碍，以致气机郁滞不畅之病理状态。其形成多因精神刺激，情态抑郁不畅，郁怒伤肝所致。其病理表现则在气滞于机体的某些部位，可出现胀满疼痛等症。若痰气互结或气血互结，则在其结滞的局部还可出现肿块。若气滞于肝，则两胁胀满或右胁疼痛；肝气阻滞，或痰气郁结，或气血互结于肝之经络，则上可发为瘿瘤、梅核气；中可发为两乳胀痛或结块；下可发为少腹疼痛，或牵引睾丸坠胀，以及女子痛经，甚则经闭等。肝气郁结，疏泄失职，影响及脾胃的纳化及和降功能，则可见胸胁胀痛、脘腹满闷、呃逆嗳气、食欲不振等症。

（2）肝气横逆　系指肝气郁结，疏泄失职，肝气横逆累及脾胃功能而言。其形成多由肝郁气滞病证发展而来。从病理上分析，若肝气横逆犯胃，则胃气失于和降，引发胃气上逆，而见嗳气吞酸，或呕吐，甚则胃脘疼痛；若肝气横逆犯脾，则运化功能失调，可发作腹痛泄泻交作，并随情绪之变化而休作；若大怒伤肝，肝气亢逆或肝火暴张，则可动血，而致烦躁易怒，或吐血、衄血，或暴崩等症。

（3）肝火上炎　多因肝郁气滞，郁而化热化火；或大怒伤肝，肝气暴张，引发肝火上逆；或因情志所伤，五志化火，心肝火旺所致。从病理上分析，肝火上炎，肝之阳气升动太过，故可见头胀头痛、面红目赤、急躁易怒、耳暴鸣或暴聋等症。肝阳亢逆，郁火内灼，极易耗伤阴血，而致阴虚火旺；肝火灼伤肺胃络脉，则易出现咯血、吐血、衄血；气火上逆之极，阳气暴张，火随气窜，伤及筋络，则可引发肝风内动，既可上扰巅顶，亦能旁窜四肢，甚则血随气壅而血苑于上，发为薄厥及痉挛抽搐之症。

#### 2. 肝阴肝血失调

肝的阴血失调病机，均以亏损不足为其特点。阴虚则阳亢，故阳气升动无制所致的肝风内动，亦多与肝之阴血不足有关。因此，肝的阴血失调病机，主要表现在肝血虚亏、肝阳上亢，以及肝风内动等方面。

（1）肝血虚亏 多因失血过多，或久病耗伤阴血，或脾虚胃弱气血生化无源，以致血液虚亏，肝血不足所致。由于肝为藏血之脏，一般来说，血液虚损则影响及于肝，从病理上分析，多为肝血濡养功能减退或失常。如肝血虚，筋脉失于濡养，则可见肢体麻木不仁，关节屈伸不利；血虚不能上荣头目，则眩晕、目花、两目干涩、视物模糊不清；血虚又易化燥生风，甚则可致虚风内动，见皮肤瘙痒、或筋挛、肉瞤、瘈疭等症。

（2）肝阳上亢 又称阴虚阳亢。其形成多由肝阴不足，阴不制阳，肝之阳气升浮亢逆所致。亦可由于精神情志失调，气火上亢导致阳亢，进而耗伤肝阴，发展成为阴虚阳亢。肝肾之阴相通，称为"乙癸同源"，故当肾阴不足之时，水不涵木，肝阴亦虚，常导致肝之阳气亢逆上行，临床多见眩晕耳鸣，面红升火，目赤目糊，情绪易于激动，脉弦而数等上盛的病理表现；同时，由于肝肾之阴不足，故还可见到腰酸，两足软弱无力等下虚病理表现。

（3）肝风内动 即是肝阴肝血失调，筋脉失养的病理反应。《素问·痿论》说："肝主身之筋膜。"筋膜全赖肝血的滋养和阴津的濡养，一旦筋膜发生病变，则可见大筋软短而发作瘫痪、痿躄等症。肝风内动包括范围较广，如邪热炽盛，燔灼肝经，伤及阴津，热极而动风；肝阳升腾无制，则阳亢而化风；或肝之阴血耗损太过，筋脉失养，则虚风内动等。但以肝肾阴虚，不能制约阳气，肝阳升动太过，亢逆化风者为多见；临床可见手足震颤，抽搐筋挛，或为筋惕肉瞤，手足蠕动，甚则可见痉厥，或卒然昏倒、不省人事，或口眼㖞斜、半身不遂等病理表现。

肝病常见症状及其发生机理：

肝病临床常见症状有眩晕、目花、耳鸣、黄疸、头巅顶痛、乳房痛、两胁痛、少腹痛、囊肿疼痛、关节屈伸不利、筋挛拘急、抽搐、四肢麻木、急躁易怒等。其发生机理分析如下：

眩晕：即头晕目眩。多由肝阴不足，阴虚阳亢。肝之阳气升动，上扰清窍所致。

目花：即视物昏花，或一时性视物黑蒙现象。多由于肝阴肝血不足，不能上荣于目，目失肝血所养而致。

耳鸣：为患者自觉耳内鸣响，音调低沉，声如潮涌。多为情志抑郁，肝郁气滞，郁久则化火生热，或大怒伤肝，肝胆之火亢逆，上扰清窍所致。甚则清窍被蒙，可成重听。若肝胆经气阻滞，则可成耳聋。

黄疸：为全身皮肤黄染。多由于湿热蕴结肝胆，疏泄失职，胆液外溢，逆流入于血脉，泛溢于肌肤所致。

巅顶、乳房、两胁、少腹疼痛及囊肿疼痛：上述部位，皆为肝经循行所过。若肝郁气滞，气机阻塞，或痰气交阻，或气血互结，以致经气不利，脉络不通，则可于上述部位出现胀痛，或形成肿块。若气郁化火上窜于头部，则可发作巅顶剧痛。

关节屈伸不利、筋挛拘急、抽搐：多为肝之阴血不足，筋脉失养所致。

四肢麻木：多由肝血不足，不能滋养经脉肌肤，或由于风痰流窜经脉，络脉气血不和所致。

急躁易怒：肝为刚脏，主升主动，若肝郁气滞，气郁而化火，肝火亢盛，或肝之阳气升动太过，肝阳亢逆，则可致性情急躁而易怒。

## （五）肾的病机

肾的病机，即是肾的阴阳气血失调病理状态。

肾是人体生命活动的重要脏器组织之一。肾阳，又称元阳或真阳，为人身脏腑组织阳气之本，主全身水津的蒸腾气化，并助脾胃阳气，以化生水谷精微和津液。肾气，具封藏固摄作用，主藏精、生长发育和生殖，且能纳气以助肺之呼吸。肾阴，又称元阴或真阴，为脏腑阴气之根，其功能是制约肾阳（包括命门相火）。肾精则能生髓养骨，补益脑髓，促进全身骨骼的发育，促进生殖。同时，肾精还参与各脏腑组织的修复和新生，以保证各脏腑组织器官新陈代谢活动的正常进行。

藏精功能失调，则或为失于闭藏，或为精气不充，从而导致机体的生长、发育或生殖机能不良；若主水功能失调，则可导致水液代谢功能减退或障碍，从而出现尿少，或聚水而为水肿或腹水、或为多尿、小便清长，甚则小便失禁等。

由于肾中精气是肾阴肾阳之本，肾阴肾阳又是全身阴阳之根。为此，在肾的病变中往往只言精气不充，而无气血的失调。所以肾的病机主要表现在肾的精气不足和肾的阴阳失调等方面。

### 1. 肾的精气不足

以精气分阴阳，则精属于阴，气属于阳，但这绝不能与肾阴、肾阳等同。这是因为，肾中的精和气是互生互化的，共同构成肾的生理活动的物质基础，肾精和肾气并不存在相互制约的关系。而肾阴与肾阳，则是肾的生理活动中两类相互制约的功能活动和状态，因而与肾精、肾气有所区别。

肾的精气不足，包括肾精亏虚和肾气不固两方面。分述如下：

（1）肾精亏虚　其形成多由于年老体衰，或先天禀赋不足，或因久病损耗，后天失养所致。其病理表现是，在婴幼儿时期可影响其生长发育；在青年时期，则可影响"天癸"按时而至，从而阻碍性腺的发育成熟；在壮年时期，则可导致早衰，性机能减退，而见滑泄、阳痿等病理表现。

肾主骨而生髓，肾精不足则可致髓虚骨失所养，故见骨骼痿软、两足痿弱无力；髓虚无力充脑，脑髓空虚，则神衰而智力减退、动作迟钝。总之，肾精亏虚，在小儿则发育不良或障碍，在成人则早衰而体弱。

（2）肾气不固　其形成或因幼年精气未充，或因老年肾的精气衰退，或因早婚性生活不节而耗伤肾气，或因久病肾虚失于固摄所致。其病理表现是，肾失封藏和对二便失于固摄。肾失封藏，则肾中精气易于流失，从而可见遗精、滑泄等症；影响到纳气功能，气浮于上，则可见呼多吸少，动辄气急而喘等症。肾虚则对二便失于固摄，可见大便滑脱、小便清长，或尿有余沥，或二便失禁等症。

### 2. 肾的阴阳失调

肾阴与肾阳，分别代表着肾的生理活动中的寒与热、静与动、降与升、入与出等对立的状态，两者相互制约、相互协调，方能维持肾的正常生理功能，进行正常的生理活动。肾的阴阳失调，主要表现为肾阴亏虚、肾阳虚损及命门相火妄动等方面。分述如下：

（1）肾阴亏虚　多由久病耗伤肾阴，或因情志内伤，五志过极化火，或邪热久留化火，不仅可伤及各脏之阴，且日久必耗肾阴而致肾阴亏虚。亦可由于失血耗液，或过服温燥壮阳之品，或房劳过度而伤肾阴，从而导致肾阴亏虚。肾阴亏虚，则肾阳失制，命门相火亢盛，导致阴虚内热或阴虚火旺之病理表现。可见形体消瘦、腰膝酸软、五心烦热，或骨蒸潮热、颧红升火、盗汗，以及舌红少苔、脉虚细而数等症。

（2）肾阳虚损　实即命门火衰。但在临床辨证中两者则有轻重程度之别。肾阳虚损，多由心脾阳虚及肾，或由房劳过度，肾阳损耗所致。其病理表现是阳虚则无以养神柔筋；阳虚则阴寒内生，因而除可见各脏腑组织器官机能衰弱征象外，还有明显的虚寒之象。

（3）命门相火妄动　肾阴虚，命火妄动，则精关被扰而失固，阴虚阳亢则性机能亢奋，故可见性欲亢进，以及遗精、早泄等病理表现。阴虚则内热自生，故可见五心烦热。阴虚不能敛阳，心神难以入舍，故见少寐多梦等病。

肾病常见症状及其发生机理：

肾病临床常见症状有阳痿、滑精、早泄、遗精、腰冷酸痛下肢痿软、气喘、耳鸣耳聋、骨蒸潮热、虚烦失眠、健忘，或水肿、小便不利、尿频、尿闭、遗尿等。其发生机理分析如下：

阳痿、滑精、早泄、遗精：此皆生殖机能衰弱的表现。肾阳虚衰，命门不足，不能鼓动则阳痿；肾气虚损，精关不固，失其封藏固摄之权，精液自流，则滑精或早泄；因梦而遗，谓之遗精，多由肾阴虚，相火妄动所致。

腰冷酸痛、下肢痿软：腰为肾之府，肾主骨。肾的阳气虚损，肾精不充，则不能温煦或滋养腰膝，或寒湿、湿热阻滞经脉，气血运行不畅，故见腰冷酸痛、骨软无力、下肢瘦弱。

气喘：肺主呼吸，肾主纳气。肾气虚损，失其摄纳之权，气浮于上，不能纳气归元，故见呼多吸少而气喘。

耳鸣、耳聋：肾开窍于耳，肾精可生髓充脑，脑为髓之海。肾阴虚，肾精不充，髓海空虚，则脑转（眩晕）耳鸣如蝉，虚甚则耳聋失聪。

骨蒸潮热：肾阴不足则肺阴虚损，肺肾阴虚，阴不制阳，则虚热内生，而见骨蒸潮热。

虚烦失眠、健忘：多由肾阴不足，心肾不交，心神不能入舍，则虚烦而难寐。肾精亏虚，髓海不充，轻则记忆力减退，重则健忘。

小便不利、尿闭、水肿：多由肾阳虚损，气化失司，关门不利，水液不能蒸化或下输所致。水液排出不畅，则小便不利；气化障碍则尿闭不通；水邪泛滥于肌肤，则发水肿。

尿频、遗尿：多由肾气虚衰，封藏固摄失职，膀胱失约所致。

## 二、六腑病机

六腑以通为用，以通为顺，故六腑病变之产生，多与其生理功能的失调或障碍有关，多影响及气机的调畅、水谷消化吸收及排泄的调畅，以及水液代谢的调畅等方面。而其中尤以胆液的排泄障碍，胃的腐熟、和降失常，大肠的传导失职，以及膀胱的气化失权等影响最大。故掌握六腑气机，是临床辨证论治的重要一环。

### （一）胆的病机

胆的病机，即胆的功能失调，主要在于胆汁的分泌排泄障碍。以及胆虚不宁，决断能力降低等方面。

由于胆的主要生理功能是贮藏和排泄胆汁，以助脾胃的腐熟运化功能。胆汁，生成于肝之余气。胆汁的分泌和排泄，受肝的疏泄功能的控制调节，所以胆汁的分泌和排泄障碍与肝的疏泄功能异常密切相关。胆的经脉络肝，与肝构成表里关系。同时，中医学还将对事物的决断能力也归属于胆，认为胆主决断。

胆病常见症状及其发生机理：

黄疸：即眼白与肌肤黄染。为胆汁的分泌排泄障碍，逆流入血所致。多由于情志所伤，肝失疏泄而引起；或因中焦湿热熏蒸，阻遏肝胆的气机，致使肝胆郁热化火，胆汁排泄失调。胆汁排泄障碍，不但可进一步加剧肝郁气滞，阻遏脾胃运化功能的正常进行，而且还可以导致胆汁逆流于血脉，外溢于肌肤，而发生黄疸。

胆虚不宁，决断能力降低：多因禀赋素虚，或久病耗损，或突受惊恐，使胆气虚弱，对事物的决断能力减弱，表现为胆小怕事，多疑而缺乏决断。此外，胆经郁热夹痰，痰热上扰，影响及心神，则可见心烦失眠等病理表现。

胆病在临床还常见寒热往来、口苦、胁痛、黄疸等症状，其形成机制分析如下：

寒热往来：为患者自觉怕冷和发热，往来交替症状。此因肝胆气郁，枢机不利，营卫不调，正邪交争所致。

口苦：为胆气上逆，胆液上泛所致。

胁痛：胆的经脉循行于两胁，若肝胆气机不畅，经脉阻滞，气血流通不利，即可发作胁肋胀满疼痛。

### （二）胃的病机

胃的病机，即是胃的阳气和胃阴的失调，形成胃的受纳障碍和腐熟水谷功能的异常，以及胃失和降，气机逆乱，胃气上逆等病理变化。

胃在脏腑中具有重要的作用，称为"水谷之海""后天之本"。胃与脾以膜相连，其经脉络脾，与脾构成表里关系。胃的主要生理功能是胃阳，胃气主水谷的受纳与腐熟，以和降为顺。胃阴，即指胃中的津液，则能濡润胃脉，并助胃阳之腐熟消化。其病理变化主要表现在胃气虚损、胃寒内盛、胃热炽盛及胃阴不足等方面。

#### 1. 胃的阳气失调

（1）胃气虚损　即胃气虚。多因持久或反复地饮食失节，或因禀赋素虚，或久病耗伤，元气不复等因素所致。

其病理表现是胃气虚损，受纳饮食物和腐熟水谷的功能减退，中焦不运，消化无力，可见纳呆食少、饮食无味、脘腹胀满等症；胃虚则和降失职，胃气不降，食不下行，其气上逆，则可发为脘腹胀痛，或恶心呕吐，或嗳气呃逆等症。

（2）胃寒内盛　多由过食生冷，或过用寒凉克伐药物，损伤胃腑阳气，或素体阳虚中寒等所致。阳虚则寒自内生。其病理表现，胃寒则腐熟水谷功能明显减退，不能正常消化水谷，多见食入不化、纳呆食少等；胃寒则气机不利而气滞，血行减缓而瘀滞，或收引络脉而致脉络拘急，故多出现较剧烈的脘痛，且得温则痛减等症。

（3）胃热炽盛　热与火同类，胃热炽盛，郁而化火上炎，即是胃火。胃热、胃火，多由邪热侵犯胃腑，或因嗜酒、嗜食辛辣，或过食膏粱厚味，助火生热；或由气滞、瘀阻、痰、湿、食积等郁结化热、化火，均能导致胃热、胃火。其他如肝胆之火，横逆犯胃，则亦能引发胃热、胃火。其病理表现，胃热、胃火，均能导致胃的腐熟水谷功能亢进，从而出现胃中嘈杂消谷善饥等症状；胃中热盛火炽，多消灼津液，津亏生燥，而致燥热内结，胃失和降，可见口苦，口渴引饮，大便秘结等症。甚则伤阴耗液而致胃阴亏虚；胃火上炎，可导致胃气上逆，则可见恶心，呕吐酸苦黄水等症状；胃火循经上炎，或为齿龈肿，或为衄血；火热灼伤胃腑脉络，则血上溢而发作呕血等症状。

#### 2. 胃阴亏虚

胃阴亏虚，主要是指胃的阴液枯涸，从而引起胃的功能失调。胃阴的亏虚枯涸，多因热病后期，邪热久留，灼耗阴液；或久病不复，损耗津液所致。其病理表现，胃中阴液不足，失其濡润，使胃受纳饮食物和腐熟水谷功能极度衰退，则可见不思饮食，舌质光红而干，甚则舌如镜面等症状。胃阴虚，失于和降，胃气上逆，则可见脘腹胀满之虚痞、频频泛恶、干呕等症状。甚则胃气衰败，则可出现口糜等病理表现。

胃病常见症状及其发生机理：

胃病临床常见症状有恶心、呕吐、呃逆、胃脘胀痛、消谷善饥、胃脘嘈杂、纳呆食少等症。其发生机理分析如下：

恶心、呕吐：多由胃失和降，其气上逆所致。饮食物由胃腑随气上逆而出则为呕吐。

呃逆：多由胃失和降，其气上逆，气行不顺，上冲咽喉所致。

胃脘胀痛：多由情志抑郁，或宿食停滞，从而导致胃气壅滞，和降失职，胃脘气机阻塞不通，不通则痛，故发胃脘胀满而痛。

消谷善饥：指饮食倍增且易于饥饿。此多由胃热炽盛，腐熟功能亢进，水谷消化加速所致。

胃脘嘈杂：多由胃蕴湿热，或因胃阴亏损，虚热内生，邪热扰动胃腑，胃气失和所致。

纳呆食少：多由胃气虚弱，腐熟功能减退，和降失职所致。致使食欲不振，纳化呆滞。

### （三）小肠病机

小肠的病机，即是小肠的功能失调，主要在于泌别清浊的功能失常而致清浊不分，转输障碍。

小肠主受盛化物，泌别清浊，其经脉络心，与心构成表里关系。小肠的生理功能是接受经胃初步消化而下行的水谷食糜，进一步消化吸收，把水谷精微转输于脾以营养周身，并把剩余的糟粕和水液，下注于大肠或渗入于膀胱而排出体外。故小肠病变，多由脾胃病变下传，或心火循经下移小肠所致。

脾胃病变下传：多由饮食不节，或寒湿，或湿热之邪，损伤脾胃，导致运化失职，升降失司，湿浊之邪下传小肠，以致小肠分清泌浊功能失调，化物受障，则水谷混杂，清浊不分，并走于大肠，发为泄泻等症。

心火下移小肠：多由情志内伤，郁久化热化火，致使心火偏亢，心经火热循经而下移小肠，热与水合，下渗膀胱，可见小便黄赤、灼热疼痛、口舌糜烂疼痛等症。

小肠病常见症状及其发生机理：

泄泻：为水便杂下、大便次数增多。多由小肠分清泌浊功能减退，致使清浊不分，混杂而下并走大肠所致。

尿赤灼痛：系小便黄赤，尿出时尿道灼热疼痛。多因心热循经下移小肠，小肠之热与水相合，下渗膀胱，排出不畅所致。

### （四）大肠病机

大肠的病机，主要表现为传导功能的失调或障碍。多由胃或小肠病变下移，或肺脏病变循经下传所致。

大肠是传导糟粕，吸收水津的脏器，其经脉络肺，与肺构成表里关系。大肠的生理功能是接纳小肠下注的水谷糟粕，吸收的剩余水分，并经燥化，使糟粕形成粪便，排出体外。故大肠病变多表现为排便的异常。

若饮食不节，或湿热之邪内侵，小肠清浊不分，混杂而下，大肠蠕动亢进，传导过速，则发为热泻之证。

若湿热或寒湿之邪下注大肠，阻滞腑气通降，则气血与湿热或寒湿相搏，损伤肠络，则可发生痢下赤白、里急后重等症。

若燥热积滞，灼伤肠液，则大肠传导艰涩而不畅，或因气虚无力传导气化，以及虫积阻塞等因素，均可致大肠蠕动减弱，传导无力或滞慢而发生便秘。若湿滞小肠，则传导阻滞不畅，则可发生便溏不爽。若阳气虚衰，失于固摄，大肠传导失司，则又可见久泻滑脱之症。

若大肠传导涩滞不行，糟粕湿浊聚而不下，积为肠垢，或阻滞经脉气血，久则瘀血湿浊下注于肛门而成痔。

若湿热结于大肠，营气不行，逆于肉理，卫气归而不得复返，则可使局部肌腠发生肿胀疼痛，以致肉腐成脓，发为肠痈。

大肠病常见症状及其发生机理：

热泻：即挟热下利。多由湿热下注肠腑，热迫糟粕下行，大肠传导太过所致。

便闭：多由腑热液燥，大肠传导艰涩，或气虚大肠传泻无力所致。

痢疾：为泄下赤白脓血，里急后重病证。多由湿热或湿浊之邪侵及肠腑，伤及气血，肠络受损所致。

肠垢：为便下黏腻垢浊，且后重不爽。多由湿热下注大肠，湿滞肠道，着而难下所致。

痔疮：多由饮食不节，或过食辛辣厚味，酿生湿热，湿热下注于肛门；或经常便秘，或妊娠多产，以致肛门附近血脉阻滞，瘀血湿热注于肛门，久则发而为痔。

肠痈：多由于气滞、血瘀、寒凝、湿热、虫积等，伤及肠腑，郁久化生湿热，壅阻肠腑络脉，导致肿胀疼痛。久则肉腐成脓，发为肠道痈疮之病证。

### （五）膀胱病机

膀胱的病机，主要在于膀胱气化不利。膀胱为贮存尿液，排泄小便的器官。其经脉络肾，与肾构成表里关系，膀胱气化与尿液，排泄直接相关。其病理表现，多为排尿的异常，如尿频、尿急、尿痛，或排尿困难，甚则尿闭，或见遗尿、小便失禁等。

膀胱病常见症状及其发生机理：

尿频、尿急或尿痛：多由湿热之邪下注膀胱所致。

排尿困难或尿闭：多因寒湿或湿热之邪内侵，或由于阳虚损，肾气不足等原因，致使膀胱气化无权，尿液排出不利所致。

遗尿或小便失禁：多由于肾虚，失其封藏固摄之权，致使膀胱失约，开多闭少所致。

### （六）三焦病机

三焦病机，即是三焦气化的失调或障碍。

三焦为六腑之一，包括上、中、下三部分。三焦的生理功能，一般认为概括了全身的气化机能，即上焦心肺的输布作用，中焦脾胃的运化转输作用，下焦肝、肾、肠、膀胱的疏泄和气化作用。其病理表现为两个方面：一是肺、脾、胃、肠、肝、膀胱等脏腑的气机不畅，功能失调；二是肺、脾、肾等脏津液代谢气化的障碍，升清降浊功能的紊乱，从而导致水液贮留。

所谓气机不畅，是指由于外邪留恋，或因痰、食等病邪阻滞，从而使肺、肝、胃、肠、膀胱等气机郁滞而不畅。如肺气的宣肃失职、肝气的疏泄失调、胃气的和降失职、大小肠的传化失司、膀胱的气化失权等。

所谓津液代谢气化障碍，则是指由于寒湿之邪内侵，或久病损及肺、脾、肾三脏，因而阳气虚弱，气化失常。如肺的宣肃通调失职，脾的运化转输无权，肾的蒸腾气化无力，开合失司等。上、中、下三焦气机不畅，升降出入之机关皆不通利，以致水津气化障碍，水因气阻，气因水滞，水液积聚泛溢于肌腠，则发为水肿。若以肺、脾气化障碍为主，则水肿偏于腰部以上；若脾肾气化障碍为主，则水肿偏于腰部以下。

三焦病变之症状及其发生机理，与脏腑病机有关部分相同，故不再重复。

# 三、奇恒之腑病机

奇恒之腑的功能活动与脏腑之生理功能密切相关，故其病机往往相互影响。如脑、髓、骨的病变，多与肾精之亏损有关。肾精不足，无以生髓养骨充脑，故可见某些神志及骨骼虚弱病证。脉之病机，则多与气血之运行逆乱或障碍有关。而胞宫的病机，则主要在于气血失调、心、肝、脾、肾功能失调，以及冲任失调所引起的胞宫功能失常或紊乱，这对于妇科经、带、胎、产等病证的分析，具有重要的意义。

## （一）脑的病机

脑的病机，即是脑的功能失调。

脑是人体极为重要的组织器官。人的精神、意识和思维活动，眼、耳、口、鼻、舌的视、听、嗅、味等感觉，以及言语应答、肢体活动等，均是脑的生理功能。因此，脑的病变，即可出现上述种种生理功能的障碍或失调。但是，脑是由髓所汇聚而成，且髓又是由肾之精气所化生。所以，肾之精气亏虚，精不生髓，髓虚不能充脑，脑髓空虚，即可导致脑的功能失调或减退，而见神识衰弱，智力减退，视、听和言语应答迟钝，肢体活动不便或痿弱不用等病理表现。脑的病变，多由素体虚弱，用脑过度，或久病失养等因素而致。

脑的生理活动，全赖于气、血、津液和水谷精微的充养。因此，心、肺、脾、肝、肾等脏的生理功能失调，均可引起脑的功能失调，而见精神情志活动异常等病理表现。且由于脑位于人体之首，头为诸阳之会，脑的生理活动全赖于阳气的升腾，所以阳气不升，则可见头目眩晕、耳目失聪等病理表现。

## （二）髓与骨的病机

髓与骨的病机，即是髓和骨的功能失调。

髓居骨中，包括骨髓、脊髓和脑髓。其主要生理功能是营养骨骼，使其生长发育；充养脑髓，使其充盈，保证神识活动的正常发挥。髓的病变，常由肾精不足或水谷精微亏乏，精无以生髓所致。其病理表现是，髓虚则骨失所养，而见骨骼软弱，屈伸无力，或易于碎折；髓虚，则无以充脑，脑髓虚亏，则神衰失聪。

骨为人体重要的支架，具有刚强坚韧之性，骨内藏髓，髓能养骨，故骨之生长和功能，取决于肾之精气的盛衰。骨的病机，主要表现于骨弱失养，痿软无力或变形等方面，多因先天禀赋不足，或后天水谷失养，因而精髓亏乏，骨失所养，生长发育不良，则可形成骨软无力，或伛偻变形等病变。均可导致不能久立，或行走不稳等病证。

若因邪热日久灼伤阴液，伤及肾精；或因过劳伤肾，肾精虚损；或因命门相火亢盛而妄动，耗伤肾精，则可致骨枯而髓减，形成骨痿病证。

## （三）脉的病机

脉的病机，即是脉的功能失调。脉为血之府，是气血运行的通道。脉道以通利为顺，若因津液枯涸，脉失濡养；痰浊内阻，气机不畅，或寒凝瘀阻等，均可引起脉道不利，而致气滞血瘀，反之，气滞或血瘀，则又可影响脉道的通利。

脉的病理变化，主要表现为气血流行不畅，或气滞血瘀阻塞不通，以及血溢于脉外等方面。若气滞或血瘀于局部组织，则常可见到疼痛、肿胀，或麻木，以及局部肌腠萎缩、坏死等病变。

脉之所以能壅遏营血，使其不逸出于脉外，则与脾气的正常与否有关，实际上即是气的固摄血液功能的体现。若脾气虚损，血失统摄，脉道壅遏血脉功能减退，则可见各种出血之病理表现。

### （四）女子胞的病机

女子胞，又称胞宫，即是子宫。女子胞的主要生理功能是主月经和孕育胎儿，故女子胞生理功能的失调，主要表现在经、带、胎、产的异常。导致女子胞生理功能失调的原因很多，但主要的有以下三个方面：

#### 1. 气血失调，胞宫功能失常

女子的月经来潮，胎孕、产育和授乳，均以血为用，故又有"女子以血为本"之说。但血之为用，全赖于气，气血调和，血才能充分发挥其生理效应。气血不和，则必然影响胞宫的生理功能，从而引起种种的病理变化。

如因血热，肝不藏血或疏泄太过，则热迫血妄行或扰动血海（冲为血海），或因气虚，脾不统血，冲任失于固摄，均可导致胞宫行血过多，而见月经先期而至，血量过多，行经期延长，甚则崩漏等。若血随气火上逆，可见经行吐衄，即是"倒经"。

如因于气滞、血瘀；或因于气血不足；或因于阳气不足，下元虚寒，胞宫虚冷，则可导致胞宫行血涩滞，而见月经后期，经行血量过少，或为痛经，或为闭经，或为癥瘕等病理表现；如因寒湿或湿热下注胞宫，引起胞宫生理功能失调，可破坏气血的调和而致病。湿热下注胞宫，可见黄赤带下，或崩漏；寒湿阻滞胞宫，可致痛经、闭经及白带等症。

#### 2. 心、肝、脾、肾功能失调，胞宫功能失常

心、肝、脾、肾功能失调，不仅可引起气血的失调，而且还可导致胞宫的功能失常。常以情志所伤、劳倦过度、房事不节等因素而引发者居多。如思虑则伤心，心血暗耗，营血不足，胞宫血海不能按时充盈，则易发生月经不调、经闭、不孕等病证。若过度劳心，心阴暗耗，阴不制阳，心火偏亢，引动相火，扰动血海，则亦可致月经过多，崩漏等症。若肝郁气滞，血为气结，胞宫血行滞涩不畅，则可引起月经衍期、痛经、经闭、癥瘕等病证。大怒则伤肝，肝气上逆，血随气逆，则可致行经吐血、衄血。饮食不节，或劳倦或忧思则伤脾，脾虚则气血生化无源，血海空虚，则可致月经量少，经行衍期，甚则经闭。若胃气不足，脾失统摄，胞宫功能失调，则亦能引发月经过多，甚或崩漏不止。又如脾阳不运，湿浊内停，下注于冲、任、带脉，则可产生带下绵多。若中气虚陷，维系升举力减弱，胞宫因而下垂脱出，可见阴挺。

#### 3. 冲任失调，胞宫功能紊乱

冲脉和任脉，均起于胞中，冲为血海，任主胞胎。冲、任二脉的气血充盈，乃是胞宫生理功能活动的物质基础。导致冲任失调的原因很多，但总不离虚、实两端。如受寒饮冷，则血凝气滞；邪热内扰，则迫血妄行；痰湿下注，则经脉受损；情志抑郁，则气滞血瘀；恼怒过极，则气逆火动，血行逆乱；劳倦过度则伤气，气虚则血失统摄等。凡此种种，均能造成气血失和，运行失常，从而导致冲任失调，胞宫功能紊乱。

应当指出，由于冲任隶属于肝、肾，因而冲任病变亦多受肝肾病变之影响。再者，冲脉亦隶属于阳明，故与脾胃运化功能失调的关系较密切。因此，冲任失调并不仅仅局限于二经之本身，且与全身的功能状态密切相关。所以，诸如月经紊乱、痛经、崩漏、带下，或早产、流产等病证，亦多与先天之肾精、肾气不足，或后天脾胃亏损等病变有关。

## 四、脏腑病机的相互影响

脏腑病机的相互影响，反映了疾病的传变及各脏腑病证兼见的复杂性，这对于临床分析脏腑兼病的先后主次、原发病与继发病，亦具有重要意义。

人体是一个完整的有机整体，各脏腑之生理功能是密切相关而又协调平衡的。因此，在疾病的发生、发展过程中，某一脏腑的病理变化，常可或迟或早、或轻或重地影响及其他脏腑的生理功能，发生相应的病理传变，产生两脏同病等复杂的病理表现。

### （一）心病与其他脏腑的相互影响

临床以心肾、心脾等病变相互影响为多见。

1. 心火亢盛，可引动命门相火，使肾阴受损。阴虚阳亢，相火妄动，从而扰乱精室，扰动心神，导致心肾不交，可见性机能亢奋，或遗精早泄、心悸、健忘、虚烦不眠等症。

2. 心阳心气虚损，则脾运化受碍，气血生化无源，则可导致心脾血虚，可见食少、倦怠、怔忡、面色萎黄等症。

3. 心血虚亏，则肝藏血不足，血不养肝目，则视物不明，眩晕头痛；血不养筋，则肌肉𥆧动。

4. 心肝火旺，上炎灼肺，则津亏肺燥。灼伤肺络，络破血溢，则咳嗽痰血。

5. 心与小肠经脉相连，心火偏亢，热移于小肠，则小便短赤、灼热疼痛或尿血。

### （二）肺病与其他脏腑的相互影响

临床以肺肾、肺脾、肺与大肠同病或相互影响较为多见。

1. 肺气虚，影响及脾，可致中气不足，脾失健运，是为肺虚及脾，可见气短、体倦、食后腹胀等症。

2. 肺虚不能下输精微于肾，久则必致肾虚，而成肺肾两虚之证，可见气短、咳嗽气喘、骨蒸潮热、盗汗遗精等症。

3. 肺与大肠经脉相连，肺病可下移大肠。如肺蕴实热，气逆不降，则大肠传导不行，可见大便干结。

4. 温热病邪犯肺，逆传心包，热忧心神，则可见神昏谵语等症。

5. 肺虚肝逆，或肝火上炎灼肺伤津，则可见胸闷、喘急、口苦、面红耳赤、咳嗽咯血等症。

### （三）脾病与其他脏腑的相互影响

临床以脾胃、脾肺、脾肾、心脾、肝脾等病变相互影响为多见。

1. 脾与胃以膜相连，脾为胃行其津液，脾病可影响及胃，使胃气呆滞，进而宿食、水湿内聚，而见纳化、呆滞、脘闷，或食后腹胀等症。

2. 脾病则后天水谷精微转输不足，气血生化无源，气虚血亏，久必导致肾虚，可见精神困倦，少气懒言，腰膝酸痛，便溏泄泻等症。脾肾阳虚，蒸腾气化无力，运化水湿功能失职，则水湿不化，泛溢于肌腠，而为水肿。

3. 脾病，水湿运化失职，水湿凝聚而成痰饮，痰浊上犯阻肺，肺失宣肃，则可见咳嗽痰多、脘腹胀闷。脾虚及肺，脾肺两虚，则可见气短、喘促、倦怠乏力、纳呆食少、便溏等症。

4. 脾病则中焦失运，肝气疏泄受碍，肝脾不和，则可见胁胀脘闷、腹胀纳呆。中焦湿热蕴盛，阻遏胆汁排泄，胆液逆流入血，泛于肌肤，则可发为黄疸。

5. 心脾血虚，见前。

### （四）肝病与其他脏腑的相互影响

临床以肝与脾胃、肝肾等病变相互影响为多见。

1. 肝病疏泄失职，脾胃运化受碍，常可见肝气犯脾或肝气犯胃。可见脘闷纳呆、嗳气吞酸、胁胀疼痛、腹胀便溏，或大便不调等症。

2. 肝火上炎灼肺，津伤肺燥，则易灼伤肺络，可见胁痛易怒、干咳痰血等症。

3. 肝血虚则心血不足，可见两目干涩，面色无华、心悸眩晕等症。

4. 肝气不舒则疏泄功能失职，或肝胆湿热蕴阻，胆汁逆流入于血脉，泛于肌肤，则发为黄疸。

5. 肝阴不足，肾阴亏损，肝肾阴虚，肝阳上亢，则可见腰酸膝软，眩晕，耳鸣，耳聋等症。

6. 肝病及胆，则胆虚不宁，则出现虚烦不寐，或恶梦惊恐，遇事易惊善恐等症。

### （五）肾病与其他脏腑的相互影响

肾病可影响及其他四脏，使其功能失调。而其他脏腑病变，久之亦多影响及肾。

1. 肾阳虚，命门火衰，则心阳不足，或肾虚水泛凌心，则可见心悸，气短，水肿等症。

2. 肾阴虚，不能上济心阴，心阴不足，心阳独亢，则心肾不交，水火失济，可见虚烦不寐，舌赤口干等症。

3. 肾虚及肺或肺虚及肾，可致肺肾两虚，见前。

4. 肾阳虚，则脾失温煦，运化失职，可见完谷不化，泄泻，或水肿。脾肾为先后天之本，脾肾两虚则全身机能衰弱。

5. 肾阴虚不能滋养肝阴，肝肾阴虚，肝阳偏亢，虚阳上扰，则可见眩晕耳鸣，腰酸膝软、血压升高等症。

6. 肾与膀胱，经脉相连，肾阳虚则气化功能减弱，影响膀胱，而致排尿不利。若肾虚，固摄作用不足，则膀胱失约，可见小便失禁可遗尿。

## 第四节　外感热病病机

外感热病，是指感受六淫、疫疠等外邪所导致的一类疾病，因其常以发热为主症，故称其为外感热病。外感热病病机，是指外邪侵入机体后所发生的热性病证的病理过程，即该病证发生、发展和转归的一般规律。外感病的病机和内伤病的病机两者的区别，主要在于外感病是以感受外邪为主，其病变发展有一定的阶段性，在病变由表入里、由浅入深、由实转虚的传变过程中，可表现出明显的外感病证特有的阶段性、层次性病理变化。关于外感热病的病机，中医学有两种学说，即伤寒学说和温病学说。这两种学说研究讨论的对象，同是外感热病，但伤寒学说强调外感寒邪，认为寒邪侵袭机体由肌表而入里，按六经次第传变，并以六经来分证；温病学说认为外感疾患以温热发病为多，认为病邪主要是从口鼻而入，其病变是按卫气营血或上、中、下三焦进行传变，并以卫气营血或三焦来分证。从病机学角度来看，两者有同有异，各有长短，又可互为补充。兹将六经病机、卫气营血病机和三焦病机分述于后。

# 一、六经病机

六经，即指三阳和三阴。三阳是太阳、阳明和少阳，三阴是太阴、少阴和厥阴。六经病机，即是指外感疾病六经病证发生、发展的一般规律。六淫外邪侵袭人体，正邪抗争，引起了经络和脏腑生理功能的失常，从而产生一系列病理变化。六经病变的发生，多是在六淫外邪的作用下，正邪相互斗争的结果。一般来说，在发病初期和中期，患者正气未衰，机体抗病力强，邪气盛，机体反应呈亢奋状态者，称为三阳病，其性质属热、属实；若患者正气衰退，机体抗病力弱，病邪未除，正不敌邪，机体反应呈虚衰状态者，称为三阴病，其性质多属寒、属虚；后世也常用于多种内伤杂病的治疗。

外感病邪，由表入里，逐步深入发展。太阳病是外感疾病初期，邪居表卫阶段；阳明病是病邪入里化热的极期阶段；少阳病为邪居半表半里之间的过渡阶段。邪气深入，正气已虚，则可传入三阴经而成三阴病变。太阴病为脾虚湿盛阶段；少阴病为心肾阳衰阶段；厥阴病是寒热错杂，阴阳胜复的病理阶段。

## （一）太阳病病机

太阳主一身之表，统一身之营卫，在正常情况下，营卫调和，则人体卫外屏障功能固秘，可以发挥其抗御外邪侵袭之作用。因为皮毛位于体表，为人体之屏障，赖肺脏宣发敷布的卫气和津液以温养，方能维持其正常的生理功能。所以太阳主表，实际上概括了肺卫的调节功能。

太阳经脉，上额交巅入络于脑，下项循肩膊内。太阳之腑为膀胱，与肾相表里，故太阳经病变多与小便及汗液的排泄有密切关系。太阳病变为外感疾病的初期阶段，有经证和腑证之分。

### 1. 太阳经证病机

风寒之邪侵袭人体，肌表受之，太阳经脉及肺卫首当其冲，邪正交争，营卫失其和调，表卫调节失司，影响及肺，肺气失于宣肃，即是太阳经证的主要病机。因其邪客表卫，故见发热、恶寒。邪客太阳经脉，经气阻滞，故见头痛项强、身痛等症。

若素体营阴不足，腠理疏泄，风邪袭表，营卫不和，卫失固外开合之权，则每易形成太阳中风之证。若寒邪袭表，卫阳被遏，营血郁滞不畅，则又可形成太阳伤寒之证。前者属表虚，每见汗出、脉浮缓等症；后者属表实，则又见无汗、脉浮紧等症。两者虽有一定区别，但都统属太阳经病变范畴。

### 2. 太阳腑证病机

多为太阳经病不解，病邪内传膀胱及小肠所致。由于病变有传入气分和血分之不同，故又有蓄水和蓄血之别。蓄水病变是由于太阳病表邪不解，邪热随经入于膀胱，影响气分，致使膀胱气化不利，气结水停而成蓄水之证，以小腹胀满，小便不利为临床特征。蓄血病变则是由于邪热随经深入下焦，影响及血，与血结于下焦少腹，热与血结，瘀血内阻而成蓄血之候，以少腹急结、小便自利、神识错乱如狂为临床特征。据分析，太阳蓄血并非血蓄膀胱，而是热与血结，蓄留于太阳小肠部位。故蓄水证与蓄血证之区别，主要在于小便利与不利，以及有无发狂等症。

"实则太阳，虚则少阴。"太阳病在其发展过程中，亦可因表邪不解，或治疗失当，邪气由表入里，由腑及脏，损及心肾，可出现心肾阳衰等病变。

## （二）阳明病病机

阳明病变是外感病发展过程中，邪热炽盛的极期阶段。

阳明属胃与大肠，与脾相表里，而肺与大肠相表里，故在生理和病理上有着密协的关系。胃为水谷之海，主受纳与腐熟水谷，阳明胃肠为人体气血津液化生之处，为多气多血之腑。胃为阳腑属燥土，其性恶燥而喜润，故病邪侵袭阳明，病变多从燥化，其证候以胃肠之燥热实性反映为特点，所以阳明病一般多属胃肠实热证，又有"胃家实"之说。

阳明病的形成，其原因主要有三：一是由于太阳病失治误治传经而来。二是少阳病误用汗吐下及利小便等法导致伤津而成。三是燥热之邪直犯阳明，本经自病所致。

病变发展至阳明阶段，此时机体阳气亢奋，阳胜则热，邪正交争，故热势最盛。阳明病机亦有经证病机和腑证病机之别。

### 1. 阳明经证病机

病邪入里化热，燥热亢盛，消烁津液，上扰心神，无形之邪热，弥漫充斥于周身表里内外。虽热燥相合，但胃肠之中并无燥屎阻结，故临床以大热、大汗出、口渴引饮、脉洪大，以及心烦躁扰等症为特征。

### 2. 阳明腑证病机

病邪入里化热，燥热与肠中糟粕搏结，耗伤津液，燥结成实，阻滞于肠腑，影响及腑气通降，以及燥热之邪挟浊气上攻，心神被扰为其病机特点，临床以潮热谵语、大便秘结、腹满硬痛、脉沉实有力等症为特征。阳明病发展过程中，尚有由于邪热不得外越，瘀热阻滞，胆汁疏泄失常，逆流入血，发为黄疸病证，则称其为阳明发黄。

"实则阳明，虚则太阴"。阳明病由于攻下过早或过猛，损及脾阳，机体抗病能力由强变弱，病变性质则由热转寒，由实转虚，从而发展成太阴病，可出现脾虚寒之病变。

## （三）少阳病病机

少阳病变是病邪既非在表，又未入里，而是处于半表半里的过渡阶段，故称为半表半里病证。

少阳属胆与三焦，并与肝、心包相表里。胆寄于肝，内藏精汁而主疏泄，胆腑清利则肝气条达，胆汁疏泄于肠胃以助消化吸收，故胆气和畅，则脾胃功能健全，实际上反映了肝胆功能的协调。三焦的生理功能是主持诸气和疏通水道，故少阳之气常是胆和三焦功能的综合表现。因此，少阳病变常累及胆和三焦，以及肝胃等脏腑。

少阳病多由太阳病不解而内传，或病邪直犯少阳，正邪分争于表里之间所致。

邪侵少阳，肝胆之气上逆或肝胆之火上炎，或肝胆气郁，经气不利，或犯脾、犯胃，以致肝脾不调或肝胃不和，是为少阳病之主要病机，临床可见往来寒热、胸胁苦满、神情默默、不欲饮食、心烦喜呕、口苦咽干、脉弦等症。

由于少阳病的发展有向表向里两种趋势，故又有"少阳主枢"之说。临床上少阳病之向表向里，多以兼证形式出现，如少阳兼太阳之表、少阳兼阳明之里等。

## （四）太阴病病机

太阴为三阴之首，内属于脾、肺，并与胃、大肠相表里。太阴病主要责之于脾胃。

太阴病的发生，多由三阳病治疗失当，损及脾阳，或因寒湿之邪直犯中焦，或因脾胃素虚，寒湿内阻所致。脾主运化水谷精微和运化水湿，脾病则健运无权，转输失职，水湿停滞。太阴脾病与阳明胃病虽同属消化系统病变，但两者一虚一实，虚则太阴，实则阳明，故太阴病以脾虚湿盛为其病机特点。脾虚不远,寒湿内阻,脾气不升,胃气不降,纳化失职,故太阴病证以腹满面吐、食不下、自利、时腹自痛、脉缓弱为临床特征。

太阴病机的发展,一是可以转属阳明,主要是胃肠阳复太过,则寒湿易于转化为燥热之证;二是湿滞不化,影响胆汁排泄,则可引发黄疸,而成阴黄之证;三是太阴久病不愈,中阳不足,必及于肾,转入少阴病机。

### (五) 少阴病病机

少阴属心肾,并与小肠、膀胱相表里。心主血脉而藏神,肾藏精主水而化气,元阴元阳寄寓其中,是为生命之根。少阴之气在正常情况下,能主持人体精神意识活动和气血的运行,并能管理全身的水液代谢。

少阴病变为六经病机的危重阶段,其主要病理反映为阴阳气血俱虚,而以心肾阳衰为主,抗病能力明显减退,故表现为全身性的虚证。

少阴病变的形成,多由病邪直犯少阴,或因他经病变误治、失治,损伤心肾而致。

病人少阴,损及心肾,阳气衰弱,阴血不足,故临床以脉微细、但欲寐为其特征。但是,由于机体体质的差异,病变发展又有寒化、热化之不同。

少阴寒化,系患者体质平素阳虚阴盛,心肾机能减退,若病邪传至少阴,则从阴而化寒可表现为一派心脾肾阳衰虚寒反映。临床可见恶寒蜷卧、精神萎靡、手足厥冷、下利清谷、口不渴或渴喜热饮、小便清长、舌淡苔白、脉沉微等症。甚则阴寒之邪太盛,逼迫虚阳浮越于外,从而形成阴盛格阳之真寒假热证候。

少阴热化,系患者素体阴虚火旺,心肾阴液亏损,机能虚性亢奋,若邪入少阴,从阳而化热;进一步灼耗真阴,则可形成肾水亏乏不能上济心阴,心火独亢,水火失济,阴不敛阳之虚热病证。临床可见心烦不寐、口燥咽干、小便黄、舌尖红赤或舌绛少苔、脉细数等症。此外,少阴病有时在正复阳回的情况下,也可转为太阳或阳明病证。

### (六) 厥阴病病机

厥阴属肝和心包,并与胆、三焦相表里,肝主疏泄而藏血,心包代心用事,心包相火以三焦为通道,可达于下焦,从而使肾水温暖以涵养肝脏。如此,则上焦清和,下焦温暖,脏腑机能正常,因而保持人体健康。

厥阴为阴之尽,阳之始,阴中有阳,病至厥阴,为六经病之较后阶段,病情较为复杂危重。由于机体正气衰微,阴阳调节紊乱,所以厥阴病机以寒热错杂(上热下寒)、厥热胜复(阴阳胜复、厥热往来)、厥逆证,以及因肝病影响而出现胃肠疾患为特点。

寒热错杂:病至厥阴,则肝与心包受邪,疏泄不利,气机升降失常,以致气血紊乱,阴阳失调,寒热错杂。阳热并上,肝火上炎则为热;阴寒并下,心火不能下达则为寒,此即为上热下寒的病理机制,临床可见消渴、气上冲心、心中疼热、饥不欲食、下利等症。

厥热胜复:邪正交争,阳胜则热,阴胜则寒,故可出现厥热胜复。其特点是四肢厥逆与发热交错出现。阳能胜阴,则厥热相等,反映阴寒虽盛,但阳气尚能与之抗争,阳盛阴衰,则寒少热多,反映病情好转;阳衰阴盛,则热少寒多;阳复太过则厥回而热不除;若阴寒盛极,阳气不续而先绝,则病情重笃而垂危。此即厥热胜复之病机。

厥逆:由于病邪内陷厥阴,脏腑功能失调,气血紊乱,阴阳不相顺接,则为各种厥逆证的病机,其形成原因较多,诸如寒盛、热深、蛔虫、真阳衰脱,以及水邪凌心、痰涎壅盛等均可导致厥逆证的发生,其中以寒厥、热厥、蛔厥为多见。

此外,若肝胃气逆,或湿热下注,或实热壅结,或脾胃虚寒,则可形成厥阴病的各种不同吐利证。

厥阴与少阳相表里，故在一定的条件，厥阴、少阳病变可互相转化。一般说来，少阳陷入厥阴则为逆，厥阴转出少阳则为顺。

## 二、卫气营血病机

卫气营血，在中医生理学中，原是指具有温煦、濡养和防御，保卫功能的四种精微物质而言。但在中医病机学中，卫气营血则代表着外感温热病在其发展过程中浅深不同的四个病理阶段，具体称之为"卫分""气分""营分""血分"。卫气营血病机，即是运用卫气营血的病理生理变化，来阐明温热病发生、发展和变化的内在机理及其传变规律。而温热病整个病程的发展演变，也就是卫气营血病理变化及其相互影响与转化的具体反应。

从病变部位和病理变化来看，病在卫分和气分都属于气的病变，主要表现为人体功能活动发生异常和障碍；营分和血分都属于血的病变，主要表现为人体津液阴血等营养物质受损。

温热病的传变规律是病邪由卫分传入气分，由气分传入营分，由营分传入血分，标志着病变逐渐深入，由浅而深，病情逐步加重。故叶天士在《温热论》中指出："大凡看法，卫之后方言气；营之后方言血。"但是这种传变规律不是一成不变的。由于病邪类别及轻重的差异，患者体质强弱又有所不同，故在临床上亦有发病即从气分或营分开始，以里热偏盛为特点，而无卫分证候者；或病邪虽已入于气分，而卫分之邪尚未消除者；或热势弥漫，不仅气分有热，而且营分、血分热势亦盛，酿成气营两燔或气血两燔者；或卫分病不经气分阶段，而直接传入营血，即所谓"逆传心包"者等等，这些都说明了温热病传变的特殊情况。

总之，温热病之所以沿卫、气、营、血顺序而发展变化，正是反映了其病变由浅入深，由轻到重，由功能性损害到物质性受损的病理演变过程。

### （一）卫分病病机

卫分病机，主要是指"卫气"的生理功能因受温邪的侵袭而失常，以及卫气与病邪相互作用而发生的病理变化。卫分是温热邪气在表的阶段，其发病途径是温热之邪由口鼻而入，首先侵袭肌表，内舍于肺。故其病变部位在于肌表和肺，而且病变较为轻浅。

卫气的生理功能是防御外邪的侵袭，温养肌肤腠理，司汗孔的启闭，并有调节体温的作用，肺为皮毛相合，卫气与脾气相通，故温热病邪侵袭肌表或从口鼻而入，必然导致肺卫失和，使肺卫生理功能异常，故卫分病机主要以温邪外袭，卫阳被郁，肌肤失养，肺失宣肃为特点。临床可见发热，微恶风寒，无汗或少汗，口微渴，舌边尖红，脉浮数，其中以发热重，恶寒轻或微恶风寒，且同时并见，为卫分证之基本特征。

### （二）气分病病机

气分是温热邪气在里之阶段。气分病机，是指邪在肌表，郁而不解；向里传变进入气分，或不经卫分而直接侵入气分，导致人体气的运行布散、升降出入失常，甚至影响某些脏腑器官功能的病理变化。

气分病的发病途径，除由卫分内传或温热病邪直入气分而外，亦可因伏邪内发而致。所谓伏邪，是与新感相比较而言，是指感受外邪未即时发病而伏藏于体内，或因素有内热，复为新感诱发的一类温热病，由于初起即病发于里，以热郁于里症状为主要反映，故与新感温病初起有表证者不同。其传变趋向是既可里热外达，亦可进一步内陷深入。

气分病变的范围相当广泛，就其部位而言，包括了肺、胸膈、胃、肠、胆、脾等多个脏腑或部位，反映出多种外感热病热盛期的病理改变，故举凡温热病邪由表入里而未入营动血之一切病变，均属于气分范畴。

由于温热病邪内侵有关脏腑经络，邪正相争于里，故以邪气亢盛而正气未衰，正邪斗争剧烈，导致脏腑功能活动亢奋，里热壅盛等为其病机特点。其临床则以壮热，或潮热，或身热不扬，不恶寒反恶热，舌红苔黄、脉数有力，并常伴有心烦、口渴、面赤，或喘咳，或脘闷痞满，或呕恶便秘等症为主要表现，而其中尤以但发热不恶寒反恶热、口渴、苔黄为其特点。

由于邪入气分而累及的脏腑和部位有所不同，因此其病理反映亦有所侧重，如热壅于肺，肺气不利，则身热喘咳；热扰胸膈，气机不畅，则心烦，身热；热炽胃腑，灼伤津液，则壮热口渴，苔黄脉洪大；热结肠道，腑气不通，则潮热，便秘，舌苔黄燥；热郁少阳，胆火亢炽，则热多寒少，口苦苔黄；湿热蕴阻于脾，则身热不扬，脘痞呕恶；津液为热邪所煎耗，则口渴喜饮，舌红苔黄或苔白干燥。热极伤津，引动肝风，则手足瘛疭，颈项强直，角弓反张。总之，不管气分病的证候反映多么复杂，其共同特点是热盛，是邪势鸱张而机体之抗病能力亦强的表现。

### （三）营分病病机

营分病机，系指温热邪气深入阴分，损伤人体营养物质的轻浅阶段的病理变化。心主血属营，故营分病的病变部位在心及心包。营分病的发生，多由于邪在气分不解，其人正气虚弱或津液亏乏，则邪热乘虚内陷，传入于心营，进一步煎灼阴液；或从卫分逆传而直接入营所致。此时机体处于营阴（血中津液）受损及热陷心包，心神被扰的病理状态。临床上以舌绛、心烦不寐、身热夜甚、时发谵语、斑疹隐隐、脉细数等症为主要表现，其中尤以舌绛为热伤营阴之主要特征。若营热动风，亦可见抽搐、颈项强直、角弓反张等症。

### （四）血分病病机

血分病机，是卫气营血传变的最后阶段的病理变化，亦是温热病发展过程中最为深重的病理阶段。邪在血分，是指邪入血分以后，进一步耗血动血，机体处于较营分阶段更为邪热壅盛，迫血妄行，心神被扰的病理过程。由于邪热深入阴分，故损伤人体营养物质更为严重。

心主血，肝藏血，肾藏精而精血可以互化，故血分证候的病位，主要即在心、肝、肾三脏。其病机特点则表现为热迫血行，血溢脉外，血热伤筋，肝风内动；血液阴津严重耗损等几方面。故临床上除可见营分症状外，还以耗血、动血、伤阴、动风及心神被扰、被蒙等为其特征。如血热动血，则见吐血、衄血、便血、尿血、非时经血，或斑疹透发等症；血热动风，则可见抽搐、痉厥。血热扰动心神，心神失常，则可见神昏谵语或昏乱躁狂等证。

此外，血分病变不解，常因邪热炽盛，煎耗津液，而使阴液大伤，形成吴鞠通所谓"少阴温病，真阴欲竭，壮火复炽"证候，以及由于邪热滞留，损耗肝血肾精证候，且亡阳或亡阴病变亦常同时出现。此常与过用汗法，或突然性大出血、大吐、大泻，而致津液骤然大量丢失有关。临床则多见阴精亏少，虚热内生病理反映，以及机体重要脏器失去阴精津血之滋养而且虚脱之病理反映，当此之时，若抢救不能及时，则常可危及生命。

# 三、三焦病机

三焦病机,首见于清代吴鞠通之《温病条辨》,它是吴氏根据《内经》中的三焦部位和功能特点,根据《金匮要略》中热在上焦、中焦、下焦的论述,在叶天士卫气营血病机的基础上,结合温病的发生、发展及传变规律而创立的。三焦病机,主要在于阐明三焦所属脏腑在温热病(包括湿热病)的发展过程中的病理变化,藉以弥补卫气营血病机在论述上(尤其是对湿热病机)之不足。

温病是感受四时不同温热病邪所引起的急性热病之总称。就其病变性质来分,可分为温热和湿温两大类,湿温与温热两种病变虽有共同之处,但亦有其不同之点。如湿温为病以温为主,湿为阴邪,易伤阳气,且水湿之邪常留恋于卫分、气分之间,不易伤阴而成营血之热。又湿性重浊下流,常沿上、中、下三焦部位传变而自成规律,故三焦病机主要在于阐述湿温病证的传变规律和发展变化。

湿温为病,其特点主要在于外感湿邪与热邪共同侵袭人体,故其病机既有热邪为患之反映,又有湿邪为病之特点。湿温病机的特点大致体现为下述几个方面:一是湿热之邪常相裹结,湿遏热伏,热在湿中,湿邪不祛,则热难清解。二是湿为阴邪,其性重浊黏腻,易于阻滞气机,易于遏伤阳气,故湿温为病,常胶着难愈。三是湿热之邪,其性弥漫,热蒸湿动,易向周身弥散,故湿温为病,常以脾胃为中心而扩展至全身。临床上湿温病变多表现为湿热之邪弥漫于上、中、下三焦,阻滞气机,遏伤阳气,从而导致全身性的水液运行、气化障碍。且其传变亦多以上、中、下三焦次第而传变。故三焦病机,则更适用于阐述湿热病邪侵及三焦部位,影响所属脏腑而产生的湿温病理变化。主要有上焦湿热、中焦湿热、下焦湿热等病理过程。

## (一) 上焦湿热病机

上焦湿热,是指湿温病的初级阶段。其发病原因,或湿邪与热邪相合侵袭人体,或感受湿邪,阻滞气机,湿郁化热,渐成湿热为患。

湿热邪气侵袭上焦,其病变部位主要累及肌表肺卫和心包,而使肺的宣发肃降功能失调,导致卫阳郁遏,卫外功能失常;湿热阻滞,气机郁而不畅;水湿不得宣化,湿邪弥漫郁于肌表,清阳被困等病变。其主要脉证,则临床可见恶寒发热、身热不扬、头重如裹、肢体困重、胸脘痞闷、口黏不渴、舌苔白腻、脉濡等症。若湿困脾胃,影响纳化,则可兼见纳呆不饥,便溏不爽等症。

若湿热郁蒸,酿生痰浊,则可蒙蔽心包,闭阻心神,从而导致心神昏蒙病变,则以表情淡漠,神识痴呆,时昏时醒为其临床特征。

## (二) 中焦湿热病机

中焦湿热,多指湿温病的中期阶段。其发病原因,多由上焦湿热不解,渐传中焦,或因素体脾运不健,湿热内蕴,又复感暑湿之邪,内伤脾胃所致,亦可因饮食不节,食郁化生湿热而成。

中焦湿热,病变中心在于脾胃,故以湿伤脾胃病变为主。脾恶湿,而湿又最易困脾,脾胃为湿邪所伤,则受纳运化功能必困之而障碍。又因肌肉与四肢为脾所主,故中焦湿热病机,以消化道功能失常与肌肉四肢功能障碍为主要病理反应。

湿性黏滞,来缓去迟,着而难移,故湿热病邪羁留中焦,为时较长。而且由于体质差异，湿与热两种病邪亦有所偏重。若素体阳虚，或湿邪偏盛而热邪轻，其病机则为湿重于热，病变在足太阴脾；若素体阳盛，或热邪偏盛而湿邪较轻，其病机则为热重于湿，病变则在足阳明胃。正如叶天士《温热论》所说："在阳盛之躯，胃湿恒多；在阴盛之体，脾湿亦不少。"若脾湿胃热并重，则多为湿热并重之候。

中焦湿重于热的病机，主要是湿浊内困，脾失健运，其临床反应以湿象为主，热象不显。以身重困楚，脘痞不饥，口淡不渴，大便溏滞不爽，苔腻脉濡为其特征。

中焦热重于湿的病机，主要是以里热较甚夹有湿邪，其临床反应，以高热、心烦、口渴等里热症状为特征，又因湿热困于脾胃，纳运失常，而兼见脘腹胀满、舌苔黄腻、脉濡略数等症。而且热重于湿易于化燥成温，可转化成温热病证。

湿热并重病机，则为湿郁热蒸，湿热裹结，难解难分，多以汗出热减，继而复热，胸闷腹胀，渴不多饮，或口竟不渴等症为其特征。

中焦湿热病机的转归途径有三：一是湿热从阳化燥，转属温热病之气分阶段，或邪热伤阴而为营血之热。二是湿邪从阴化寒，可发展成为寒湿病变。三是中焦湿热不解，病变下传于下焦，发展成为下焦湿热病变。

### （三）下焦湿热病机

下焦湿热，其病变部位重点在于膀胱和小肠、大肠。其感邪途径，或因湿热病邪直犯下焦膀胱、小肠、大肠，或因中焦湿热不解而下传所致。其病理反应主要表现为水液代谢不利和饮食糟粕的传导失常，以大小便之排泄异常为其临床主要特征。如湿热蕴阻膀胱，气化失司，水道不利，则小便癃闭不通；湿热阻滞大肠，气机不畅，腑气不通，则少腹胀硬，或便秘不通；湿热挟食滞下注肠腑，则大便溏臭不爽；湿热下注肠腑，阻滞腑气不畅，伤及气血，气血壅滞，肉腐为脓，则可见下痢腹痛、利下赤白脓血、里急后重、肛门灼热等症。

应当指出，三焦湿热病机之发展变化，虽有上述之区分和传变规律，但往往互有兼杂。如中焦湿热病变仍可兼有上焦湿热之部分反映；下焦湿热病变虽以膀胱及小肠、大肠病变为主，但亦可影响中、上二焦，出现脾胃及心肺之病理反应。这主要是由于湿热邪气本性弥漫所致。

### 【理论要点】

1. 中医病机学的内涵　病机，即疾病发生、发展和变化的机理。病机学说，即是研究和探讨疾病发生、发展、变化和结局的基本规律的学说。中医病机学认为，疾病的发生、发展和变化，与患病机体的体质强弱和致病邪气的性质密切相关。病邪作用于人体，机体的正气必然奋起而抗邪，正邪相争，破坏了人体相对的阴阳平衡，或使脏腑气机升降失常，或使脏腑经络、气血津液功能紊乱，从而影响及全身脏腑组织器官的生理活动，产生全身或局部的多种多样的病理变化。但是，尽管疾病的种类繁多，临床征象千变万化，然而从总体来说，总离不开邪正斗争、阴阳失调、气血津液失常，以及脏腑经络功能紊乱等病机变化的一般规律。

2. 病机学说的整体观和辩证观　中医学的病机学说，根据以五脏为中心的藏象理论，一般把局部病理变化同机体的全身状况联系起来；从脏腑组织之间通过经络的相互联系和制约关系来探讨疾病的发展传变规律，从而形成了注重整体联系的病理观。中医病机学认为，凡是疾病都是局部和全身的综合的病理表现，不存在单纯的局部病变，也不存在没有局部病变的全身性疾病。实际上，局部病变可以影响及全身；全身性疾病也常是通过局部而反映出来，中医的病机学说则正是立足于整体的病理观来认识和研究疾病的。中医的病机学说还注意到疾病的发展与传变规律；既注意到病理传变的一般规律，又注意到了疾病突变的特殊情况，这种从整体联系和运动变化的观点来认识疾病的发生、发展过程，充分体现了中医病机学说的唯物辩证观点。

3. 邪正盛衰与虚实转归　邪正盛衰，是病变的基本病机之一。邪气盛则实，精气夺则虚，说明邪正双方力量的对比决定着病机与病证的虚实。但是，在疾病的发展过程中，邪正的盛衰不是固定不变的，邪正的消长盛衰变化既能决定病机、病证的虚实夹杂或转化，同时还可出现本质与表现不一致的虚实真假情况，这对于病势的发展及转归具有重要的意义。一般说来，正盛邪退则病势好转或向愈；邪去正虚则病祛而体虚；正虚邪恋则病势缠绵迁延而难愈；邪盛正衰则病势恶化，甚则死亡。

4. 阴阳失调为病变的根本和总体概括　阴阳失调是人体阴精、阳气等各种生理性矛盾和关系遭到破坏的概括，是疾病发生、发展的内在根据，是中医学的基本病机之一。阴阳失调的病机，是以阴阳的属性，阴和阳之间所存在的相互制约、相互消长、互根互用和相互转化的理论，来阐释、分析、综合机体一切病理现象的机理。因此，在阴阳的偏盛、偏衰互损和格拒之间，亡阴和亡阳之间，都存在着内在的密切联系。也就是说，阴阳失调的各种病机，并不是固定不变的，而是随着病情的进退和邪正的盛衰等情况的变化而变化，因此，必须随时观察和掌握阴阳失调病机的不同变化，方能把握住疾病发生、发展的本质。

5. 气血失调要分清虚实　气血失调，是指气和血的亏损不足及各自生理功能的异常，以及气血互根互用功能失调的病理变化而言，属于中医学的基本病机。气血失调，不仅有物质的变化，而且还有功能的改变，因此，最重要的是在于分清虚实。

6. 津液代谢失常与脏腑的功能失调密切相关　津液代谢失常，是中医病机学的基本病机之一，主要是由于肺、脾、肾、三焦、膀胱及肝等脏腑的气化功能失司，从而导致津液的生成、输布和排泄发生紊乱或障碍所致。主要表现为津液亏损不足，脏腑、孔窍、皮毛等失其濡润滋养，从而产生一系列干燥失润的病理状态；津液的输布和排泄障碍，从而形成湿浊困阻、痰饮凝聚、水液贮留等病理状态；津液与气血的功能失调，主要包括水停则气阻，即水湿停滞，气机阻滞；气随液脱，即津液丢失太过，气失依附而暴脱亡失；津枯血燥，则津液亏乏枯竭，导致血燥虚热内生，或血燥生风，津亏血瘀，则津液亏少，血行郁滞不畅，或进而形成血瘀。

7. 内生"五邪"与脏腑的气血阴阳失调相关　所谓内生"五邪"，并非指致病邪气，而是在疾病过程中由于脏腑气血阴阳的功能失调所产生的五种病理状态，即是中医临床上所常见的内风、内寒、内湿、内燥、内火等病证之病理机转。风气内动，主要是肝脏阳气亢逆变动所形成的一种病理状态。其病理表现多见动摇、抽搐、震颤、眩晕等症；寒从中生，是指机体阳气虚衰，温煦气化功能不足，脏腑功能减退，因而造成生理功能活动抑制或衰退，或阴寒之邪弥漫的病理状态。其病理反映是既可见虚寒性证候，又可见阴寒性病理产物积聚，从而导致水湿、痰饮等疾患；湿浊内生，是指脾的运化功能和输布津液功能减退或障碍，导致体内水谷津液代谢失调，从而引起水湿痰浊蓄积停滞的病理状态。其病理反应，即为内湿证候，亦因其湿滞部位不同而异；津伤化燥，是指机体津液不足，人体各部组织器官和孔窍失其懦润，从而产生干燥枯涩之病理状态。其病理表现，即为内燥证候。火热内生，是指机体阳盛有余，机能亢奋，或邪郁化火，或五志过极化火，或阴虚火旺之病理状态。且由于火热郁结的部位不同故其病理反应，可表现为多种实火或虚火证候。

8. 脏腑病机与其自身阴阳气血变化相关　脏腑病机是中医病机学的重要组成部分。是指疾病在其发生、发展和变化过程中，脏腑正常生理功能活动产生失调的内在机理，主要包括五脏的阴阳、气血失调，六腑的阴阳、气血失调，奇恒之腑的功能失调及脏腑病机的相互影响等方面。脏腑病机的相互影响，反映了疾病的传变及各脏腑病证兼见的复杂性，这对于临床分析脏腑兼病的先后主次、原发病与继发病，亦具有重要意义。

**【思考题】**

1. 何谓邪正盛衰？并说明其影响疾病的发生、发展及转归中的意义。
2. 试述阴阳失调的主要类型有哪些。
3. 试述气血失和的病机类型有哪些。
4. 何谓内生五邪？简述产生内火的机理。

# 第八章　预防与治则

【学习要求】

掌握养生、预防（治未病）、治则的基本概念、基本原则；熟悉养生、预防（治未病）的主要方法；熟悉治则治法关系；了解中医治疗八法的概念及适应范围。

生、老、病、死是人体生命活动发生与发展过程的必然规律，追求健康与长寿是人们的普通愿望。中医学的任务不仅是要有效地治疗疾病，而且要善于指导人们养生与预防，增强体质，提高抗病能力，益寿延年。

养生，又称摄生、道生、保生、卫生等，即采取各种措施以颐养心身，保持良好的健康状态，却病延年。养生包括养精、养气、养神、养形等四个方面。预防，系采用一定的方法以防止疾病的发生与发展。预防包括未病先防和既病防变两层意思。治则，是治疗疾病的法则和原则。本章所言治则包括扶正祛邪、正治与反治、标本缓急、调整阴阳、调理气血、调整脏腑、三因制宜等基本治疗原则。

养生、预防和治则三者之间关系密切，养生是最积极的预防措施，要防病必先强身，欲强身则必先养生。治则的确定和治疗手段的实施，可促进疾病的痊愈和机体的康复，有利于养生目标的实现。未病之前要防止疾病的发生，既病之后要防止疾病的传变，同时根据疾病先后主次、轻重缓急，确定相应的治疗原则。养生、预防和治则是中医基础理论的重要组成部分，凸现了中医的特色，体现了以人为本的大预防医学思想。

# 第一节　养　　生

数千年来，中华民族在同疾病和衰老作斗争的过程中，形成了独特的行之有效的养生理论，积累了丰富的养生经验，为人类的繁衍昌盛作出了巨大的贡献。中医养生的目的非常明确：其一，增强体质，保持健康；其二，抵御邪气，预防疾病；其三，延缓衰老，颐养天年。中医养生学认为，人体衰老的机理为阴阳失调、脏腑虚衰、精气衰竭等，且针对这一机理提出了顺应自然、形神兼养、保精护肾、调养脾胃四大养生原则，以及神养、食养、居养、房养、动养、药养等众多的养生方法。

## 一、天年与衰老

### （一）天年

《素问·上古天真论》说："上古之人，其知道者，法于阴阳，和于术数，食饮有节，起居有常，不妄作劳，故能形与神俱，而尽终其天年，度百岁乃去。"指出上古时代善于养生的人，自觉适应天地自然界变化的规律，调整各种养生方法，注意节制饮食，作息有定时，不过度劳累，则形体健康，精神旺盛，能活到天赋的自然年龄，超过百岁才离开人世。

可见，天年实际上指的就是人的自然寿命。

人的生命是有一定期限的，人类自然寿命的最高年限，称为寿限。中医认为人的生理寿限为120岁左右，"上寿百二十，古今所同"（《养生论》）。现代研究表明，人的寿命是其生长成熟期（25岁）的5倍，即125岁左右。所以，古今认识基本一致。

中医在探讨天年之时，认为天年与人的体质关系最为密切。所谓体质，先天遗传和后天获得所形成的在形态、功能等方面固有的、相对稳定的个体特征，其表现为与心理性格的某些对应性。体质的形成涉及先天和后天两个方面。先天禀赋主要决定于父母，父母的体质特征，往往对后代的体质状况产生直接的影响，并在人的一生中明显或潜在地发生作用。后天因素则包括精神、饮食、起居、劳逸等，后天因素可在先天因素的基础上促进体质的形成。其或促进某些体质的稳定和巩固，或促进体质发生转变：如体质较强的人，忽视养生，甚至肆意克伐，亦可使人的体质下降；相反，体质较弱的人，只要重视养生，精神调摄适当，饮食调理适宜，起居作息有节，劳逸安排得当，体质也会不断增强。因此，人只要适应自然界的变化，注意和坚持养生，就能达到一定的寿限。

### （二）衰老

#### 1. 衰老的概念

衰，即衰退、衰弱之谓。衰老，是指人体随着年龄的增长，机体各组织器官功能出现全面降低的过程。衰老的特征有：皮肤松弛缺乏弹性，皱纹增加色素沉着，头发稀疏变白脱落，反应迟钝行动缓慢，视力减退，听力下降，食欲不振，睡眠不安，记忆力衰减，性功能衰退，适应能力和抗病能力降低，并出现诸如高血压、心血管病、中风、慢性支气管炎、糖尿病、骨质疏松、痴呆等老年性疾病。

衰老是一个复杂的生命演化过程，包括机体形态、脏腑生理功能、组织器官之间的协调控制以及机体对环境的适应能力等一系列退行性变化。衰老可分为生理性衰老和病理性衰老两类。生理性衰老是指随着年龄的增长，在机体发育成熟以后所出现的生理性退化，这是人体生命过程的普遍规律；病理性衰老则是因为内在的或外在的原因使人体发生病理性变化，使衰老现象提前出现，又称为早衰。实际上，绝对的生理性衰老是不存在的，生理性衰老和病理性衰老往往相互影响。

衰与老虽然有直接的关系，如年老易衰，衰者多老，但老年未必均衰，衰亦未必均老，所以衰老和老年并不能等同，亦非完全同步。老年是人生的一个年龄阶段，一般认为40~59岁为渐衰期，60~74岁为老年前期，75~89岁老年期，90岁以上为长寿期。

#### 2. 衰老的发生机理

阴阳失调　人生有形，不离阴阳；正邪相争，本乎阴阳。阴阳变化是一切事物运动变化的根源，"阴平阳秘，精神乃治"，"阴阳离决，精气乃绝"，人的正常生理活动是人体内部阴阳以及人体与外界之间阴阳协调平衡的结果。随着年龄的增长，机体内阴阳逐步丧失平衡，或病邪作用于人体，促使机体阴阳失调，疾病丛生，就会引起和加速衰老。所以，衰老的过程就是阴阳失去平衡，出现偏盛偏衰的结果。若导致阴阳不能相互为用而分离，人的生命活动也就结束了。因此，阴阳失调是人体衰老的重要机理。

脏腑虚衰　五脏是人体的五大功能系统，五脏阴阳是人体阴阳的根本，也是人体生命的根本。所以，五脏虚衰，功能减退，就会出现衰老。如心藏神而主血脉，心脏虚衰则气血损伤，神疲志散，易导致衰老；肺主气而司呼吸，肺脏虚衰则治节不行，卫外不固，易出现气短咳喘，反复感冒等衰老征象；脾胃主受纳运化，为气血化生之源，脾胃虚衰则化源不足，气血亏虚，体弱多病而易衰老；肝主疏泄及藏血，肝脏虚衰则视物昏花，筋弱无力，出现行动迟缓的衰老现象；肾藏精，内寓元阴元阳，肾脏虚衰则精不足，阴损阳耗，可引起各种衰老病证。

精气衰竭　精气不仅是组成人体的最基本物质，而且人体的一切生理活动无不以精气为源泉和动力。因此，人体的生长、发育、衰老以及寿命的长短，在很大程度上与精气的盈亏盛衰有着重要的关系。若精气衰竭，则精不能化气，气不能生神，神不能御形，就会出现精亏气少，神志恍惚，形体枯槁等一系列衰老证候。

# 二、养生的基本原则

## （一）顺应自然

自然界是人类生命的源泉，人以天地之气生，四时之法成。自然界为人类的生存提供营养、水分、空气、阳光等新陈代谢所必需的物质，天食人以五气，地食人以五味。人在生理上形成了与自然界同步的节律性变化，同气相求，四时五脏相应。因此，根据天人相应的理论，只要人们掌握自然界变化的规律，并且顺应自然界的运动变化来进行养生，与天地阴阳保持平衡，这样才能有益于心身健康。顺应自然养生原则最典型的例子就是《内经》所说的"春夏养阳，秋冬养阴"，在万物蓬勃生长的春夏季节，人们要顺应阳气发泄的趋势，早起床并到室外活动，漫步于空气清新之处，舒展形体，使阳气更加充盛；秋冬气候转凉，风气劲疾，阴气收敛，必须注意防寒保暖，适当调整作息时间，以避免肃杀之气，使阴精潜藏于内，阳气不得妄泄。

## （二）形神共养

中医强调形神合一，形神合一的核心就是形与神在整个生命活动中相互依存和相互促进的辨证关系，其指出形体是生命存在的基础，有了形体才有生命，有了生命才有精神活动和生理功能；神是生命活动的主宰，人的精神情志变化可影响形体，使脏腑气机调畅，提高对环境的适应能力和对疾病的抵抗能力。所以，形神兼养不仅要注意形体的保养，而且要注意精神的调摄，形体健壮，精力充沛，使身体和精神协调发展。中医主张以动养形，以静养神。应用导引、推拿、锻炼等方法，以运动形体，疏通经络，调和气血，通利官窍；运用清静内守、不妄躁动、愉悦自得等方法，使心情舒畅，气机调达，血脉和利，脏腑安康。通过形神共养，动静结合，刚柔相济，达到调神与强身的统一，有利于人体的健康和长寿。

## （三）保精护肾

肾为先天之本，主藏精，父母之精乃人体生命之源。精能化气、成形、生神，精是气、形、神的物质基础。肾为水火之宅，内含元阴元阳，凡肺气之治节，心气之运行，脾气之转输，肝气之疏泄等，无不与肾阳的温煦及肾阴的濡养有密切关系。可见，肾中精气阴阳的盛衰，是人体健康长寿的关键。肾易虚而难实，精易泄而难秘，因此保精护肾实为养生的中心环节。保精护肾的重点在于节制房事，若恣情纵欲，施泄过多，则精液枯竭，真气耗散，未老先衰。除此之外，药物调治、补肾食膳、导引吐纳、运动保健等，都能起到一定的保精护肾的作用。

## （四）调养脾胃

脾为后天之本，气血化生之源，脾胃强弱与人体之盛衰、生命之寿夭关系甚为密切。脾胃健旺，水谷精微化源充足，脏腑功能旺盛，生命活力增强。另外，脾胃为人体气机升降之枢纽，脾升胃降和谐，全身气机条达，维持正常的新陈代谢和生理活动。因此，养生时注意调养脾胃，益脾气、养胃阴，寒勿过凉，热勿过燥，使脾胃强健，从而供给人体所需要的各种营养物质。

# 第二节　预　　防

预防，是指采取一定的措施以防止疾病的发生与发展。中医历来就重视预防，早在《内经》中就提出了"治未病"的预防思想。如《素问·四气调神大论》说："圣人不治已病治未病，不治已乱治未乱。……夫病已成而后药之，乱已成而后治之，譬犹渴而穿井，斗而铸锥，不亦晚乎？"文中指出了防患于未然的重要意义。中医的预防思想包括未病先防和既病防变两个方面。

## 一、未病先防

未病先防，是指在疾病未发生之前，采取各种措施，防止疾病的发生。由于疾病的发生关系到邪正两端，而邪气是疾病发生的重要条件，正气不足是疾病发生的内在根据，因此未病先防应从两方面着手。

### （一）提高正气的抗邪能力

一般来说，体质壮盛者，正气充盛；体质虚弱者，正气不足。可见，增强体质是提高抗病能力的关键。增强体质涉及调养形体，不妄作劳；加强锻炼，增进健康；调摄精神，恬淡虚无；药物预防，人工免疫等诸多方面。

#### 1. 调养形体，不妄作劳

调养形体，是增强人体体质，提高防病能力，减少疾病发生的重要环节之一。《素问·上古天真论》说："其知道者，法于阴阳，和于术数，食饮有节，起居有常，不妄作劳，故能形与神俱，而尽终其天年，度百岁乃去。"意思是说，要保持身体健康，精神充沛，延年益寿，就应该了解自然界的变化规律，并适应这种变化，生活要有规律，饮食要有节制，避免过度劳作，则体质强壮，生命旺盛，正气充足，从而减少疾病的发生。反之，若生活起居没有规律，饮食劳逸没有节制，就会影响身体健康，削减机体的抗病能力，从而易发生疾病。故《素问·上古天真论》又说："以酒为浆，以妄为常，醉以入房，以欲竭其精，以耗散其真，不知持满，不时御神，务快其心，逆于生乐，起居无常，故半百而衰也。"

#### 2. 加强锻炼，增进健康

经常锻炼身体，能增强体质，增进健康，减少或防止疾病的发生。如汉代著名医学家华佗，根据"流水不腐，户枢不蠹"的道理，创造了"五禽戏"健身运动。其中，以"虎戏"的动作刚猛，有利于增强体力；以"鹿戏"的心静体松，刚柔相济，有利于舒展筋骨；以"熊戏"的步态沉稳，以缓解上盛下虚之证；以"猿戏"的轻健敏捷，有利于疏通肢体关节；以"鹤戏"的轻柔亮翅，有利于增强肺的呼吸功能，并调达气血，舒通经络。由于"五禽戏"模仿虎、鹿、熊、猿、鹤等五种动物的动作以锻炼身体，可促使血脉流通，关节灵活，气机调畅，体质增强，减少和或防止疾病的发生。此外，后世不断演变的太极拳、八段锦、易筋经等多种健身方法，不仅能增强体质，提高健康水平，预防疾病的发生，而且对多种慢性疾病的治疗也起到一定的作用。

### 3. 调摄精神，恬淡虚无

人的精神情志活动，是以精、气、血、津、液为物质基础，与脏腑的功能活动以及人体的生理、病理变化有着密切的关系。心情舒畅，精神愉快，则气机调畅，气血平和，脏腑机能旺盛，抗病能力增强，对预防疾病的发生有着积极的意义。如《素问·上古天真论》说："恬淡虚无，真气从之，精神内守，病安从来。"这就是说，思想上安定清静，不贪欲妄想，使真气和顺，精神内守，疾病无以发生。若突然而强烈，或反复而持续的精神刺激，可引起人体气机逆乱，气血失调，脏腑功能紊乱，抗病能力下降，导致疾病的发生。

做好精神调摄，一是要避免或减少周围环境的不良刺激；二是要提高人体自身精神调摄能力，心胸开朗，清心寡欲，防止情绪的过度波动。正如《素问·上古天真论》所说："是以志闲而少欲，心安而不惧，……气从以顺。故美其食，任其服，乐其俗，高下不相慕，……是以嗜欲不能劳其目，淫邪不能惑其心，……故合于道。"

### 4. 药物预防，人工免疫

《素问·刺法论》有"小金丹……服十粒，无疫干也"的记载，说明《内经》时期人们就知道了用药物来预防疾病。十六世纪我国又发明了"人痘接种法"以预防天花，开世界人工免疫之先河，为后世免疫学的发展做出了重要贡献。此外，中医还有运用苍术、雄黄等药物，以烟熏的方式起到消毒防病的作用。近年来使用中草药预防疾病，已越来越受到医学界的重视，如用贯众、板蓝根或大青叶等预防流感，用茵陈、栀子等预防肝炎，用马齿苋等预防细菌性痢疾等，都收到了良好的效果。

### （二）防止病邪的侵害

病邪是导致疾病发生的重要条件，故未病先防除了注意摄生，增强体质，提高正气的抗邪能力之外，还要注意防止病邪的传播以及对人体的侵害。如"虚邪贼风，避之有时"，"恬淡虚无"，"饮食有节"，"起居有常，不妄作劳"，"避其毒气"等，皆是避免六淫、七情、饮食、劳逸、疫疠等致病的有效方法。

虽然邪气是疾病发生的重要条件，但在某些特殊的情况下，邪气也会起到主导作用。如高温、高压电流、枪弹杀伤、化学毒剂、虫兽咬伤以及各种自然灾害等，即使人体正气强壮，也难免被伤害而发病。所以，避免这类伤害，也是防止疾病发生的一项重要措施。

## 二、既病防变

既病防变，就是在疾病发生之后，争取早期诊断，早期治疗，以防止疾病的发展与传变。

### （一）早期诊治

《素问·阴阳应象大论》说："故邪风之至，疾如风雨，故善治者治皮毛，其次治肌肤，其次治筋脉，其次治六腑，其次治五脏。治五脏者，半死半生也。"说明外邪侵袭人体，如果不及时治疗，病邪就会由表传里，先皮毛，后肌肤，再筋脉，甚至侵犯内脏，使病情愈来愈复杂，治疗也愈来愈困难。因此，在防治疾病的过程中，一定要了解疾病的传播途径，掌握疾病发生发展的基本规律，做到早期诊断，及时治疗，才能防止其传变。

### （二）控制传变

《难经·七十七难》说："上工治未病，中工治已病者，何谓也？然：所谓治未病者，见肝之病，则知肝当传之于脾，故先实其脾气，无令得受肝之邪。故曰治未病焉。中工者，治肝之病，不晓相传，但一心治肝，故曰治已病也。"在五行中，肝属木、脾属土，肝木可克脾土，肝木受邪则累及脾土，导致脾土病变。所以，在临床上治疗肝病时，常配用健脾和胃的方法，防止肝病传之于脾，这是既病防变的具体应用。又如清代医家叶天士，根据温热病伤及胃阴之后，可能会进一步耗伤肾阴的病变规律，主张在甘寒养胃的方药中加入某些咸寒滋肾之品，并提出了"务必先安未受邪之地"的预防原则，这是既病防变法则具体应用的范例。

# 第三节　治　　则

中医在长期的医疗实践过程中，积累了丰富的临床经验，在深入认识疾病发生发展规律的基础上，创立了完整的辨证论治体系。一方面对疾病所表现的各种临床征象，通过望、闻、问、切等四诊进行收集和整理，并运用中医理论加以分析，对疾病作出正确的辨证诊断。另一方面，根据辨证诊断的结果，确定正确的治疗原则，采用适当的治疗方法，以达到却病的目的。在整个辨证论治的过程中，治疗原则的确定和治疗方法的选用，对提高临床疗效具有十分重要的意义。

## 一、治则的概念

### （一）治则的含义

治则，即治疗疾病的法则。它是在整体观念和辨证论治精神指导下制定的，对临床治疗立法、处方、用药等具有普遍指导意义。治则包括扶正祛邪、标本缓急、正治反治、调整阴阳、调理气血、调整脏腑、因时因地因人制宜等内容。中医治则的核心是"以平为期"，中医治则的目的是恢复机体阴阳的协调平衡和内环境的相对稳定。

### （二）治则与治法的关系

治则与治法既有区别又有联系。就区别而言：一是内涵不同。治则是治疗疾病的原则或法则，治法是治疗疾病所采用的具体措施和方法。二是外延不同。中医治则包括扶正祛邪、标本缓急、正治反治、调整阴阳、调理气血、调整脏腑、三因制宜等内容。中医治法则包括药物疗法、手术疗法、正骨疗法、针灸疗法、推拿疗法、气功疗法、心理疗法、饮食疗法、运动疗法、其他疗法等十大类数千种之多。三是时间顺序不同。在治疗疾病的过程中，首先确定治则，然后再选择一定的治法，即治则在先，治法在后。四是整体层次不同。治则的抽象程度高，治法的针对性强，前者注重整体，后者注重具体。就联系来说：其一治则是指导治法的总则，治法是治则的具体化，任何治法都是从属一定的治则。其二治则是治法的升华。但是，治则的确立是否正确，还要在治法的实施过程中受到检验，并不断被修正和完善。

### （三）治病必求于本

由于疾病的证候表现多种多样，病机变化极为复杂，病变过程亦有轻重缓急，因此必须善于从复杂多变的疾病现象中，抓住疾病的本质，掌握其规律，治病求本。

治病求本，就是寻找出疾病的根本原因，并针对根本原因进行治疗。治病求本中的"本"，包括阴阳规律、疾病本质和病变主要矛盾等三层意思。

《素问·阴阳应象大论》说："阴阳者，天地之道也，万物之纲纪，变化之父母，生杀之本始，神明之府也。治病必求于本。"指出阴阳是自然界万事万物运动变化以及产生消亡的根本规律，人乃万物之一，因此人的生长发育及其在生命过程中出现的各种病证都遵循阴阳规律，认识和治疗疾病时必须掌握阴阳这一普遍规律。这里所说的"本"，就是本于阴阳，即阴阳规律。

疾病的发生发展，总是通过若干的症状和体征而显示出来的。但这些症状和体征只是疾病的现象，而非疾病的本质。只有充足地搜集、了解疾病的各个方面，包括症状和体征在内的全部信息，在中医理论的指导下，通过分析、综合和归纳，才能透过现象看到本质，找出疾病的根本原因，从而应用恰当的治疗方法。《景岳全书·求本论》说："万事皆有本，而治病之法，尤惟求本为首务。所谓本者惟一而无两也。"此处所言的"本"，即指疾病的本质、根本。

"本"与"标"是相对而言的。本和标是一个相对的概念，主要用以说明病变过程中各种矛盾的主次关系，本表示病变的主要矛盾，标表示病变的次要矛盾。如从邪正双方来说，正气是本，邪气是标；从病因和症状来说，病因是本，症状是标；从疾病先后来说，旧病、原发病是本，新病、继发病是标。

## 二、治则的基本内容

### （一）扶正与祛邪

#### 1. 扶正、祛邪的概念

疾病过程，从正邪关系来说，是正气与邪气矛盾双方互相斗争的过程。正邪斗争的胜负，决定着疾病的进退。邪胜于正则病进，正胜于邪则病退。所以治疗疾病，就要扶助正气，祛除邪气，改变邪正双方力量的对比，使疾病向不断痊愈的方向转化。可见，扶正祛邪是指导临床治疗的一个重要法则。《素问·通评虚实论》说："邪气盛则实，精气夺则虚。"指出邪正盛衰决定了病证的虚实。《素问·三部九候论》说："实则泻之，虚则补之。"进一步指出补虚泻实是扶正祛邪法则的具体运用。

所谓扶正，即扶助正气，增强体质，提高机体的抗邪能力。扶正多用补虚方法，包括药物、针灸、气功、体育锻炼等，而精神的调摄和饮食营养的补充对于扶正也有重要意义。

所谓祛邪，即祛除病邪，使邪去而正安。祛邪多用泻实方法，不同的邪气，侵袭不同的部位，其治法也不一样。

扶正与祛邪，其方法虽然不同，但两者相互为用，相辅相成。扶正使正气加强，有利于机体抗御和祛除病邪；祛邪可排除邪气的干扰和侵害，使邪去正安，有利于正气的保存和恢复。

#### 2. 扶正、祛邪的应用

在疾病过程中，正邪双方的主次关系总是不断变化的，因此运用扶正祛邪的治则时，要仔细地观察和认真地分析正邪双方消长盛衰的情况，并根据正邪在矛盾斗争中的地位，决定扶正与祛邪的主次先后。一般有以下三种情况：

（1）扶正与祛邪单独使用　扶正，适用于正气虚为主要矛盾，而邪气不盛的虚性病证。

正虚分为气虚、血虚、阴虚、阳虚等四种主要类型，若气虚、血虚的患者，应采取益气、养血的方法治疗；阴虚、阳虚的病人，采取滋阴、助阳的方法治疗；气血两亏或阴阳两虚的患者，采取气血双补或阴阳双补的方法治疗。

祛邪，适用于邪实为主要矛盾，而正气未衰的实性病证。由于病邪性质、强弱、致病特点、发生部位不同以及体质差异等，不仅要选择相应的祛邪方法，还要因势利导，使邪有出路。临床上所用的解表、清热、解毒、泻下、利水、化湿、祛痰、行气、活血、消食、驱虫等皆属于祛邪的方法，可根据不同的病证而选用。

（2）扶正与祛邪兼用　扶正兼祛邪，即扶正为主，兼顾祛邪。适用于以正虚为主，邪盛为次的虚实错杂病证。如肾阳虚引起的水饮内停，治当以温补肾阳为主，兼利水湿之邪。

祛邪兼扶正，即祛邪为主，兼顾扶正。适用于以邪盛为主，正虚为次的虚实错杂证。如夏季感受暑热之邪而伤津耗气，治当以清热祛暑为主，兼以生津益气。

扶正与祛邪兼用时，必须注意"扶正而不留邪，祛邪而不伤正"。扶正虽然有使正盛而邪却的一面，但使用扶正药物的时间不当或药量过大，反而会有留邪的可能，使病情加重。祛邪虽然有使邪去而正安的一面，但使用祛邪药物的时间过长或过量，常会造成耗伤人体正气的弊端，病人久久不能恢复。

（3）扶正与祛邪先后使用　先扶正后祛邪，适用于正虚邪实，而正气虚损已到了严重程度的病证。此时患者正气过于虚弱，不耐攻邪，勉强攻邪则会使正气更伤，因此治当先扶正后祛邪。通过扶正以补虚，待正气逐渐恢复后，再行祛邪。如某些虫积病人，由于正气太虚弱，不宜驱虫，应先健脾以扶正，当正气恢复到一定程度后，再驱虫消积。

先祛邪后扶正，适用于邪盛正虚，急需祛邪，而正气虽虚但耐攻伐的病证。如瘀血所致的崩漏，证属瘀血与血虚并存，但瘀血不去，崩漏难止，所以当先用活血化瘀法祛除瘀血，然后再补血使血虚逐渐恢复。

## （二）标本缓急

### 1. 标本缓急的概念

标本缓急，是指在复杂多变的病证中，常有标本主次的不同，因而在治疗上就有先后缓急的区分。所谓"本"是相对于标而言，任何疾病在其发生发展过程中，都存在着主要矛盾和次要矛盾，主要矛盾起着主导和决定的作用，次要矛盾处于辅助和从属的地位。标本是用以说明病变中矛盾的主次关系。如从邪正关系来说，则正气为本，邪气为标；以病因和症状来说，则病因为本，症状为标；从病变部位来说，则内脏疾病为本，体表疾病为标；从疾病的原继发来说，则原发病为本，继发病为标。

一般情况下，在临床上，总是以治本为要务。先治本病，后治标病。但在某些情况下，标病甚急，如果不及时治疗，可危及患者的生命或影响疾病的治疗，当先治标病，后治本病。这就是《内经》所说"急则治其标，缓则治其本"的道理。若标本并重，则应标本兼顾，标本同治。

### 2. 标本缓急的应用

（1）急则治其标　即在标病紧急，有可能危及生命的情况下，或后发之标病影响到先发之本病治疗时的一种治则。其目的有二，一是保存患者的生命，有利于临床继续治疗；二是为治疗创造有利的条件，最终更好地治本。如《素问·标本病传论》说"先热而后生中满者，治其标""先病而后生中满者，治其标""大小不利，治其标"。中腹胀满和大小便不利是较为严重的症状，若不及时通利，一则使药食不能纳入，二则使邪无出路，都可危及生命，所以虽属标病，应当先治之。又如大出血病人，随时可能出现生命危险，因此无论何种原因引起的大出血，必须采用紧急措施，先止血以治其标，待血止后，再找出导致其出血的病机，予以治本。再如患者原有某种慢性疾病，现又复感外邪，且外感病证较重，若不及时治疗，一方面疾病很快就会深入传变，另一方面又会影响对宿疾的治疗，故应先治外感以治其标，待新病痊愈，再治宿疾以治其本。

（2）缓则治其本　即针对标病不急的病证而进行治疗的一种治则。缓则治其本包括两方面意思，一是从病证的本质和现象来分析，本质为本，现象为标，此时标病不急，可以直接针对病证的本质进行治疗，病本既除，标象亦解。如风寒头痛，风寒之邪阻滞经络为本，头痛症状为标，宜采用疏风散寒之法，风寒之邪祛除了，则头痛也随之而愈。又如肺阴虚所致咳嗽，肺阴虚病机为本，咳嗽症状为标，治疗用滋阴润肺以扶正治本，肺阴充足后，咳嗽也就自除。二是从发病的先后来分析，先病为本，后病为标，此时当先治其先发之病，后治其后发之病。如先外感咳嗽，后心悸失眠，若心悸失眠不急，则先治外感咳嗽，等外感咳嗽愈后，再治疗心悸失眠。故《素问·标本病传论》说："本而标之，先治其本，后治其标"。

（3）标本同治　即标病与本病俱急并重的情况下而采取的一种治疗原则。如临床表现有身热、腹满硬痛、大便燥结、口干渴、舌燥苔焦黄等，此属邪热里盛为本，阴液受伤为标，标本俱急，治当标本兼顾，可用增液承气汤治之。泻下与滋阴同用，泻其实热可以存阴，滋阴润燥则有利于通下，标本同治，相辅相成，达到邪去液复的目的。又如气虚之人感冒，由于气虚，反复感冒，所以治宜益气解表，益气以治本，解表以治标，标本兼治，疾病才能彻底治愈。

### （三）正治与反治

#### 1. 正治

（1）正治的概念　正治，是逆其病证性质而治的一种常用治则，又称为逆治。适用于疾病的本质和现象相一致的病证。临床上大多数病证的本质和现象是一致的，如寒性病证见寒象，热性病证见热象，虚性病证见虚象，实性病证见实象等。故正治就是通过分析疾病的临床症状，辨明疾病性质的寒热虚实，然后分别采用"寒者热之""热者寒之""虚则补之""实则泻之"等不同的方法治疗。所以，正治是临床上常用的治疗原则。

（2）正治的应用

寒者热之：寒，指证候的属性；热，指治法和方药的性质。寒证表现为寒象，用温热性质的方药治疗，就称为"寒者热之"。寒证有表、里、虚、实之分，表寒证多属实证，治宜辛温解表；里寒证当根据具体虚实情况分别采用温经散寒、温中祛寒、回阳救逆等法治疗。

热者寒之：热，指证候的属性；寒，指治法和方药的性质。热证表现为热象，用寒凉性质的方药来治疗，就称为"热者寒之"。热证也有表、里、虚、实的不同，表热证也多属实证，治当辛凉解表；里热证根据虚实情况可分别采用清气分热、清营凉血、清脏腑热以及清虚热等方法治疗。

虚则补之：虚，指证候的属性；补，指治法和方药的功用。虚证表现为虚象，用具有补虚功用的方药来治疗，就称为"虚则补之"。具体应用此治则时，要根据气虚、血虚、阴虚、阳虚等不同证候，分别采用补气、补血、补阴、补阳的方法治疗。

实则泻之：实，指证候的属性；泻，指治法和方药的功用。实证表现为实象，用具有祛邪功用的方药来治疗，就称为"实则泻之"。临床运用此法则时，要分清邪气的性质和部位，如瘀阻经络用化瘀通络法、痰热蕴肺用清肺化痰法、里热积滞用寒下法、宿食壅滞胸脘用涌吐法等。

## 2. 反治

（1）反治的概念　反治，是顺从病证性质表现的假象而治的一种治则，又称为"从治"。适用于疾病本质和现象不完全一致的病证。临床上有的疾病，特别是某些较严重、复杂的病证，其临床表现有时会出现寒热或虚实的真假现象。我们不可被此假象所迷惑，而应探寻疾病的本质，采用"热因热用""寒因寒用""通因通用""塞因塞用"等方法治之。

（2）反治的应用

热因热用：前一个"热"，指治法和方药的性质；后一个"热"，指病证出象的假象。所以，热因热用即是用温热性质的方药治疗具有假热征象的病证，即以热治热。适用于阴寒内盛，格阳于外的真寒假热证。例如病人四肢厥冷、下利稀薄、小便清长、精神萎靡、舌淡苔白，同时见身热、口渴、面赤、脉大。前组症状为病证本质阳虚寒盛的真实表现，后组症状为阴寒之邪盛于内，逼迫阳气浮越于外的假热表现。由于寒盛是病证的本质，热象属病证的假象，所以用温热的方药治其真寒，假热就会随之消失。

寒因寒用：前一个"寒"，指治法和方药的性质；后一个"寒"，指病证出现的假象。所以，寒因寒用即是用寒凉性质的方药治疗具有假寒征象的病证，即以寒治寒。适用于里热极盛，阳盛格阴于外的真热假寒证。例如病人口渴喜冷饮、烦躁不安、大便干结、小便短赤、舌红苔黄，同时见四肢厥冷、脉沉。前组症状为病证本质里热极盛的真实表现，后组症状为里热盛极，阻遏阳气不能外达的假寒表现。因热盛是病证的本质，寒象属病证的假象，所以用寒凉的方法治其真热，假寒便随之消除。

塞因塞用：前一个"塞"，指具有补益功用的方药；后一个"塞"，指虚性闭塞不通的现象。所以，塞因塞用即是用具有补益功用的方药治疗闭塞不通的虚证，即以补开塞。适用于真虚假实证。当人体精气血津液不足，功能低下时，会出现闭塞不通的症状，但此不通非实邪阻滞，而是由于正气虚弱，布化无力所致，故称之为虚闭。如脾虚患者，可见神疲乏力、少气懒言、肢体倦怠、舌淡脉弱的气虚症状，同时可见腹胀纳呆，故以健脾益气治之，脾气充足，则腹胀自消。又如本文属精血不足所致的便秘，血枯冲任亏损所致的闭经等病证，由于其本质为虚，便秘或闭经由虚所致，因此可按照塞因塞用的法则治疗。

通因通用：前一个"通"，指具有通利功用的方药；后一个"通"，指实性通泄下利的现象。所以，通因通用即是用具有泻下通利功用的方药治疗具有通泻下利症状的实证，即以通治通。适用于真实假虚证。此时出现的通利症状不是正气虚弱，无力固摄，而是由于实邪阻滞气机，气化传导失司所致。如饮食积滞导致的腹泻、瘀血内停导致的崩漏、膀胱湿热导致的尿频，分别由食积、瘀血、湿热所为，均可以应用通因通用的方法治疗。

另外，还有一种"反佐"法，是指以性能、功效相反的药物，来辅助君药或臣药的一种治疗方法。目的在于协助君药提高疗效，或防止君药产生副作用，或诱导君、臣药使之顺利被人体接收以发挥疗效。反佐法包括配伍反佐和服药反佐两个方面，如在温热剂中加入少量寒性药或采取冷服法，在寒凉剂中加入少量热性药或采用热服法，使药与病不发生格拒，更好地发挥药效。

### （四）调整阴阳

#### 1. 调整阴阳的概念

调整阴阳，就是指调整阴阳的偏盛与偏衰，针对"阴阳失调"这一基本病机变化而制定的治则。疾病的发生，从根本上来说即是阴阳的相对平衡遭到破坏，出现偏盛偏衰的结果。对于阴阳的偏盛偏衰，《素问·至真要大论》指出应"谨察阴阳所在而调之，以平为期"。因此，调整阴阳，补偏救弊，恢复阴阳的相对平衡，促进阴平阳秘，系临床治疗的根本法则之一。调整阴阳包括损其有余和补其不足两个方面。

## 2. 调整阴阳的应用

（1）损其有余　是针对阴阳偏盛病理变化而采用的治则。由于阴邪或阳邪偏盛有余，故祛其偏盛又称损其有余，即祛除偏盛有余之邪气的意思。损其有余包括阴阳偏盛、阴阳互损和阴阳格拒三种情况。

阴阳偏盛："邪气盛则实"，"阳胜则热，阴胜则寒"，故阳邪偏盛易形成实热证，阴邪偏盛易形成实寒证。对阳邪偏盛的实热证，应治热以寒，即用"热者寒之"方法，以清泻其阳热；阴寒内盛的实寒证，应治寒以热，即用"寒者热之"的方法，以温散其阴寒。

阴阳互损："阴胜则阳病，阳胜则阴病"，在阴阳偏盛的疾病中，一方的偏盛，可导致另一方的不足，阳热亢盛易耗伤阴液，阴寒偏盛易损伤阳气，故在调整阴或阳的偏盛时，如已引起相对一方偏衰，则当兼顾其不足，配合扶阳或益阴之法。

阴阳格拒：阴阳偏盛的病理变化发展到极期，有可能导致"阴阳格拒"的特殊病机，即阴盛格阳的真寒假热证和阳盛格阴的真热假寒证。治疗时宜分清寒热证候的真假，抓住阴寒内盛或阳热内盛的病变本质，采用"热因热用"或"寒因寒用"的方法，以祛除偏盛的阴邪或阳邪。

（2）补其不足　是针对阴阳偏衰病理变化而采用的治则。由于人体阴阳偏衰不足，故补其偏衰又称补其不足，即补其不足之正气的意思。补其不足包括阳病治阴，阴病治阳；阳中求阴，阴中求阳；阴阳双补三种情况。

阳病治阴，阴病治阳："精气夺则虚"，"阳虚则寒，阴虚则热"，故阳虚不能制阴导致阴盛而出现寒象，形成虚寒证；阴虚不能制阳导致阳亢而出现热象，形成虚热证。对阳虚出现的虚寒证，采用补阳的方法治疗，称之为"阴病治阳"或"益火之源，以消阴翳"；对阴虚出现的虚热证，采用滋阴的方法治疗，称之为"阳病治阴"或"壮水之主，以制阳光"。

阳中求阴，阴中求阳：根据阴阳互根互用的原理，治疗阳偏衰时，在扶阳药剂中适当佐以滋阴药，使"阳得阴助而生化无穷"，即阴中求阳；治疗阴偏衰时，在滋阴药剂中适当佐以助阳药，使"阴得阳升而泉源不竭"，即阳中求阴。

阴阳双补：由于人体内阴阳相互依存，故阴虚可累及阳，即在阴虚的基础上导致阳虚；阳虚可累及阴，即在阳虚的基础上导致阴虚。阴阳互累的结果，最终出现阴阳两虚。对于阴阳两虚的病证，采取阴阳双补的治疗方法。但要分清主次，以阴虚为主者，应补阴为主辅以补阳；以阳虚为主者，当补阳为主辅以补阴。

### （五）调理气血

#### 1. 调理气血的概念

调理气血，就是根据气血的不足，或气血的功能失常，或相互之间关系失调等病理变化而采取的一种治则。气血是人体脏腑组织功能活动的物质基础，各有其功能，又相互为用。在生理上气能生血、行血、摄血，故称"气为血帅"。而血能为气的活动提供物质基础，血能载气，故称"血为气母"。当出现气虚、气滞、气陷、气逆、气脱、气闭，或血虚、血瘀、血脱、血寒、血热、出血等气血相互为用，相互促进的关系失常时，就会导致各种气血失调的病证。发生气血失调病证时，可按照"余者泻之，不足补之"的原则治疗，从而使气血关系恢复协调。

#### 2. 调理气血的应用

（1）气病治则

气虚则补：气虚指脏腑之气虚衰，功能下降的病理变化。由于脾主一身之气，脾胃为气血化生之源，因此气虚主要表现为肺脾气虚，补气主要是补脾肺之气，尤以增补中气为重。气为血帅，血为气母，相互为用，气虚可引起血虚，此时治疗应以补气为主，兼顾养血。气虚为阳虚之渐，阳虚为气虚之极，故当极度气虚时又当与补阳法同用，特别要从补肾阳入手。

气滞则疏：气滞指气机郁滞不畅的病理变化。人体气机升降出入运动多与肝主疏泄、肺主宣降、脾主升清、胃主降浊、小肠主泌别、大肠主传导等脏腑功能有关，其中尤以肝气疏泄为先。因为肝主疏泄，调畅气机，若肝失条达，气机郁结，郁则气滞。气滞当以疏通为主，采用理气、行气、调气、舒气、利气、破气等方法治疗。

气陷则升：气陷指气虚升举乏力，反会下陷，失于摄纳的一种病理变化。陷者当举之，气陷当用补气升气之法。该治法主要适用于中气下陷导致的囟陷、胞睑下垂、脱肛、滑泄不止，以及冲任不固所致的崩漏、带下、阴挺、胎动不安等病证。

气逆则降：气逆指脏腑气机逆而上冲的病理变化。气逆多与肺、胃、肝密切相关。气逆有虚实之分，实证者当用降气之法，但只可暂用，不可久图；虚证者当用补虚之法，虚既补则气自降，不可单用降气之品。

气脱则固：气脱指气的内守固摄作用太弱，以致外越散脱的一种病理变化。气脱包括汗出亡阳、精滑不禁、泄利不止、小便自遗、久嗽亡津等。治当补虚与固涩相结合，即在补气药剂之中加入收涩之品，使气得以补，固脱得以涩，其病则愈。

气闭则开：气闭指浊邪外阻，或气郁外出受阻，从而出现突然闭厥的病理变化。由于气闭为清窍闭塞而昏厥，故气闭宜开窍。开窍有温开、凉开的分别，临床应根据具体情况而选择应用。

（2）血病治则

血虚则补：血虚指血液不足或血的濡养功能减退的一种病理变化。由于心主血、肝藏血、脾生血、肾精可化为血，所以血虚多与心、肝、脾、肾等脏腑密切相关。血虚者当以补血为主。气为阳，血为阴，根据阴阳理论，治疗血虚时可于补血方内加入补气药物，达到补气以生血的目的。血虚与阴虚可互为因果，若血虚兼有阴虚时常配伍滋阴之品，以加强补血的作用。

血瘀则行：血瘀指血液运行迟缓而不畅通的病理变化。血瘀有寒热虚实的不同，或寒邪凝涩经脉而血瘀，或热邪消灼津液而血瘀，或气虚不能推动血脉运行而血瘀，或痰湿阻滞经络而血瘀，临证时当仔细分辩。但无论病证的属性如何，都必须强调行血、活血，使瘀血畅通。

血脱则固：指下血不止，崩中漏下等大出血而导致的病理变化。临床多用酸涩之剂以敛其血。因气能行血，血能载气，血脱可导致气脱，故在治疗血脱时，常于止涩脱药中伍以益气药，取益气固脱之意。

血寒则温：血寒指寒邪侵袭经络，脉络不畅，或素体阳虚，寒从内生，血脉凝滞的一种病理变化。根据寒者热之的理论，常用温经散寒、通经活络，或扶助阳气、补气活血的方法治疗。

血热则凉：血热指脏腑火热炽盛，热迫血分，出现耗血动血的病理变化。根据热者寒之的理论，多用清热凉血和凉血止血的方法治疗。若出现瘀点瘀斑者，可配以活血化瘀之品，疗效更好。

出血则止：出血指血液不在脉道内正常运行而溢出脉外的一种病理变化。具体治疗时要根据出血的部位、原因和性质等的不同，采取不同的止血措施。

（3）气血同病治则

气病治血：气血相互依存，气病血必病，如气虚则血弱，气滞则血瘀，气逆则血涌，气陷则血下等。由于气病血亦随之病，故治气宜治血，治气不治血，非其治也。临床多在治气病药中加入治血之品，如补气时要顾其血弱，补气时要顾其血瘀，降气或升气时要顾其血乱，目的是使气血平和，相互协调。

血病治气：气血相互依存，因此除气病血必病之外，反过来血病气必伤。此时虽为血病，但必须先治气，气和则血宁。如血虚者，补其气而血自生；血瘀者，补其气而血利；血溢者，益其气而血自止等。

### （六）调整脏腑

#### 1. 调整脏腑的概念

人体是一个有机的整体，脏与脏、脏与腑、腑与腑之间，在生理上相互协调，在病理上相互影响。一脏有病可影响到他脏，他脏有病也可以影响到本脏。因此，调整脏腑就是在治疗脏腑病变时，既要考虑一脏一腑阴阳气血的失调，又要注意调整各脏腑之间的关系，使之重新恢复平衡状态。调整脏腑包括间接补泻和从五脏治五官。

#### 2. 调整脏腑的应用

（1）间接补泻

补母泻子：由于五行相生，生我者为母，我生者为子。当五脏中的任何一脏发生病变时，通过补其母或泻其子的方法，达到间接补泻本脏的目的。对五脏虚证，采取"虚则补其母"的方法，如滋水涵木、益火补土、培土生金、生金资水等；对五脏实证，采取"实则泻其子"的方法，如肝实泻心、心实泻胃等。

脏病治腑：脏与腑相互表里，当五脏出现病变时，通过治腑而达到治脏。如心与小肠相表里，心火上炎之证，可通利小肠，使心经之热从下而出，心火自降。

腑病治脏：同样道理，当六腑出现病变时，通过治脏而达到治腑。如肾合膀胱，膀胱气化功能失常，水液代谢障碍，通过补肾而增强膀胱气化功能。又如肺与大肠相合，当腑气不通引起的大便秘结，通过宣降肺气，使腑气得通，大便自畅。

脏腑同治：即治脏病时兼顾治腑，治腑病时兼顾治脏，脏腑兼治。如脾与胃，脾主运化，胃主复纳，纳运相得；脾主升清，胃主降浊，升降相固；脾喜燥恶湿，胃喜湿恶燥，燥湿相济。所以，脾病常伤及胃，胃病常伤及脾，临床上当脾胃同治。

虚则补脏：五脏藏精气而不泻，以藏为主。五脏六腑皆可表现为虚证，五脏之虚自当补脏，六腑之虚亦可借补脏以扶正。如脾气虚而致的食少、腹胀、便溏，必须健脾益气。又如膀胱气化无权而致的小便频数，甚则遗尿，虽病在膀胱之腑，但运用补肾固涩之法，加强膀胱的气化功能，尿频自愈，这就是腑虚补脏的道理。

实则泻腑：六腑传化物而不藏，以通为用，以降为和。五脏六腑可表现为实证，六腑之实证可泻腑以祛邪，五脏之实证亦可借泻腑以祛邪。如阳明热结可用承气汤以荡涤胃肠之实热；肝胆湿热可清泄肠道，渗利小便，使湿热从二便而出。前者是腑实泻腑，后者为脏实泻腑。

（2）从五脏治五官 五脏与五官，经络相连，密切相关。五官疾病，可以从五脏入手进行治疗，如肝开窍于目，眼病实证，可以采用清肝的方药进行治疗；眼病虚证，可以采用补肝养血的方药进行治疗。又如心开窍于舌，舌部生疮，则可以用清心火和泻小肠热的方药治疗。再如肺开窍于鼻，鼻渊流脓涕，则可以用清泻肺热的方药治疗等。

### （七）三因制宜

#### 1. 三因制宜的概念

三因制宜，是因时制宜、因地制宜、因人制宜的统称，指治疗疾病时要根据季节、地区以及人体的体质、性别、年龄等不同而制定相宜的治疗方法。由于疾病的发生、发展与转归，受多方面因素的影响，如时令气候、地理环境等，尤其是患者个体的体质因素，对疾病的影响更大。因此，在治疗疾病时，必须将这些相关因素考虑进去，对具体问题做具体分析，区别对待，以制定适当的治疗方法。

#### 2. 三因制宜的应用

（1）**因时制宜**　是根据不同时间节律变化和不同季节气候特点，考虑治疗用药的一个原则。自然界的变化虽然复杂纷繁，但大都呈现一定的节律运动，最明显的就是一年的四季交递、月亮盈亏运动、昼夜晨昏更替等。这种年、月、日的时间节律，不仅是自然界本身的运动规律，而且表现出不同的时令气候特点。年节律、月节律、日节律对人体的生理功能、病理变化和临床治疗都将产生一定的影响。

年节律对治疗的影响：四季的变动和四时气候的变化，是自然界阴阳之气消长的结果。春夏秋冬温热凉寒的气候特点，皆会影响人体的生理功能和病理变化，因此治疗时必须注意不同季节、不同气候条件下的忌与宜。一般来说，春夏季节，气候由温渐热，阳气升发，人体腠理疏松开泄，即使外感风寒，也不宜过用辛温发散药物，以免开泄太过，耗伤气阴；秋冬季节，气候由凉变寒，阴盛阳衰，人体腠理致密，阳气内敛，此时若非大热之证，当慎用寒凉药物，以防伤阳。《素问·六元正纪大论》说："用寒远寒，用凉远凉，用温远温，用热远热，食宜同法。"用寒远寒中的前一个"寒"，指寒性药物；后一个"寒"，指寒冷的季节，意指运用寒凉药应避开寒凉的季节。其余类推。另外，人体因四时所受邪气不同，治法与用药亦当有别。如春天风温宜辛凉解表，夏季暑热夹湿宜清热解暑化湿，秋天外感秋燥宜辛凉润燥，冬季风寒宜辛温解表。

月节律对治疗的影响：月节律对人体的气血盛衰的变化影响较大。《素问·八正神明论》说："月始生，则血气始精，卫气始行；月郭满，则血气实，肌肉坚；月郭寒，则肌肉减，经络虚，卫气去，形独居。"同时提出了"月生无泻，月满无补，月郭寒无治，是谓得时而调之"的按月节律调理气血的治疗原则。如妇女月经与气血关系极为密切，其周期性变化与月节律的变化极为相似。根据现代研究证实，大部分的月经来潮时间在盈月，因此治疗月经不调，可以参照月经的周期节律以及气血的盛衰变化来进行治疗。

日节律对治疗的影响：昼夜是自然界阴阳之气更迭最明显的标志，昼为阳，夜为阴，昼夜阴阳之气的变化影响着人体生理功能和病理变化，所以治疗时顺应这种阴阳消长的日节律，结合人体正气的消长变化择时选方服药，往往能取得较好的效果。如李东恒将一日服药时间归纳为食前服、食后服、食远服、空心服、五更服、上午服、巳午间服、临卧服和不拘时服等九种情形，指出不同的疾病在不同时段服药，效果是不同的。又如针灸学中根据人体气血一日周流出入皆有定时而创立的"子午流注针法"，乃择时治疗的范例。

（2）**因地制宜**　是根据不同地区的地理特点，来考虑治疗用药的一个原则。不同的地区，由于地势高低、气候条件、水土品质及生活习惯各异，人的生理活动和病理特点也不尽相同，因此治疗用药时应根据这些因素而有所变化。如我国西北高原地区，气候寒冷，干燥少雨，其民依山陵而居，常处于风寒环境之中，多食鲜美酥酪骨肉和牛羊乳汁，体质较壮。因此西北之人往往耐风寒，其病多内伤。东南地区，滨海傍水，平原沼泽较多，地势低洼，潮湿多雨；其民食鱼而嗜咸，皮肤色黑，腠理疏松，体质较弱。因此东南之人往往不耐风寒，其病多外感。根据西北和东南地区的地理特点，治疗时则有所差异。西北方天气寒冷，其病多外寒而里热，应散其外寒，而凉其里热；东南方天气湿热，因阳气外泄，故生内寒，所以应收敛其外泄的阳气，而温其内寒。如《素问·五常政大论》说："西北之气，散而寒之，东南之气，收而温之。所谓同病异治也。"另外，地理特点不同用药亦有所不同。如外感风寒，西北寒冷地区，人们腠理多致密，多重用辛温解表药，常选用麻黄、桂枝；东南温热地区，人们腠理多疏松，用辛温解表药不可太重，常选用防风、荆芥。故《医学衷中参西录·太阳病麻黄汤证》说："如大江以南之人，其地气候温暖，人之生于其地者，其肌肤浅溥，麻黄至一钱即可出汗，故南方所出医书有麻黄不过一钱之语；至黄河南北，用麻黄约可以三钱为率；至东北三省人，因生长于严寒之地，其肌肤颇强厚，须于三钱之外，再将麻黄加重，始能得汗。此因地也。"

（3）因人制宜　是根据病人年龄、性别、体质等不同特点，来考虑治疗用药的一个原则。

年龄：人的年龄不同，则生理状态和气血盈亏等情况不同，其病理变化亦各不相同，治疗用药应该有所区别。如老年人气血亏虚，脏腑功能衰弱，发生病变后多为虚证，或虚实夹杂证，故治疗时以补为主，且时间较长，即使有实邪，要顾及老人的虚弱特点，攻邪要慎重，用药量要比青壮年少，并中病即止。小儿生机旺盛，但气血未充，脏腑娇嫩，肌肤疏薄，发生病变后，易寒易热，易虚易实，病情变化较快，故治疗小儿疾患，既要少用补益剂，亦应忌投峻攻之品，用药量宜轻，时间宜短。《温疫论·老少异治论》说："凡年高之人，最忌剥削。设投承气，以一当十；设用参术，十不抵一。盖老年荣卫枯涩，几微之元气易耗而难复也。不比少年气血生机甚捷，其气勃然，但得邪气一除，正气随复。所以老年慎泻，少年慎补，何况误用也。亦有年高禀厚，年少赋薄者，又当以权，勿以常论。"

性别：男女性别不同，各有其生理特点，病理变化差异也较大，女性可出现经、带、胎、产的病证，男性可见阳痿、遗精、早泄等性功能障碍病证。所以对男女各自特有疾病，宜分别采取相应的治疗措施。如妇女月经期，慎用破血逐瘀之品，以免造成出血不止；妊娠期，慎用峻下、破血、滑利、走窜伤胎或有毒药物，以防伤及胎儿；产后期间，当考虑气血亏虚及恶露滞留，治疗时宜补益气血和化瘀除恶相结合。

体质：由于先天禀赋与后天环境的影响，每个人的体质是不同的，胖瘦各异，强弱有别，阴阳相差。而体质差异与病理变化有着密切的关系，在治疗用药时也各不相同。一般情况下，肥人多痰湿易患中风，瘦人多火易患痨嗽，反映了肥瘦体质的不同，其易感致病因素及好发的疾病也不相同。体质强者，病证多实，能耐受攻伐，故治疗宜攻，用药量宜重；体重弱者，病证多虚，其体不耐攻，故治疗宜补，用药量宜轻。偏于阳盛或阴虚体质者，病证多从热化，故治疗用药宜寒凉而慎用温热；偏于阴盛或阳虚体质者，病证多从寒化，故治疗时用药宜温热而慎用寒凉。

综上所述，因时、因地制宜，强调自然环境与人体的影响；因人制宜，强调治病时不可孤立地看待病证，还要看到人的整体和不同人的特点。因时、因地、因人制宜的治疗原则，充分体现了中医整体观念和辨证论治在实际应用中的原则性和灵活性。只有全面地看问题，具体情况具体分析，善于因时、因地、因人制宜，才能取得较好的治疗效果。

**【理论要点】**

1. 关于养生　首先介绍了天年，指出天年即人的自然寿命，一般为120岁左右，而且天年与人的体质关系最为密切。其次，认为衰老是随着年龄的增长，机体各组织器官功能出现全面降低的过程。衰老表现为一定的特征，可分为生理性衰老和病理性衰老，衰老的机理在于阴阳失调、脏腑虚衰、精气衰竭等。再次，阐明防止衰老必须注意养生的道理，认为养生的目的有三：其一是增强体质，保持健康；其二是抵御外邪，预防疾病；其三是延缓衰老，颐养天年。同时讨论了顺应自然、形神共养、保精护肾、调养脾胃等四大养生基本原则。

2. 关于预防　指出中医预防包括未病先防和既病防变两层意思。未病先防重在提高正气的抗病能力，即调养形体，不妄作劳；加强锻炼，增进健康；调摄精神，恬淡虚无；药物预防，人工免疫等。体现了以人为本的大预防思想。另外，还要注意防止病邪的侵害，根除发生疾病的外在条件。既病防变，即在疾病发生之后，争取早期诊断、早期治疗，控制疾病的传变。

3. 关于治则　首先表述了治则的含义，认为治则即治疗疾病的原则。治则与治法的关系是既有联系又有区别，治则是指导治法的总则，是治法的升华；治法是治则的具体化，并在实践中对治则进行验证。治则与治法在内涵、外延、整体层次、时间顺序等诸方面存在显著区别。

治则的基本内容包括扶正祛邪、标本缓急、正治反治、调整阴阳、调理气血、调整脏腑、三因制宜等，并随文对每一治则的概念和临床应用进行详细的论述。就扶正祛邪而言，所谓扶正，即扶助正气，增强体质，提高机体的抗邪能力；所谓祛邪，即祛除病邪，使邪去而正安。扶正与祛邪在临床上可单独应用，或兼用，或先后使用，宜视病证的具体情况而定。标本缓急，是指在复杂多变的病证中，常有标本主次的不同，因而在治疗上就有先后缓急的区别。临床应用须坚持急则治其标、缓则治其本、标本同治等原则。正治，是逆其病证性质而治的一种常用治则，如寒者热之、热者寒之、虚则补之、实则泻之；反治，是顺从病证性质表现的假象而治的一种治则，如寒因寒用、热因热用、塞因塞用、通因通用等。

调整阴阳，就是调整阴阳的偏盛或偏衰，系针对阴阳失调这一基本病机而制定的治则，临床上有损其有余和补其不足之分。调理气血，是根据气血的不足，或各自功能的失常，或相互之间关系等病理变化而采取的一种治则。临床上出现气病时，气虚则补、气滞则疏、气陷则升、气逆则降、气脱则固、气闭则开；血病时，血虚则补、血瘀则行、血脱则固、血寒则温、血热则凉、血溢则止；气血同病时，可气病治血，或血病治气。调整脏腑，就是在治疗脏腑病变时，即要考虑一脏一腑阴阳气血的失调，又要注意调整各脏腑之间的关系，使之重新恢复平衡状态。临床应用时，可以间接补泻脏腑之虚实，如补母泻子、脏病治腑、腑病治脏、脏腑同治、虚则补脏、实则泻腑等。

三因制宜，指治疗疾病应根据季节、地区以及人体的体质、性别、年龄等的不同而制定相应的治疗方法。有因时制宜、因地制宜和因人制宜的区分。

【思考题】
1. 何谓养生？并说明养生的基本原则有哪些。
2. 简述治未病的主要内容。
3. 何谓正治及反治？简述其各自主要的治疗方法有哪些。
4. 何谓扶正祛邪？简述其应用原则和方法。
5. 何谓三因制宜？简述其主要方法有哪些。

下篇　理论研究

# 一、绪　论

## （一）古代文献选录

1. 医经者，原人血脉、经脉、骨髓、阴阳、表里，以起百病之本，死生之分，而用度针石、汤火所施，调百药齐和之所宜。（《汉书·艺文志》）

2. 咽门……至胃长一尺六寸，胃纡曲屈，伸之，长二尺六寸，大一尺五寸，径五寸，大容三斗五升。小肠后附脊，左环回迭积，其注于回肠者，外附于脐上，回运环十六曲，大二寸半，径八分分之少半，长三丈三尺。回肠当脐左环，回周叶积而下，回运环反十六曲，大四寸，径一寸寸之少半，长二丈一尺。广肠傅脊，以受回肠，左环叶脊上下，辟大八寸，径二寸寸之大半，长二尺八寸。肠胃所入至所出，长六丈四寸四分，回曲环反，三十二曲也。（《灵枢·肠胃》）

3. 表一：

| 《内经·灵枢》 | 长度 |
|---|---|
| 咽至胃（即食道） | 一尺六寸 |
| 小肠（即十二指肠与空肠） | 三丈三尺 |
| 回肠（即回肠和结肠上段） | 二丈一尺 ⎰五丈六尺八寸 |
| 广肠（乙状结肠和直肠） | 二尺八寸 |

表二：

| 记载出处 | 食道与肠道之比 |
|---|---|
| 《内经·灵枢》 | 1.6∶56.8 = 1∶36 |
| 近代解剖图 | 25∶925 = 1∶37 |

（《灵枢经白话解》）

4. 天垂象，地成形，七曜纬虚，五行丽地。地者所以载生成之形类也；虚者所以列应天之精气也。（《素问·五运行大论》）

5. 邪风之治，疾如风雨，故善治者治皮毛，其次治肌肤，其次治筋脉，其次治六腑，其次治五脏。治五脏者，半死半生也。（《素问·阴阳应象大论》）

6. 查诸脏腑图，脾、肝、肺、肾无不系根于心。核诸经络，考手足阴阳，无脉不通于舌。则知经络脏腑之病，不独伤寒发热有胎可验，即凡内外杂证，也无一不呈其形、著其色于舌，……据舌以分虚实，而虚实不爽焉；据舌以分阴阳，而阴阳不谬焉；据舌以分脏腑，而脏腑不差，主方不误焉。（《临证验舌法》）

7. 夫阴阳气血外内左右交相贯通，故善用针者，从阴而引阳分之邪，从阳而引阴分之气；病在右，取之左，病在左，取之右，即谬刺之法也。（《黄帝内经素问集注》）

8. 天温日明，则人血淖液，而卫气浮，故血易写，气易行；天寒日阴，则人血凝泣，而卫气沉。月始生，则血气始精，卫气始行；月郭满，则血气实，肌肉坚；月郭空，则肌肉减，经络虚，卫气去，形独居。是以因天时而调血气也。（《素问·八正神明论》）

# （二）现代研究

## 1. 中医理论体系的基本研究方法

科学的辩证唯物哲学认为，方法是学科体系中最深层的最本质的内容。它决定着学科的众多特点和特色。整体方法、辩证方法和系统法则是中医学的哲学方法。这些方法又是和中医学的整体观念、精气学说、阴阳学说和五行学说密切相关的，从而形成了中医学方法论的根本特点及主要优势。应当指出，在中医理论体系的形成和建构过程中，在这些哲学方法的指导下，中医学又形成了诸如"揆度奇恒""司外揣内""援物比类"等许多独具特色的一般性研究方法和特殊的研究方法，这些研究方法有的是与其他自然科学中的某些方法异中有同，有的则完全是中医学所独创，且大多是理性思维方法。因此，了解和掌握这些研究方法，对于正确理解中医学理论的内涵和外延，进而深入研究其实质和规律，无疑具有十分重要的意义。从认知和研究方法来说，其最具特色者大致有如下几种：

（1）揆度奇恒　出于《素问·玉版论要篇》，如说："揆度者，度病之浅深也；奇恒者，言奇病也""五色脉变，揆度奇恒"。所谓"揆度"，即是衡量。"奇恒"，即是特殊与一般，或异常和正常。故"揆度奇恒"，就是用比较方法来进行鉴别，对一般情况和异常情况进行比较，找出其不同之点或相同之处，从而发现其规律。所谓比较，即考察对象之间的异同，是对客观世界进行认识活动的基础，是运用逻辑规律和各种科学方法对客体进行认识的前提。因此亦可以说，没有比较，就不可能有对客观世界的认识和探索。

就"奇恒"而言，如以健康和疾病来比较，则健康为恒，疾病为奇；如以疾病症状而言，则一般疾病中常见症状为恒，特异症状为奇。由此可见，通过比较，即可以达到区分不同之目的。此外，在对大量事物进行比较之时，必然会发现若干事物中存在有共同之处，因而可以把具有某一共同点的事物归为一类，即所谓"物以类聚"，此即是中医学中分析事物常用的归类方法。

运用区分不同特点和特性来进行比较、鉴别的方法，在中医学的临床实践中应用得较为普遍。如《素问·平人气象论》所说："人一呼脉再动，一吸脉亦再动，呼吸定息，脉五动，闰以太息，命曰平人。平人者，不病也。常以不病调病人，医不病，故为病人平息以调之为法。"又说："人一呼脉一动，一吸脉一动，曰少气。人一呼脉三动，一吸脉三动而躁，尺热，曰病温。人一呼脉四动以上曰死。"这即是通过对脉率的比较，以区分和鉴别平脉、病脉和危重病脉的方法。又如《素问·玉机真脏论》说："脉盛、皮热、腹胀、前后不通、闷瞀，此为五实；脉细、皮寒、气少、泄利前后、饮食不入，此为五虚。"此亦为临床鉴别病人虚实所常用的比较方法，虽然临床所见之虚实表现不限于此，但"五实""五虚"之症，确是通过比较，以鉴别虚证、实证之要点。

通过比较，来发现事物之间的共同点而进行归纳的方法，在中医理论体系形成过程中应用的也很多，例如通过考察人体所有的内脏，会发现有些内脏以贮存人体的精血为主，如肝藏血、肾藏精，这些内脏将精血贮藏于内而不无故外泄，以充分发挥精和血的生理功能；而另外一些内脏则以受纳、消化饮食物，并吸收其水谷精微为主，如胃、小肠、大肠等，这些内脏将饮食物消化、吸收后，则按时排空，以利于下一次饮食物的受纳、消化和吸收。因此，根据前一类内脏活动着重贮藏而少排出，后一类内脏则即时排空而不久藏等生理特点，

《素问·五脏别论》将其归纳为"藏精气而不泻"和"传化物而不藏",从而将前一类内脏命名为"五藏",后一类内脏命名为"六腑"。此外,尚有一类似脏似腑的脏器,经过比较分析,称为"奇恒之腑"。此即是中医学脏腑共性和分类之由来。

(2) 以表知里 中医学又称其为"司外揣内"。是指通过观察事物的外在表象,以揣测、分析和判断事物内在状况和变化的一种认知和研究方法。如《素问·阴阳应象大论》说:"以我知彼,以表知里,以观过与不及之理,见微得过,用之不殆。"《灵枢·外揣》说:"五音不彰,五色不明,五脏波荡,若是则内外相袭,若鼓之应桴,响之应声,影之似形。故远者,司外揣内;近者,司内揣外。"

以表知里的认知和研究方法,在各门学科中被广泛应用。如《管子·地数》说:"上有丹砂者,下有黄金;上有慈石者,下有铜金;上有陵石者,下有铅锡赤铜;上有赭者,下有铁。此山之见荣者也。"此即是以表知里方法在古代地质学中的应用,说明了地表征象和地下情况之间的某些内在联系。同样,机体的外部表象与内在变化之间亦必然存在着某些特定的相应关系,即"有诸内,必形诸外"(《孟子·告子章句下》)。古代医家充分运用以表知里、司外揣内的方法,通过观察机体的生理、病理表象,来认识其内在生理功能和病理变化,中医学有关生理和病理的许多知识和规律,都是源于此方法的广泛应用而认知。如中医学的核心理论藏象学说,其主要观点大多即是如此形成。所谓脏,指藏于体内的内脏;所谓象,则指表现于外的生理和病理征象,而藏象则正如《类经》所说:"象,形象也。藏居于内,形见于外,故曰藏象。"可见,藏象学说,正是以此为方法论基础,并借助于外在的信息和生理、病理现象的观察分析,来推知其内在脏腑的功能特点和生理活动规律。例如肺,是藏于体内的内脏;呼吸,则是肺表现于外的生理功能;咳嗽、气喘、咯血等,则是肺病表现于外的病理征象。而通过对上述功能和症状的观察分析,即可以了解肺主气、司呼吸,以及主宣发、肃降功能的异常。同样,通过对脉象、舌象、面色及心胸部位症状等外在征象和症状的分析,亦可以了解心主血脉功能的异常,以及心开窍于舌、心其华在面等生理联系的异常。并由此可以进行临床诊断,决定治疗。

可以看出,以表知里(即司外揣内)的认知和研究方法,与现代控制论的"黑箱"方法,有着某些类同。对于内部有着复杂联系而又不便于打开分解逐项分析,或打开后有可能干扰或破坏原有状态的研究对象,特别是生命活体的变化过程,我们主张借助于"黑箱"的方法,即通过对其输入信息与反馈输出信息进行比较研究,则常可测知该对象内部的大致联系,并把握其运动变化规律。由于此一方法没有肢解研究对象,干扰或破坏研究对象本身所固有的各种联系,因而"失真"较少,被观察认识的是研究对象所固有的特性和变化规律,故常可获得许多用"还原分析"(即打开"黑箱"来观察分析)方法所无法获悉的信息。中医学的藏象学说之所以能包括许多超结构的联系,如"肾主骨""肾开窍于耳""肺主皮毛""肺主治节"等,其原因就在于此。因此,以表知里司外揣内的研究方法,对于许多复杂的研究对象,特别是对生命过程之研究,具有许多其他方法所无法比拟的优越性。近年来的研究亦证实,上述的某些联系,如肾主骨、开窍于耳和肺主皮毛等理论,已能从钙代谢、内耳与肾单位的微观同构关系,以及机体系统演化等角度,部分打开机体黑箱地予以证实和阐明,从而说明以表知里司外揣内的方法具有坚实的科学基础,对于中医学有关复杂生命系统的研究具有十分重要的意义和应用前景。

(3) 演绎推理 是从一般到个别的思维和认知方法。一般来说,人们往往以归纳所得到的一般的共性结论为依据,去研究个别的、尚未深入研究的事物或新出现的事物,再进一步推求出新的结论,如此推理下去,则又可以得出许多新的结果。演绎推理方法在各门科学的研究过程中,用得比较多,而在中医学中亦用的相当普遍。

　　在中医学中，演绎推理常被用以阐释机体的生命活动，或用作对疾病的诊断和治疗的推论方法。如对肝脏生理活动的认识，肝在五行属木，而木则具有升发和枝条生长舒展、畅达的特性，故肝脏亦就具有主升发和喜条达的生理活动特点。根据推理分析，则中医学即认为肝气主升，能使人体气机向上升散和发泄，若肝气太旺，升发之力过强，就会导致血随气逆，人体气血上壅，则可出现面红目赤，头胀头痛等病变。临床治疗，则当平肝降逆，而使肝气得以平复，故常用"平肝""泻肝"之中药，或以针灸等疗法泻肝或平肝，则多能收到良好疗效。

　　另外，根据演绎推理，中医学更认为肝主疏泄，即肝气具有使人体气的运动疏通畅达而不停滞、发散于内外而不郁结等功能，此一功能正常，则全身气血流通，情志舒畅；若肝气疏泄功能障碍，则人体气血运行不畅，可发生气郁、气滞或气结等病变，此时亦应以疏肝解郁为法，选用疏肝理气的药物，或用针灸、推拿疏肝理气，亦多能收到良好的效果。

　　又如对于水肿的治疗，按照五行的"相克"关系，土能克水，人体五脏之中脾属土，脾能运化水液，健脾则能治水，从而使水肿得以消除。故临床所见，凡遇水肿病变，对于辨证为脾虚致肿者，常用健脾利水的方药，多能收到良效。

　　应当指出，由于中医学经常直接用阴阳学说、五行学说、精气学说等哲学理论或方法，用以说明人体的生理功能活动和病理变化，或用以指导具体的养生康复和疾病的治疗，也就是说，经常用一般的理论去指导或论证特殊的具体的事物，因而演绎推理法应用于中医理论体系，在理论阐释和临床辨治过程中，确有重要的指导价值。

　　(4) 援物比类　出于《素问·示从容论》，如说："援物比类，化之冥冥""不引比类，是知不明也"。"援物比类"，又称取象比类，主要是运用形象思维，根据被研究对象与已知对象在某些方面的相似或类同（即援物或取象），从而通过比较和推论，认为两者在其他方面也有可能相似或类同（即比类），并由此推导出被研究对象某些性状特点的逻辑方法。援物比类法与通常所说的"类比"方法确有相似之处。"类比"法是科学认识过程中获得新知识的一种重要手段，历来被学者们所重视。同样，"援物比类"的"类比"方法亦被历代医家所广泛使用。例如中医学从整体观念出发，常以自然界和社会的事物来和人体内的生理或病理等现象进行类比，从而推导出令人信服的见解。如自然界天气寒冷则河水凝结成冰而不流通，植物的营养多藏于根部，小动物藏于地下而冬眠；天暖则河水流畅，动植物皆繁荣表现于外，人亦与之相应。故《素问·八正神明论》说："天温日明，则人血淖液而卫气浮，故血易泻，气易行；天寒日阴，则人血凝泣而卫气沉。"人体的主要成分为体液，血液也是液态物质，在脉管中循行，故亦受到四时气候变化之影响。对于人体的生理机能在不同外界条件影响下所发生的细微变化，已得到了现代生物学研究成果的认可。

　　德国近代哲学家康德指出："每当理智缺乏可靠论证的思路时，类比这个方法往往能指引我的前进。"事实上，中医理论体系中的很多基本知识，大多是借助于此一方法而产生。

　　例如中医学常用"类比"法来探究病因病机。比如关于"内风"的认识，在自然界，风动则树木动摇，微风则枝叶颤动，风稍大则树枝摇动，风过于暴烈则整棵树可被倾倒，只有风动平息，则树木方能恢复正常之平静。根据"援物比类"方法，中医学认为凡人体四肢和头部不自主的振颤、摇动或抽搐，严重时则人突然仆到，半身瘫痪等病症，皆都由风邪所引起。在汉、唐时期，认为风自外来，但用祛风药治疗，效果不佳。自宋至清，古代医家方逐渐认识到，此风非外来，而是由于人体内在的阳气变动异常所致，此风称为内风。故清代医家叶天士在其《临证指南医案·中风》中说："内风乃身中阳气之变动。"内风无法祛除，只能平熄，故临床多用平肝熄风方药，常可收到一定效果。

　　此外，在临床治疗疾病的具体方法上，中医学亦经常利用类比推理，进而发现新的治疗方法。如治疗内热亢盛，上部热象比较明显的病变，临床症见咽喉红肿疼痛，舌赤碎痛，口内生疮，大便干结等。由于日常生活所见，炉火旺盛，源于柴薪充足，而抽掉柴薪则火势自灭，受此启示，类比推论，因而创造"釜底抽薪"法，对此病症多采用寒凉攻下方药，大便一通，腑气下行，火热之势下降，上部热象顿消。又如中医临床治疗阴虚津亏肠液干枯所致之大便闭结病变，受水能载舟行舟之启示，因而临床多采用滋阴养液润便方药治疗，使阴津得复，肠液增多，则大便自然滋润而畅通。故清代医家吴鞠通为此创制增液承气汤，并命名此治法为"增水行舟法"。

（5）内景返观　又称为内视法、内照法。指在机体的某种特殊状态（通常是气功的激发状态），人的自我感知能力可在一定的程度内，内向的体验或察觉机体自身的内在景观，甚至能作出某些适度调控的一种特殊方法。亦是中医学所特有的认知方法。

晋代医家和道家葛洪在其《抱朴子·内篇》中曾说："反（即返）听而后所闻彻，内视而后见无朕。"明代医家李时珍在其《奇经八脉考》中则更明确指出："内景隧道，唯返观者能照查之。"意思是说，脏腑内景和经络隧道，只有某些经过特殊修炼，能内视返观的人方能体察而感知。综观历代医家文献和气功资料，记载"内视"的实例很多。如某些气功家练功时常能清晰的体察到自己"内气"的运行情况，若能使之沿任脉、督脉环行，则成"小周天"功法；若能使之沿十二经脉环行，则成"大周天"功法；若能加以引导调控，则还能起到某些治疗作用，获得某种特殊功效。所以，所谓大、小周天功法实际上就是一种内景图像导引功法，而气功则是一种内在自我调控的方法。

有学者通过系统的考查，得出结论认为：中国人之所以能发现经络现象，并升华为经络学说，就是得益于导引（即古代气功）后所产生的内景返观。此外，诸如命门学说、纳气归元（肾）说和太极图说等，都可以借助这一方法获得某些现象学的依据，从"内景返观"中找到实践的根源。无疑，这一特殊的认知方法为中医学增加了许多独特的学术内容，其重要性是不应被忽视的。

应当指出，医学研究的对象是活着的机体的动态表现。在某种特定的状态下，人即是被认识的客体，同时又是认识的主体。当借助于导引、吐纳等身心修炼方法，促使形神机能高度协调与和谐的同时，常能诱使机体进入易于出现"内景返观"体验的气功激发状态。当此之时，则认知中的主客体接近于统一，并与形体和精神的统一相结合，便有可能产生独特的"内景返观"现象。近年来，国内外学者对气功状态下的体内理化变化进行了不少研究，结果初步表明：气功可以使人的精神系统、内分泌系统和理化方面的机能活动进入一个十分有利于生命活动的高度有序状态。这可能就是气功激发状态时，人之所以能够发挥诸如"内景返观"等特殊功能的理化基础。

心理学实验研究表明，持续较久时间的处于被动入静状态（即阻断外界各种信息刺激）的实验者，可逐渐听到身体多处发出的（由自身机能活动所产生的）声响，可以感受到一些平时根本无法体察的生命信息。有鉴于此，人们猜测人类本身具有潜力巨大的感知能力，平时由于各种刺激，抑制了这种能力的释放。而气功入静（气功是主动入静）之后则解除了这种抑制，从而使这种感知潜能得以发挥作用，因而有"内景返观"现象的出现。正是由于这类人们尚未很好认识和把握的特殊情况的存在与感知，从而能以发现或产生诸如"经络"等独特的理论。当然，亦应指出，就经络现象而言，亦并非专以"内景返观"为基础。

（6）试探和反证　试探，是指对复杂的对象先作一番考查，尝试性的提出初步设想，并采取一些措施，然后根据实践结果，再做出适当调整，完善或修订原有设想，以决定下一步措施的一种逐步逼近的认知方法。反证，则是指从结果来追溯或推测原因并加以证实的一种逆向的认知方法。此两种方法既有联系亦有所区别，首先它们都是从结果来反推其原因，此为其同；而试探则要求事先需要采取一定的措施，以引起反应，反证则无此环节，此为两者之异。试探与反证这两种认知方法，从古至今，仍然被广泛应用于中医学理论的形成和发展，以及实验研究和临床实践之中。

古代医家常借助于试探来审视病因，进行辨证，故又称其为“审病法”“消息法”，类似于当代的“诊断性治疗”或“假设性诊断”方法。如张仲景在《伤寒论》中指出：“若不大便六七日，恐有燥屎。欲知之法，少与小承气汤，汤入腹中，转矢气者，此有燥屎也，乃可攻之；若不转矢气者，此但初头硬，后必溏，不可攻之，攻之必胀满，不能食也。”此先少用小承气汤，进行试验性治疗，便是试探法之应用。在错综复杂病证或疑似难辨病证的认识和治疗中，此种试探方法的意义则更为突出。故张介宾在其所著《景岳全书·传忠录》中曾指出：“若疑其为虚，意欲用补而未决，则以轻浅消导之剂，纯用数味，先以探之。消而不投，即知为真虚矣。疑其为实，意欲用攻而未决，则用甘温纯补之剂，轻用数味，先以探之。补而觉滞，既知其有实邪也。假寒者略温之，必见烦躁；假热者略寒之，必加呕恶；探得其情，意自定矣。”此是就寒热虚实进行试探而言。关于阴证、阳证的试探用药，则如《伤寒纲目》所说：“凡遇阴证似阳者，先以冷水与之，得水反剧者，阴证也。后以热汤与之，得汤稍解，次以姜汤与之，势又稍缓，然后以理中、四逆、桂枝、麻黄、附子、干姜等投之，何至有九窍流血之祸乎？遇阳证似阴者，先以热汤与之，得汤反躁者，阳证也。后以冷水与之，得水稍解，次以芩、连与之，势又稍缓，然后以大黄、芒硝、承气等投之，何至有滑脱不禁之惨乎?”这些见解，深刻体现了临床应用“试探”一法的重要性，并融会贯通着反复尝试验证之真知灼见，值得重视。

应当指出，在中医学中，几乎所有学说的提出、创立和发展，都是不断地反复运用试探方法进行深入研究验证的结果。如对于“卒中”病证的认识，汉唐医家曾试探性地提出“卒中外风”说，认为是突然感受外界暴戾风邪所致。根据此一假说，其治疗即应以祛风药为主，但其效果并不理想。至宋代，则某些医家尝试性地把部分卒中患者的病因归于恼怒太过，以致气血逆乱而“气中”；有的则归之于“将息失宜”；有的归之于体虚气弱。至明代，则有人作了进一步的修正，提出了“类风”“非风”“内虚暗风”等说。直至清代叶桂才发展形成“肝阳化风”说，确立了以内在脏腑机能紊乱为主的“卒中”病因病机理论。通过试探，人们的认识不断深化和提高，从而不断的逼近真理。发展至今，中医临床根据“肝阳化风”说来预防治疗“卒中”，则能获得比较满意的疗效。

中医学认识病因的“审证求因”，即是典型的反证法，它通过对症状和体征的认真分析和辨别，从结果出发去追索和反推病因，中医病因学中的“六淫”学说，大多即是这样形成的。应当指出，在疾病过程中，症状和体征是病因病机的表现与结果，两者之间存在着因果的联系，故分析症状与体征，便可以在一定程度上把握病机，推导出病因。以外感病的辨证分析为例，如患者表现有重浊腻滞、气机阻滞之纳呆困倦，舌胖苔厚等症状或体征者，再结合其发病时令和患者的居住环境，即可反推出系“湿邪”为病，并可以根据运用祛湿疗法或祛湿方药的效果，来反证或修正原先的推论。应当看到，反证法是根据“输出结果”来推论“输入信息”或“黑箱”内在机构的认知方法。因此，它与通过分析输入、输出信息之间的关系，以认识“黑箱”内在结构及其变化的“司外揣内”法有着某些类同。严格来说，应称之为“司后揣前”法。反证法除用于认识病因外，其在基础理论的形成和发展，以及指导临床处方用药等方面仍起着积极的作用，特别是在认识复杂的事物或现象时，仍具有一定的意义。

此外，除上述方法外，诸如强调注重整体直观而疏略还原分析；强调事物间的相互联系而疏略具体形质的研讨；侧重于动态的观察而疏略静态的细究等，亦是中医学认知过程中的方法论特点，亦应有所认识。

### 2. 藏象学说构建的方法学研究

近几年来，不少学者用历史的唯物辩证方法，围绕中医藏象学说形成的原因、演化及确立过程展开了探讨。孙广仁认为藏象的概念源与古人的解剖观察；藏象的功能是根据其形态结构推理而得，其复杂的部分则通过整体观察而赋予；藏象概念的确立及系统化得益于古代哲学思想诸学说的渗透，并在临床实践中不断修正和完善。程昭寰分析了藏象学说形成的基本因素，认为：①古人对于藏象学说的认识基于解剖实践；②援物比类的方法对于藏象学说的形成和应用，具有现实意义；③藏象学说的形成和发展都需要在医疗实践中再实践；④藏象学说的形成离不开古代物候学、古代气候学等多学科渗透；⑤藏象学说的形成也离不开古代唯物辩证法的指导。李如辉认为中医藏象学说的构建经历了创生、从实体到功能态的演化，以及藏象学说整体系统观念的最后确立三个阶段。①解剖学方法是藏象学说赖以发生的始基，中医学脏腑概念最初是由解剖实践提出来的。确认古代解剖学方法的奠基作用十分重要，因为只有这样，藏象学说才谈得上实践性和科学性；只有这样，才能客观地分析中国古代哲学后来干预进行思辨的原因、方式和规律；只有这样，才能正确评价不同思维和研究方式先后渗入藏象学说构筑所形成的特点和利弊。②从实体到功能态的演化。由于古代生产和科学发展水平的限制，古代人们不得不舍弃用肉眼观察形态结构的解剖分析方法途径，用猜测和推理来弥补对事实认识的不足，这是历史的必然，是藏象学说从实体到功能态的演化得以启动的内部原因。③藏象学说整体系统观念的最后确立，就其过程来说，经历了两次跃进。第一次是实体到功能态的演化，是藏象学说的建构置于元气论思想基础之上。此时，藏象学说便具备了整体系统特征，这是元气论自然观自身特征所决定的，这一次跃进，实现了系统观念从无到有的突破。第二次跃进是五行学说的介入，它是使业已具备的系统观，进一步具体化、明确化、条理化。五行的引入为中医理论设计了联系的整体格式。五行学说的介入是藏象学说系统观念最后确立和成熟的标志。傅延龄、陈非指出，当"视其外应，以知其内脏"，也就是推理演绎方法成为医学研究的主要方法后，中医关于脏腑的认识便主要是古人对机体整体功能所作的超越直觉的理解和认识。正因为中医用推理演绎方法认识脏腑，而没有继续用解剖分析的方法研究脏腑，故中医没有发展成为西医那样的医学。也正是因为这样的原因，我们才具有了别具一格的医学。（中医药学高级丛书《中医基础理论·中医基础理论的研究现状与展望》）

### 3. 中医学多学科研究的发展趋势

除了用现代医学、中西医结合方法研究中医以外，利用多学科知识和方法研究中医学是当代中医理论研究的发展趋势。中医学素以"上极天文，下穷地理，中悉人事；大而阴阳造化，小而草木昆虫，音律象数之肇端，脏腑经络之曲直，靡不缕指而胪列焉"（《类经》）所著称。当代科学的进步则加强了中医学的联系沟通，如以天文学方法研究五运六气和太极阴阳理论；用地质学的方法研究《内经》医学地理和经络；用气象学方法研究运气与气象的关系；用控制论方法研究治法机理；用分子生物学方法研究阴阳和脏腑本质；用哲学方法研究《内经》的哲学思想等，将濯古来新，相得益彰。二十世纪八十年代以来，关于传统文化的讨论，特别是随着《周易》研究的深入，从易象数学探讨藏象；从哲学的气一元论来认识《内经》以气为本的人体观渊源等，导致一批研究专著出版，并酝酿边缘科学的建立。例如祝世讷的《中医系统论》、王米渠的《中医心理学》、谢永新的《中医辨证法》、杨学鹏的《阴阳——气与变质》、刘长林的《〈内经〉的哲学和中医学的方法》等，都有不同的创新和建树。脉象全息论是近年来中医学研究的一个热点，孟庆云发表"至道在微——黄帝内经的全息观"一文，借用现代全息摄影术的概念，提出《内经》论述了人体一个狭小区域具有全身缩影的医学观点。此外，中医学在其产生和发展的过程中，除受当时的自然科学的影响外，人文科学更是起主导作用。中医基础理论中亦有当时人文科学的痕迹，如精气学说、阴阳五行、脏腑理论、情志疾病等都曾受到当时的哲学、伦理学、心理学、军事、艺术等人文科学的重大影响。因此，中医学既是医学，又是文化的一个子系统。中医学的这一特征，使它在医治具有社会属性的人的疾病过程中有很大的优势。为适应时代发展，中医学亦应吸收当代哲学、心理学、伦理学等多种人文学科的成就，并将其融入中医学体系，使之成为中医学发展的有机组成部分。只有这样，中医学才能不断完善，并适应医学发展模式的要求。(中医药学高级丛书《中医基础理论·中医基础理论的研究现状与展望》)

# 二、中医学的哲学基础

## （一）古代文献选录

### 1. 精气学说

（1）道之为物，惟恍惟惚。惚兮恍兮，其中有象；恍兮惚兮，其中有物；窈兮冥兮，其中有精；其精甚真，其中有信。(《老子道德经·二十一章》)

（2）昔之得一者，天得一以清，地得一以宁，神得一以灵，谷得一以盈，万物得一以生。(《老子道德经·二十五章》)

（3）天下万物生于有，有生于无。(《老子道德经·四十章》)

（4）道生一，一生二，二生三，三生万物。万物负阴而抱阳，冲气以为和。(《老子道德经·四十二章》)

（5）精气为物，游魂为变。是故知鬼神之情状，与天地相似，故不违。(《易传·系辞上》)

（6）天地氤氲，万物化醇；男女构精，万物化生。(《易传·系辞下》)

（7）生也，死之徒；死也，生之始。孰知其纪？人之生，气之聚也。聚则为生，散则为死。……故曰通天下一气耳，圣人故贵一。(《庄子·知北游》)

（8）夫形全精复与天为一。天地者，万物之父母也，合则成体，散则成始。(《庄子·达生》)

（9）凡物之精，此则为生。下生五谷，上为列星。流于天地之间，谓之鬼神；藏于胸中，谓之圣人。是故此气，杲乎如登于天，杳乎如入于渊，淖乎如在于海，卒乎如在于己。是故此气也，不可止以力而可安于峨，不可呼以声而可迎于音。敬守无失，是为成德。……万物以生，万物以成，命之曰道。……一物能化谓之为神，一事能变谓之为智。……精存自生，其外安荣，内藏以为泉源，浩然和平以为气渊。渊之不涸，四体乃固；泉之不竭，九窍遂通。乃能穷天地，被四海，中无惑意，外无邪灾，心全于中，形全于外，不逢天灾，不遇人害，谓之圣人。……凡人之生也，天出其精，地出其形，合此以为人。和乃生，不合不生。(《管子·内业》)

（10）精气之集也，必有入也。集于羽鸟，与为飞扬；集于走兽，与为流行；集于珠玉，与为精朗；集于树木，与为茂长；集于圣人，与为夐明。精气之来也，因轻而扬之，因走而行之，因美而良之，因长而养之，因智而明之。(《吕氏春秋·尽数》)

（11）天地未形，冯冯翼翼，洞洞灟灟，故曰太昭。道始于虚廓，虚廓生宇宙，宇宙生气，气有涯垠，清阳者薄靡而为天，重浊者凝滞而为地。……故天先成而地后定。天地之袭精为阴阳，阴阳之专精为四时，四时之散精为万物。积阳之热气生火，火气之精者为日；积阴之寒气为水，水之精者为月。日月之淫为精者为星辰。天受日月星辰，地受水潦尘埃。……是故天不发其阴而万物不生，地不发其阳而万物不成。……道曰规，始于一，一而不生，故分而为阴阳，阴阳合和而万物生。故曰一生二，二生三，三生万物。(《淮南子·天文训》)

（12）气者，万物之所资始也，天非此气不足以长养万物，人非此气不足以有生。化即物生，气变物易，气盛物壮，气弱即物衰，气正即物和，气乱物病，气绝即物死。是气之当养也，明矣。（《医方考·气门》）

（13）天积气耳，地积形耳，人气以成形耳。惟气以成形，气聚则形存，气散则形亡，气之关于形也，岂不巨哉！（《医门法律·明胸中大气之法》）

**2．阴阳学说**

（1）道生一，一生二，二生三，三生万物。万物负阴而抱阳，冲气以为和。（《老子道德经·四十二章》）

（2）从道生一，谓之朴也。一分为二，谓天地也。从二生三，为阴阳和气也。从三生万物，分为九野四时日月乃至万物。——诸物皆为阴阳气之所至，故所至处不可胜量。（《黄帝内经太素·知针石》）

（3）天地者，形之大者也；阴阳者，气之大者也；道者，为之公。（《庄子·则阳》）

（4）天尊地卑，乾坤定矣……动静有常，刚柔断矣……在天成象，在地成形，变化见矣。是故刚柔相摩，八卦相荡。……刚柔相推而生变化……一阴一阳之谓道。（《易传·系辞上》）

（5）是故天不发其阴则万物不生，地不发其阳则万物不成。……日规始于一，一而不生，故分而为阴阳，阴阳合和而万物生。故曰：一生二，二生三，三生万物。……天地以设，分而为阴阳。阳生于阴，阴生于阳。阴阳有错，四维乃通，或死或生，万物乃成。（《淮南子·天文训》）

（6）天有阴阳，地亦有阴阳……故阳中有阴，阴中有阳。所以欲知天地之阴阳者，应天之气，动而不息，故五岁而右迁；应地之气，静而守位，故六期而环会。动静相召，上下相临，阴阳相错，而变由生也。（《素问·天元纪大论》）

（7）气之升降，天地之更用也。……升已而降，降者为天；降已而升，升者为地。天气下降，气流于地；地气上升，气腾于天。故高下相召，升降相因，而变作矣。（《素问·六微旨大论》）

（8）人同阴阳，故人亦有阳中之阳，阳中之阴，阴中之阴，阴中之阳也。（《黄帝内经太素·阴阳杂说》）

（9）殊不知一阴一阳之为道，偏阴偏阳之谓疾，阴阳以平为和，偏为疾，万物皆以负阴抱阳而生，故孤阴不长，孤阳不成。（《素问玄机原病式》）

（10）阴中有阴，阳中有阳。平旦至日中，天之阳，阳中之阳也；日中至黄昏，天之阳，阳中之阴也；合夜至鸡鸣，天之阴，阴中之阴也；鸡鸣至平旦，天之阴，阴中之阳也。（平旦，即早晨。日中，即中午。黄昏与合夜，即日落之时。鸡鸣，即夜半之时。）（《素问·金匮真言论》）

（11）阴阳互根。五脏阴也，而阳神藏焉，非五脏之藏，则阳神飞矣；六腑阳也，而阴精化焉，非六腑之化，则阴精竭矣。盖阴以吸阳，故神不上脱；阳以煦阴，故精不下流。阳盛之处而一阴以生；阴生之处而一阳已化。故阳自至阴之位而升之，使阴不下走；阴自至阳之位而降之，使阳不上越。上下相包，阴平阳秘，是以难老。（《素灵微蕴·藏象解》）

（12）天地造化之机，水火而已矣，宜平不宜偏，宜交不宜分。火性炎上，故宜使之下。水性就下，故宜使之上。水上火下，名之曰交。交则为即济，不交为未济。交者生之象，不交者死之象也。故太旱物不生，火偏盛也；太涝物亦不生，水偏盛也。煦之以阳光，濡之以雨露，水火和平，物将蕃滋，自然之理也。人身之水火，即阴阳也，即气血也。无阳则阴无以生，无阴则阳无以化。（《医宗必读·水火阴阳篇》）

（13）阳不能自立，必得阴而后立，故阳以阴为基，而阴为阳之母；阴不能自见，必待阳而后见，故阴以阳为统，而阳为阴之父。根阴、根阳，天人一理也。以定位言，则阳在上，阴在下，而对待之体立；以气化言，则阴上升，阳下降，而流行之用宏……若是阴阳互根，本是一气，特因升降而为二耳！……阴气非能自升，必藉阳气乃升……阳气不可虚降，必含阴气以降。（《医原》）

（14）天地之道，阴阳而已；阴阳之理，升降而已……一身之内，非阳伤则阴损，阳伤者不升，阴损者不降，不降不升，而生生之机息矣……故吾人业医，必先参天地之阴阳升降，了然于心目间，而后以药性之阴阳，治人身之阴阳，药性之升降，调人身之升降，则人身之阴阳升降，自和于天地之阴阳升降矣。（《医原》）

（15）凡诊病施治，必须先审阴阳，乃为医道之纲领。阴阳无谬，治焉有差？医道虽繁，而可以一言蔽之者，曰阴阳而已。故证有阴阳，脉有阴阳，药有阴阳。以证而言，则表为阳，里为阴；热为阳，寒为阴；上为阳，下为阴；气为阳，血为阴；动为阳，静为阴；多言者为阳，无声者为阴；喜明者为阳，欲暗者为阴；阳微者不能呼，阴微者不能吸；阳病者不能俯，阴病者不能仰。以脉而言，则浮大滑数之类皆阳也，沉微细涩之类皆阴也。以药而言，则升散者为阳，敛降者为阴；辛热者为阳，苦寒者为阴；行气分者为阳，行血分者为阴；性动而走者为阳，性静而守者为阴。此皆医中之大法。至于阴中复有阳，阳中复有阴，疑似之间，辨须的确，此而不识，极易差讹，是又最为紧要。然总不离于前之数者。但两气相兼，则此少彼多，其中便有变化，一皆以理测之，自有显然可见者。若阳有余而更施阳治，则阳愈炽而阴愈消；阳不足而更用阴方，则阴愈盛而阳斯灭矣。设能明彻阴阳，则医理虽玄，思过半矣。（《景岳全书·传忠录·阴阳篇》）

**3. 五行学说**

（1）癸卯今日雨，其自西来雨？其自东来雨？其自北来雨？其自南来雨？（《卜辞通纂·天象门》）

（2）殷代确有五方之观念，则可由卜辞证之。如帝乙帝辛时卜辞有曰：己巳五十贞图岁商受年，王曰吉。东土受年，南土受年，西土受年，北土受年。此卜商与东南西北四方受年之辞也。商者，亦称中商。……中商而与东南西北并贞，则殷代已有中东南西北五方之观念明矣。……此即后世五行说之滥觞。（《甲骨文商史论丛·论殷代五方观念及中国称谓之起源》）

（3）木生火者，木性温暖，火伏其中，钻烁而出，故木生火；火生土者，火热故能焚木，木焚而成灰，灰即土也，故火生土；土生金者，金居石，依山津润而生，聚土成山，山必生石，故土生金；金生水者，少阴之气，润泽流津，销金亦为水，所以山云而从润，故金生水；水生木者，因水润而能生，故水生木也。（《五行大义》）

（4）相克者，制其太过也。木性发散，敛之以金气，则木不过散；火性升炎，伏之以水气，则火不过炎；土性濡湿，疏之以木气，则土不过湿；金气收敛，温之以火气，则金不过收；水性降润，渗之以土气，则水不过润，皆气化自然之妙也。（《四圣心源》）

（5）病有虚邪，有实邪，有贼邪，有微邪，有正邪，何以别之？然，从后来者为虚邪，从前来者为实邪，从所不胜来者为贼邪，从所胜来者为微邪，自病者为正邪。（《难经·五十难》）

（6）邪挟生气（相生之气）而来，虽进亦退。……受我之气者（即我所生者），其力方旺（子壮母衰），还而相克（子气反而克制母气），其势必甚（病势较重）。……所不胜，克我也。脏气本以相制，而邪气挟其力（挟相克制之力）而来，残削必甚，故为贼邪。……所胜，我克也。脏气受制于我，则邪气不能深入，故为微邪。（《难经经释》）

（7）怒伤肝，悲胜怒……喜伤心，恐胜喜……思伤脾，怒胜思……忧伤肺，喜胜忧……恐伤肾，思胜恐。(《素问·阴阳应象大论》)

（8）五脏受气于其所生，传之于其所胜。气舍于其所生，死于其所不胜。如肝受气于心，传于脾，气舍于肾，至肺而死。心受气于脾，传于肺，气舍于肝，至肾而死。脾受气于肺，传于肾，气舍于心，至肝而死。肺受气于肾，传于肝，气舍于脾，至心而死。肾受气于肝，传于心，气舍于肺，至脾而死。则知肝死于肺，候于秋，庚笃卒死。余皆仿此。(《三因极一病证方论·五脏传变病脉》)

（9）五行之理，过极则胜己者反来制之，故火热过极，则反兼于水化。夫五行之理，阴中有阳，阳中有阴。孤阴不长，独阳不成。但有一物全备五行，递相济养，是谓和平。交互克伐，是谓兴衰，变乱无常，灾害由生。(《素问玄机原病式》)

（10）肝劳补心气，心劳补脾气，脾劳补肺气，肺劳补肾气，肾劳补肝气，此疗子以益母也。(《医论·卷四》)

（11）天下无一物不备五行，四时无一刻不备五行之气，但有多寡之数，盛衰之宜。一或运行有差，则胜者亢，而不胜则害矣。其所以不终于害者，以有制之者也。其制也，非制于既亢之后也。火承以水，则火自有所涵而不越；水承以土，则水自有所防而不滥；土承以木，则土自有所动而不郁；木承以金，则木自有所裁而不横；金承以火，则金自有所成而不顽。承者，隐制于未然，斯不待其无，而害消于不觉矣。至于制之云者，也皆以为抑其生之过，而不知制者，正以助其生化之机也。木得金制，则不至横溢而力专于火矣，火得水制，则不至涣散而精聚于土矣。此言生也。木亢不成火，以其湿也，得金制之，则木燥而火成矣。火亢不成土，以其燥也，得水制之，则火湿而成土矣。此言化也。制也者，万物之所以成始而成终也，既防亢害之后，而又开生化之先。其诸乾坤阖辟阴阳不测之妙乎！(《读医随笔·承制生化论》)

## （二）现代研究

### 1. 精气学说

（1）精气学说的形成、沿革与发展

① 气与"云气说"　中国古代哲学"气"的概念，最早源于"云气说"，其后经先秦诸哲学家又从众多的观察和理性思维中抽象出"冲气""天地之气""阴阳之气""自然之气""浩然之气""精气"等不同的概念，最后统一于两汉时期的"元气说"。

"云气"是气的初始含义。如《说文》称："气，云气也。"即是古代哲学家运用"观物取象"的思维和推理方法，"近取诸身，远取诸物"，从而将直接观察到的云气、风气、水气，以及人体呼吸之气和发散的热气等加以概括，抽象出"气"的一般概念。由于自然界的有形质之物，皆由风、云等无形变幻且运行不息的物质所造就或毁灭，即所谓"有形生于无形""有形化为无形"。同时，古代人们亦在对自身生命现象的观察中，体会和感受到"气"的存在，从而产生了"气"的概念，即气是无形而运行不息的细微物质。气存在于天地之间，是构成宇宙万物包括人在内的共同的物质本原。正是由于气的氤氲弥漫、升降聚散，造就了天地万物。

先秦时期所出现的各种"气"的概念，最终被两汉时期的"元气说"所同化。即认为"元气"是宇宙的本原物质，是构成宇宙万物最基本、最原始的物质。所谓"元气"，又称"原气"。如《春秋繁露》说："元者，犹原也""元者，为万物之本"。这就是后世所谓的"元气一元论"或"气一元论"的根据。由于气的哲学范畴能涵盖自然、人类等各个层面的基本规律，可上升为一般的、普遍的概念，因而气（或元气）就成为中国古代哲学在很长的历史时期内能够概括自然、人类，乃至道德精神诸方面使之获得统一的物质基础。

② 精气与"水地说"和"太虚肇基说" "精气"概念的产生，源于"水地说"，并受到中医学中有关生殖之精的启发而有所发展。

古人在观察自然界万物的发生和成长过程中，充分认识到自然界万物大多由水中或土地中所产生，并依赖于水和土地的滋养培育而成长、发展和变化，因而很自然的就把水和土地相并列，视之为万物生成之本原。如《管子·水地》说："地者，万物之本原，诸生之根菀也""水者，何也？万物之本原也，诸生之宗室也"。古人认为自然界的水，即是由天地之精气所形成，亦是万物赖以生长、发育之根源，因而在"水地说"的基础上引申出"精"的概念，并嬗变为"精"为万物之源的范畴。且其演变过程，又与医学对男女"两性之精"的认识相关。人类自身的繁衍，是男女生殖之精相结合而成，亦可说成是由水凝聚而成。故《管子·水地》说："人，水也。男女精气合而水流形。"

中医学中关于"精"的认识，反过来对哲学中"精气"概念的形成亦具有重要的启示和发展作用。如《易传·系辞下》说："男女构精，万物化生。"可以看出，这样就把原本为男女两性生殖之精相结合形成胚胎的生理过程，与"万物化生"联系起来，并进一步推论扩大为雌雄两性之精相结合而生成万物，进而再引申为天地阴阳之精气相互感应结合而化生万物。故《易传·咸象》所说："天地感而万物化生。"如此即把有形可见的具体的生殖之精，抽象发展为无形可见的天地之精气，从而就符合了"有形生于无形"哲学概念的基本假设，完成了"精气"概念哲学范畴的升华，故天地之精气亦就成为宇宙万物生成之本原。可以看出，正是《易传》与《管子》把有形的精抽象转化为"无形"而动的极细微物质"精气"的客观存在，从而发展成为哲学范畴。

关于精气与"太虚肇基说"，《黄帝内经》亦认为精气是充塞于太虚（宇宙）之中无形可见的极细微物质，是太虚中物质的客观存在。如《素问·五运行大论》说："地者，所以载生成之形类也。虚者，所以列应天之精气也。"《素问·天元纪大论》则进一步引申为太虚物质才是万物生化的基础，如说"太虚寥廓，肇基化元，万物资始。"如此，即将精气的概念规定为存在于宇宙中无形而动的极其细微物质的客观存在，成为宇宙万物的共同的构成本原。

③ 中医学的本原论和中介说 中医学运用精气学说，主要在于说明生命的起源、生命体的构成及生命活动过程的物质性和运动性；进而说明机体及其组织器官生理活动和病理变化相互影响的整体性和联系性；说明"天人相应"相互联系的本质；并揭示人体气化和形气转化的运动特点，从而说明人体生理活动和病理变化过程的特点及其内在规律。尤其值得提出的是，作为中国古代哲学范畴的精气学说，渗透并融合于中医学中之后，对中医理论体系的形成及对临床各学科的发展都产生了深刻的影响。特别是中医理论体系吸取了哲学精气学说的精髓，并结合对人体自身生命现象和精神意识思维活动的观察和分析，从而创立构建了中医学独特的精、气、神理论，极大的充实、丰富和发展了中医理论体系。

（2）中国古代哲学中的气与西方哲学物质概念的比较 西方哲学所说的物质，具有如下一些特性：

其一，广袤性。物质具有广度和深度，有形状或质量的规定性。

其二，不可入性。物质具有一定的硬度，不能相互渗透，相互包容。

其三，惰性。惰性即惯性。惯性表现为物体保持静止或匀速直线运动，反映物体具有保持原有运动状态的性质。

中国古代哲学的气与西方哲学的所谓物质，都具有广袤性，这是其相同之处。但中国古代哲学的气，又具自己的特点。

其一，可入性。气很细微，既无形质，又有形质。无处不入，无所不有，并贯通于一切有形有质之物的内外，如水火、草木、禽兽、人类等等。换言之，气没有不可入性。

其二，包容性。气充塞宇宙，凝聚而成为有形有质之物，是构成一切有形有质之物的原始材料，是一切事物的基础。气不仅包容一切气体、固体（细微的物质）的东西，而且也包容自然、社会和人身。气可兼纳物质和精神等一切现象。气的这种包容性、普遍性，远非西方哲学所说的物质所能及。

其三，渗透性。气能渗透到其他事物之中，或吸收他物的成分，而使自身变为阴气、阳气、风气、云气、天气、地气等，表现为气的多样性。

其四，运动性。运动是气的根本属性。气运行不息，始终处在氤氲、聚散、振荡等运动之中。

其五，实体性。气与心相对，在中国古代哲学中，心指人的意识。气是独立于心之外的物质实体。（21世纪课程教材《中医基础理论·中医学与中国古代哲学》）

（3）精气学说对中医学整体观念构建的影响　中医学的整体观念，即中医学对人体自身的完整性及人与自然、社会环境相统一的认识。它认为人体自身是一个有机整体；人生活在自然、社会环境中，必然受到自然与社会环境各种变化的影响；人类在适应自然与社会环境的斗争中维持着机体的生命活动。

古代哲学的精气学说认为，精气的概念涵盖了自然、人类的各个层面，精气是自然、社会、人类及其道德精神获得统一的物质基础；精气是宇宙万物的构成本原，人类为自然万物之一，与自然万物有着共同的化生物质基础；运行于宇宙中的精气，充塞于各个有形之物之间，具有传递信息的中介作用，使万物之间产生感应。这些哲学观点渗透到中医学中，帮助中医学构建了它的整体观念。中医学认为，人与自然、社会环境之间时刻进行着各种物质与信息交换。通过肺、鼻及皮肤，体内外之气进行着交换；通过感官，感受与传递着自然与社会环境中的各种信息。因而通过气的中介作用，人与自然、社会环境相统一，如《灵枢·岁露》说："人与天地相参也，与日月相应也。"自然与社会环境的各种变化对人体的生理、病理则产生一定的影响。剧烈的气候变化与社会动荡，则导致病邪的产生，侵犯人体而导致疾病发生。中医学的整体观念强调从宏观上、从自然与社会的不同角度全方位地研究人体的生理、病理及疾病的防治，勾画出了现代医学模式"生物—社会—心理"医学模式的雏形，并为这一新型医学模式的扩充提供了丰富的新内容。（高等中医药类规划教材教与学参考丛书《中医基础理论·精气学说》）

**2. 阴阳学说**

（1）阴阳学说的形成、沿革与发展　阴阳学说在我国具有悠久的历史，其概念的出现，至迟在殷周之际已经见诸文字记载，而成为一种古代哲学范畴的阴阳学说，则盛行于春秋战国时期。根据历史文献分析，作为一种宇宙观和方法论，阴阳概念的提出和演变经历了不同的认识和发展阶段，反映出古人对阴阳学说的认识具有一个不断深化和完善的过程。

① 阳光向背，正与反两方面的朴素认识　阴阳概念的最早提出，其原来含义是很朴素的，不过是指日光的向背而已。如《吕氏春秋·重己》说："室大则多阴，台高则多阳"。即是说房舍宽大则能遮阳，阴凉就多；地势高而无遮拦，阳光得以充分照射，阳热就多。进而认为，凡是向阳或阳光照射充足的地方，即为阳；凡是背阳或阳光照射不到的地方，则为阴。所以，《说文》注释说："阴，闇也。"（闇，即暗的意思）"阳，高明也。"可见，阴阳

的最初理解，仅是阳光多少的直观认识而已。

古人长期生活在自然环境之中，不断接触到日往月来、白天黑夜、晴天阴天等两极现象的对比和影响。而且古人的作息规律又完全受着日出日入的支配，如"日出而作，日入而息"（《帝王世纪·击壤歌》），"日掌阳，月管阴"（《管子·四时篇》），日出则阳光灿烂，日没月出则黑夜来临。因而便自然地产生了阴与阳两个概念，形成了正与反两个方面的感性认识。

② 对阴阳运动的物质的理解　随着认识的深化，古人又逐渐把对阴阳的理解建立在物质的运动变化之上，并用阴阳的物质变化来解释某些当时难以阐明的自然现象。如《国语·周语》说："阴阳分布，震雷出滞。"是说宇宙自然界阴阳两种物质力量的分化布散，从而产生雷电现象，故震响之雷声出于密滞的乌云。并认为"阴阳次序，风雨时至"。即是说自然界的气候变化之所以有时令、节气的正常变化，就在于阴阳的物质运动具有一定的规律和秩序。

更为难得的是，当周幽王二年（公元前780年）我国发生大地震时，周朝的史官伯阳父驳斥了天命鬼神降灾于人间的迷信论调，用阴阳的运动变化对地震的产生进行了科学的推断。指出"夫天下之气不失其序……阳伏而不能出，阴迫而不能蒸，阳失其所而镇阴，于是有地震。今三川实震，是阳失所而镇阴也"。（《国语·周语》）这里的"阳"，可以理解为潜伏于地壳内的物质能量；"阴"，可以理解为地壳；"所"，则可理解为大地能量释放的位置或处所。"不失其所"，则能量正常释放，不会发生地震。"失其所"则大地能量沿地壳断裂带不正常地释放，就会发生地震。可以看出，这与当代地震形成理论，地壳板块挤压形成断裂带，能量分布不均衡，集中向外释放的学说，亦不无相似之处。

又《国语·周语》说："阳气俱蒸，土膏其动。"是说阳气蒸发，则冬眠之昆虫或动物方能活动起来。《左传》载："陨石于宋……是阴阳之事，非吉凶所在也。"而管子则用阴阳的运动变化来说明四季的更迭和昼夜的变迁，如说："春秋冬夏，阴阳之推移也。时之短长，阴阳之利用也。日夜之易，阴阳之化也。"所谓"推移""利用""之化"，都是指阴阳运动的不同形式。

可以看出，阴阳概念至此已经超出了朴素的理解，已经发展到认为阴阳本身实际代表着两种相反的物质力量，而且彼此之间发生着作用，从而导致了自然变化的产生。而且认识到自然界的阴阳运动都有着一定的秩序和规律，当其规律发生紊乱，则自然界的变化就会发生某些变异或灾害。

③"一阴一阳之谓道"，古代辩证的哲学认识　古人对于阴阳的哲学认识，是运用"近取诸身，远取诸物"的方法，通过长期的生活实践和生产活动的观察，逐步总结、抽象而建立起来的。古人发现众多的事物或现象，诸如天地、日月、寒暑、明暗、生死、雄雌等，都是由两个不可分离的对立面所组成，随即形成了一种对立的共性概念。当人们对众多的矛盾现象观察积累到一定的程度，则对阴阳的认识也就升华到一个更为高级的水平，成为一种标示两种抽象属性的哲学范畴，用以概括一切具有这些属性的矛盾事物。

阴阳作为哲学概念，首见于《周易》（包括《易经》和《易传》两部分），如《易经》说"易有太极，太极生两仪，两仪生四象，四象生八卦"。两仪，即指阴阳。八卦，即乾、坤、震、巽、坎、离、艮、兑，分别代表着天、地、雷、风、水、火、山、泽等八种常见的自然事物，并作为万物生成的根源。八卦的基础是阴阳，八卦中的每一卦都是由阳爻和阴爻相互重叠而组成。而乾卦和坤卦，则是最根本的。乾为天属阳，坤为地属阴，它标示着天地阴阳之气相互交感而化生万物，从而更集中地表现了阴和阳的特点。又如《易传·系辞》说："乾坤，其易之蕴邪（也），乾坤成列而易之于其中矣。乾坤毁，则无以见易。"即是说事物运动变易蕴含于天地的阴阳变化之中。若阴毁阳灭，则运动变易也就不复存在。故《管子·四时篇》指出："是故阴阳者，天地之大理也；四时者，阴阳之大经也。"《庄子》亦说："阴阳于人，不啻为父母也。"《吕氏春秋·知分》则说："凡人物者，阴阳之化也；阴阳者，造乎天而成者也。"说明古人已经进一步认识到，无论是自然界的物质运动，还是生物的生命活动，都是其本身客观存在的相互对立的两个方面相互排斥、相互依存、相互作用、相反相成的结果。因之，就用"阴阳"作为这两方面的代表，藉以概括各种事物或现象矛盾双方对立统一的关系，从而得出了"一阴一阳之谓道"（《易传·系辞上》）的结论。道，即是规律。这就肯定了阴阳的运动变化规律，乃是物质世界一切事物发展变化的根本规律。

可以看出，阴阳概念从朴素的认识、物质的理解，逐步深化发展到"一阴一阳之谓道"，已经是从复杂的事物或现象的观察中，抽象出"阴"和"阳"两个基本范畴，形成了一种古代的对立统一观，认为阴和阳两方面贯穿于一切事物和现象之中，阴阳的对立统一乃是一切事物发展变化的根源和规律。故《类经·阴阳类一》说："道者，阴阳之理也。"

④ 中医学的宇宙观和方法论　古代医家在吸收阴阳对立统一思想的基础上，结合长期积累的解剖、生理知识和疾病的防治经验相结合，从而形成中医学的阴阳学说。主要是作为宇宙观和方法论，用以阐释生命现象的基本矛盾和生命活动的客观规律。并贯穿于中医临床诊断、治疗用药等各个环节，成为中医药学之纲领。

但是，应当指出，中医学的阴阳学说所反映的只是中医学关于生命科学的某些规律，而不是关于自然界、人类社会和思维活动的普遍规律。作为宇宙观和方法论，阴阳范畴尽管也包罗万象，但在无限的宇宙中它毕竟只是一种有限的具体的矛盾形式，是对客观世界实际存在的某些特殊矛盾现象的概括。因此，中医学的阴阳学说作为一种具体的哲学范畴，只适用于中医学术领域。

还应指出，中医阴阳学说的阴阳矛盾范畴，具有某些特殊性和局限性。主要表现为阴阳范畴不仅具有对立统一的属性，而且具有某些特殊性的限定。阴阳标示着事物或现象一定趋向或性态特征的矛盾关系，并有主从的区分。如在相互依存的阴阳矛盾中，强调阳为主导，阴为从属。在人体内部的阴阳气血之中，亦强调阳气的主导作用。如《素问·生气通天论》说："凡阴阳之要，阳密乃固""阳强不能密，阴气乃绝""阳气者，若天与日，失其所则折寿而不彰，故天运当以日光明"。《医宗必读·水火阴阳论》亦说："血气俱要，而补气在补血之先；阴阳并需，而养阳在滋阴之上。"一般来说，此种主从关系是固定的，从而表现出阴阳矛盾关系的特殊性和局限性。

（2）阴阳相互吸引说　阴阳的相互吸引是与阴阳的相互排斥相对而言的，是指阴阳双方相吸相抱而维系它们处于一个统一体中。

阴阳的相互吸引和相互排斥，都是古人在对自然界各种事物和现象及人体自身的观察和体悟中获得的认识，即《易传·系辞下》所谓"近取诸身，远取诸物"。如动物的雌雄阴阳，既相互排斥，又相互吸引。阴阳的相互排斥源于阴阳的对立，而相互吸引则维系阴阳的统一。因此，阴阳双方的相互吸引是维系阴阳同处于一个统一体中的纽带。如《素灵微蕴·藏象解》说："阴阳互根：……盖阴以吸阳，故神不上脱；阳以煦阴，故精不下流。阳盛之处而一阴已生；阴生之处而一阳已化。故阳自至阴之位而升之，使阴不下走；阴自至阳之位而降之，使阳不上越。上下相包，阴平阳秘，是以难老。"指出精属阴，神属阳，阴阳相互吸引，上下相抱，维系阴阳协调平衡，则"精神乃治"，健康长寿。《寓意草》说："阳欲上脱，阴下吸之，不能脱也；阴欲下脱，阳上吸之，不能脱也。"指出阴阳的相互吸引能维系双方共处于一个统一体中。

若阴阳双方因某种原因而导致相互吸引的机制被破坏，如阴阳双方中一方过于虚弱而不能吸引另一方，则可导致另一方的脱失，临床上可见阳脱或阴脱的病证。如此，则阴阳双方不得相互维系于一个统一体内，阴阳互根的关系完全被破坏，终致阴阳离决而病势垂危，甚或死亡。

阴能吸引阳，阳能吸引阴，阴阳双方通过自身具有的相互吸引维系其双方统一的思想，是符合现代辩证法认识的。

需要指出，阴阳的相互对立和相互依存，只是就最一般的哲学意义而言的，只要有阴阳，就有相反性和相成性。因此，阴阳的对立统一，作为宇宙中一切事物和现象运动变化的基本规律，是普遍存在的。阴阳的相互制约、相互排斥和相互资生、相互为用、相互吸引，则分别是在阴阳相互对立和相互依存基础上的具体化、深入化。它们是广泛存在的，但不是普遍存在的。某些范畴的阴阳关系主要体现于阴阳的相互制约、相互作用，如水与火、寒与热，它们之间的矛盾往往表现为你胜我衰的不可调和性，说它们是统一的，主要是基于没有水就无所谓火，没有寒就无所谓热的一般的哲学涵义。另外一些阴阳范畴则较多地体现了阴阳之间的相互资生和相互为用，如精与气、气与血、精与神等，说它们是对立的，是由于它们的阴阳属性相反，其实它们之间的相互制约、相互排斥表现的并不明显，而主要表现为互源、互化、互用和互吸的关系。诚如张介宾《景岳全书·补略》所说："以精气分阴阳，则阴阳不可离；以寒热分阴阳，则阴阳不可混。"当然，还有一些阴阳范畴兼有以上两种特性，只是在不同的阶段表现为占主导地位的特性不同。如前述的兴奋与抑制，既是相互对立、相互制约的，又是相互为用、相互依存的。（中医药学高级丛书《中医基础理论·阴阳学说》）

（3）阴阳自和说 阴阳自和，是指阴阳双方自动维持和自动恢复其协调平衡状态的能力和趋势。对生命体来说，阴阳自和是生命体内的阴阳二气在生理状态下的自我协调和在病理状态下的自我恢复平衡的能力。

阴阳自和的概念，脱胎于中国古代哲学中"阴阳贵和"的思想。"阴阳自和"一词，在古代哲学著作中，最早见于东汉王充的《论衡》。在中医学著作中，最早见于东汉张机的《伤寒论》。如《论衡·自然》说："黄老之操，身中恬澹，其治无为，正身共己而阴阳自和，无心于为而物自化，无意于生而物自成。"此处的阴阳自和，是指通过自身的修身养性，来协调自身的阴阳二气，并使自身的阴阳运动与自然界的阴阳变化融合为一体。此与《素问·生气通天论》所说的"是以圣人陈阴阳，筋脉和同，骨髓坚固，气血皆从。如是则内外调和，邪不能害，耳目聪明，气立如故"的说法同出一辙。由此可见，阴阳自和的观念实际上来源于道家的崇尚自然的思想。

阴阳自和是阴阳的本性，是阴阳双方自动地向最佳目标的发展与运动，是维持事物或现象协调发展的内在机制。既然中医学成功地运用了阴阳的对立统一规律来阐释人体的生命活动、疾病的发展变化和相应的防治原则，那么古代医家自觉地运用道家的阴阳自和的思想来说明人体阴阳的自动协调是促使病势向愈和机体健康恢复的内在机制，这在秦汉这一中医理论体系形成的奠基时期，也是自然出现的事。

张机的《伤寒论》首次将阴阳自和思想运用于中医学，解释人体疾病自愈的机制。如《伤寒论·辨太阳病脉证并治》中说："凡病，若发汗，若吐，若下，若亡血，亡津液，阴阳自和者，必自愈。"

中医学的阴阳自和理论，反映了阴阳的深层次运动规律，揭示了人体疾病自愈的内在变化机制。而我们用药物或其他方法、技术治疗疾病，实际上是在调动和发挥机体内的阴阳双方的自和潜能和机体的修复、调节作用。如果机体内的生机无存，阴阳双方也就没有了自和的能力和使疾病向愈的趋势，再好的药物和治疗手段恐怕也是无济于事的。认识到这一点，对我们正确评价中药方剂和针灸推拿的治疗作用，是非常重要的。（中医药学高级丛书《中医基础理论·阴阳学说》）

（4）阴阳学说的现代实验研究　近年来国内外许多学者，用现代科学方法，对阴阳学说，从不同的侧面、不同的深度进行了探索研究，试图给阴阳学说以新的解释，或作出一些推论。如：

一是从环核苷酸来探讨阴阳：随着分子生物学的发展，美国生物学家 Goldberg 于 1973 年提出了"阴阳学说与环磷酸腺苷（cAMP）和环磷酸鸟苷（cGMP）双向调节关系的假说"，并推论 cAMP 与 cGMP 的双向控制系统能统一许多不同生物调节现象的原理，即阴阳学说的基本原理所在，是作为二元论（Dualism）的阴阳学说的基础。Goldberg 氏认为在一般情况下，cAMP 升高为阳；而在特殊情况下，则以 cGMP 升高为阳。Elliott 于 1975 年更直接提出 cGMP 即"阴"，cAMP 即"阳"。Gerald Weissman 通过试验，提出了生物体"介质释放的阴阳学说"，并列表作了说明。

表 12　cAMP 和 cGMP 对介质的调节

| 项　　目 | cAMP 的作用 | cGMP 的作用 |
| --- | --- | --- |
| 溶酶体酶 | 使之分泌减少 | 使之分泌增多 |
| 组织胺 | 同上 | 同上 |
| 慢性反映过敏物质 | 同上 | 同上 |
| SRS-A 淋巴激活素 | 同上 | 同上 |

用环核苷酸的双向调节系统来阐释明阳学说，至今仍是一种假说，即使 cAMP 和 cGMP 能完全阐释阴阳的对立制约、互根互用、消长平衡和相互转化的理论，但实际上也仅仅是人体阴阳中的某一对阴阳而已。国外也有的学者并不支持这种假说，认为 cAMP、cGMP 的双向调节与中医阴阳学说无关。国内学者也有以环核苷酸来研究人体阴阳的。如邝安堃氏等对一组虚证病人（包括内分泌功能减退的疾患和非内分泌疾患）进行了血浆环核苷酸的测定，初步观察到阳虚病人的 cAMP 值低于正常，cGMP 值高于正常，cAMP/cGMP 比值较正常为低；而在阴虚的甲亢病人中，则发现 cAMP 值增高而 cGMP 值降低，cAMP/cGMP 比值升高。夏宗勤氏在其研究中，观察到各种疾病的共同规律是：阴虚时主要是 cAMP 含量升高不一定伴有 cAMP/cGMP 比值升高，阳虚时主要是 cAMP/cGMP 比值降低。

二是从神经体液调节机制来探讨人体阴阳：有人认为机体植物神经中的交感神经与副交感神经之间的相互撷抗，即是机体的阴阳的对立制约，并实际测试阳虚患者副交感神经兴奋占优势，阴虚患者的交感神经兴奋占优势；但有的资料表明阴虚、阳虚不能与交感或副交感神经兴奋占优势划等号。

关于阴阳失调与内分泌状态的关系：有人认为下丘脑—垂体—肾上腺系统功能紊乱是肾阳虚发病原理的一个重要环节。阴虚心火旺者，多有交感—肾上腺髓质活动增强；阴虚肝火旺者，多有垂体—肾上腺皮质活动增强或肝灭活功能减退。

三是从免疫学方面进行研究，有人认为免疫反应的物质基础包括骨髓、胸腺、淋巴结等组织，以及免疫细脑（包括 T 细胞，β 细胞和吞噬细胞等）皆为有形之物，为阴；调节、控制免疫反应，维持免疫稳定的系统（主要是通过神经内分泌系统），多为无形之物，为阳。免疫缺陷类疾病属于阴虚阳盛；自身免疫性疾病属于阳虚阴盛。阳虚患者 β 细胞玫瑰花瓣形成率减退，说明阴阳虚时免疫功能低下。

四是稳态与阴阳学说：美国生物学家 Walten Camon 在 1926 年提议用稳态（homeostasls）这一词汇来表达内环境和外环境之间的关系。稳态是机体经常保持的那种稳定状态，这是一种可变的，但又是相对稳定的状态。中医学用阴阳对立统一的观点来观察和治疗病人，认为健康是对立统一，即相对平衡的机体稳定的保持（阴平阳秘，精神乃治）；疾病是对立统一的破坏，即相对平衡的机体稳定暂时被打破（阴胜则阳病，阳胜则阴病）。Caok 氏认为中医的阴阳学说对于理解自然系统包括人体各系统相对平衡过程的稳定的建立有重要价值。地球上几种重要自然系统的每一种系统，在调节和控制方面都有其功能的二重性，各个系统的正常活动都在于阴阳这两种力量的平衡。Lee 氏认为健康是活动有机体与其所处的环境互相协调的结果，是阴阳两大活跃力量处于平衡状态的结果。

五是应激与阴阳学说：加拿大病理生理学家 Hans Selye 于 1936 年提出并发展了应激学说。应激是机体对不同激源的非特异性共同反应的总和。应激基本上是生理性反应，其目的在于维持生命和恢复功能。Selye 氏认为垂体—肾上腺皮质系统是适应机制的核心，这个系统的功能失常或越轨引起适应机制发生障碍而成为某些疾病的原因。马伯英提出：祖国医学在理解疾病时经常重视对立着的因子，即阴阳的相互作用与相互转化，在疾病的发生发展过程中合理地重视了机体的"正气"的重要作用，也重视四时气候、地土方宜、饮食劳倦等环境因子的作用。祖国医学在诊断学中特别重视不同疾病的共同表现，而多种疾病都常以非特异性的病机或非特异性的时相过程"六经分证"来诊断，治疗时也采用非特异性的异病同治。由此可见，祖国医学的原则与应激概念也有类似的地方。此外，还有从时间生物学、控制论、血清中微量元素等方面对阴阳学说进行研究。（高等中医院校教学参考丛书《中医基础理论·阴阳学说·对阴阳进行实验研究的探索》）

自二十世纪九十年代以来，关于阴阳学说的研究，则有向多学科及现代数学、信息论、系统论等方向发展的趋势。如万明等根据普利高津耗散结构理论认为，阴平阳秘是阴阳在时间轴上对立、依存、消长、转化的稳态观，并引证文献资料、太极图及现代研究成果加以佐证。从而把阴阳学说与生命时间结构的稳态观结合起来。陶必贤等将阴阳的基本概念与波尔创立的对应原理进行类比分析，认为阴阳学说就是广义的互补原理，并认为量子力学中的海森堡测不准原理实质上也是符合阴阳学说中的相互消长、发展、变化和制约规律。赵喜新认为阴阳学说与数学结合，可使阴阳基本内容的理论表达抽象化、数学化，可预测人体功能的变动趋势，并提出了描述阴阳变化的数学公式。王强等认为阴阳的本质是信息态的存在，从信息论来定，阴阳具有不确定性、间接性、随机性的信息关系。尹国兴则将阴阳学说与狭义相对论进行了比较，认为相对论和量子力学都可以被用来研究中医的阴阳。吴国兴则指出人体的时空系统，阳代表时间系统，阴代表空间系统。可以看出，对阴阳学说的研究当前虽非热潮，但某些新观点的提出和新途径、新方法的应用，则是有所创新和可取的。

### 3. 五行学说

（1）五行学说的形成、沿革与发展

① 五方说与五时说　五行学说的渊源，最早可以追溯到商代的五方观念所形成的五方说。根据甲骨文卜辞的记载，五方说把殷商所在的地域称作"中商"，并与"东土""南土""西土""北土"并列，说明当时已经有了东、西、南、北、中五个空间方位的观念。而且人们还把春夏秋冬四时的风雨气候变化与五个空间方位联系起来观察，从而显示出古人欲用"五方说"总括空间整体的意向，并蕴含着最早的整体观念的萌芽。

　　同时，古人不仅认识到方位风雨对农业生产的影响，而且进一步认识到时间、季节及天体变化对农耕稼穑的影响，因而在观测四时气候变化与天体运动的基础上，将天气的运行分为五个时节。如《左传·昭公元年》说："分为四时，序为五节。"并与天体五星的运行联系起来，如《史记·历书》说："考定星律，建立五行。"《汉书·天文志》亦说："五星不失行，则年谷丰昌。"可见，五行又是古人观星定律的产物，反映了四季五时气候变化的规律、特点及其生化特征。

　　② 物质说与元素说　继"五方说""五时说"之后，同时出现了"五材说"。五材，原是我国古代劳动人民在长期的生活和生产实践中不可缺少的五种物质。如《左传·襄公二十七年》载："天生五材，民并用之，废一不可。"而且进一步认识到木、火、土、金、水这五种物质，对于人类之生存具有重要的作用，且是缺一不可的。故《尚书大传》说："水火者，百姓之所饮食也；金木者，百姓之所兴作也；土者，万物之所滋生，是为人用。"这即是"物质说"的典型反映。在此基础上，古人又发展其成为"元素说"，认为木、火、土、金、水乃是五种物质元素，是构成宇宙自然界万事万物的物质本源。如《国语·郑语》说："故先王以土与金木水火杂，以成百物。"即是说这五种物质元素的运动变化和相互作用，构成了世界上复杂的众多事物。五材说的出现，说明了古人试图从五种物质元素的结构关系上来把握一切有形事物的整体联系，这是五行学说很大的发展。

　　③ 古代自然哲学的认识　《尚书·洪范》是先秦论述"五行"的重要著作，它的成书标志着五行学说哲学思想的形成。如《洪范·九畴》说："五行，一曰水，二曰火，三曰木，四曰金，五曰土；水曰润下，火曰炎上，木曰曲直，金曰从革，土爰稼穑；润下作咸，炎上作苦，曲直作酸，从革作辛，稼穑作甘。"可以看出，至此，五行的含义已经超出了作为"五材"的单纯元素论的范围，已经上升为事物属性的抽象概念。木、火、土、金、水五行的五种属性，已经不仅仅属于木、火、土、金、水五种事物本身所具有，而是作为"润下""炎上""曲直""从革""稼穑"等五类事物特性的代名词，且又与酸、苦、甘、辛、咸五味等联系起来，并以此推演，认为其他一些复杂事物的内部或其相互关系，也可按上述特点分成五个方面。这就说明，五行的意义已经发生了质的变化，它已不再是单纯指木火土金水五种事物本身的运动，而是成为了一种能够代表五大类事物属性的抽象的哲学概念。所以，五行学说也是我国古代的自然哲学之一，其生克制化的原理，即在于说明事物在其运动变化过程中的联系法则，以及各种不同事物在其发展过程中的相互关系。因此，五行学说亦属于古代唯物辩证观的哲学范畴。

　　④ 中医学的系统结构说　中医学应用五行学说，主要在于运用五行的属性归类、生克、制化、胜复、乘侮等规律，来概括脏腑组织器官的功能属性，论证五脏系统相互联系的内在规律，并归纳人体与自然界的某些相互关系，特别是阐明人体的整体系统结构关系，从而指导中医临床之病理分析、诊断和治疗。

　　近年来，很多学者运用系统论的理论方法来研究中医的五行学说，认为五行学说是古代的一种普通系统理论，而且根据这种理论认为自然界的一切事物都具有共同的结构，这种共同的结构就是"五行系统结构"。五行系统结构说的特点在于它不着重于研究自然界的实体究竟是由何种质料所构成，也不着重于考察事物之间具体的作用方式，其着意研究的是事物内部和事物之间最一般的结构关系和系统联系，并用五行系统结构观念建构成关于自然的理论体系。已故著名中医学家任应秋教授在其所著《中医基础理论六讲》中指出，中医学的五行学说是一种具有东方色彩的比较完整的普通系统论的哲学理论。普通系统论的观点包括如下几个方面：一是强调研究事物要从整体着眼，并认为整体是由其组成部分以一定的联系方式所构成。二是认为认识事物，必须既认识其各个组成部分，又要观察它们的联系方式与结构关系。三是认为整体系统的存在，不能脱离其一定的周围环境。四是为要找出世界上任何系统普遍适用的共同规律，因而以肯定各种不同类型和不同等级的系统之间有着类似性和逻辑上的同调为其前提。可以看出，中医学的五行学说正是基本上体现了上述系统论的理论观点和思想方法，并以此观点和方法来概括和分析事物的结构组成及其内在联系，从而形成了以五行方法论的思维方式和系统结构医学模式，用以阐释医学理论，总结临床经验，并指导医疗实践，对中医理论体系的形成和发展做出了重大贡献。

（2）颠倒五行说、五行无定说　惟颠倒五行生克之理，人所难明。然治病之要，全在乎此。金能生水，水亦能生金。金燥肺痿，须滋肾以救肺是也。水能生木，木亦能生水。肾水枯槁，须清肝以滋肾是也。木能生火，火亦能生木。肝寒木腐，宜益火以暖肝是也。火能生土，土亦能生火。心虚火衰，宜补脾以养心是也。土能生金，金亦能生土。脾气衰败，须益气以扶土是也。如金可克木，木亦可克金。肝木过旺，则刑肺金也。木可克土，土亦可克木。脾土健旺，则肝木自平也。土可克水，水亦可克土。肾水泛滥，则脾土肿满也。水可克火，火亦可克水。相火煎熬，则肾水消铄也。火可克金，金亦可克火。肺气充溢，则心火下降也。至于肺来克母，须补心以制金；肝来侮脾，宜补金以制木；脾燥消肾，当养木以益土；肾水凌心，当扶土以制水；心火刑金，须壮水以制火。此借强制敌围魏救赵之义也。（《医法心传》）

自《素问》《八十一难》等以五脏附五行，其始盖以物类譬况，久之遂苦实见其然者。然五行之说，以肝为木，心为火，脾为土，肺为金，肾为水。及附之六气：肝为厥阴风木，心为少阴君火，脾为太阴湿土，犹无疑也。肺亦太阴湿土，肾以少阴君火，则与为金为水者殊，已自相乖角矣。《五经异议》、今文《尚书》欧阳说：肝，木也；心，火也；脾，土也；肺，金也；肾，水也。古《尚书》说：脾，木也；肺，火也；心，土也；肝，金也；肾，水也。谨按：《月令》春祭脾，夏祭肺，季夏祭心，秋祭肝，冬祭肾。与古《尚书》说同。郑氏驳曰：今医病之法，以肝为木，心为火，脾为土，肺为金，肾为水，则有瘳也。若反其术，不死为剧。然据《周官·疾医》以五气、五声、五色视其死生。郑注云：五气，五脏所出气也。肺气热，心气次之，肝气凉，脾气温，肾气寒。释曰：此据《月令》牲南首而言。肺在上，当夏，故云肺气热；心在肺下，心位当土，心气亦热，故言次之；肝在心下近右，其位当秋，故云肝气凉；脾于脏值春，故云温；肾位在下，于脏值冬，故言寒。愚尝推求郑义，盖肺为火故热，肝为金故凉，脾为木故温，肾为水故寒。此与古《尚书》说仍无大异。然则分配五行，本非诊治之术，故随其类似，悉可比附。就在二家成说以外，别为配拟，亦未必不能通也。今人拘滞一义，辗转推演于藏象、病候，皆若言之成理，实则了无所当。是亦可以已矣！（《章太炎医论·五脏附五行无定说》）

（3）五行互藏说　五行互藏，又称"五行体杂"。如《五行大义·卷二》说："既有杂，故一行当体即有五义"。《类经图翼·五行统论》说："五行者，水火木金土也……第人皆知五之为五，而不知五者之中，五五二十五，而复有互藏之妙焉。"即五行之任何一行中，又复有五行。中医学根据五行互藏而形成了五脏互藏理论，即五脏的网络调节机制。

（4）事物和现象与五行的配属比较　今本《黄帝内经》，因非一时一人之作，故对五行即自然界某些事物、现象及人体脏腑、形体、官窍等的配属上亦稍有分歧。现仅就《黄帝内经》的《金匮真言论》《阴阳应象大论》《藏气法时论》《宣明五气篇》《五运行大论》《五常政大论》《五味》《五音五味》等8篇有关事物和现象的五行配属比较如下：

| 五行 | 木 | 火 | 土 | 金 | 水 | 《内经》篇名 |
|---|---|---|---|---|---|---|
| 方位 | 东 | 南 | 中 | 西 | 北 | |
| 五季 | 春 | 夏 | 长夏 | 秋 | 冬 | 藏气法时论 |
| | 春 | 夏 | 季夏 | 秋 | 冬 | 五音五味 |
| 气候 | 风 | 热 | 湿 | 燥 | 寒 | 阴阳应象大论　五常政大论 |
| | 温和 | 炎暑 | 溽蒸 | 清切 | 凝肃 | 五常政大论 |
| 星宿 | 岁星 | 荧惑 | 镇星 | 太白 | 辰星 | |
| 生数 | 三 | 二 | 五 | 四 | 一 | |
| 成数 | 八 | 七 | 十 | 九 | 六 | |
| 天干 | 甲乙 | 丙丁 | 戊己 | 庚辛 | 壬癸 | |
| | 丁壬 | 戊癸 | 甲己 | 乙庚 | 丙辛 | 天元纪大论 |
| 五味 | 酸 | 苦 | 甘 | 辛 | 咸 | 五常政大论 |
| 五色 | 青 | 赤 | 黄 | 白 | 黑 | 金匮真言论 |
| | 苍 | 赤 | 黄 | 白 | 黑 | 阴阳应象大论　五常政大论 |
| 五音 | 角 | 徵 | 宫 | 商 | 羽 | |
| 五臭 | 臊 | 焦 | 香 | 辛 | 腐 | |
| 五化 | 生 | 长 | 化 | 收 | 藏 | 阴阳应象大论 |
| | 生荣 | 蕃茂 | 丰满 | 坚敛 | 凝坚 | 五常政大论 |
| 品类 | 草木 | 火 | 土 | 金 | 水 | |
| 五果 | 李 | 杏 | 枣 | 桃 | 栗 | |
| 五菜 | 韭 | 薤 | 葵 | 葱 | 藿 | |
| 五畜 | 鸡 | 羊 | 牛 | 马 | 彘 | 金匮真言论 |
| | 犬 | 羊 | 牛 | 鸡 | 豚彘猪 | 藏气法时　五音五味　五味 |
| | 犬 | 马 | 牛 | 鸡 | 彘 | 五常政大论 |
| 五谷 | 小豆 | 麦 | 秔米 | 黄黍 | 大豆 | 藏气法时论 |
| | 麻 | 麦 | 稷 | 黍 | 大豆 | 五音五味 |
| | 麻 | 麦 | 稷 | 稻 | 豆 | 五常政大论 |
| | 麻 | 麦 | 秔米 | 黄黍 | 大豆 | 五味 |
| | 麦 | 黍 | 稷 | 稻 | 豆 | 金匮真言论 |
| 五脏 | 肝 | 心 | 脾 | 肺 | 肾 | |
| 五腑 | 胆 | 小肠 | 胃 | 大肠 | 膀胱 | |
| 五体 | 筋 | 脉 | 肉 | 皮 | 骨 | |
| 官窍 | 目 | 舌 | 口 | 鼻 | 耳 | 阴阳应象大论 |
| | 目 | 舌 | 口 | 鼻 | 二阴 | 五常政大论 |
| | 目 | 耳 | 口 | 鼻 | 二阴 | 金匮真言论 |
| 五液 | 泪 | 汗 | 涎 | 涕 | 唾 | |
| 五神 | 魂 | 神 | 意 | 魄 | 志 | |
| 五志 | 怒 | 喜 | 思 | 悲（忧） | 恐 | |
| 五声 | 呼 | 笑 | 歌 | 哭 | 呻 | |
| 变动 | 握 | 忧 | 哕 | 咳 | 栗 | 阴阳应象大论 |
| 病位 | 颈项 | 胸胁 | 脊 | 肩背 | 腰股 | 金匮真言论 |
| 病变 | 里急支满 | 瘛 | 否 | 咳 | 厥 | 五常政大论 |

（中医药学高级丛书《中医基础理论·五行学说·事物和现象的五行归类》）

（5）五行的生克制化与控制论的反馈调节　现代研究认为，五行的生克制化观点与控制论的反馈调节原理有密切的联系。五行中的每一行都是控制系统，也都是被控对象。五行的生与克、实际上就是代表控制信号和反馈信号两个方面。从控制论而言，五行的生克制化，就是由控制系统和被控制对象构成的复杂调控系统，对系统本身的控制和调节以维持其协调和稳定。

五行中的每一行，皆可同时发出和接收相生和相克两种相反的控制信息，因而五行的反馈调节表现为正反馈和负反馈两种形式。当某一行发出相生的信息，另一行接收到的也是相生信息，或某一行发出相克信息，另一行接收到的也是相克信息时，则反馈作用是加强的正反馈；当某一行发出的是相生信息，另一行接收到的是相克信息，或某一行发出的是相克信息，另一行接收到的是相生信息时，则反馈作用是减弱的负反馈。正反馈导致系统的偏离越来越大，负反馈则使系统的偏离趋向于正常。五行的反馈调节是以负反馈为主，通过五行之间的负反馈效应，维持系统的整体的稳定和正常发展。

五行之间的生克制化关系，构成了一种反馈调节回路。通过五行之间的负反馈效应而使五行系统整体上维持稳定与协调。下面以木行亢盛为例说明五行之间的负反馈调节：

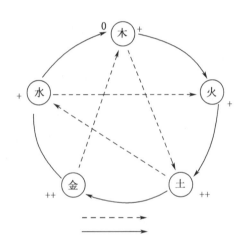

图26　五行制化示意图

上图中，木以（+）生火，则火得生为（++）；火以（++）生土，则土得生应为（+++），但木以（+）克土，土被克则还有（++）；土以（++）生金，金得生则应为（+++），但火以（++）克金，则金被克还有（+）；金以（+）生水，水得生则为（++），但土以（++）克水，则水实为（0）；同时金以（+）克木，则木原（+）之亢盛因被克而复得平，也为（0）。至此，五行中的每一行都发生了变化，但变化的结果在五行系统的整体是（0），即稳定不变。

五行中的任何一行都受着整体调节，而其本身的变化也影响着整体。五行的这种反馈调节模式，表达了五行系统在运动中维持着整体稳定协调的机制。一旦这一自我调节和控制机制失常，则出现亢害或不及的变化，在自然界表现为异常的气候变化，在人体则表现为疾病状态。（中医药学高级丛书《中医基础理论·五行学说·五行制化与胜复》）

（6）五行学说的多学科研究　近年来，运用控制论原理来研究五行学说，是新开辟的一个领域。一般公认，中医学的五行学说与控制论原理有着许多相似之处。由于五行学说反映了人体的自动调控原理，因而也含有"反馈论"和"信息论"的概念；五行的生克乘侮，正是对自然界和体内许多复杂的反馈机制的高度概括。五行分类的"取象类比"方法，与控制论的"同构系统"概念相似；把动态信息加以分类，矛盾的输入（生我、克我）和输出（我生、我克）信息，必然有四条通道，联系五个方面。这五个方面或者说五个子系统，相互联系，相互作用，形成了多路多级的反馈调节和闭合系统，维持着自控系统的稳定，这与控制论的"自同态机器"模型极其相似。从而说明五行胜复，也是对维持稳态机制的高度概括。中医的五脏，按取象类比的方法，可分别归属于五行。五脏在生理与病理上的相互联系与相互影响，可以五行的生克乘侮关系加以概括。在以控制论研究藏象学说时发现，五脏间的联系是普遍存在的，每一脏跟其他四脏均有反馈关系，按五行生克乘侮可归纳为二十种主制关系，借以反映五脏系统生理功能的相互滋养、生化和相互约束、克制的作用，以及病理状态下疾病的传变方式和机体各部分抗病功能的协调方式。尽管古人对五脏具体的结构与机能的联系，并不完全清楚，但通过观察生活条件、致病因素以及药物等各种治疗手段，输入人体后所出现的反应，运用了类似"黑箱理论"的方法，建立了独特的关于人体结构和机能的模型和理论——藏象学说。尽管它可能有某些臆测的地方，但却大体上反映了人体生命过程中各组织、器官、系统机能活动的整体联系。（《中国医学百科全书·中医基础理论·五行学说·历代医家对五行学说之研究》）

　　孟庆云从控制论角度研究五行学说，认为五行学说用类比方法对事物进行概括和划分，此与生物控制论的同构理论很为相似。同构系统即指状态相似，可以类比模拟之一系列事物，故五行类比可看成五行同构系统，即整体的五个子系统。孟氏进一步指出，依生物控制论观点来看，五行生克制化展示出一个人体自调系统模型的雏形。五行自调系统的信息、程序、调节方式有五方面特征：五行信息是动态信息；五行是多路多级控制；五行是因果顺序指令；五行的状态变换是闭合变换；五行生克过程具有反馈原理。侯灿认为，五行生克乘侮讲的就是构成机体系统的各子系统（脏腑）间的协同作用，它体现了现代协同论（系统论的一个分支）的基本思想。郑守曾认为，五行系统作为制导系统，其生克制化关系是一种控制和反馈的联系。五行系统是由诸如气候、致病因素、脏腑、五官、形体、精神等人体内外系统的不同层次中有特殊联系之因素所构成；而通过一定医疗技术以恢复阴阳五行系统的有序性，是恢复人体系统稳定联系之最佳方案。祝世纳认为，五行学说提出了一个机体如何使自己趋向和维持"目的环"的粗略模型。郑氏指出，以五脏为主的各子系统间存在生克乘侮等多维双向调节关系，此关系是机体结构和功能之本能所具有的，是机体的一种自组织能力。只要机体内有增熵过程，使机体状态偏离"目的环"，它就通过反馈调节，推动系统运动以输出熵，把机体拖回到"目的环"，恢复和维持有序稳态。匡萃漳指出，五行学说是一种包罗极广的分类联系模式，除了其所揭示的分类与生克关联外，古人还看到人体内部的有目的、有序、有机的关联。这种认识导源于古人的"社会人体观"。以对社会系统的认识来观察人体，就是"社会人体观"的方法论实质。

　　郭仲夫从天文、气象角度探讨五行学说，认为天文概念的五行指宇宙的自然节律；气象概念的五行指风、火、湿、燥、寒五气的运动。由于太阳光热的强弱、地球的周转、宇宙线的自身变化等都能在生物体内引起一定反应。人体生理活动、物质代谢及激素分泌对致病因子的感受性、药物的敏感性等均受自然界周期节律的影响。故对医学——生物学——太阳地球物理学——气象学进行详细的同步观察，有利于五行学说的研究。（高等中医院校教学参考丛书《中医基础理论·五行学说·现代研究》）

　　关于五行学说的研究，于二十世纪九十年代以后多集中于运用现代物理学或数学原理来阐述五行的传变规律或试图建立数学模型等方面，并提出了很多新颖的观点。如刘可勋探讨了"从数学模型看中医五行藏象的系统特征"，认为把五行藏象系统中的各要素代入贝塔朗菲的"一般系统论"中的联立微分方程，即会得到任何一脏的功能状态量的变化必然是所有五脏功能状态量的函数。但由于中医学"脏"的功能状态定量问题尚未解决，五脏之间的关系也比较复杂，故有关的数学模型的建立尚有待进一步研究。

杨俭华等进行了"五行网络的结构特性及其计算机模拟研究"，认为五行网络的结构特性，包括联系的多重交叉特性、整体性、开放性和网络状态的描述。并用计算机对五行网络全部要素处于常态、某个要素受到干扰等进行了模拟，并讨论了模拟的结果，提出了"五行网络模型"的不足。宋知行从群论的角度探讨了五行的类置换群的概念和内涵，认为运用置换的概念来表达五行性能即其相互关系是可行的，五行的规律可以用群论来表达，五脏是五行的同构，认为五行归类的形成，其指导思想是群论。庄建西指出，现代控制论是一种主观控制系统，在此之前应存在一种客观控制系统，五行学说就是基本模式，这种客观控制系统与人脑产生的主观控制系统相融合而产生的主观和客观协同控制系统是高层次的控制系统。生物机体是由客观控制逐渐发展到主观和客观的协同控制，当它们发展至完善境地之后，都可以在一定的条件下产生高层次的控制。戴永生指出五行有图有数，与《洛书》九数，《河图》十数相连，能阐明"五行有序"，万物生化之理。认为以集合、矩阵、拓扑学论五行生克，可归纳出数学模式。并认为中医学五行的真实含义是数的和谐，是用五作算群建立起来的一门学说，也是对世界万物所作的一次性多元分法。

# 三、藏象学说

## （一）古代文献选录

1. 心者，君主之官也，神明出焉。肺者，相傅之官，治节出焉。肝者，将军之官，谋虑出焉。胆者，中正之官，决断出焉。膻中者，臣使之官，喜乐出焉。脾胃者，仓廪之官，五味出焉。大肠者，传道之官，变化出焉。小肠者，受盛之官，化物出焉。肾者，作强之官，伎巧出焉。三焦者，决渎之官，水道出焉。膀胱者，州都之官，津液藏焉，气化则能出矣。凡此十二官者，不得相失也。（《素问·灵兰秘典论》）

2. 心者，一身之主，君主之官。有血肉之心，形如未开莲花，居肺下肝上是也。有神明之心。神者，气血所化，生之本也，万物由之盛长，不著色象，谓有何有，谓无复存，主宰万事万物，虚灵不昧者是也。……五脏系通于心，心通五脏系。心之系与五脏之系相连，输其血气，渗灌骨髓，故五脏有病。先干于心，其系上系于肺……，人身动则血行于诸经，静则血藏于肝脏，故肝为血海，心乃内运行之，是心主血也。舌者心之苗，故外应舌。舌和则知五味。发者血之苗，血盛则发润，心荣色，其华在面。（《医学入门·心脏》）

3. 心者，君主之官，神明出焉。盖心为火脏，烛照事物，故司神明。神有名而无物，即心中之火气也。然此气非虚悬无着，切而指之，乃心中一点血液，湛然朗润，以含此气。故其气时有精光发见，即为神明。心之能事，又主生血，而心窍中数点血液，则又血中之最精微者，乃生血之源泉，亦出神之渊海。……包络者，心之外卫。心为君主之官，包络即为臣，故心称君火，包络称相火，相心经宣布火化，凡心之能事，皆包络为之。（《血证论·脏腑病机论》）

4. 喉下为肺，两叶白莹，谓之华盖，以覆诸脏，虚如蜂窠，下无透窍，故吸之则满，呼之则虚，一吸一呼，本之有源，无有穷也。乃清浊之交运，人身之橐籥。

肺下为心。心有系络，上系于肺。肺受清气，下乃灌注。其象尖长而圆，其色赤，其中窍数多寡各异，迥不相同，上通于舌，下无透窍。

心之下有心包络，即膻中也。象如仰盂，心居于其中，九重端拱，寂然不动。凡脾、胃、肝、胆、两肾、膀胱，各有一系，系于包络之旁，以通于心。此间有宗气，积于胸中，出于喉咙，以贯心脉，而行呼吸，即如雾者是也。如外邪干犯，则犯包络，心不能犯，犯心即死矣。

此下有膈膜，与脊、胁周回相著，遮闭浊气，使不得上熏心肺。

膈膜下有肝。肝独有两叶者，有二三叶者，其系亦上络于心包，为血之海，上通于目，下亦无窍。

肝短叶间，有胆附焉。胆有汁，藏而不泻。……膈膜之下有胃，盛受饮食，而腐熟之。

其左有脾，与胃同膜，而附其上，其色如马肝赤紫，其形如刀镰。闻声则动，动则磨胃，食乃消化。

胃之左有小肠，后附脊膂，左环回周迭积。其注于回肠者，外附脐上，共盘十六曲。

右有大肠，即回肠，当脐左，回周叠积而下，亦盘十六曲。广肠附脊，以受回肠，左环迭积，下辟乃出滓秽三路。

广肠左侧为膀胱，乃津液之府。五味入胃，其津液上升，精者化为血脉，以成骨髓。津液之余，流入下部，得三焦之气施化，小肠渗出，膀胱渗入，而溲便注泄矣。凡胃中腐熟水谷，其精气自胃之上口，曰贲门，传于肺，肺播于诸脉。其滓秽自胃之下口，曰幽门，传于小肠，至小肠下口，曰阑门。泌别其汁，清者，渗出小肠，而渗入膀胱；滓秽之物，则转入大肠。膀胱赤白莹净，上无所入之窍，止有下口，全假三焦之气化施行。气不能化，则闭格不通而为疾矣……三焦者，上焦如雾，中焦如沤，下焦如渎。有名无形，主持诸气，以象三才。故呼吸升降，水谷腐熟，皆待此通达，与命门相为表里……

肾有二，精所舍也，生于脊膂十四椎下，两旁各一寸五分，形如豇豆，相关而曲，附于脊外，有黄脂包裹，里白外黑，各有带两条，上条系于心包，下条过屏翳穴后趋脊骨。两肾俱属水，但一边属阴，一边属阳。越人谓左为肾，右为命门，非也。(《医贯·内经十二官论》)

5. 肺为华盖，以覆诸脏。其二十四空窍，虚如蜂窠，吸之则满，呼之则虚，最喜清凉，不耐烦热。(《医述》引《医宗己任编》)

6. 肺为呼吸之橐籥，位居最高，受脏腑上朝之清气，禀清肃之体，性主乎降，又为娇脏，不耐邪侵，凡六淫之气，一有所著，即能致病。其性恶寒、恶热、恶燥、恶湿，最畏火风。邪著则失其清肃降令，遂痹塞不通爽矣。(《临证指南医案》)

7. 肺为乾金，象天之体，又名华盖。五脏六腑，受其覆冒，凡五脏六腑之气，皆能上熏于肺而为病。故于寸口肺脉，可以诊知五脏。肺之令主行制节，以其居高，清肃下行，天道下际而光明，故五脏六腑，皆润利而气不亢，莫不受其制节也。肺中常有津液，润养其金，故金清火伏。若津液伤，则口渴气喘。痈痿咳嗽。水源不清，而小便涩。遗热大肠，而大便难。金不制木，则肝火旺。火盛刑金，则蒸热、喘咳、吐血、痨瘵并作。皮毛者，肺之合也。故凡肤表受邪，皆属于肺。风寒袭之，则皮毛洒淅；客于肺中。则为肺胀，为水饮冲肺。以其为娇脏，故畏火，亦畏寒。肺开窍于鼻，主呼吸，为气之总司。盖气根于肾，乃先天水中之阳。上出鼻，肺司其出纳。肾为水，肺为天，金水相生，天水循环。肾为生水之源，肺即为制气之主也。凡气喘咳息，故皆主于肺。位在胸中，胸中痛属于肺。主右胁，积曰息贲，病则右胁有动气。肺之为义，大率如是。(《血证论·脏腑病机论》)

8. 脾之所以消磨水谷者，非为磨之能砻、杵之能舂也，以气吸之，而食物不坠焉耳；食物入胃，有气有质，质欲下达，气欲上行，与胃气熏蒸，气质之去留各半，得脾气一吸，则胃气有助，食物之精得以尽留，至其有质有气，乃纵之使去，幽门开而糟粕弃矣。(《医述》引《医参》)

9. 夫脾者，足太阴之经，位居中央，属乎己土，王于中州。候身肌肉，与足阳明胃之经相为表里。表里温和，水谷易于腐熟，运化精微，灌溉诸经。(《济生方·脾胃虚实论》)

10.《四十九难》曰：饮食劳倦则伤脾。经云：饮食自倍，肠胃乃伤，脾澼为痔。夫脾者，行胃津液，磨胃中之谷，主五味也。胃既伤，则饮食不化，口不知味，四肢倦困，心腹痞满，兀兀欲吐而恶食，或为飧泄，或为肠澼，此胃伤脾亦伤明矣。(《脾胃论·饮食伤脾论》)

11. 胃中元气盛，则能食而不伤，过时而不饥。脾胃俱实，则能食而肥；脾胃俱虚，则不能食而瘦。(《脾胃论·脾胃胜衰论》)

12. 肝者，将军之官，谋虑出焉。肝居膈下，上着脊之九椎下。是经多血少气，其合筋也，其荣爪也，主藏魂，开窍于目，其系上络心肺，下亦无窍。(《医宗必读》)

13. 人身运动，皆筋力所为，肝养筋，故曰罢极之本。肝藏魂，魂者，神明之辅弼，故

又曰肝为宰相。(《医学入门》)

14. 肝为风木之脏，因有相火内寄，体阴用阳，其性刚，主动、主升，全赖肾水以涵之，血液以濡之，肺金清肃下降之令以平之，中宫敦阜之土气以培之，则刚劲之质，得为柔和之体，遂其条达畅茂之性，何病之有？(《临证指南医案·肝风》)

15. 肝为风木之脏，胆寄其间，胆火相火，木生火也。肝主藏血，血生于心，下行胞中，是谓血海。凡周身之血，总视血海为治乱。血海不扰，则周身之血，无不随之而安。肝经主其部分，故肝主藏血焉。至其所以能藏之故，则以肝属木，木气冲和条达，不致遏郁，则血脉得畅。(《血证论·脏腑病机论》)

16. 肝于五脏为独使，为将军之官，合少阳胆为游部。居脾之下，肾之前，微偏左，其位在少腹，其地在血海，其部在两胁两肢。其经起于足指，通于巅顶。其脏为太少二阴之交尽处，其表为少阳胆经。故一阳发生之气，起于厥阴，而一身上下，其气无所不乘。肝和则生气，发育万物，为诸脏之生化。若衰与亢，则能为诸脏之残败，故又与胆同为少阳，而厥阴兼乎少阳之肝，与少阳根乎厥阴之胆，相为表里。是以其脏主春，其德属木。惟其地为血海，故其脏为血脏，其部为血部，而其职主藏血而摄血。其主又在筋，能任筋骨劳役之事，为罢极之本，其精上荣于目，而兼通于耳。惟其德属木，故其体本柔而刚，直而升，以应乎春。其性条达而不可郁，其气偏于急而激暴易怒，故其为病也多逆。(《杂病源流犀烛·肝病源流》)

17. 足厥阴肝，为风木之脏，喜条达而恶抑郁，故经云木郁则达之是也。然肝藏血，入夜卧则血归于肝，是肝之所赖以养者血也。肝血虚则肝火旺，肝火旺者肝气逆也。肝气逆则实，为有余，有余则泻。举世尽曰伐肝，故谓肝无补法。不知肝气有余不可补，补则气滞而不舒，非云血之不可补也。肝血不足，则为筋挛、为角弓、为抽搐、为爪枯、为目眩、为头痛、为胁肋痛、为少腹痛、为疝痛诸证。凡此皆肝血不荣也，而可以不补乎？然补肝血又莫如滋肾水。水者，木之母也，母旺则子强，是以当滋化源。若谓肝无补法，以肝气之不可补，而非谓肝血之不可补也。(《质疑录·论肝无补法》)

18. 肾何以为先天之本？盖婴儿未成，先结胞胎，其象中空，一茎透起，形如莲蕊。一茎即脐带，莲蕊即两肾也，而命寓焉。水生木而后肝成，木生火而后心成，火生土而后脾成，土生金而后肺成，五脏既成六腑随之，四肢乃聚，百骸乃全，仙经曰：借问如何是元牝？婴儿补生先两肾。未有此身先有两肾，故肾为脏腑之本，十二脉之根，呼吸之本，三焦之源，而人资之以为始也。故曰：先天之本在肾。(《医宗必读·胃为先天之本脾为后天之本说》)

19. 主闭藏者肾也，司疏泄者肝也。二脏皆有相火，而其系上属于心。心，君火也，为物所感则易动，心动则相火亦动，动则精自走，相火翕然而起，虽不交会，亦暗流而疏泄矣。(《格致余论·阳有余阴不足论》)

20. 盖肾为精血之海，而人之生气即同天地之阳气，无非自下而上，所以肾为五脏之本。(《景岳全书·卷之十六·论虚损病源》)

21. 脾、胃、大肠、小肠、三焦、膀胱者，仓廪之本，营之居也，名曰器，能化糟粕，转味而入出者也；其华在唇四白，其充在肌，其味甘，其色黄，此至阴之类，通于土气，凡十一藏取决于胆也。(《素问·六节藏象论》)

22. 夫胃、大肠、小肠、三焦、膀胱，此五者，天气之所生也，其气象天，故泻而不藏，此受五脏浊气，名曰传化之腑，此不能久留，输泻者也。魄门亦为五脏使，水谷不得久藏。所谓五脏者，藏精气而不泻也、故满而不能实。六腑者，传化物而不藏，故实而不能满也。所以然者，水谷入口，则胃实而肠虚；食下，则肠实而胃虚。故曰：实而不满，满而不

实也。(《素问·五脏别论》)

23. 胆为中正之官，决断出焉。又为中清之府，主藏而不主泻。则其所主，异于他脏腑矣。其府之气，直得先天甲气，而起于少阴，发于厥阴，乃二阴之真精所生，以为一阳之妙运也。经曰：少阳连肾，肾上连肺。夫少阳起于夜半之子，为肾之天根，其气上升，以应肺之治节。为肾天根，则通乎下。应肺治节，则通乎上。其所以能通乎上下者，以其分中和之极也。惟通乎上下，故得游行三焦，且即三焦之所治，以致用阳明，故十一经皆籍胆气以为和。经曰：少火生气，以少阳即嫩阳，为生气之首也。(《杂病源流犀烛·胆病源流》)

24. 小肠者，受盛之官，化物出焉。凡胃中腐熟水谷，其滓秽自胃之下口，传入于小肠上口，自小肠下口泌别清浊，水入膀胱上口，滓秽入大肠上口。(《医学入门》)

25. 膀胱者，州都之官，津液藏焉；气化则能出矣。然肾气足则化，肾气不足则不化。入气不化，则水归大肠而为泄泻。出气不化，则闭塞下焦而为癃肿。小便之利，膀胱主之，实肾气主之也。(《笔花医镜·膀胱部》)

26. 膀胱者，贮小便之器，经谓"州都之官，津液藏焉，气化则能出矣"。此指汗出，非指小便。小便虽出于膀胱，而实则肺为水之上源，上源清则下源自清。脾为水之堤防，堤防利则水道利。又肾为水之主，肾气行则水行也。经所谓气化则能出者，谓膀胱之气，载津液上行外达，出而为汗，则有云行雨施之象，故膀胱称为太阳经，谓水中之阳，达于外以为卫气，乃阳之最大者也。(《血证论·脏腑病机论》)

27. 人但知膀胱主溺，而不知水入膀胱，化气上行，则为津液，其所剩余质，乃下出而为溺。经文所谓气化则能出者，谓出津液，非出溺也。(《医经精义》)

28. 三焦者，人生三元之气，脏腑空处是也。上焦心肺居之，中焦脾胃居之，下焦肝、肾、膀胱、大小肠居之。其气总领脏腑营卫经络、内外左右上下之气。三焦通则竟体调和，斯其职已。三焦之病，属于脏腑，并无另立病名。(《笔花医镜·三焦部》)

29. 三焦者，自其液言，则所谓淋巴液、淋巴腺；自其液所流通之道言，则所谓淋巴管。腺云，管云，犹血液之与脉管也。内之水源，即脏腑间之淋巴腺与管；外之水源，则肌腠间之淋巴腺与管也。肌腠间有毛细管，此云孙络，血中津液溢满，与其余滓当去者，皆自毛细管渗入淋巴腺，故曰血气所注也。脏腑间略分三部：曰如渎者，则淋巴管之象；曰如沤者，则淋巴腺凝如大豆之象；曰如雾者，则淋巴腺凝如粟米丛集成点之象。此三象者，上焦、中焦、下焦所通有，特互言以相发明耳。(《章太炎医论》)

30. 黄帝问曰：余闻方士，或以脑髓为脏，或以肠胃为脏，或以为腑，敢问更相反，皆自谓是。不知其道，愿闻其说。岐伯对曰：脑、髓、骨、脉、胆、女子胞，此六者，地气之所生也，皆藏于阴而象于地，故藏而不泻。(《素问·五脏别论》)

31. 灵机记性不在心在脑一段，本不当说，纵然能说，必不能行。欲不说，有许多病，人不知源，思至此，又不得不说……心乃出入气之道路，何能生灵机、贮记性？灵机记性在脑者，因饮食生气血、长肌肉，精汁之清者，化而为髓，由脊骨上行入脑，名曰脑髓。盛脑髓者，名曰髓海。其上之骨，名曰天灵盖。两耳通脑，所听之声归于脑。……两目即脑汁所生。两目系如线，长于脑，所见之物归于脑。……鼻通于脑，所闻香臭归于脑。……看小儿初生时，脑未全，囟门软，目不灵动，耳不知听，鼻不知闻，舌不言；至周岁，脑渐生，囟门渐长，耳稍知听，目稍有灵动，鼻微知香臭，舌能言一二字；至三四岁，脑髓渐满；囟门长全，耳能听，目有灵动，鼻知香臭，言语成句。所以小儿无记性者，脑髓未满；高年无记性者，脑髓渐空。(《医林改错·脑髓说》)

32. 女子七岁肾气盛，齿更发长；二七而天癸至，任脉通，太冲脉盛；月事以时下。天，谓天真之气，癸，谓壬癸之水，故云"天癸"也。然冲为血海，任主胞胎，二脉流通，

经血渐盈，应时而下，常以三旬一见，以象月盈则亏也。(《妇人良方》)

33. 肺合大肠，大肠者，传道之府。心合小肠，小肠者，受盛之府。肝合胆，胆者，中精之府。脾合胃，胃者，五谷之府。肾合膀胱，膀胱者，津液之府也。少阴属肾，肾上连肺，故将两脏。三焦者，中渎之府也，水道出焉，属膀胱，是孤之府也。是六腑之所与合者。(《灵枢·本输》)

34. 五脏生克，须实从气机病情讲明，若徒作五行套语，茫然不知的实，多致错误。今略著其概如左:

饮食入胃，脾为运行精英之气，虽曰周布诸脏，实先上输于肺，肺先受其益，是为脾土生肺金。肺受脾之益则气愈旺，化水下降，泽及百体，是为肺金生肾水。肾受肺之生则水愈足，为命门之火所蒸，化气上升，肝先受其益，是为肾水生肝木。肝受肾之益则气愈旺，上资心阳，发为光明，是为肝木生心火。脾之所以能运化饮食者气也，气寒则凝滞而不行，得心火以温之，乃健运而不息，是为心火生脾土。此五脏相生之气机也。

肺在心上，心火上炎，肺受其伤，此为心火克肺金也;若由脾胃积热，或由肝肾相火;或由本经郁热，皆与心无涉。肾阴太盛，寒气上冲，心为之悸，或肾寒甚而逼其龙火上乘，心为之烦，皆肾水克心火也;若饮食过多，停蓄不行，心火被逼不安而悸者，与肾无涉。脾气过燥，则肾水为其所涸而失润，或过湿则肾水为其所壅而不流，皆脾土克肾水也;若他脏之燥，外感之湿，与脾无涉。肝木疏泄太过，则脾胃因之而气虚，或肝气郁结太甚，则脾胃因之而气滞，皆肝木克脾土也;若自致耗散，自致凝滞，及由他脏腑所致者，与肝无涉。气有降则有升，无降则无升，纯降则不升，何则? 浊阴从肺右降，则胸中旷若太虚，无有窒塞，清阳则从肝左升，是谓有降有升;若浊阴壅塞胸中，不肯下降，则肝气被遏，欲升不能，是谓无降无升;肺金肃敛太过，有秋无春，是谓纯降不升。无降无升、纯降不升，皆肺金克肝木也;若肝木自沉，或因他脏之寒郁，与肺无涉。此五脏相克之病情也。(《医碥》)

35. 人有昼夜不能寐，心甚烦躁，此心肾不交也。盖日不能寐者，乃肾不交于心;夜不能寐者，乃心不交于肾也。今日夜俱不寐，乃心肾两不相交耳。夫心肾之所以不交者，心过于热，而肾过于寒也。心原属火，过于热则火突于上而不能下交于肾;肾原属水，过于寒则水沉于下而不能上交于心矣。(《辨证录·不寐门》)

36. 肺为气之主，肾为气之根。肺主出气，肾主纳气。阴阳相交，呼吸乃和。(《类证治裁·喘症》)

37. 夫人身之用，止此血气。虽五脏皆有气血，而其纲领，则肺出气也，肾纳气也。故肺为气之主，肾为气之本也。血者，水谷之精也。源源而来，而实生化于脾，总统于心，藏受于肝，宣布于肺，施泄于肾，而灌溉一身。(《景岳全书·传忠录·藏象别论》)

38. 古称乙癸同源，肾肝同治。其说维何? 盖火分君相，君火者，居乎上而主静;相火者，处乎下而主动。君火惟一，心主是也;相火有二，乃肾与肝。肾应北方壬癸，于卦为坎，于象为龙，龙潜海底，龙起而火随之。肝应东方甲乙，于卦为震，于象为雷，雷藏泽中，雷起而火随之。泽也，海也，莫非水也，莫非下也。故曰乙癸同源。东方之木，无虚，不可补，补肾即所以补肝;北方之水，无实，不可泻，泻肝即所以泻肾。至乎春升，龙不现则雷无声;及其秋降，雷未收则龙不藏，但使龙归海底，必无迅发之雷;但使雷藏泽中，必无飞腾之龙，故曰:肾肝同治。……东方者，天地之春也，勾萌甲坼，气满乾坤。在人为怒，怒则气上，而居七情之升;在天为风，风则气鼓，而为百病之长。怒而补之，将逆而有壅绝之忧;风而补之，将满而有胀闷之患矣。北方者，天地之冬也，草黄木落，六宇萧条。在人为恐，恐则气下，而居情之降;在天为寒，寒则气惨，而为万象之衰。恐而泻之，将怯而有颠仆之虞;寒而泻之，将空而有涸竭之害矣。然木既无虚，又言补肝者，肝气不可犯，肝血自当养也。血不足者濡之，水之属也。壮水之源，木赖以荣。水既无实，又言泻肾者，肾阴不可亏，而肾气不可亢也。气有余者伐之，木之属也。伐木之干，水赖以安。夫一补一泻，气血攸分；即泻即补，水木同府。总之，相火易上，身中所苦，泻水所以降气，补水所以制火。气即火，火即气，同物而异名也。故知气余便是火者，愈知乙癸同源之说矣。（《医宗必读·乙癸同源论》）

39. 脾乃胃之刚，胃乃脾之柔。东垣《脾胃论》谓脾为死阴，受胃之阳气，方能上升水谷之气于肺。若脾无所禀，则不能行气于脏腑，故专重以胃气为主。又曰：饮食不节，则胃先受病；劳倦者，则脾先受病。脾受病则不能为胃行其津液，则脾病必及胃，胃病亦必及脾。一脏一腑，恒相因而为表里也。（《不居集》）

40. 尤在泾曰：脾胃为仓廪之官，五味出焉。盖脾主运化，其用在于健运，其属土，地气主上腾，然后能载物，故健行而不息，是脾之宜升也明矣。胃者，水谷之海，容受糟粕，其主纳，纳则贵下行，譬如水之性莫不就下，是胃之宜降也又明矣。（《吴医汇讲》）

41. 人有小便闭结，点滴不通，小腹作胀，然而不痛，上焦无烦躁之形，胸中无闷乱之状，口不渴，舌不干，人以为膀胱之水闭也，谁知是命门之火衰乎？夫膀胱者，决渎之官，肾中气化而能出。此气，即命门之火也。命门火旺，而膀胱之水通；命门火衰，而膀胱之水闭矣。或曰：小水之勤者，由于命门之火衰也。（《辨证录》）

# （二）现代研究

### 1. 关于藏象的概念和理论构成

藏象学说，是中医基础理论的核心组成部分，在中医基础医学和临床医学中占有极其重要的地位。在各版《中基》教材中，对藏象的表述上也存在着某些需要统一之处。如有的称为"藏象"，有的称为"藏象"，六版规划教材《中医基础理论》，更直接表述为"脏腑"。这些不同的见解和表述，反映出中医理论体系还有必要进行深入的研讨，以达成共识。

藏象一词，首见于《黄帝内经》，见于《素问·六节藏象论》和《素问·经脉别论》，但均未对藏象概念的内涵和外延作出恰当的解释。王冰次注《黄帝内经素问》说："象，谓所见于外，可阅者也。"只解释了"象"。明代医家张景岳在《类经·藏象类》中较明确地指出："象形象也。脏居于内，形见于外，故曰藏象"。而张志聪《素问集注》曰："象者，像也，论脏腑之形像，以应天地阴阳也。"现在多数《中基》教材将藏象表述为，指"藏于体内的脏腑及其表现于外的生理和病理现象"。

近数十年来，中医理论界多称藏象为"藏象学说"或"藏象学说"，并对藏象的概念进行了较深入的讨论，虽多赞同王冰的注释，但也有人提出某些不同看法，如冯家骏指出，王冰注的"藏象"定义与《内经》原意不符，认为"所见于外，可阅者也"，"不能一一对应地论述脏腑经络生理病理"，认为藏象的内涵"是隐蔽在现象背后的属于本质范畴的东西，而不是人体内脏功能活动反映在体表的各种现象"。认为"藏象即是藏像。它追求的是本质特征的神似，而略于形迹的逼真，藏象是以医疗实践为基础，阴阳五行为纲纪，围绕五脏这个核心展开的人体解剖概念为主要形式，整体结构功能为其实质内容的一种抽象模型"。（《北京中医学院学报》1986，2）

关于藏象学说的架构和内容，一版《内经讲义》提出"藏象"的研究范围包括经络在内，只是将经络"另立专章讨论"而已。二版《内经讲义》则谓："藏象是研究人体脏腑生理功能、病理变化及其相互关系的学说""藏象的内容是以五脏为中心，阐述脏腑的生理功能以及脏腑之间和外在组织器官的复杂关系；又将人与自然、局部与整体进行了有机的联系，从生理学和病理学中体现出来"。

发展至 1973 年后相继编写的各版《中医基础理论》教材，则都将经络和病机单列成章，从而形成共识。

本教材考虑到形体官窍与五脏有着极其密切的关系，故将其放在藏象一章中予以阐述。而经络和气血津液已形成相对独立、完整的体系，故各自独立成章。另外，考虑到脏腑的生理功能和病理变化多是紧密联系在一起，且很多情况下又是用病理变化反证生理，故在表述脏腑生理功能时，亦适当论述了某些相应的病理变化，并注意尽量减少与病机一章中脏腑病机中某些内容的不必要的重复。

### 2. 藏象学说的形成基础

中医藏象学说的形成，一是来源于古代的解剖学知识，奠定了藏象学说的形态学基础；二是长期对生理、病理现象的观察和思辨，奠定了藏象学说的生理、病机学基础，三是反复的临床实践的验证，奠定了藏象学说的诊断和治疗学基础。四是古代哲学思想的渗透，奠定了藏象学说的哲学基础。此外，藏象学说的形成还受到古代天文学、历法学、物候学、政治官事制度以及多种文化背景的影响。

（1）古代解剖知识与藏象学说的形成　根据有关文献记载，早在远古时期，人们通过宰杀动物和解剖战死者的尸体，即可直接观察到动物和人体的外部形体结构及内脏部位和形态，并以此推测其生理功能。随着这些知识的丰富和医药活动的不断展开和深入，人们迫切需要了解和掌握人体内部脏腑器官部位、形态以及生理功能，并力求与医疗实践结合起来，而通过临床实践也逐渐丰富和深入对脏腑器官的认识。

《黄帝内经》的若干章中反映出尸体解剖作为重要的医学研究内容。如《灵枢·经水》云："若夫八尺之士，皮肉在此，外可度量切循而得之，其死可解剖而视之。其脏之坚脆，腑之大小，谷之多少，脉之长短，血之清浊，气之多少，十二经之多血少气，与其少血多气，与其皆多血气，与其皆少血气，皆有大数。"此外，亦见于《灵枢经》的《骨度》《平人绝谷》《肠胃》等篇中。如《肠胃》以"七尺五寸"为一般人的平均身高，所谓"众人之度"，并在此基础上详细明确地测量了头围、胸围、腰围以及身体各部分的长度、广度。李锄认为以《骨度》"人长七尺五寸""横骨上廉以下至内辅之上廉长一尺八寸"的记载，分析两者的比例为 4∶1。并且说："如果考虑到这个一尺八寸还未包括股骨上踝（即内辅上廉）以下的部分，而且在人体中的股骨头又稍高于耻骨上支边缘（即横骨上廉），则整个股骨实际是略长于一尺八寸的，这就与现代解剖学关于股骨'长度达一个人身长的四分之一'的论述，不谋而合"。李氏又通过对《骨度》所载背骨至骶的长度与全身长度之比、腕至中指本节与本节至末长度之比等的分析，得出结论：《骨度》所载尺寸，用的是周制（一尺合十九点九一厘米），是通过切实测量后的记载，而非"假定"之尺寸。又如《灵枢·肠胃》载食道与肠道的比例为 1.6∶55.8 = 1∶34.87，现代解剖学食道与肠道比例为 25∶850 = 1∶34，其"大数"相等（《江苏中医杂志》1982 年 1 月）。关于《内经》对人体解剖等记载，由张鋆主编于 1963 年出版的高等医药院校试用教材《人体解剖学》对其作出高度评价认为"关于内脏尺寸，虽经历代度量衡的变迁，和现今的尺寸不同，但由比例核算，仍是正确的。"

此外，《难经》中对很多脏腑的空间位置、外部形态、内部结构及容量大小等亦有详细的记述。而宋代的《欧希范五脏图》、杨介的《存真图》，均是解剖学方面的图谱。其后的医家，如张景岳的《类经图翼》、赵献可的《医贯》、李梴的《医学入门》等，都对人体内部脏腑器官的部位、形态以及功能作了较详尽的记载。特别是清代医家王清任，亲赴义冢，解剖疫死病儿的尸体，潜心研究数十年，写成《医林改错》一书，并绘有大量图谱，更有重要的贡献。虽然这些早期的解剖学知识尚不够成熟，但奠定了中医藏象学说的形态学基础。

应当指出，因为中医学藏象学说在其形成和发展过程中已超越了单纯的形态结构，因此中医学的脏腑不但是一个生物器官，更是一个功能单位或医学理论的模型。如失眠一症，西医认为是大脑的功能紊乱，往往采用镇静催眠的药物。而中医认为导致失眠可因心血亏虚、血不养心所致，采用养血安神的方药治疗。如果用西医药理学方法进行分析，则可能会得出这些养血安神药具有某些镇静催眠的作用。但中医治疗失眠，还有"交通心肾""调和脾胃""滋阴潜阳"等诸多方法，则无法用西医学分析方法所证实。可见这正是中医藏象学说所具有的独特的理论内涵，从某种程度上看也可能正是中医学的特点和优势所在。

（2）长期对生理、病理现象的观察与藏象学说的形成　古代医家在早期的解剖学基础上，力图将形态器官与人体的生理功能和病理变化结合起来。如《素问·上古天真论》说："女子七岁，肾气盛，齿更发长。二七而天癸至，任脉通，太冲脉盛，月事以时下，故有子……七七，任脉虚，太冲脉衰少，天癸竭，地道不通，故形坏而无子也。"又如《灵枢·天年》也说："人生十岁好走，二十岁好趋，三十岁好步，四十岁好坐，五十岁目始不明，六十岁好卧，七十岁皮肤枯，八十岁言善误，九十岁经脉空虚，百岁形骸独居而终。"例如观察到心位于人体胸中，周围血管与之密切相连。由于心脏的搏动，推动了血液在经脉内运行不息，若心脏停止跳动，则血液即不再流动，神志亦很快丧失，生命现象也即停止。故中医总结出"心主血脉""心主神志""心为君主之官，神明出弯""心为五脏六腑之大主，精神之所舍也"的理论。

（3）反复的医疗实践的验证和总结与藏象学说的形成　古代医家在长期的医疗实践中，观察到某些症状和体征与相应的脏腑之间有着重要的内在联系，而通过某些药物调整某个脏腑的功能，可以使原来的症状和体征减轻或消失，因而逐步认识到这些病理现象与疗效的对应关系，反证出某些脏腑的生理功能，随着这些认识的不断丰富，最终形成了完整、系统的藏象理论。如观察到进食某些动物的肝脏或采用某些补肝药，可以改善人的视力和治疗某些眼疾，找出了目与肝的内在联系，形成了肝血滋养眼睛，肝"开窍于目"的理论，又如采用补肾填精的药物可促进人的生殖机能，故总结出"肾藏精"、主人体生长、发育与生殖的理论。

（4）古代哲学思想的渗透与藏象学说的形成　任何一个学科的发展都不会是完全独孤立的，必然会受到同时代其他学科的影响和渗透。藏象学说的形成和发展，也受到同时代哲学思想的深刻影响，特别是古代阴阳五行学说，不但从思想方法上影响到藏象学说，而且渗透到藏象学说的各个方面，甚至成为其理论结构的重要组成部分。

在组织结构上，藏象学说中以五脏为中心的整体观本身的结构就是五行学说，五行中的木、火、土、金、水、代表着五脏中的肝、心、脾、肺、肾。而五脏不仅是一个独立的脏器，还分别代表着五个系统，联系着人的六腑、五体、五窍、五官、五华、五志、五液等。而阴阳学说也用来说明五脏的组织结构，如心肺在上为阳，肝肾在下为阴，心为阳中之太阳、肝为阴中之少阳等，即便是心，也分为心阴，心阳等。

在生理方面，藏象学说也用阴阳五行学说加以说明五脏的功能和相互关系，如在五行方面常用五行学说说明五脏的生理功能和相互关系，如土的特性为"稼穑"，引申为生长、化育，用以类比脾运化水谷精微的生理功能。而在生理联系方面，肝藏血属木，为母，心主血属火，为子。而肝血滋养心血，是谓"木生火"。阴阳学说在说明脏腑功能和相互关系方面也有重要的作用。如心在上属阳，肾在下属阴。心阳在上，下行资助肾阳以温化肾水，使肾水不寒；而肾阴在下，上行资助心阴以抑制心火，使心火不亢，是谓阴阳相交，水火既济等。

在病理上，常用五行学说说明五脏疾病的传变，如"母病及子""子病及母""相乘传变""相侮传变"。阴阳学说方面如"心肾阴虚""脾肾阳虚"等。

在诊断上，五色中面色萎黄可反映脾气虚损，面色发青可能是肝风内动，还有在疾病的预后方面，认为脏色为主，时色为客。而主胜客恶，客胜主善等。

在治疗方面。运用五行的生克制化关系，确定脏腑疾病的治则治法，如"虚则补其母"，"实则泻其子"，"东方之木，无虚不可补，补肾即所以补肝；北方之水，无实不可泻，泻肝即所以泻肾"。在具体治法上，补脾益肺称之为"培土生金"、疏肝健脾称之为"抑木扶土"。在具体方剂上，"六味地黄丸"用来滋补肾阴；而肾气丸用以补益肾阳等。都广泛运用于脏腑的临床证治。

从某种意义上分析，古代哲学思想对藏象学说的形成、发展、完善，起到了极大的作用。它不唯使藏象学说成功地摆脱了解剖学方面直观观察的局限，使其成为一个较完整的理论体系，而且作为一种科学的哲学思想，使中医传统理论没有像西方其他民族传统医学那样，随着西医学的迅猛发展而消亡，而是继续保持强大的生命力，与时俱进，不断完善和发展，并为世界和现代医学所瞩目。

（5）古代官事制度的类比借鉴与藏象学说的形成　中医藏象学说在其形成和发展过程中，根据各脏腑的生理特点，类比了当时的某些官事制度，对脏腑功能及其关系作出了形象的比喻，并具有某些生理意义。

如《素问·灵兰秘典论》说："心者，君主之官，神明出焉。肺者，相傅之官，治节出焉。肝者，将军之官，谋虑出焉。膻中者，臣使之官，喜乐出焉。脾胃者，仓廪之官，五味出焉。大肠者，传道之官，变化出焉。小肠者，受盛之官，化物出焉。肾者，作强之官，伎巧出焉。三焦者，决渎之官，水道出焉。膀胱者，州都之官，津液藏焉，气化则能出矣。凡此十二官者，不得相失也。"

虽然直接用古代官职比喻，难以全面深入阐释脏腑的生理功能，但确可以从中受到某些启示。有可能给我们对至今未能全部了解清楚的脏腑关系的研究课题提供了更多的思路和借鉴。如称胆为"中正之官"，历代医家对此有不同的认识，多数医家指此为"刚正果敢"，与人勇怯有关。如王冰曰："胆则刚正果决，故官为中正。"《素问吴注》也说："刚正果决，直而不疑，故为中正之官。"受此理论启发，中医临床往往将心烦失眠，胆小易惊的病证，从胆论治，著名方剂"温胆汤"即为此而设。但亦有人指出"中正"一词与《易经》有关。认为"'中正'一词，本出自《易》，胆喻'中正'，是《内经》作者以《易》理来阐释医理"。（《国医论坛》1990年第4期）按《易经》理论，中为"得中"，正为当位，即刚柔相济，不偏不倚之意，这就可以解释足少阳胆经为半表半里，以及胆的功能失常所见"此人者，数谋虑而不决"病机原理，为藏象理论研究提供了新的思路。

（6）古代文化背景与藏象学说的形成　藏象学说的形成受古代文化的影响是世所公认的。这不唯从大的方面来说，中医学，当然包括中医藏象学说本身就是古代文化遗产的重要组成部分。从狭义的角度看，凡对中医藏象学说形成和发展作出重要贡献的诸多医家，均具有深厚的古代文化基础。

藏象学说中"心藏神"理论即可印证古代文化背景对此观点的影响。西医学认为，精神活动产生于大脑，而中医学认为是心主神志，这是因为神志活动与形体的关系，不唯是单纯医学研究的内容，同时也是哲学研究的内容。从思维活动看，从古至今有心主神志的观念，认为"心之官则思"。日常生活有"心中有数""心想事成"等说法。从文字学方面，则凡与人的精神、意识、思维活动密切相关的字，如思、虑、悲、怒、恐忧等，均为"心"

部。由此可见，可能在藏象学说理论产生以前，在传统的文化中即已确立了"心藏神"的概念。而中医学藏象学说中心主神志的理论亦有可能是接受了传统文化中已确立的观点，并与医学内容融合有所充实发展而已。

### 3. 关于心、脑与神志关系的研究

神志活动的产生，中医、西医有着截然不同的看法。西医学认为，人的精神、意识及思维活动，是大脑的生理功能，是大脑对外界客观事物刺激作出的反应。而传统的中医学则把精神活动归属于五脏，并认为与心的关系最为密切。随着中医理论的不断发展和近代西医学的渗透，近年来有大量的文章和著述，探讨了脑与神志的关系，从而引发了是心主神志还是脑主神志的辩论。并进一步发展为明确脑、心之间与神志的关系不仅关系到中医理论体系的发展，更关系到中医研究的发展方向，应遵循哪些原则以及如何处理与西医学的关系等问题。其研究进展有如下方面：

（1）《内经》"头者，精明之府"说 关于"脑主神明"还是"心主神明"，五版《中医基础理论》教材指出："人的精神、意识和思维活动，是大脑的生理功能，是大脑对外界客观事物的反映，这早在《内经》中已有明确的论述。"其根据是《素问·脉要精微论》的"头者，精明之府。"应当指出，在《内经》形成时期，对脑即有争论。如《素问·五脏别论》说："余闻方士，或以脑髓为脏，或以肠胃为脏，或以为腑，敢问更相反，皆自谓是。"而《内经》则最终将脑定位为奇恒之腑，与五神脏区别开来。再从古文字学，亦可以了解古人对脑与神志关系的认识。如关于"思"，《书经·尧典》就有"虑深通敏谓之思"的记载。思，古字写作"恖"，《说文》曰："思，容也。从心、囟声。"徐灏笺注："人之精髓在脑，脑主记识，故思从囟。"从而说明，古人对脑与记忆的关系，确有较为明确的记载。实际上，对"头者，精明之府"经文应有完整而准确的认识，《素问·脉要精微论》所谓"五脏者，身之强也。头者，精明之府，头倾视深，精神将夺矣；背者，胸中之府，背曲肩随，府将坏矣；腰者，肾之府，转摇不能，肾将惫矣；膝者，筋之府，屈伸不能，行则偻附，筋将惫矣；骨者，髓之府，不能久立，行则振掉，骨将惫矣。"应当指出，"精明"一词，在该篇即出现多次，但基本上是指眼睛。如说"夫精明者，所以视万物，别白黑，审短长"，及"切脉动静，而视精明"。这里的"精明"，明指眼睛、眼神无疑。据此，所谓"头倾视深，精神将夺"，即可以理解成观察眼神的变化来体察精神的盛衰，如果头部低垂，目陷睛迷，那就预示着精、气、神的衰败。因而把"精明"单纯理解为思维，似欠公允。

其实，在《内经》中关于神志活动归属何脏，已有明确论述。如《灵枢·邪客》说："心者，五脏六腑之大主也，精神之所舍也。"《素问·灵兰秘典论》亦说："心者，君主之官也，神明出焉。"可见《内经》明确是心主神志。

古人虽早就意识到脑与神志活动有某种重要联系，但《内经》最终把神志活动归属于五脏，这是由"四时五脏阴阳"的理论所决定的。且在《内经》中，并没有完全否定脑与精神活动的关系，因为头部的口、眼、鼻、舌、耳等，是接受外界信息的重要器官，外界信息传入五脏，并由心来作出反映和判断。而心位于胸中，为君主之官，主管神明（思维、决断），也是理之使然，而头脑在胸腹之外，各种感官成为心神的使役对象，脑成为奇恒之腑也即不足为怪了。

（2）《本草纲目》"脑为元神之府"说 凡主张"脑主神明"者，都提出一个重要的论据，即李时珍说的"脑为元神之府"。如刘从明认为："脑为元神之府，意即脑是人体精神思维活动所居之处，也就是脑主元神之义。"并认为"历来有关脑主元神的论述甚多，但大都被临床所忽略，至今尚未形成相对独立的、系统的辨证体系"（《广西中医药》1989年第2期）。魏善初等认为"李时珍第一次提出脑与精神活动有关，谓'脑为元神之府'"（《贵

阳中医学院学报》1980年第2期）。查"脑为元神之府"载李时珍《本草纲目》辛夷条。但李时珍并没有将"元神"与神志活动联系起来，纵观整个《本草纲目》，李时珍亦没有把神志活动归属于大脑，而仍是归属于心。如《本草纲目·脏腑虚实标本用药式》说："心：藏神，为君火，包络为相火，代君行令，主血，主言，主汗，主笑。"《本草纲目·主治》中，如在治疗健忘证的用药中说："山药，镇心神，安魂魄，主健忘，开达心孔，多记事；人参，开心益智，令人不忘；远志，定心肾气，益智慧不忘。"在治疗惊悸证时亦说："南星，心惊胆破，神不守舍；郁金，失心颠狂。"从这些论述可以看出，李时珍确是把神志病变责之于心，从心而治，几乎没有提到从脑而治。所谓"元神"，元者，始也，首也。故"元神"，应指生命活动为宜。故脑藏"元神"，并与精神意识思维活动相关，则应是肯定而有共识的。

（3）《医林改错》"灵机记性不在心在脑"说　清代医家王清任在其所著的《医林改错》中明确提出"灵机记性不在心在脑"的观点："灵机记性，不在心在脑一段，本不当说，纵然能说，必不能行。欲不说，有许多病，人不知源，思至此，又不得不说……心乃出入气之道路，何能生灵机、贮记性？灵机记性在脑者，因饮食生气血，长肌肉，精汁之清者，化而为髓，由脊骨上行人脑，名曰脑髓。盛脑髓者，名曰髓海。其上之骨，名曰天灵盖。两耳通脑，所听之声归于脑。脑气虚，脑缩小，脑气与耳窍之气不相接，故耳虚聋；耳窍通脑之道路中，若有阻滞，故耳实聋。两目即脑汁所生，两目系如线，长于脑，所见之物归于脑，瞳仁白色，是脑汁下注，名曰脑汁入目。鼻通于脑，所闻香臭归于脑。脑受风热，脑汁从鼻流出，涕浊气臭，名曰脑漏。看小儿初生时，脑未全，囟门软，目不灵动，耳不知听。鼻不知闻，舌不言。至周岁，脑渐生，囟门渐长，耳稍知听，目稍灵动，鼻微知香臭，舌能言一二字。至三四岁，脑髓渐满，囟门长全，耳能听，目有灵动，鼻知香臭，言语成句。所以小儿无记性者，脑髓未满；高年无记性者，脑髓渐空"。可以看出，王清任不但肯定了脑主神志，而且同时亦否定了心主神志。对此，很多著述都给予了充分的肯定。如王新华在王清任段落的按语中说："王清任在本文中，十分明确地提出'灵机记性不在心在脑'的论点，并列举了五官的某些生理和病理与脑的联系，举出痫、厥等病与脑的关系等，论证了脑髓的生成及其主灵机记性的生理功能。这是祖国医学在对心与脑的认识上的一大进步，也是王氏对祖国医学的一大贡献"（《中医历代医论选》）。五版《中医基础理论》参考丛书认为："至此，中医对脑的认识已提高了一大步，与近代医学对脑的认识基本一致。"当然，对于"灵机记性不在心在脑"的理论，也有人提出过尖锐的批评，如戴统慎指出："谁主神明？这个争论逾千年的问题至今仍未解决，由于近人受西说影响，对《内经》'心主神明'说提出责难，主张用'脑主神明'说取而代之。谁主神明的分歧，是中医、西医两种医学在研究人体时方法论的分歧。西医起源和发展于科学技术的分析时代，注重解剖学，对人体科学作了一种回答，'脑主神明'说就是这种回答的代表。"（《内经新论》）

众所周知，王清任在《医林改错》中的《脏腑记叙》，主要是在解剖学基础上写出的，其中虽然发现了一些以前没有记述的器官，并纠正了前人的某些错误，是应该加以肯定的，王清任敢于独立创新、大胆疑古的精神更是难能可贵的。但其提出的"灵机记性不在心在脑"，若从中医理论体系来看，仍是单纯用解剖生理学观点来理解中医藏象学说，则又是不可取的。中医藏象学说中的每一脏腑，均有其独特的含义，它不单纯是指解剖学中某个实质性的脏器，其中一个脏腑的功能往往概括了西医解剖学中几个脏腑的部分功能，它不唯在生理病理上构成独特的、完整的理论体系，而且也构成相应的理法方药的独特的诊疗体系。对这个理论体系，不能用单纯的解剖生理学观点来判断中医脏腑功能的是与非，更不能完全据此进行中医理论研究和实验研究，这是与中医学的科研思维和原则相违背的。

（4）心脑共主神明说　这种观点试图将"心主神明"和"脑主神明"统一起来。如朱文锋指出："思"的上半部为囟，下半部是心，暗示了思想既和心有关，又和脑有关的观点。张继东认为"心主神明说"源出经典《内经》，具有很高的权威，脑主神明说很可能受西医学的影响而源于明清，显示了蓬勃的生机。但两种学说各有缺憾。根据中医藏象理论和临床实践，倡心脑并主神明说，这是认识上一个较高的层次。许振国也认为"心主神明"和"脑主神明"是一个问题的两个方面。心主神明是从脏腑功能的控制调节立论，而脑主神明是从物质场所立论。心脑共主神明，心调神、脑生神、心的神明的产生和变化中的作用比脑更为重要。（中医药高级丛书《中医基础理论》）

（5）心主元神、脑主识神说　这种观点的见于中医药高级丛书《中医基础理论》。认为所谓"心主神明""脑主神明""心脑共主神明"等几种观点"看起来都是言之凿之，各自成理的。但冷静一思考，便会发现这种争论其实是表面的，相互之间并无内在深刻矛盾，甚至连争论的焦点都未形成"。其主要论点如下：

在讨论心神的主宰作用之前，我们必须先弄清一个问题。在许多论著和教材中都写道，神有广义和狭义之分，广义之神指生命活动的总的外在表现，狭义之神指人的精神。这里对广义之神的定义是不正确的，因为神是变化莫测的一种存在，它不可能是"外在表现"。"外在表现"是"明"而不是"神"。

对人体起最高主宰作用的是元神。元神藏之于心，也就是"心藏神"的"神"。这种"神"实际上就是生命活动的根本，古人又称"神机""玄机"。这种根本气机的产生，来源于阴阳的运动。阴阳运动变化莫测，故称之"神""玄"。这样我们就为元神的至高无上的主宰地位找到了不可动摇的理论基础。《素问·阴阳应象大论》论述阴阳的作用，最后则归结于"神明"，指出："阴阳者，天地之道也，万物之纲纪，变化之父母，生杀之本始，神明之府也。"显然，从根本上讲，阴阳是决定天地万物（包括人体）一切变化运动的根本。而"元神主宰一切"则是它的另一种表达形式。说阴阳是人身之根本，较为原则抽象；说元神主宰一身，则显得形象生动。当然，从概念上看，"阴阳"和"元神"还是有所不同的，"阴阳"是"双方"，而"元神"是"一机"。正是阴阳双方的相互作用，形成了"一机"。所以人身阴阳之根本发与肾，元神的作用则出于心。

在元神的支派作用下，产生了人体各脏腑器官局部之神，这些神可称为"脏神"或"官神"。道家讲"泥丸百节皆有神"，就是指的这种"神"。如五脏各有其神，在肾为志，在脾为意，在肝为魂，在肺为魄，在心为神。其他器官之神，层次又低，故不立名号，知其有即可。全部"脏神"或"官神"，都是各个脏腑组织器官之气机或神机，它们都是元神根本气机之分派。显然，这些"脏神"或"官神"，全部听命于元神，在元神的统一主宰下，各自发挥其气机的作用，分别主宰相应的局部器官。因此各个脏腑器官的功能，实际上是在各脏腑器官的气机主宰下产生的，而这一切又取决于元神。

"识神"是生命活动的最高形式，是元神演化的终极"花朵"。也就是说，元神是先天的根本，识神是后天的"果实"。然而，识神一旦产生出来，就反过来作用于元神，从而形成生命演化进程中可称之为"伟大"的反馈。这种反馈，使识神获得对生命的整体主宰能力，使元神在识神的反馈调控下发生进化，而这种由识神和元神共同构成的主宰系统，又使生命跃上一个新的发展阶段。

识神产生的器官主要是脑，而脑的作用在今天是众所周知的。然而长期以来，人们只看到脑（识神）对整体的主宰支配作用，而看不到识神产生的由来，看不到识神和元神的相互作用，因而也看不到人体生命在元神和识神共同作用下继续进化发展的可能性。那些过分偏重于研究局部脑的功能，甚至于提出"脑主神明"者，其思维特征固然是肤浅的；反之，死抱住"心主神明"，而无视脑的重要地位，则又是不了解元神与识神的相互作用，且不思进取，其思维是消极的。

以上观点，亦有很多商榷之处。学术问题，贵在争鸣，唯有学术的争鸣，才会使理论体系更加完善，不断发展。因而把提出"脑主神明"的人定性为"思维特征是肤浅的"，把坚持"心主神明"的人，定性为"不思进取，其思维是消极的"，其观点则过于武断而，缺乏学术研究的理性和宽容。实际上更多的医家认为元神在脑。至少李时珍就指出"脑为元神之府"，且得到了很多医家的认同。如张锡纯认为："脑中为元神，心中为识神。元神者，藏于脑，无思无虑，自然虚灵也；识神者，发于心，有思有虑，灵而不虚者也"。(《医学衷中参西录·人身神明诠》)

### 4. 命门及命门学说的研究

(1)《内经》"命门者，目也"说　命门在《内经》凡三见：一是《素问·阴阳离合论》，二是《灵枢》的《根结》和《卫气》，均作为足太阳膀胱经的结或标，其中《灵枢》两篇明确指出"命门者，目也"；后世有的医家无视经文自注，以睛明穴代目。如吴昆，认为足太阳经之根至阴是经穴，其结必然亦属经穴。多数医家附合之，如张志聪之《侣山堂类辨·辨督脉》等。张介宾《类经附翼·三焦包络命门辨》虽亦主睛明穴，但以命门至关重要，非一经穴所能任之为由，换为"睛明所夹之处"脑心，终有牵强附会之嫌。考《灵枢·根结》篇阳明之结颡大，指后鼻道和咽后壁，少阳之结窗笼指耳中，均系解剖部位或器官，独太阳之结属经穴，则于理难通。《内经》之所以称目为命门，诚如王冰所注是"藏精光照之所"，即眼睛为脏腑精气活动所产生的生命现象集中体现的地方，是观察生命现象的窗牖门户，此与《内经》以日月光辉体现自然界阴阳之气盛衰的思想方法是统一的，故《灵枢·邪客》有"天有日月，人有两目"的说法。此外，烟建华认为：太阳少阴表里阴阳相合，少阴为太阳经气之根，肾的阳气通过太阳经上行人脑，聚结于目，故能反映生命力的强弱。(《北京中医学院学报》1988 年第 6 期)

(2) 命门学说的内涵及演变　《难经》在三十六难、三十九难两次提出肾有两者，其左为肾，右为命门，并明确指出命门之气与肾通，且结合肾间动气、原气原穴，系统论述了命门的机能所主，与《内经》眼睛命门说大相径庭。

自《难经》命门新说问世，在很长一段时间没有得到医家的响应，不惟未见于仓公、淳于意诊籍，即张仲景《伤寒杂病论》、华佗《中藏经》、巢元方《诸病源候论》、孙思邈《千金要方》等汉、晋、南北朝、隋、唐乃至北宋等医家，均无人论及。虽偶有涉及，亦多在脉诊和经穴，如王叔和《脉经》引《脉法赞》说"肾与命门俱出尺部"；皇甫谧《针灸甲乙经》则载督脉命门穴。倒是在《道藏》中，命门学说，通过道家内功实践而发展。如《抱朴子·内篇》说"坚玉钥于命门"，把命门作肾与肾间讲，提倡爱精涩气；《黄庭经》说"后有幽阙前命门"，其气外输于督脉命门穴，是命门学说的应用。因此有人认为，命门学说的渊源及其形成，与道家密不可分。如徐湘亭，引《难经集注》杨玄操"脐下肾间动气者，丹田也"后说，老子的"谷神不死，是谓玄牝，玄牝之门，是谓天地根"，即肾间动气丹田，为天地阴阳之根，人的生命之源，称之为命门(《上海中医药杂志》1985 年第 9 期)。就医界而言，直至南宋，陈言《三因极一病证方论》、严用和《济生方》才承认左肾右命门之说，谓脐下肾间动气分布人身，欲念动则精气并命门泻去，但未提及命门相火，其病证亦同《内经》。

金代刘完素《素问玄机原病式》以右肾命门为小心，乃手厥阴相火包络之脏，与手少阳三焦为表里，见于右尺，二经俱是相火，相行君命，从而提出命门相火的论述。同时期的张元素之《脏腑虚实标本用药式》也有命门相火之说，认为肾藏志，为天一之源，命门为相火之源，三焦为相火之用，分布命门原气。元代朱震亨《格致余论》专论相火，虽未及命门，但谓相火寄于肝肾，为命门相火论助势。此后，命门理论借相火研究而逐步深入，继有明代孙一奎、赵献可、张介宾等有关命门学说论述，均以命门为人身之本、与肾气相通而系相对独立之脏，形成命门学说，命门学说的内涵及演变至此完成。其后清代医家则多无所阐发。

（3）命门理论的不同观点　关于命门的争议：根据任应秋主编的《中医各家学说》所分析，命门的争议主要表现在"从名称言，有包络与非包络之争；从形态言，有有形与无形之争；从部位言，有右肾与肾间之争；从功能言，有相火与非相火之争"。纵观诸家命门之说，约其要义，主要有以下几个方面：

关于命门的功能：为先天之本，既主先天之精构成脏腑组织而司人体发育生长，又主藏精、系胞而司生殖，同时还化生原（元）气，温煦和润养脏腑经络。此即《难经》所说"五脏六腑之本，十二经脉之根，呼吸之门，三焦之原"，《医贯》所谓"肾无此，则无以作强，而伎巧不出矣；膀胱无此，则三焦之气不化，而水道不行矣；脾胃无此，则不能蒸腐水谷，而五味不出矣；肝胆无此，则将军无决断，而谋虑不出矣；大小肠无此，则变化不行，而二便闭矣；心无此，则神明昏，而万事不能应矣"。此外，人体亦以此为抗邪能力的核心，《难经》称之为"守邪之神"。

关于命门的特性：诸家多以命门主相火，近代也常将命门与肾阳等同起来。陈克正认为《难经》形成时代还未认清"火寓于水"之理，于是提出"左肾右命"之说，这是有道理的。试观王冰以心火肾水注《素问·至真要大论》虚热、虚寒治则一段文字便可知。孙一奎动气命门说从根本上克服了以上缺憾，其"非水非火"而又是"阴阳之根蒂"、命门所主为原（元）气之论，既与《难经》命门功能合，又力辟左右肾命之弊，并开拓了命门学说的临床应用途径，确乎使命门学说发生质的飞跃。张介宾对此领会颇深，他在《景岳全书·命门余义》中阐发"命门为元气之根，为水火之宅。五脏之阴气非此不能滋，五脏之阳气非此不能发"，从而将先天阴阳水火集于命门。其述命门证候，亦以元阴亏损而生虚热、元阳式微而致阴寒论理，并制左归丸、右归丸、左归饮、右归饮以应之，于阴中求阳、阳中求阴，体现命门阴阳、水火互根互济的义理（《北京中医》1986年第5期）。烟建华提出"命元三焦系统"，认为元气盛衰存亡在命门，从阳虚阴亏两个方面归纳，命元不足影响各脏，各脏病久导致命元不足，标志着病变的加重，同时阴衰及阳、阳衰及阴而出现亡阴、亡阳脱证，也体现了这种精神。（《北京中医学院学报》1987年第5期）

关于命门的部位：此为命门争议的一大焦点。考《难经》提出左肾右命门之意，正如袁崇毅《难经晰解》所说"古时尚阴阳，越人创左肾右命之说，即寓左水右火之意"。其实，左水右火亦不能真正体现《难经》本意。《六十六难》说"脐下肾间动气者，人之生命也，十二经之根本也，故名曰原"；《八难》也说"所谓生气之原者，谓十二经之根本也，谓肾间动气也"，而命门又是维系原气生生不息的所在，故多数医家主肾间。认可肾间动气说所谓右寓火、寓阳，是《难经》强调阳主动、命门主生生不已之德。以此推求《难经》本意，则肾间相火、动气说较为符合，然而又常陷于玄虚境地，因而司富春提出"肾脏为命门气化之器，命门是肾精气化的体现"（《国医论坛》1991年第1期）。这种提法的合理之处在于将命门寄于肾内，从而使肾间的解释由两肾中间转化为两肾之内，但模糊了肾与命门的区别。至此，命门学说争鸣的总结是：命门是先天物质与机能的概括；由先天之精化气，是为原（元）气，主人体生长发育与生殖机能；先天精气分而为水火阴阳，以温润脏腑经络，乃生命之本；命门的衰旺决定生命力的强弱，影响全身。久病衰竭必及命门；古人认为"万物生于水"，故命门寄于肾内，但与肾有先后天之别。肾为五脏之一，命门则是凌驾于五脏之上的先天物质与本能的概括；命门学说源于《难经》，与道家内功阐述有不可分割的联系，该学说成熟于明代，至近代方趋于完善，从而丰富了中医理论体系。

### 5. 三焦与三焦学说的研究

（1）关于三焦的形名　《内经》中未提及三焦的形态，仅《灵枢·背腧》提及"肺腧在三焦之间，心腧在五焦之间"等。此焦字，显系椎之借字，与三焦形态无关。自《难经》提出"有名无形"之后，中医理论界争议不已，任应秋在《中医各家学说》中对上起三国两晋下至民国医家关于三焦之说归纳为五种：一是无形三焦说。以孙一奎为代表；二是腔子三焦说，以虞抟、张介宾为代表；三是胃部三焦说，以罗美为代表；四是油膜三焦说，以唐容川为代表；五是三段三焦说，以杨玄操、李杲为代表。近几十年来的争鸣，其特点是更趋于以西医学脏器组织进行比附。关于三焦名义，约有三说：一是以焦从火，如巢元方《诸病源候论》谓："此三气，焦于水谷。分别清浊，故名三焦"。二是训焦为躯体组织，如张介宾以躯体称焦，并引虞抟之语谓"三焦者，指腔子而言，总曰三焦"；唐容川以焦通膲，认为膲为体内肉质脏器，即人身之膜膈而称三焦；近人萧亦相，据《周礼》以焦乃焦镶之省文，有器之义，为盛粪之具，可以转注，直释三焦为能装盛和转注液体的大器（《江苏中医杂志》1982年2期）。三是释焦为元，如杨玄操云："焦，元也，天有三元之气，所以生成万物，人法天地。所以亦有三元之气，以养人身形。"以上三说虽各自为训，但考诸命名，多有相兼者，如张介宾兼三而有之。

（2）关于三焦的形质部位　主要有有形、无形两种意见。无形之说又分两类，一类是孙一奎无形无质说，认为三焦为肾间原气之使，以其无形，故附膀胱；近人亦有主此说者，只不过说法现代化，如江中坚认为："三焦概念的产生，是因为气化理论及其统一整体的系统观，绝不是某个单一的解剖脏腑单位所能包含，而是像现代系统论中'概念单元'一样，是包括多器官系统的综合功能单位""一旦离开上中下三焦所属诸脏腑，也是不存在的"（《福建中医药》1982年第2期）。此种观点的发展是取消三焦。一类是无形有质说，如庞近宜认为："很多事物常假其他事物以构成自己的形态，三焦内则依借其他脏器，外则依借各个组织，以构成三焦本身之形体""故三焦在内则是脏腑之间，在外则是组织之间，凡空隙之处，无间巨细，皆是一气相通，即为三焦之形，即元气津液所到达的地方，皆有三焦的分布"（《中医杂志》1962年第3期）；朱宝忠引刘禹锡"古所谓无形，盖无常形耳，必因物而后现耳"之说，认为《难经》所谓三焦无形，是"没有显而易见的形体"，乃出入贯布于各个脏腑，将各脏腑相互之间及各脏腑与躯体、四肢和体表的肌肤之间密切联系起来的一个大府，"大象无形"，对于整个机体来说，三焦是独一无二的孤腑，际上极下联系全体而没有固定形态，亦即因各个不同脏腑组织而呈现其不同形态的大象，故说它"有名无形"（《上海中医药杂志》1982年第11期）。

三焦有形之说，始自陈言《三因极一病证方论》。所说"右肾下有脂膜如掌大"，即三焦。元代以后，有形说大兴，如虞抟"腔子"说，唐容川"油膜说"等。近人多依据三焦功能，结合西医学生理知识，寻找相应的解剖脏器、组织或系统。如章太炎、陆渊雷，以及江苏省江阴市卫生局中西医结合科研小组的淋巴系统说（《新中医》1974年第5期），赵棣华的"胰腺说"（《新中医》1976年第1期），钱秉强的以门静脉为主的"腹腔内部分静脉说"（《新中医》1989年第3期），夏涵的"体液平衡调节系统说"（《上海中医药杂志》1958年第10期）。此外，还有"植物神经说"，呼吸、循环、排泄、消化各系统的官能作用亦即胸腹盆腔等三部生理作用病理变化的划分说等。所举脏器、组织或系统，虽能解释三焦的部分功能，如津液代谢即水道作用，但却忽略了三焦气道功能，难以涵盖三焦与脏腑组织间的可分不可离的全部内涵，因而不少学者指出，三焦是根据临床病证和人体生理现象，进行归纳、分析和推理而得出的一种直观和推理相结合的理论。忽视中西医两套不同理论体系，把三焦牵强附会地与西医学某些内脏组织或系统等同起来是不可取的。中西医学理论体系不同，认识论、方法论不同，故不宜简单对照、比附。

（3）关于三焦的功能　《内经》论三焦功能约而有三：一是《素问·灵兰秘典论》"决渎之官"、《灵枢·本输》的"中渎之府"，均主水道。二是《灵枢·营卫生会》的如雾、如沤、如渎说，主上中下三部气化。三是《素问·血气形志篇》少阳与心主（即心包）为表里，后世以此为据而言主相火。

至《难经》，提出肾间动气为三焦之原，其功能是三焦主持诸气，为原气之别使，主通行三气，经历于五脏六腑。因而深化了三焦主气化功能的认识，而且在流通后天水谷之气的基础上，阐明了三焦敷布先天之气的功能。从而发展了《内经》三焦学说，并成为后世研究三焦的基础之一。

后世关于三焦功能的论述，除阐释三焦为津液代谢场所、能疏通水道之外，其他观点主要则表现在以下三个方面。

其一是从焦属火，结合命门之火而论三焦主行相火。如刘完素《素问气机保命集》谓"右肾属火游行三焦，兴衰之道由于此"；张元素《脏腑虚实标本用药式》则说"三焦为相火之用，分布命门原气，主升降出入，游行天地之间，总领五脏六腑、营卫经络、内外上下左右之气"；赵献可《医贯》则以"命门右旁小窍属三焦，周流先天无形之相火于五脏六腑而不息"。近人韩绍康认为，焦者乃热力集中之点，三焦乃先天少阳相火之所出，从肾上分发先天少阳之热力，以蒸以发，推动各部之气化，起到新陈代谢作用。（《广东中医》1963年第1期）

其二是以三焦能布达先后天之气而论三焦为气化场所及气机升降之道路。如陈无择《三因极一病证方论》说"肾间动气，分布人身。有上中下之异，方人慎寂，欲念不兴，则精气散在三焦，荣华百脉"；孙一奎《医旨绪余》指出三焦"实元气之别使""于膈膜脂膏之内、五脏六腑之隙，水谷流化之关，其气融会于其间，熏蒸膈膜，发达皮肤分肉，运行四旁"。张镜人认为，先天之气、后天之气、呼吸之气三气综合，三焦沟通、融合成为一种精微物质——气，气茁长以后，弥散于三焦器官内部，通过交错复杂的内在联系，鼓舞着全身脏腑器官组织的个别功能，形成完整有规律的机体活动，即三焦气化；三焦生理功能的第一道工序是中焦如沤，第二道工序是上焦如雾，第三道工序是下焦如渎，三者环扣，有机地组织各脏器的密切协作。这也是水液运行输布的关键（《上海中医药杂志》1960年第5期）。萧亦相认为，三焦"为水液在体内的代谢提供了正常的轨道，不致泛滥成灾；它为精血之间的转化和生成提供了活动的场所，不致脏腑失养；它为饮食物的吸收和排泄提供了升降的道路，不致枢纽闭塞，化源无权"。（《江苏中医杂志》1982年第2期）

其三是认为三焦的功能活动体现了命门元气相反相成的两种作用。如张介宾《景岳全书》说："命门为元气之根。为水火之宅，五脏之阴气非此不能滋，五脏之阳气非此不能发"，"命门有火候即元阳之谓也……此三焦行元阳而元阴随之也"。赵献可亦论三焦周流相火而真水气随之潜行。凌耀星从生理和病理两个方面探讨了以肺脾肾为中心的三焦气化系统和以心肝肾为中心的三焦相火系统，提出前者是水谷精气津液的生化、布敷、调节，以及废料的排泄等整个代谢功能；《内经》上焦如雾、中焦如沤、下焦如渎，《难经》三焦主持诸气、为气之终始即指此，其病则湿浊、痰饮、水肿；后者少阳相火体现了生命的能源根于命门，其病则火热有余亢奋的阳性病变或阴虚血亏，多为精神症状。两者右司气化，左司相火，均以肾为本，体现阴阳水火，互根互用、互制互化的关系，在病变上相互转化，标志着病情恶化（《上海中医药杂志》1981年第10期）。烟建华则以命门元气阴阳水火主先天之本，为三焦之原，三焦为元气之别使，提出"命元三焦系统"，谓命元阳气温养鼓动各脏腑活动，命元阴精滋养润泽各脏腑，两者互根互用、互制互化，而其生化及生理效应在三焦进行。其病变，虚责命元不足，表现在三焦两个系统，有阳虚气化功能减退和阴虚功能虚性亢奋不同趋向，前者多病肺脾肾，后者多病心肝肾；实责三焦邪滞，阻遏元气，初不涉命门，亦有气化功能障碍和相火亢盛两个方面，久必耗阴阳而及命元亏虚。（《北京中医学院学报》1987 年第 5 期）

总之，三焦功能自《内经》《难经》后，经过后世历代医家整理，始明确为：一是水道，为津液代谢的场所与通道。二是气道，为先天元气和后天精气有机结合、生成转化、升降出入运动的场所与通道，亦为水火阴阳生化之器。然气道、水道非各不相关，而是在三焦得到统一。三是胸腹腔三部脏腑分组合称，三焦的功能即是反映这些脏腑的功能。

### 6. 关于胆为奇恒之腑的研究

胆为奇恒之腑，首见于《素问·五脏别论》："脑、髓、骨、脉、胆、女子胞，此六者，地气之所生也，皆藏于阴而象于地，故藏而不泻，名曰奇恒之腑。夫胃、大肠、小肠、三焦、膀胱，此五者，天气之所生也，其气象天，故泻而不藏。此受五脏浊气，名曰传化之腑，此不能久留，输泻者也。魄门亦为五脏使，水谷不得久藏。"

在《内经》藏象学说中，胆为六腑之一，但是在《素问·五脏别论》中，胆又称为奇恒之腑，历代医家和有关著述也有不同的看法，大致有以下几种观点：

一是认为胆为奇恒之腑有一定理论依据：如王冰次注《黄帝内经素问》说："脑髓骨脉虽名为腑，不正与神藏为表里。胆与肝合，而不同六腑之传泻。"张介宾《类经·藏象类》亦说："然胆居六腑之一，独其藏而不泻，与其他腑之传化者为异。"后世多宗此说。如刘燕池认为："胆附于肝，与肝互为表里。"《东医宝鉴》说："肝之余气，溢入于胆，聚而成精。"所以，胆能贮藏胆汁，又称"中精之腑"。胆能疏泄胆汁又与其他腑传化水谷糟粕功能有别。另外，胆所藏之胆汁（精汁），中医学认为亦属精微物质，同样也是神的物质基础。所以胆亦与精神情志等功能有关。《素问·灵兰秘典论》说："胆者，中正之官，决断出焉。"程杏轩在《医述》中说："气以胆壮，邪不能干。"所以说胆气虚则怯，善太息，或数谋虑而不能决断，这也与六腑有别。而与奇恒之腑的"脉舍神""脑为元神之府"等相似，故古人又将胆列入奇恒之腑。

二是认为奇恒之腑的"胆"应为"睾"：祝谌予认为："脑、髓、骨、脉、胆、女子胞，虽属于腑，但它们是藏蓄阴精的，所以奇恒之腑就是有异于常腑的意思。根据脑、髓、骨、脉、女子胞功能来看，我们很可以理解它们都是主'生长变化'的。但是胆却与其他五者不同；并且已是六腑之一，再列于奇恒之腑，究竟理由安在？查文献，询名家，总的来说是'胆蓄藏精汁，不同于其他五腑之所藏皆是便溺等浊物，它是中清之腑'。这种解释实难使人信服。何况胆的功能与其他奇恒之腑也不类。我认为胆不应再列于奇恒之腑，而奇恒之腑应该是脑、髓、骨、脉、睾、女子胞"。（《中医杂志》1961 年第 6 期）祝氏认为奇恒之腑的"胆"应为"睾"的依据有三：其一是睾也是主生长变化的，与女子胞可以相提并论。其二是认为古之医者不是不知道睾的功能形态，或者由于传抄之误，或由图形之似，因而错把胆重列于奇恒之腑，而后世医家不敢更易经文，反而替错误找理由，故圆其说，以致错至今日也不敢改。其三是认为精液属阴精，不同于便尿，而且睾露于体外，这些均与六腑有别，所以，去胆将睾列为奇恒之腑确有一定依据。

对于奇恒之腑的"胆"应为"睾"的观点，亦有人著文提出不同意见。如广州中医学院内经教研组与朱式夷提出不同观点。主要有以下三个方面：其一是认为《内经》的写作年代，对脏腑的分类还不是完全一致。即就《内经》来说，奇恒之腑既是"别论"范围，就当然可能与五脏六腑十二经脉系统有不尽相同之处，所以胆既属六腑又属奇恒之腑也就不足为怪。其二是认为《素问·五脏别论》中奇恒之腑中有胆，紧接着指出胃、肠等五个传化之腑中没有胆。再者，"睾"字与"胆"字，形声相差甚远，发生误写可能性不大。其三是认为"宫刑"为古代五刑之一，古人肯定知道睾丸的生殖作用，《内经》把人的生殖机能看成是"肾"的机能，所以后代有人称睾为"外肾"。(《中医杂志》1961 年第 6 期、1962 年第 3 期)

三是认为奇恒之腑中的"胆"应为"膻中"：赵有臣的文章其副标题就是"奇恒之腑中的'胆'应为'膻中'"。其主要论据有以下几点：一是认为胆既为六腑之一，为恒常之腑，那么在奇恒之腑里就不应再有胆。赵氏引用仁和寺本《黄帝内经太素》的论述："夫胃、大肠、小肠、三焦、膀胱者，天气之所生也，其气象于天，故泻而不藏，此受五脏浊气，故名曰六腑。"认为，既云六腑，经文的胃前应有"胆"字，这样才符合《太素》六腑的数目。赵氏认为今本《素问》之误，应是在奇恒之腑中的"膻中"误而为"胆"后，有人见前后有两个"胆"字，遂删去六腑中的"胆"，后又妄改经文以凑足文义所致。并对"膻中"误为"胆"提出了三条根据：根据之一是胆字与膻字在古字中字形相似，如《康熙字典》引《集韵》："膻，或省作胆"，所以发生误写。根据之二是王冰注《内经》，将膻中称为"腑"。根据之三是认为膻中又称"嗌"。而《素问·阴阳应象大论》说："地气通于嗌"，此亦符合奇恒之腑"地气之所生"的特点。(《辽宁中医杂志》1987 年第 9 期)

应当指出，胆作为奇恒之腑的主要依据，是胆具备奇恒之腑的特点。《灵枢·本输》称："胆者，中精之腑。"《素问·灵兰秘典论》说："胆者，中正之官，决断出焉。"张介宾《类经·藏象类》注云："胆为中正之官，藏清净之液，故曰中精之腑，盖以他腑所盛皆浊，而此独清也。"胆内藏精汁，又与人的情志相关，这些自然有别于六腑，故《素问·五脏别论》又称其为奇恒之腑是有根据的。

**7. 关于奇恒之腑胞宫的研究**

(1) 胞宫的概念及其形态　　胞宫，《素问·五脏别论》称为女子胞，与脑、髓、骨、脉、胆并称为奇恒之腑。在《内经》中提到胞宫的还有数处，《灵枢·水胀》说："石瘕生于胞中"，把胞宫简称为"胞"。《灵枢·五色》称为"子处"。最早将胞宫称为子宫者，为《神农本草经》"紫石英"条。后世医家对子宫有多种称谓，如张仲景《金匮要略》小柴胡汤中称为"血室"，虞抟《医学正传》产后篇则简称为"宫"等。

应当指出，《素问·五脏别论》中的女子胞当指女子之子宫是确切无疑的，但这里引出一个问题，即男子的奇恒之腑是不是比女子少一腑？对此，不少医家提出过不同的观点，如祝谌予认为，《素问·五脏别论》中奇恒之腑中的胆可能是睾之误，认为奇恒之腑应是脑、髓、骨、脉、睾、女子胞。哈孝贤提出了另一见解，认为奇恒之腑女子胞应包括睾。其主要依据有如下几点：其一是认为男子奇恒之腑也应为六，不应比女子少一腑。其二是根据《灵枢·五音五味》，认为"冲脉、任脉，皆起于胞"，既然二脉皆起于胞中，则胞亦应男女皆有，并引用张介宾《景岳全书》的一段话："胞者，子宫是也。此男子藏精之所，皆得称为子宫，唯女于此受孕，名因曰胞。"其三是认为睾为男子生殖器官，具有藏蓄精液的功能、具备奇恒之腑的特点。(《天津中医学院学报》1983 年第 2 期)

应当看到，《内经》载冲脉、任脉皆起于胞中，而胞又是女子胞，那么男子的这两条经脉应起于何处？历代医家正是看到这一点，才提出了胞宫应有男女之分，如唐容川《医经精义·全体总论》说："女子之胞，名血海、名子宫，以其行经孕子也；男子之胞，名丹田、名气海、名精室，以其为呼吸之根，藏精之所也。"这就明确了所谓"胞"应有男女之别。男子"精室"，即是其藏精液生殖之所。

（2）关于胞宫生理及其与脏腑经络的关系　　胞宫的主要生理功能有两个方面，一是排泄月经，二是孕育胎儿。如张介宾《类经·藏象类》云："女子之胞，子宫是也，亦以出纳精气而成胎孕者为奇。"

胞宫与脏腑经络有着紧密的联系。在经络上，督脉、冲脉、任脉均起于胞中，称为"一源而三歧"，其中犹以冲任二脉与女子胞关系最为密切，称"冲为血海""任主胞胎"。如《素问·上古天真论》所述：女子二七，肾气血充盛，天癸至，冲、任二脉气血充盛，女子开始排泄月经并具备生殖能力；一直持续到七七四十九岁左右，肾气虚衰，天癸竭，冲、任二脉的气血衰少，女子绝经并失去生殖能力。在脏腑中，心肝脾肾四脏与女子胞功能最为密切，肾藏精，主人的生长发育与生殖，肾的精气盛衰对女子月经的排泄及胎儿的孕育具有决定性的影响。月经的排泄及胎儿的孕育，均属依赖于气血的互根互用。而心主血脉、主神志；肝藏血，主疏泄调畅情志；脾主统血又为气血生化之源，故心肝脾亦与女子胞有着密切关系。

### 8. 关于心的现代实验研究

（1）心主神志的研究　　中国科学院微生物研究所通过分析大脑及神经系统的环核苷酸和核酸等的相互关系，来探讨心主神志的物质基础。通过研究资料表明，在人的大脑及其神经系统中，cAMP/cGMP 的相对平衡是正常神经系统生理功能的基础，无论过高或过低都会引起神经系统的病理变化，也即是中医心主神志功能紊乱。临床上神经系统的某些药物大多影响 cAMP/cGMP 系统。故可以认为，cAMP/cGMP 是人的精神、意识和思维活动的物质基础。

另据美国温特堡大学一位生物化学家伊纳格米博士发现，心脏是一个具有智能的器官，心脏能够制造出一种称为 ANF 的荷尔蒙，而心脏就借着此种荷尔蒙将一些"信息"传递到体内其他器官中去，甚至可以与脑沟通。例如一个人如果摄入过多盐分的话，体内的血液量会增加，对心脏是一种负荷。当心脏感觉到心室内血流量过多时，便立刻产生 ANF 荷尔蒙，由它把信息传到肾脏，让肾脏将水与盐分快速地排出体外，使血液量下降。同时，ANF 也传送到肾上腺去，令它停止分泌，因肾上腺分泌的荷尔蒙，具有将盐分积留在体内的功能。

（2）关于心合小肠的研究　　近年来，对消化道多肽激素的研究有了较大发展，认识到胃肠道不仅是消化器官，同时还是内分泌器官。现已发现肠激素有肠血管活性肽（VIP）、肠升糖素（GLI）和肠抑胃肽（GIP）。其中的肠血管活性肽，由胃肠道的 D 细胞及胰岛的 D 细胞所分泌，对心脏具有增强心肌收缩力作用，对血管亦有扩张降压的作用。从而为心合小肠提供了理论根据。

### 9. 关于肺的现代实验研究

（1）肺主治节，助心行血的研究　　有人研究肺通过影响血液中某些血管活性物质来参与血液循环，起到"助心行血"的作用。肺通过产生升压的血管紧张素Ⅱ，灭活降压的前列腺素 E 和缓激肽等综合作用，维持血压，促进人体的血液循环。分析某些肺气虚病人的血流图，提示肺气虚病人肺血管弹性较差，肺动脉血流量减少或肺循环阻力增加。以此来证实中医关于"肺主治节""朝会百脉"以助心行血之功能。

（2）肺主通调水道的研究　　有人研究认为，肺通调水道的功能，是通过影响前列腺素的分泌与灭活机制来实现的。前列腺素具有显著的排钠利尿作用，而这些前列腺素主要通过肺脏灭活或直接由肺脏分泌，肺通过调节其在动脉内的浓度及全身效应，影响水液代谢。另外，通过肺的呼吸每日排除水分约 250 毫升，对水液代谢亦有重要影响。

（3）关于肺合大肠的研究　　现代研究证实，肠血管活性肽，有兴奋呼吸及松弛气管的功能。临床观察证实，有许多严重肠道疾患的病人，如坏死性肠炎、麻痹性肠梗阻等，常可导致呼吸衰竭。而肺脏疾患，如肺炎等，也可引起肠的瘀血及水肿等病理反应。

**10. 关于脾的现代实验研究**

（1）脾主运化的研究　脾主运化的理论，多是进行病理方面的研究。第一军医大学研究证实，在慢性支气管炎脾虚型患者中，有50%~60%在大便中检出未消化肌纤维和脂肪颗粒。广州中医药大学研究证实，脾虚患者唾液分泌较多且清稀，并发现，在酸刺激的情况下，唾液淀粉酶活性下降。与正常人有显著差异。有些研究证实，某些脾虚泄泻患者，X线显示胃肠功能紊乱和器质性病变，其中以小肠功能异常者居多。

在脾与植物神经关系的研究方面，有报道中医辨证为脾虚的患者，可见植物神经对胃肠道的调节机能失常。如白求恩国际和平医院观察31例脾虚患者，其中有副交感神经功能亢进者占48%。

（2）脾与免疫相关的研究　中医学认为，人体的抗病、康复能力，取决于人体的正气，并认为"脾为后天之本""四季脾王不受邪"。临床研究发现，较多脾虚患者，表现为免疫机能降低；目前已发现某些脾虚患者的T淋巴细胞及玫瑰花瓣形成率比对照组低，并且发现，肠系膜浆细胞、嗜酸细胞、肥大细胞及淋巴细胞增多；γ球蛋白也有所增高，而这些免疫指标，经补脾药（如人参、党参，黄芪）治疗后，多数均有回升。

（3）脾主生血、统血研究　现代医学认为，脾是人体内最大的淋巴器官。脾的淋巴组织可产生淋巴细胞和单核细胞，具有造血机能。其网状细胞和窦内皮细胞可吞噬部分衰老红细胞及血液中的细菌和异物，参与人体血液的新陈代谢。

脾脏内有大量的血窦，可以调节人体的血量分布，参与血液循环。若脾的免疫及吞噬机能障碍，可导致出血性疾患。

以上研究，证明了脾为气血生化之源、脾主统血的理论。

**11. 关于肝的现代实验研究**

（1）肝主疏泄的研究　中医学认为，肝主疏泄，调畅气机，可以调畅情志，促进脾胃的运化。这与现代医学的神经系统、消化系统、循环系统、内分泌系统等有关。

现代研究表明，肝与神经系统的机能活动有关，可以影响人的精神活动。有人在辨证为肝阴虚的神经衰弱患者中，进行大脑皮质功能的辨别试验观察，治疗前不正常者占57.3%，治疗后则降至20.5%。有人提出，肝主疏泄与植物神经密切相关，如肝阳上亢患者，即有头痛、头晕、面赤、口干及多汗等植物神经功能失调的病理表现。有人从分子生物学角度研究肝主疏泄。结果表明，肝脏有病引起肝功能障碍时，常发生中枢神经系统损害，发生率65.5%，如肝昏迷即是由于肝脏损害，单胺氧化酶活力降低或失活，使这些胺类未经分解即直接进入中枢神经，在脑组织中成为假性介质，从而减弱、破坏了去甲肾上腺素通过α受体，调节cAMP水平的功能，造成环核苷酸平衡失调，引起脑干网状结构机能障碍而形成的，可出现急躁易怒、淡漠、记忆力减退甚则昏迷等精神症状。

中医认为，肝有促进脾胃运化的功能。现代研究表明，肝脏具有分泌和排泄胆汁的功能，而胆汁可以促进脂肪乳化、激活胰腺的分解酶和加速脂肪的吸收。此外，肝脏对蛋白质、糖类等物质代谢方面也有重要作用。

肝对水液代谢也有影响，肝脏可通过神经体液调节，抵消脑垂体后叶抗利尿激素的作用，以保持正常尿量。

（2）肝主藏血的研究　现代研究表明，肝脏具有贮藏血液，调节循环血量的生理功能。整个肝脏系统，包括静脉前系统，可贮存全身血容量的55%，在应激情况下，肝脏至少可提供1000~2000毫升血液来保证足够的心排出量。此外，肝脏具有生成凝血因子，参与人体凝血机制的作用，若肝脏受损，则会导致凝血机能障碍，可出现肝不藏血的出血状态。

（3）肝开窍于目的研究　现代医学认为，肝脏功能对视力有重要影响，因为肝脏能合成维生素 A，而维生素 A 对维护视力有重要作用，如果肝脏有病，血液中维生素 A 含量下降，即可影响视力、造成夜盲及干眼症等。

（4）"肝为罢极之本"的研究　为了验证"肝为罢极之本"的临床价值，有人对 3413 例肝脏疾病患者的临床症状进行观察分析，发现疲乏症状为肝病的主要表现。在肝病的治疗、演变过程中，疲乏症状的减轻、消失与肝病的好转与痊愈成正相关。观察肝病患者 4 种证型的乏力程度及其与微量元素的关系，发现 4 种证型均有不同程度的乏力，其乏力程度依次为：肝胆湿热证<肝郁脾虚证<脾肾阳虚证<肝肾阴虚证。血清中铜、锌、铁、镁四种元素亦呈逐步下降之势，与乏力程度相一致。从而认为血中的微量元素是"肝为罢极之本"的物质基础之一。

（5）肝与脾病理联系的研究　观察肝损伤大鼠的胃电图变化，发现均有不同程度的节律紊乱和振幅降低，并且肝损伤程度越重，胃电图异常改变越有增高的趋势。有人研究发现 93.9% 的肝炎及肝硬化患者有不同程度的胃部炎症及溃疡改变。随着肝病患者病情及其组织病理学变化的加重，胃黏膜的病变范围、食道静脉曲张程度也逐渐加重，从而认为胃黏膜和食道静脉的改变是"肝病传脾"理论的病理学基础之一。也有人在急性肝损伤大鼠模型的基础上，观察补肝药和补肝实脾药的疗效，结果表明补肝药和补肝实脾药均能降低肝损伤大鼠的血清谷丙转氨酶和胆红素，并能显著提高肝细胞酶生物活性，而以后者疗效更佳，为"治肝实脾"治则提供了实验依据。

**12. 关于肾的现代实验研究**

（1）肾阳虚实质的研究　据很多单位研究证实，肾阳虚时，存在下丘脑—垂体—肾上腺皮质系统及下丘脑—垂体—性腺系统功能低下的病理变化，同时还可见到细胞免疫功能低下、红细胞糖酵解作用减慢等。通过尸检证实，肾阳虚患者的肾上腺、甲状腺、睾丸、卵巢等均有功能低下的形态学改变。肾阳虚动物模型也表明，其胸腺、肾上腺、睾丸、卵巢等重量下降，组织退化。临床研究亦证明，肾阳虚病人的神经、体液系统均处于反应低下状态，24 小时尿 17-羟皮质类固醇的排泄量明显低于正常。而经过温补肾阳的药物治疗后，可以回升至正常水平。

（2）肾藏精，精能生血的研究　现代研究认为，肾与人体造血机能有关。肾脏内可产生促红细胞生长素（ESF），对骨髓造血机能有很大促进作用。慢性肾病贫血患者，血中 ESF 含量明显减少。此外，肾上腺分泌的皮质激素对骨髓的造血机能也有促进作用。

（3）肾开窍于耳的研究　上海中医药大学开展"中医肾与耳关系的实验研究"，研究结果发现，肾上腺皮质分泌的醛固酮可能是构成肾与耳之间联系的物质基础。醛固酮具有促进内耳功能，对抗利尿酸，抑制内耳生物电的作用。浙江中医药大学附院通过临床观察发现，肾虚耳鸣耳聋的患者的血清钙、尿钙比值均下降，认为血钙可能是肾与耳之间联系的物质基础。也有人从临床病理角度探讨肾与耳的联系，发现肾与耳在病理上似存在着内在联系，如耳毒性药物（如双氢链霉素、庆大霉素等）也具有肾毒性。肾功能衰竭、肾移植病人往往伴有听力障碍等。

（4）肾与免疫功能的研究　诸多研究结果显示，中医肾与人体抗病能力密切相关。细胞免疫低下是肾虚证的共性，肾阳虚细胞免疫功能较肾阴虚更低。有研究观察到，肾虚型慢性支气管炎血 T 细胞比值降低，通过补肾治疗显著提高。上海慢支协作组发现肾虚病人经补肾后 T 细胞水平有明显上升，说明肾阳虚细胞免疫功能低下，而温肾药可提高肾阳虚患者的免疫功能。上海第一医学院藏象专题研究组发现，用温补肾阳药后，慢性支气管炎患者的血清免疫球蛋白 A 与 G 均在正常范围内有明显提高，说明补肾药对体液免疫也有调节作用。

徐俊等的研究结果也显示，肾气虚、肾阳虚、肾阴虚各组的红细胞免疫功能和补体 CRA 活性均明显低于对照组。总之，诸多研究报道均显示中医学肾的功能与免疫功能关系密切。

（5）"肾主骨"的研究　现代研究证明，钙的吸收和代谢与肾有关。而且与中医学肾相关的性腺所分泌的激素可直接促进钙的沉积、骨基质的增多或成骨细胞的活跃等。河北省骨科研究所对成年人群骨矿物质的测定结果还显示，骨密度值的增减变化与肾精之气盛衰有密切关系，以上内容均为中医"肾主骨"理论提供了客观依据。

（6）"肾为先天之本"的研究　有学者以猫吓孕鼠造成"恐伤肾"模型，并对其子代小鼠进行了研究。研究结果显示，母鼠妊娠期间的恐惧刺激对于鼠的"先天恐惧"的形成有着明显的影响。受恐吓母鼠所产下一代初生鼠与对照组比较，大脑形态存在明显差异。受恐吓母鼠所产子代鼠免疫功能异常，同时表现为胸腺、脾脏等免疫器官的萎缩。实验研究还表明，受恐吓母鼠的生殖能力下降，其所产子代鼠性腺形态异常。上述研究结果证明，"恐伤肾""肾主生殖"，且中医肾与某些行为的遗传具有密切联系，从而为"肾为先天之本"提供了实验依据。

（7）"肾通于冬气"的研究　在以往研究的基础上，有人从"肾主生殖"的角度入手，以下丘脑-垂体-性腺轴的功能为依托，对中医学"时脏阴阳"理论关于"肾通于冬气"的内涵进行了研究。结果显示，垂体、性腺的功能均存在明显的季节性变化，性腺功能在冬季处于较低永平，表现为生殖功能在冬季减弱，从而为"肾应于冬"提供了客观依据。

# 四、气血津液

## （一）古代文献选录

1. 阴味出下窍，阳味出上窍。味厚者为阴，薄为阴之阳。气厚者为阳，薄为阳之阴。味厚则泄，薄则通。气薄则发泄，厚则发热。壮火之气衰，少火之气壮。壮火食气，气食少火。壮火散气，少火生气。（《素问·阴阳应象大论》）

2. 黄帝曰：愿闻四时之气。岐伯曰：春生夏长，秋收冬藏，是气之常也，人亦应之。以一日分为四时，朝则为春，日中为夏，日入为秋，夜半为冬。朝则人气始生，病气衰，故旦慧；日中人气长，长则胜邪，故安；夕则人气始衰，邪气始生，故加；夜半人气入藏，邪气独居于身，故甚也。（《灵枢·顺气一日分为四时》）

3. 夫人生于地，悬命于天，天地合气，命之曰人。（《素问·宝命全形论》）

4. 黄帝曰：愿闻人气之清浊。岐伯曰：受谷者浊，受气者清。清者注阴，浊者注阳。浊而清者，上出于咽；清而浊者，则下行。清浊相干，命曰乱气。黄帝曰：夫阴清而阳浊，浊者有清，清者有浊，清浊别之奈何？岐伯曰：气之大别，清者上注于肺，浊者下注于胃，胃之清气，上出于口，肺之浊气，下注于经，内积于海。黄帝曰：诸阳皆浊，何阳浊甚乎？岐伯曰：手太阳独受阳之浊，手太阴独受阴之清。其清者上走空窍，其浊者下行诸经。诸阴皆清，足太阴独受其浊。黄帝曰：治之奈何？岐伯曰：清者其气滑，浊者其气涩，此气之常也。（《灵枢·阴阳清浊》）

5. 五谷入于胃也，其糟粕、津液、宗气分为三隧。故宗气积于胸中，出于喉咙，以贯心脉，而行呼吸焉。（《灵枢·邪客》）

6. 谷始入于胃，其精微者，先出于胃之两焦，以溉五脏，别出两行，营卫之道，其大气之搏而不行者，积于胸中，命曰气海。出于肺，循咽喉，故呼则出，吸则入，天地之精气，其大数常出三入一。故谷不入，半日则气衰，一日则气少矣。（《灵枢·五味》）

7. 黄帝曰：余闻气者，有真气，有正气，有邪气，何谓真气？岐伯曰：真气者，所受于天，与谷气并而充身也。正气者，正风也，从一方来，非实风，又非虚风也。邪气者，虚风之贼伤人也。（《灵枢·刺节真邪论》）

8. 真气者，经气也，经气太虚，故曰其来不可逢，此之谓也。（《素问·离合真邪论》）

9. 荣者，水谷之精气也。和调于五脏，洒陈于六腑，乃能入于脉也，故循脉上下，贯五脏，络六腑也。卫者，水谷之悍气也。其气剽疾滑利，不能入于脉也，故循皮肤之中，分肉之间，熏于肓膜，散于胸腹。（《素问·痹论》）

10. 卫气者，所以温分肉，充皮肤，肥腠理，司开阖者也。……胃气和，则分肉解利，皮肤调柔，腠理致密矣。（《灵枢·本藏》）

11. 人受气于谷，谷入于胃，以传于肺，五脏六腑，皆以受气。其清者为营，浊者为卫，营在脉中，卫在脉外，营卫不休，五十而复大会，阴阳相贯，如环无端。胃气行于阴二十五度，行于阳二十五度，分为昼夜。故气至阳而起，至阴而止。……营出中焦，卫出下焦。……中焦亦并胃中，出上焦之后，此所受气者，泌糟粕，蒸津液，化其精微，上注于肺

脉，乃化而为血，以奉生身，莫贵于此，故独得行于经隧，命曰营气。（《灵枢·营卫生会》）

12. 卫气之行，出入之合何如？岐伯曰：岁有十二月，日有十二辰，子午为经，卯酉为纬。天周二十八宿，而一面七星，四七二十八星，房昴为纬，虚张为经。是故房至毕为阳，昴至心为阴。阳主昼，阴主夜，故卫气之行，一日一夜五十周于身，昼日行于阳二十五周，夜行于阴二十五周，周于五脏。是故平旦阴尽，阳气出于目，目张则气上行于头，循项下足太阳，循背下至小指之端。其散者，别于目锐眦，下手太阳，下至手小指之间外侧。其散者，别于目锐眦，下足少阳，注小指次指之间，以上循手少阳之分，侧下至小指之间。别者，以上至耳前，合于颔脉，注足阳明，以下行至跗上，入五指之间。其散者，从耳下下手阳明，入大指之间，入掌中。其至于足也，入足心，出内踝，下行阴分，复合于目，故为一周。（《灵枢·卫气行》）

13. 阳为气，阴为味，味归形，形归气，气归精，精归化，精食气，形食味，化生精，气生形，味伤形，气伤精，精化为气，气伤于味。（《素问·阴阳应象大论》）

14. 天食人以五气，地食人以五味。五气入鼻，藏于心肺，上使五色修明，音声能彰；五味入口，藏于肠胃，味有所藏，以养五气，气和而生，津液相成，神乃自生。（《素问·六节藏象论》）

15. 夫水者，循津液而流也。（《素问·逆调论》）

16. 血有余则怒，不足则恐。（《素问·调经论》）

17. 其气之津液，皆上熏于面。（《灵枢·邪气脏腑病形》）

18. 人始生，先成精，精成而脑髓生。（《灵枢·经脉》）

19. 中焦亦并胃中，出上焦之后，此所受气者，泌糟粕，蒸津液，化其精微，上注于肺脉，乃化而为血。以奉生身，莫贵于此。故独得行于经隧，命曰营气。黄帝曰：夫血之与气，异名同类，何谓也？岐伯答曰：营卫者，精气也。血者，神气也。故血之与气，异名同类焉。故夺血者无汗，夺汗者无血，故人生有两死，而无两生。（《灵枢·营卫生会》）

20. 人有精、气、津、液、血、脉，余以为一气耳，今乃辨为六名，余不知其所以然。岐伯曰：两神相搏，合而成形，常先身生，是谓精。何谓气？上焦开发，宣五谷味，熏肤，充身，泽毛，若雾露之溉，是谓气。何谓津？岐伯曰：腠理发泄，汗出溱溱，是谓津。何谓液？谷入气满，淖泽注于骨，骨属屈伸，泄泽补益脑髓，皮肤润泽，是谓液。何谓血？岐伯曰：中焦受气取汁，变化而赤，是谓血。（《灵枢·决气》）

21. 五谷入于胃也，其糟粕津液宗气分为三隧。……营气者，泌其津液，注之于脉，化以为血，以营四末，内注五脏六腑，以应刻数焉。（《灵枢·邪客》）

22. 中焦出气如露，上注溪谷，而渗孙脉，津液和调，变化而赤为血，血和则孙脉先满溢，乃注于络脉，皆盈，乃注于经脉。（《灵枢·痈疽》）

23. 天积气耳，地积气耳，人气以成形耳。惟气以成形，气聚则形存，气散则形亡，气之关于形也，岂不巨哉？然而身形之中，有营气、有卫气、有宗气、有脏腑之气、有经络之气，各为区分。其所统摄营卫、脏腑、经络而充周无间，环流不息，通体节节皆灵者，全赖胸中大气为之主持。大气之说，《内经》尝一言之。黄帝问：地之为下否乎？岐伯曰：地为人之下，太虚之中者也。曰：冯乎？曰：大气举之也。可见太虚寥廓，而其气充周磅礴，足以包举地之积形，而四虚无着，然后寒、暑、燥、湿、风、火之气，六入地中而生其化。设非大气足以包地于无外，地之震崩坠陷，且不可言，胡以巍然中处，而永生其化耶？人身亦然，五脏六腑，大经小络，昼夜循环不息，必赖胸中大气斡施其间。大气一衰，则出入废，升降息，神机化灭，气立孤危矣。如之何其可哉？《金匮》亦尝一言之曰：营卫相得，其气乃行，大气一转，其气乃散。见营卫两不和谐，气即痹而难通，必先令营卫相得，其气并行不悖，后乃俟胸中大气一转，其久病绞劣之气始散。然则大气之关于病机若此，后人不一表章，非缺典乎？或谓大气即膻中宗气，所以膻中为心，主宣布政令，臣使之官。然而参之天运，膻中臣使，但可尽寒、暑、燥、湿、风、火六入之职，必如太虚中空洞穆，无可名象，包举地形，永奠厥中，始为大气。膻中即为臣使之官，有其职位矣，是未可言大气也。或谓大气即宗气之别名，宗者，尊也，主也，十二经脉奉之为尊主也。讵知宗气，与营气、卫气分为三隧，既有隧之可言，即同六入地中之气，而非空洞无着之比矣。膻中之诊即心包络，宗气之诊在左乳下，原不与大气混诊也。然则大气于何而诊之？《内经》明明指出，而读者不察耳。其所谓上附上，右外以候肺，内以候胸中者，正诊也。肺主一身之气，而治节行焉，胸中包举肺气于无外，故分其诊于右寸，主气之天部耳。《金匮》独窥其微，举胸痹、心痛、短气，总发其义于一门。……人身神脏五，形脏四，合为九脏，而胸中居一焉。胸中虽不藏神，反为五脏之主。孟子之善养浩然，原思之歌声若出金石，其得全于天，不受人损为何如。（《医门法律·大气论》）

24. 宗气积于上焦，营气出于中焦，而卫气则出于下焦。营气随宗气行于经脉之中，卫气则不随宗气入于经脉，而自行于各经脉外，及头目手足皮肤分肉之间。（《医原·卫气行度一经星经天论》）

25. 人有三气，卫气出于上焦，荣气出于中焦，二者皆气也。二气合行于心肺之间，则积而为宗气，本无形质，必有所附丽以行。故荣行脉中，附丽于血；卫行脉外，附丽于津。（《研经言·原荣卫》）

26. 气无形而血有质，气为阳，主护卫于外，故名之曰卫；血为阴，主营运于中，故名之曰营。血阴有质，故其行也，必次第循经而入于脉道之中，充于内而后达于外。气阳无形，故其行也疾，不循经而出于脉道之外，实于表而后返于里。此二者之行，所以有不同也。（《医碥·气》）

27. 血即精之属也，但精藏于肾，所蕴不多，而血富于冲，所至皆是。盖其源源而来，生化于脾，总统于心，藏受于肝，宣布于肺，施泄于肾，灌溉一身，无所不及。（《景岳全书·血证》）

28. 血不得气则凝而不流，气不得血则散而无统。（《张氏医通·诸血门》）

29. 人之一身，皆气血之所循行，气非血不和，血非气不运。（《医学真传·气血》）

30. 人之一生，总之以气统血。（《血证论·脏腑病机论》）

31. 前贤谓气能生血，血不能生气，固矣。然血虽不能生气，气必赖血以藏之。所谓气生血者，即西医所谓化学中事也。人身有一种气，其性情功力能鼓动人身之血，由一丝一缕，化至十百千万，气之力止而后血之数止焉。常见人之少气者，及因病伤气者，面色络色必淡，未尝有失血之症也，以其气力已怯，不能鼓化血汁耳！此一种气，即荣气也，发源于心，取资于脾胃，故曰心生血，脾统血，非心脾之体能生血统血也，以其藏气之化力能如此也。所谓血藏气者，气之性情慓悍滑疾，行而不止，散而不聚者也。若无以藏之，不竟行而竟散乎？惟血之质，为气所恋，因以血为气之室，而相裹结不散矣。故人之暴脱血者，必元气浮动而暴喘；久脱血者，必阳气浮越而发热；病后血少者，时时欲喘欲呕，或稍劳动即兀兀欲呕，或身常发热。此皆血不足维其气，以致气不能安其宅也。此其权，主乎肝肾，肝之味酸，肾之味咸，酸咸之性，皆属于敛；血之所以能维气者，以其中有肝肾之敛性在也。故曰肝藏血，非肝之体能藏血也，以其性之敛故也。精由血化，藏气之力更强，故又必肾能纳气，而气始常定也。明乎此，则知气血相资之理，而所以治之者，思过半矣。血虚者，当益其气；气虚者，尤当滋其血也。

　　夫生血之气，荣气也。荣盛即血盛，荣衰即血衰，相依为命，不可离者也。藏于血之气，卫气也，宗气也。气亢则血耗，血少则气散，相辅而行，不可偏者也。荣气主湿，卫气主热，宗气主动。荣气不能自动，必藉宗气之力以运之；卫气虽自有动力，而宗气若衰，热亦内陷。故人有五心烦热，骨蒸烦热者，宗气之力不能运热于外也；水停心下，困倦濡泄者，宗气之力不能运湿于外也。(《读医随笔·气血精神论》)

　　32. 精、气、津、液、血、脉，无非气之所化。(《类经·藏象类》)

　　33. 人生之初，具此阴阳，则亦具此血气。所以得全性命者，气与血也，血气者，乃人身之根本乎！气取诸阳，血取诸阴。血为荣，荣行脉中，滋荣之义也；气为卫，卫行脉外，护卫之义也。人受谷气于胃，胃为水谷之海，灌溉经络，长养百骸，而五脏六腑，皆取其气，故清气为荣，浊气为卫，荣卫二气，周流不息，一日一夜，脉行五十度，平旦复会于气口，阴阳相贯，血荣气卫，常相流通，何病之有？一窒碍焉，则百病由此而生。且气之为病，发为寒热，喜怒忧思，积痞疝瘕症癖，上为头旋，中为胸膈，下为脐间动气，或喘促，或咳噫，聚则中满，逆则足寒，凡此诸疾，气使然也。血之为病，妄行则吐衄，衰涸则虚劳，蓄之在上，其人亡，蓄之在下，其人狂，逢寒则筋不荣而挛急，挟热毒则内瘀而发黄，在小便为淋痛，在大便为肠风，妇人月事进退，漏下崩中，病症非一，凡此诸疾，皆血使之也。夫血者譬则水也。气者譬则风也。风行水上，有血气之象焉。盖气者血之帅也，气行则血行，气止则血止，气温则血滑，气寒则血凝，气有一息之不运，则血有一息之不行。病出于血，调其气犹可以导达；病原于气，区区调血，又何加焉？故人之一身，调气为上，调血次之，先阳后阴也。若夫血有败淤滞泥诸经，壅遏气之道路，经所谓去其血而后调之，不可不通其变矣。然调气之剂以之调血而两得；调血之剂，以之调气则乖张。如木香、官桂、细辛、厚朴、乌药、香附、三棱、莪术之类，治气可也，治血亦可也；若以当归、地黄辈，施之血证则可，然其性缠滞，有亏胃气，胃气亏则五脏六腑之气亦馁矣。善用药者，必以胃药助之。

　　凡治病，当识本末。如呕吐痰涎，胃虚不食，以致发热，若以凉剂退热，则胃气愈虚，热亦不退，宜先助胃止吐为本，其热自退，纵然不退，但得胃气已正，旋与解热。又有伤寒大热，屡用寒凉疏转，其热不退，若与调和胃气，自然安愈。(《寿世保元》)

# (二) 现代研究

### 1. 气的哲学概念和医学概念

　　(1) 气是构成万物的本原——气的哲学概念　气是中国古代哲学中的重要范畴。在中国传统哲学中，气是指一种至精至微的物质，是构成宇宙和天地万物的本原。战国后期，管子等稷下学派提出了精气为万物本根的学说，东汉哲学家王充则进一步论述了唯物主义的"元气"学说，认为元气是自然界最为原始的物质基础。如《论衡·自然》说："天地合气，万物自生。"《论衡·谈天》指出："天地，含气之自然也。"王充认为万物是由物质性的元气构成，天地是包涵元气的物质实体，故《论衡·自然》进一步分析说："夫天复于上，地偃于下，下气上蒸，上气降下，物自生其间矣。"人源于自然界的发展变化，是自然界万物的组成部分，所以人也是由气构成的。如《论衡·辨祟》说："人，物也，万物之中有智慧者也。"

　　气是至精至微的物质，是无形的；由气所构成的自然界万物是彰显的，是有形的。古代哲学家充分认识到了无形之气与有形之物之间的统一性，并通过观察认识万物的不同特性来探讨作为万物本原的气的规律。如《素问·气交变大论》说："善言气者，必彰于物。"北宋哲学家张载则在《正蒙·太和》中提出:"太虚不能无气,气不能不聚而为万物。"

古代医学家在总结实践经验,建立医学理论体系时,自觉或不自觉地受到了当时先进哲学的影响。与阴阳学说和五行学说一样,气的学说被运用到了医学中,用以阐明人体的生理功能、病理变化,并用以探讨人与自然的关系。气的理论渗透到了中医学的各个部分,奠定了中医理论的唯物主义观,并与医学内容结合在一起,成为中医学的组成内容之一。

应当指出,医学家在运用哲学理论建立医学理论体系时,一方面是吸取当时先进的哲学思想,另一方面是根据医学自身的特点对哲学理论进行补充与修正,使运用到医学中的哲学理论具有了不同于哲学的医学特点。哲学的发展与自然科学的发展,与医学的发展是相互促进的。气的学说被引入到医学领域后,与医学科学密切地结合在一起,形成了中医学的气的概念。

(2)**气是构成人体和维持人体生命活动的基本物质**　中医学从气是万物之本原的基本观点出发,认为气是构成人体和维持人体生命活动的基本物质,如《素问·宝命全形论》说:"人生于地,悬命于天,天地合气,命之曰人。"中医理论肇始于《黄帝内经》,而中医气的理论也滥觞于《黄帝内经》。根据有关学者对《黄帝内经》一百六十二篇文章的内容进行的详细统计,可以发现《内经》中单独提到"气"的近八百处,与气组成的气名近两千处,气的理论贯穿于《内经》理论的始终。在《内经》理论体系基础上发展建立起来的中医理论,也无处不言气。由于气的理论在中医学中运用广泛,以气组成的名称相当复杂,因而造成了关于气的概念的争论。有人曾提出,虽然气的名称和含义非常复杂,但归纳起来主要有两个方面。一是单纯的气,大多指的是细微物质,也就是构成人体的基本物质,如"在天为气""气合而有形"等;一是指功能活动,如心气、脾气、肺气、经络之气等。(见四版统编教材《中医学基础》)。此即气的"两义说"。实际上,"两义说"在概念上是混乱的。气既是物质又是功能是不确切的,并存在逻辑错误。因此气的"两义说"概念已由五版统编《中医学基础》教材所纠正。气的含义应界定为:气是构成人体和维持人体生命活动的基本物质,而脏腑之气则是精微物质之气分布于该脏腑的部分,由此部分精气作为该脏腑的物质基础,才能产生和维持该脏腑的功能活动。关于气的概念和"两义说"张伯讷在其文章"关于气、血、津液的若干问题浅释"中已有说明,不再赘述。

应当指出,中医学气的概念,与古代哲学气的概念是一脉相承的,是一个表述构成自然界和人体的物质的概念。物质是运动的,物质是有形态结构和功能活动的。中医学的气既是具有生命活力的精气物质。诸如脏腑之气,心气、脾气、肺气、胃气、经络之气等,亦都是物质与功能并提,不可能有脱离物质而存在的功能活动。

### 2. 气的分类

中医学气的理论是内容十分丰富的,应用是非常广泛的,自《内经》始,气的理论便渗透到中医学的各个部分,指导着中医学对生理病理的认识和对疾病的诊断与治疗。由于涉及内容广泛,因而分类复杂。现择其要,以供参考。

(1)**元宗营卫分类**　根据气的部位、组成、功能不同,通用教材中将气分为元气、宗气、营气和卫气。这种分类方法存在着商榷之处。《内经》根据气的不同部位将气分为宗气、营气和卫气,胸中之气为宗气,脉内之气为营气,脉外之气为卫气,而元气不见于《内经》。元气始见于《论衡》,或说见于《难经》之"原气",元气在生命之初,源于父母之精,是生命活动的原动力。所以说元宗营卫四气不是同一层次的气,是不能并列的。有学者根据《内经》真气的含义,提出了人体之气的结构层次,认为真气是最高层次的气,可进一步分为先天之气和后天之气,而先天之气即是元气,后天之气为宗气、营气和卫气,其中,营气和卫气又隶属于宗气。

（2）阴阳分类　气分阴阳，见于《内经》。根据气的部位功能，可将气分为阳气和阴气，又可分为清气和浊气，而清气属阳，为阳气之类，浊气属阴，为阴气之类。如《素问·脉要精微论》："冬至四十五日，阳气微上，阴气微下；夏至四十五日，阴气微上，阳气微下。"《素问·痹论》："其寒者，阳气少。阴气多……热者，阳气多，阴气少。"以自然界阴气阳气盛衰变化来说明气候变化，以人体阴气阳气多寡来说明寒热变化。《素问·阴阳应象大论》："寒气生浊，热气生清。清气在下，则生飧泄；浊气在上，则生䐜胀。此阴阳反作，病之逆从也。"以清气和浊气来说明饮食物泌别的水谷精微和饮食糟粕。

（3）五行分类　见于《素问》运气七篇，以五色之气分别配属五脏。

（4）正邪分类　四时之气调顺者为正气，逆乱者为邪气，正与邪相对而称。人体正常的组织结构、生理功能和抗病康复能力为正气，致病因素则为邪气。正气与邪气相互对立，故正气盛者，不易发病，而邪气盛者，正气必衰。

（5）脏腑分类　《灵枢·邪气脏腑病形》说："余闻五脏六腑之气，荥输所入为合。"五脏六腑各有其气，如《灵枢·脉度》言"肝气通于目""心气通于舌""脾气通于口""肺气通于鼻""肾气通于耳"等。

**3. 关于营气和卫气的循行**

营气通过十二经脉和任督二脉而循行于全身，贯五脏而络六腑。

十二经循行。营气出于中焦（脾胃），循行到手太阴肺经，由手太阴肺经传注到手阳明大肠经，再传至足阳明胃经，以后依次传注到足太阴脾经、手少阴心经，手太阳小肠经，足太阳膀胱经，足少阴肾经，手厥阴心包经，手少阳三焦经，足少阳胆经，足厥阴肝经，最后由足厥阴肝经复注入手太阴肺经，构成了营气在十二经脉中循行流注于全身的通路。此为营气的十二经循行。

任督循行。营气在十二经循行周流时，还有另一分支，从肝别出，上至额部，循巅顶，下行项的中间，沿脊骨下入尾骶部，这是督脉循行的路径；其脉又络阴器，上过毛际入脐中，向上入腹里，此为任脉循行的径路。再进入缺盆部，然后下注入肺中，复出于手太阴肺经，构成了营气的任督循行路径。营气的十二经脉循行和任督循行，组成了营气的十四经流注。如此自上而下，又自下而上，出阴入阳，又出阳入阴，相互逆顺运行，如环无端。诚如《内经》指出的："营气之道，内谷为宝。谷入于胃，乃传于肺，流溢于中，布散于外。精专者行于经隧，常营无已，终而复始，是谓天地之纪。故气从太阴出，注手阳明。上行注足阳明，下行至跗上，注大指间与太阴合……复从跗注大指间，合足厥阴，上行至肝，从肝上注肺……下注肺中，复出太阴。此营气之所行也，逆顺之常也。"（《灵枢·营气》）

关于营气的循行速度根据《灵枢·五十营》记载有两种计算方法，简介如次，仅供参考：

其一，"呼吸定息"计算法：人体经脉的总长度为十六丈二尺，一呼一吸（谓之一息）营气运行六寸。一昼夜呼吸次数为一万三千五百息，故以呼吸次数计，营气循行一周为二百七十息，那么一昼夜营气循行的周次为五十周。

其二，"漏下百刻"计算法：漏下百刻，指漏水下百刻而言的。铜壶滴漏，是古代计时器，以一昼夜分为一百刻，每昼夜铜壶滴水下注一百刻。营气循行十四经一周的时间，则漏下二刻，故每昼夜营气循行于人体五十周。

"卫气之行，一日一夜五十周于身，昼日行于阳二十五周，夜行于阴二十五周，周于五脏。是故平旦阴尽，阳气出于目，目张则气上行于头，循项下足太阳，循背下至小指之端。其散者，别于目锐眦，下手太阳，下至手小指之端外侧。其散者，别于目锐眦，下足少阳，注小指次指之间。以上循手少阳之分，下至小指次指之间。别者以上至目前，合于颔脉，注足阳明，以上行至跗上，入五指之间。其散者，从耳下下手阳明，入大指之间，入掌中。其至于足也，入足心，出内踝下，行阴分，复合于目，是为一周。""阳尽于阴，阴受气矣。其始入于阴，常从足少阴注于肾。肾注于心，心注于肺，肺注于肝，肝注于脾，脾复注于肾为周。"（《灵枢·卫气行》）从上述记载，可见卫气的运行，昼则行于阳分，始于足太阳经之晴明穴而出于目，以周于六腑而及于肾经，是为一周。夜则行于阴分，始于足少阴肾经以周五脏，其行以相克为序，故肾、心、肺、肝、脾相传为一周，而复注于肾，阴尽阳出，又复合于目。昼行于阳二十五周，夜行于阴二十五周，昼夜凡行五十周。

实际上，卫气昼行阳 25.2 周，夜行于阴 25.2 周。因为卫气日行 14 舍。舍即宿之谓，一舍即一宿。宿为星宿。古人认为地球之上均匀地环绕着分布着二十八个星宿，并以地球为中心观察二十八宿的运行，认为每昼夜转过二十八宿周天，而同时生昼夜卫气行身五十周，所以每转过一个星宿（即一舍）则卫气行身的周数为 50/28，计为 1.7857 周有余，以四舍五入法概定为 1.8 为周。日行十四舍为周天之本，卫气当行身 14 × 1.8 = 25.2 周（据《灵枢·卫气行》）。

总之，卫气昼循六腑行于阳二十五周，夜沿五脏行于阴二十五周，凡五十周。附行于脉外，循皮肤之中，分肉之间，熏于肓膜，散于胸腹。（中医药学高级丛书《中医基础理论·精气血津液》）

### 4. 肺脾合气生成论

关于气血津液的生成、一般多认为与脾主运化，化生水谷精微密切相关，而较少涉及于肺，李如辉在考察《内经》的基础上，结合后世医家论述，从发生学的角度提出了"肺脾合气生成论"，认为"肺脾合气"是气血津液生成的共性环节。

李氏认为气血津液在生成环节上有着某种共性，这就是"肺脾合气。"

宗气的生成，《内经》认为是由肺所吸入之清气和脾胃运化之水谷精气合化而成。《灵枢·刺节真邪》之"真气者，所受于天，与谷气并而充身者也"，是对这一生成原理的最具概括性的说明。李氏认为经文所谓的"真气"，即宗气。张介宾所云："人身之大气，名为宗气，亦名为真气。"（《类经》）

营卫的生成，据《灵枢·营卫生会》之"人受气于谷，谷入于胃，以传于肺，五脏六腑皆以受气，其清者为营，浊者为卫"可知，营卫的化生经历了两个过程，第一过程为"谷入于胃"，即水谷在脾胃运化作用下分为精微及糟粕两部分；第二过程是"传于肺"，即脾主升清，将水谷精微上输于肺。肺之所受者"水谷精微"，而肺之所出者，则为营卫，并赋予营以清柔之性，赋予卫以刚浊之性。可见，肺参与了营卫的生成过程，水谷精微上输于肺，在肺的作用下，与清气合化而分出清浊两部分。《类经·营卫三焦》云："营气卫气，无非资借宗气，故宗气盛则营卫和，宗气衰则营卫弱矣。"三者同源而异名，皆藉肺脾合气而成。

血和津液的生成，同样离不开"肺脾合气"。《灵枢·营卫生会》云："中焦亦并胃中，出上焦之后。此所受气者，……上注于肺脉，乃化而为血。"又《素问·经脉别论》云："饮入于胃，游溢精气，上输于脾，脾气散精，上归于肺……水精四布。"充分说明脾胃运化之水谷精微"传于肺"是气血津液赖以生成的一个重要的共性环节。这种肺脾合气化生气血津液的理论，李氏称之为"肺脾合气成论"。《内经》的血津液生成理论及其发生学原理（上海中医药大学学报，2001 年 9 月）。

### 5. 关于津液代谢的认识

周德生在系统研究津液学说的基础上，对津液循环和津液代谢做了归纳、总结、提炼和升华，提出了以下观点：

（1）胃为津液之源　周氏认为津液的本源为五谷之精华，经胃肠的受纳运化而生成。并引《灵枢·邪客》："五谷入于胃也，其糟粕、津液、宗气分为三隧。"《灵枢·天气》："六府化谷，津液布扬。"吴鞠通的"凡人饮食盖有三化，一曰火化，烹者热烂，二曰口化，细嚼缓咽，三曰胃化，蒸变传化。……乃传于脾，传脾之物，悉成乳糜。"认为津液与宗气都以饮食水谷为原料，但自胃肠消化后就分行于各自的途径。通过"乳糜"这种白色稠厚的物质生成津液，并由津液派生出营血、精髓、脂膏、神气等更高级的物质。在此认识的基础上，提出胃为津液之源。

（2）脾为津液之泵　周氏从《素问·太阴阳明论篇》足太阴脾经之经脉"贯胃属脾络嗌"，与胃表里贯通，故能"为胃行其津液"的理论出发，借用程郊倩"全藉脾阴转输之力"的观点，认为脾之阴阳均参与津液的转运，故说脾是津液之泵。

（3）肺为津液之脏　《丹溪心法》谓："识者以肺为津液之藏。"脾吸收胃中津液之后，上输于肺，然后通过肺的治节作用，疏通调理全身水液的输布、运行和排泄。何梦瑶说，"饮食入胃，脾为运行其精气，虽曰周布诸脏，实先上输于肺，肺气受其益，是为脾土生肺金；肺受脾之益，则气益旺，化水下降，泽及百体。"肺中之津液是通过肺气的宣发和肃降作用而输布全身的，其轻清者随宣发而向上向外，上则润于五官七窍，外则达于肌腠皮毛；其重浊者由肃降而向下向内，内则通行三焦脏腑，下则通注膀胱胞器；其浊中之清者，复能上腾于心肺而散布全身，重新融入津液循环系统之中。

（4）膀胱为津液之腑　郑寿全《医学真传》说："五脏六腑皆是虚位。"膀胱亦然。周氏强调，中医学之膀胱不能与解剖学结构的膀胱相对等。王冰注《素问·痹论》胞痹时说："膀胱为津液之府，胞内居之。"胞即脬，又称胞囊、胞器、尿胞等，大致相当于解剖学之膀胱。膀胱接受肺下输之津液，并通过气化而布散全身，所以，"经文所谓气化则能出者，谓出津液，非出溺也"（《医经精义》）。若"小便者，水液之余也，从膀胱入于胞为小便"（《诸病源候论》）。津液之出离本腑，有多种途径。如太阳主一身之表，膀胱者腠理毫毛其应，故膀胱之津液外达，则汗出溱溱。津液气化上腾，出于五官则化为液，为泪涕涎唾气；其伏于内者，随气血而流运周身，与脉出入，以润皮肤泽筋骨补脑髓，为正常之用；其浊者入胞而化为溺，排泄出人体。

（5）三焦为津液之道路　《中藏经》称"三焦者……又名玉海，水道。"《内照图》进一步说："其大小肠之系，则自膈之下与脊膂连心肾膀胱相系，脂膜筋络散布包裹，然各分纹理，罗络大小肠与膀胱，其细脉之中，气血津液流走之道。"三焦水道是虚指性的气化之道，正如张锡纯所言"气化之透达，又不必显示然有隧道也"。陈修园说："三焦包罗脏腑，主气而即主水，水由气化也，故曰决渎之官水道出焉。上焦如雾，气中有水也；中焦如沤，气水相涵于其中也；下焦如渎，水中有气也。"虽然没有具体路径，但由上而下气化流通之意已彰显矣。

（6）肾为津液之根　《素问·逆调论篇》云："肾者水脏，主津液"。周氏认为，肾为津液之根，其开阖对全身水量的调节至关重要。其表现在以下三个方面。《素问·上古天真论篇》所谓"肾者主水，受五脏六腑之精而藏之。"《素问·灵兰秘典论篇》所谓"膀胱者州都之官，津液藏焉，气化则能出矣。"《灵枢·本输》所谓"肾上连肺，故将二脏。"肺为津液之脏，肺津布散，内则泽沛脏腑，外则发为五液，都与肾之开阖有关。

（7）肝为津液之枢　肝主疏泄，调畅气机，凡肺脾肾气机之运转，均需肝胆生发之气以疏达，从而间接地调节津液循环和津液代谢。

（8）心为津液之主　周氏认为心对津液代谢和津液循环的每一个环节都起调控作用，故云心为津液之主。［周德生. 试论津液循环与津液代谢. 辽宁中医杂志，1997，24（4）：157］

### 6. 津液充郭其魄独居论

"津液充郭，其魄独居"，语出《素问·汤液醪醴论》，由于诸家的注释不同，造成对经文理解的歧义百出。李会敏等认为津液充郭，郭通廓，即水液充满胸腹。但由于《太素》作"津液虚廓"，并说"廓，空也"，遂导致了两种决然相反的理解。即一部分注家理解为水肿，一部分注家理解为津液枯竭。充郭与虚廓，意义相同。"虚"非空虚、虚少之义。《说文》云："古者九夫为井，四井为邑，四邑为丘，丘谓之虚。"则虚亦为充、聚之义。古人称集市为"虚市"，后此义以"墟"代之。经穴"三里虚"等命名概由乎此。若解释"津液虚廓"为津液枯竭，则与下文集所言的"开鬼门，洁净府""去宛陈莝"等攻邪治法相抵牾。其魄独居，张景岳注云："魄者，阴之属，形虽充而气则去，故其魄独居也，精中无气，则孤精于内。"即指魄、精为水液。此说常为后世采用，但牵强曲致。魄，神志活动，为肺所藏，《灵枢·本神》曰："并精而出入者谓之魄。"今肺失通调肃降，魄失其司活动失常而独居于内，犹言病变在肺而肺功能失调，变文也。魄既独居于内，精不得与之并而出入，故下文言"精孤于内"。精，精气也。后言治疗后"精自生"，非生成、产生之意，活也，动也，正常出入也。［李会敏、董尚朴."津液充郭其魄独居"解.陕西中医，2002（4）：351］

### 7. 关于气实质的探索

几十年来，中医药研究工作和有志于中医学研究的哲学、自然科学工作者，从哲学、经史学、天文学、物理学、分子生物学、免疫学等，对气的实质进行了多学科多层次的研究，积累了一定的实验数据和资料，取得了一定的成效，但迄今尚缺乏系统全面地研究，现有的资料距提示气的实质尚相距甚远。兹就有代表性的研究概述如下：

（1）气是统一场说　人体科学研究的学者从现代物理学角度探讨气的主要概念，认为"作为万物本原的元气，就相当现代物理学中的统一场"，"元气是连续物质世界的本原，它以两种不同的形态存在，即弥散态和聚集态。弥散态是元气散而未聚，未成形质，无形无象、能量密度低的本然状态；聚集态则是元气聚而成形、有形有象、能量密度高的能量激发态或能量凝聚区"，元气以"弥散态（背景场和缔造场）和聚集态（粒子和超密态）两种形态而存在。"美国理论物理学家卡普拉（F. Capra）认为，在中国哲学中，气这个字在字面上的意义是"气体"或"以太"，在古代的中国用它表示生命的气息，或者表示宇宙具有生气的能量。气的概念与近代物理学中量子场的概念极为惊人地相似。和量子场一样，"气"也被看作是一种微妙而不可感知的物质形式，它存在于整个空间中，并且能聚集成致密的有形物体。在量子理论中，场或者说"气"，不仅是一切有形物体的潜在本质，而且还以波的形式载带着它们相互作用。

（2）人体气场说　黄坤仪等认为，人是一个具有耗散结构的超级巨系统、存在着控制整体行为的各种分系统。但其中任何一个系统都不足以代表人体的整体状态，而人体气（场）就处于统帅全局的最重要位置，是能代表人体整体状态的系统。人体气场是一类似于电磁场，但内涵更为广泛的无形的场。人体气场具有复杂的结构。人体内具有大大小小、纵横交错，旋复反复的无形通道，通道中所输送的物质就是气。经络系统是这些无形通道的主要部分。人体气场具有开放性、可变性、全息性与相关性、层次和级别性、意念的调控性、自然调控性、信息性等特性。（中医药高级丛书《中医基础理论·精气血津液》）

# 五、经络学说

## （一）古代文献选录

1. 夫十二经脉者，人之所以生，病之所以成，人之所以治，病之所以起，学之所始，工之所止也，粗之所易，上之所难也。（《灵枢·经别》）

2. 肺手太阴之脉，起于中焦，下络大肠，还循胃口，上膈，属肺，从肺系横出腋下，下循臑内，行少阴、心主之前，下肘中，循臂内上骨下廉，入寸口，上鱼，循鱼际，出大指之端。其支者，从腕后直出次指内廉，出其端。

大肠手阳明之脉，起于大指次指之端，循指上廉，出合谷两骨之间，上入两筋之中，循臂上廉，入肘外廉，上臑外前廉，上肩，出髃骨之前廉，上出于柱骨之会上，下入缺盆，络肺，下膈，属大肠。其支者，从缺盆上颈，贯颊，入下齿中，还出挟口，交人中，左之右，右之左，上挟鼻孔。

胃足阳明之脉，起于鼻之交頞中，旁纳太阳之脉，下循鼻外，入上齿中，还出挟口环唇，下交承浆，却循颐后下廉，出大迎，循颊车，上耳前，过客主人，循发际，至额颅。其支者，从大迎前下人迎，循喉咙，入缺盆，下膈，属胃，络脾。其直者，从缺盆下乳内廉，下挟脐，入气街中。其支者，起于胃口，下循腹里，下至气街中而合，以下髀关，抵伏兔，下膝膑中，下循胫外廉，下足跗，入中趾内间。其支者，下廉三寸而别，下入中趾外间。其支者，别跗上，入大趾间，出其端。

脾足太阴之脉，起于大趾之端，循趾内侧白肉际，过核骨后，上内踝前廉，上踹内，循胫骨后，交出厥阴之前，上膝股内前廉，入腹，属脾，络胃，上膈，挟咽，连舌本，散舌下，其支者，复从胃，别上膈，注心中。

心手少阴之脉，起于心中，出属心系，下膈，络小肠。其支者，从心系，上挟咽，系目系。其直者，复从心系却上肺，下出腋下，下循臑内后廉，行太阴、心主之后，下肘内，循臂内后廉，抵掌后锐骨之端，入掌内后廉，循小指之内，出其端。

小肠手太阳之脉，起于小指之端，循手外侧上腕，出踝中，直上循臂骨下廉，出肘内侧两筋之间，上循臑外后廉，出肩解，绕肩胛，交肩上，入缺盆，络心，循咽，下膈，抵胃，属小肠。其支者，从缺盆循颈上颊，至目锐眦，却入耳中。其支者，别颊上䪼抵鼻，至目内眦，斜络于颧。

膀胱足太阳之脉，起于目内眦，上额交巅。其支者，从巅至耳上角。其直者，从巅入络脑，还出别下项，循肩膊内，挟脊，抵腰中，入循膂，络肾，属膀胱。其支者，从腰中下挟脊，贯臀，入腘中。其支者，从膊内左右别下贯胛，挟脊内，过髀枢，循髀外后廉，下合腘中，以下贯踹内，出外踝之后，循京骨，至小趾外侧。

肾足少阴之脉，起于小趾之下，斜走足心，出于然谷之上，循内踝之后，别入跟中，以上踹内，出腘内廉，上股内后廉，贯脊，属肾，络膀胱。其直者，从肾上贯肝膈，入肺中，循喉咙，挟舌本。其支者，从肺出络心，注胸中。

心主手厥阴心包络之脉，起于胸中，出属心包络，下膈，历络三焦。其支者，循胸出胁，下腋三寸，上抵腋，下循臑内，行太阴、少阴之间，入肘中，下臂，行两筋之间，入掌中，循中指，出其端。其支者，别掌中，循小指次指出其端。

三焦手少阳之脉，起于小指次指之端，上出两指之间，循手表腕，出臂外两骨之间，上贯肘，循臑外，上肩，而交出足少阳之后，入缺盆，布膻中，散络心包，下膈，循属三焦。其支者，从膻中上出缺盆，上项，系耳后，直上，出耳上角，以屈下颊至𬱟。其支者，从耳后入耳中，出走耳前，过客主人前，交颊，至目锐眦。

胆足少阳之脉，起于目锐眦，上抵头角，下耳后，循颈行手少阳之前，至肩上，却交出手少阳之后，入缺盆。其支者，从耳后入耳中，出走耳前，至目锐眦后；其支者，别锐眦，下大迎，合于手少阳，抵出𬱟，下加颊车，下颈，合缺盆，以下胸中，贯膈，络肝，属胆，循胁里，出气街，绕毛际，横入髀厌中。其直者，从缺盆下腋，循胸，过季胁，下合髀厌中，以下循髀阳，出膝外廉，下外辅骨之前，直下抵绝骨之端，下出外踝之前，循足跗上，入小趾次趾之间。其支者，别跗上，入大趾之间，循大趾歧骨内出其端，还贯爪甲，出三毛。

肝足厥阴之脉，起于大趾丛毛之际，上循足跗上廉，去内踝一寸，上踝八寸，交出太阴之后，上腘内廉，循股阴，入毛中，过阴器，抵小腹，挟胃，属肝，络胆，上贯膈，布胁肋，循喉咙之后，上入颃颡，连目系，上出额，与督脉会于巅。其支者，从目系下颊里，环唇内。其支者，复从肝，别贯膈，上注肺。（《灵枢·经脉》）

3. 阴之与阳，异名同类，上下相会，经络之相贯，如环无端。（《灵枢·邪气脏腑病形》）

4. 谚云：学医不知经络，开口动手便错。盖经络不明，无以识病证之根源，究阴阳之传变。如伤寒三阴三阳，皆有部署；百病，十二经脉可定死生。既讲明其经络，然后用药径达其处，方能奏效。昔人望而知病者，不过熟其经络故也。俗传遇长桑君，授以怀中药，饮以上池之水，能洞见脏腑。此虚言耳！今人不明经络，止读药性、病机，故无能别病所在，漫将药试，偶对稍愈，便尔居功，况亦未必全愈，若一不对，反生他病。此皆不知经络故也。（《扁鹊心书》）

5. 夫十二经者，经脉之常度也。其原各从脏腑而发，虽有支别，其实一气贯通，曾无间断。其经直行上下，故谓之经。十五络者，经脉之联属也。其端各从经脉而发，头绪散漫不一，非若经脉之如环无端也。以其斜行左右，遂名曰络。奇经为诸经之别贯，经自为起止，各司前后上下之阴阳血气，不主一脏一腑，随经气之满溢而为病，故脉气之发，诸部皆乖戾不和。是以古圣以奇字称之，非若经气之常升，络气之常降也。（《洄溪脉学》）

6. 人身有经、有络、有孙络，气血由脾胃而渗入孙络，由孙络而入各经大络，而入十二经。譬之沟涧之水流入溪，溪之水流入江河也。沟涧溪流，有盈有涸，至于江河，则古今如一，永无干涸。若有干涸，则人物消灭尽矣。中风偏枯之疾，一边不知痛痒而不死者，以其孙络、大络为邪气壅塞，血气不能周流故也，然十二经中之元气，犹周流不息，是以久延不死。（《医述》引余傅山论）

7. 经脉者，行血气，通阴阳，以荣于身者也。络脉者，本经之旁支而别出，以联络于十二经者也。本经之脉，由络脉而交他经，他经之脉亦由是焉。人身之气，经盛则注于络，络盛则注于经。得注周流，无有停息，昼夜流行，与天同度，终而复始……（《锦囊秘录》）

8. 脉有奇经八脉者，不拘于十二经，何也？然：有阳维，有阴维，有阳跷，有阴跷，有冲，有督，有任，有带之脉。凡此八脉者，皆不拘于经，故曰奇经八脉也。经有十二，络有十五，凡二十七气，相随上下，何独不拘于经也？然：圣人图设沟渠，通利水道，以备不虞。天雨降下，沟渠溢满，当此之时，霶霈妄行，圣人不能复图也。此络脉满溢，诸经不能

复拘也。(《难经·二十七难》)

9. 其奇经八脉者，既不拘于十二经，皆何起何继也？然：督脉者，起于下极之俞，并于脊里，上至风府，入属于脑。任脉者，起于中极之下，以上毛际，循腹里，上关元，至喉咽。冲脉者，起于气冲，并足阳明之经，夹脐上行，至胸中而散也。带脉者，起于季胁，回身一周。阳跷脉者，起于跟中，循外踝上行，入风池。阴跷脉者，亦起于跟中，循内踝上行，至咽喉，交贯冲脉。阳维、阴维者，维络于身，溢畜不能环流灌溉诸经者也。故阳维起于诸阳会也，阴维起于诸阴交也。

比于圣人图设沟渠，沟渠满溢，流于深湖，故圣人不能拘通也。而人脉隆盛，入于八脉，而不环周，故十二经不能拘之。其受邪气，畜则肿热，砭射之也。(《难经·二十八难》)

10. 凡人一身，有经脉、络脉。直行曰经，旁支曰络。凡经十二，手之三阴三阳、足之三阴三阳是也；络凡十五，乃十二经各有一别络，而脾又有一大络，并任督二络，为十五也。共二十七气，相随上下，如泉之流，如日月之行，不得休息。故阴脉营于五脏，阳脉营于六腑，阴阳相贯，如环无端，莫知其纪，终而复始。其流溢之气，入于奇经，转相灌溉，内温脏腑，外濡腠理。奇经凡八脉，不拘制于十二正经，无表里配合，故谓之奇。盖正经犹夫沟渠，奇经犹夫湖泽。正经之脉隆盛，则溢于奇经，故秦越人比之天雨降下，沟渠溢满，霶霈妄行，流于湖泽。(《奇经八脉考·奇经八脉总说》)

11. 奇经八脉者，阴维也、阳维也、阴跷也、阳跷也、冲也、任也、督也、带也。阳维起于诸阳之会，由外踝而上行于卫分；阴维起于诸阴之交，由内踝而上行于营分，所以为一身之纲维也。阳跷起于跟中，循外踝而上于身之左右；阴跷起于跟中，循内踝上行于身之左右，所以使机关之跷捷也。督脉起于会阴，循背而行于身之后，为阳脉之总督，故曰阳脉之海。任脉起于会阴，循腹而行于身之前，为阴脉之承任，故曰阴脉之海。冲脉起于会阴，夹脐而行，直冲于上，为诸脉之冲要，故曰十二经脉之海。带脉则横围于腰，状如束带，所以总约诸脉者也。是故阳维主一身之表，阴维主一身之里，以乾坤言也。阳跷主一身左右之阳，阴跷主一身左右之阴，以东西言也。督主身后之阳，任、冲主身前之阴，以南北言也。带脉横束诸脉，以六合言也。(《奇经八脉考·八脉》)

12. 足少阴之正，至腘中，别走太阳而合，上至肾，当十四椎，出属带脉。(《灵枢·经别》)

13. 阴跷、阳跷，阴阳相交，阳入阴，阴出阳，交于目锐眦，阳气盛则瞋目，阴气盛则瞑目。(《灵枢·寒热病》)

14. 欲知皮部以经脉为纪者，诸经皆然。(《素问·皮部论》)

15. 凡十二经络脉者，皮之部也。(《素问·皮部论》)

16. 皮者，脉之部也，邪客于皮，则腠理开，开则邪客于络脉，络脉满则注于经脉，经脉满则入舍于府藏也。(《素问·皮部论》)

## （二）现代研究

### 1. 关于经络学说的形成与发展的研究

经络学说的形成经过了漫长的历史时期，它是古代医家在长期的医疗实践活动中，从针灸、推拿、气功等各方面积累经验，不断地总结、充实、提炼、升华逐渐形成理论学说，并在历代医家的临床运用中，不断地得到丰富、发展和完善。

关于经络的起源，中医学术界存在两种不同的观点。一是砭刺说，即由点到线说，认为首先发现具有治病作用的刺激点腧穴，而后形成经络线路。早在远古时期开始，人们在生产实践中发现，由于一些局部的创伤却使原有的病痛减轻或消除。经过反复多次地对这些偶然现象的体验，于是便主动地采用砭石、骨针等刺激这些部位，后来发现了人体上的很多"穴位"。在针刺穴位治疗疾病的过程中，通过对针刺感传现象的观察，形成了经络的循行路线。第二种观点为导引说，即由线到点说，认为首先是在灸疗、针刺或气功导引中发现了感应传导的经气循行路线，而后才在经络线上确立了腧穴。1973 年，在长沙马王堆汉墓出土了一批人类医学史上迄今为止所见到的最早的医学帛书，书中已经有了关于经脉的记载。在《足臂十一脉灸经》和《阴阳十一脉灸经》中，记述了十一条经脉的循行分布、病候表现及灸疗方法，但却未出现关于穴位的文字记载。据考证，这些著作的成书年代约在春秋战国时期或更早，而《黄帝内经》大约成书于秦汉时期，书中已经是经络穴位并述，这似乎支持了第二种观点。分析以上两种观点，均含有合理的内涵，或许经络学说早期的形成，是以上两种因素综合作用使然。可以推测，在经络学说形成的萌芽时期和雏形阶段，两种情况首先是平行发展的，在某个历史时期，发生了交叉和汇合，从而把经络学说推向一个新的发展阶段。

《黄帝内经》的问世，是中医经络理论体系初步形成的重要标志。在全书 162 篇中，专论或主论经络的篇章有二十余篇，如《素问》的阴阳离合论、血气形志篇、皮部论、经络别论、气穴论、气府论、骨空论以及《灵枢》的九针十二原、本输、经脉、经别、经水、经筋、跟结、脉度、四时气、阴阳清浊、逆顺肥瘦、背腧、动输、卫气等，还有诸多论述散见于其他篇章中。《黄帝内经》对当时的经络理论和实践经验进行了系统的总结和归纳，详尽阐述了十二经脉、十二经别、十二经筋、十五别络和十二皮部的理论，对经络的名称、起止、交会、循行部位、经气流注次序，以及经络的生理功能和经络脏腑异常的病候都进行了系统而详尽的描述。对奇经八脉中的冲、任、督、带、跷、维脉起止、循行路线、生理功能和有关病候也进行了讨论。全书记载了约 160 个穴位，对一些特殊的穴位还进行了专门的讨论。《黄帝内经》关于经络的论述，构建了经络系统的整体框架，为后世经络学说的发展，奠定了理论基础。

稍后成书的《难经》，是对经络学说的发展有重要作用的一部著作。《难经》除对《内经》提出的十二经脉、十五别络进行了补充和发挥外，首次明确提出"奇经八脉"之说，并对奇经八脉的含义、功能、循行部位和病候进行了较为详尽的论述，极大地丰富了奇经八脉的理论。在腧穴方面，除进一步阐发了井、荥、输、经、合及原穴理论外，还指出了"八会穴"的部位、主治及五脏募穴的意义和作用。《难经》丰富了经络学说的内容，使经络学说更趋系统和完整。

东汉张仲景是将《内经》《难经》经络理论运用于临床实践的典范，他在《伤寒杂病论》中创造性地以经络理论为指导，创立六经辨证施治纲领，对后世产生极大的影响。

晋代皇甫谧编著《针灸甲乙经》在《内经》的基础上确定了 349 个腧穴的位置、主治、针灸手法及主治病证，将经络学说运用于针灸治疗的临床实践进行了首次系统的总结，对后世研究经络和针灸临床具有承前启后的重要作用。隋唐时期，甄权、杨上善、杨玄操等医家，对古代的《明堂图》（即经络穴位图）进行了修订。隋代著名医家巢元方所著《诸病源候论》从脏腑和经络学理论角度讨论疾病的病因和病机。唐代孙思邈在《千金方》中绘制了"明堂三人图"，分别把人体正面、背面及侧面的十二经脉、奇经八脉用不同颜色绘出。

宋金元时期，经络学说与针灸应用更有进一步的发展。这一时期，标有经络、穴位的针灸"铜人"问世，而忽泰必烈所著的《金兰循经》将十二经发展成为十四经体系。滑伯仁进一步在他的《十四经发挥》中，明确论述了十二经脉与任、督两脉气血的关系，首次提出"十四经"的命名，对十四经的分布、循行及全身 647 个穴位进行了考证，对经络学说的发展产生深远的影响。"药物归经"和"引经报使"理论也在这一时期提出，为经络学说指导药物治疗提供了理论基础。

明代，在针灸临床应用的推动下，对经络学说的研究也空前旺盛，著述颇丰。李时珍的《奇经八脉考》对古代的奇经八脉理论进行了汇集、考证、整理，使之更加丰富和完善。杨继洲的《针灸大成》是一部极为重要的针灸经络学专著，是继《内经》《针灸甲乙经》之后对针灸学的又一次总结，内容丰富，对后世经络学说的发展颇有影响。此外，反映这一时期经络研究成果的著述还有：张景岳的《类经》、李梴的《医学入门》、沈子录的《经络全书》、高武的《针灸聚英》、徐凤的《针灸大全》、张明的《经络集说》、张三锡的《针灸考》、韦勤甫的《经络笺注》、翟良的《经络汇编》等，都对经络学说的发展起到一定的作用。到了清代，虽然也有吴谦等编著的《医宗金鉴》、廖润鸿的《针灸集成》、陈惠畴的《针灸图考》等著作问世，但由于受到重药轻针思想的影响，阻碍了经络学说的进一步发展。

新中国成立以后，国家中医政策的实施推动了中医学的发展，也带动了经络学说的研究。通过对经络感传现象的观察以及对经络腧穴生物物理特性的研究，提出了各种关于经络实质的假说，并不断地在研究中加以验证，取得了一定的进展。研究表明，经络系统作为人体内客观存在的一种组织结构和联络途径的观点，已普遍被人们所接受。

**2. 关于经络与血脉源流异同的研究**

经络包括经脉和络脉，经脉、络脉之脉与血脉之脉的源流异同是中医理论体系中一个长期备受关注而又悬而未决的一个难题，尤其使中医初学者感到十分困惑。从春秋战国至两汉时期的医学和文学著作分析，经络与血脉应是古代医学家在探讨人体结构与功能的过程中所认识到的两个相互关联的结构系统，由于古代一词多义的使用，以及经络与血脉之间存在的密切关系，所以造成了后人认识理解上的混淆和困难。主要表现在如下几个方面：

（1）关于古"脉"字含义的演变　中国古代医学"脉"的概念一直比较含糊，并无确定之定义，人体各种传导、联络系统均可用"脉"来表示。而在中医理论体系的形成和发展过程中，"脉"字的含义也发生着演变。

经考古学研究证明，"脉"字见于最早的医学文献是长沙马王堆汉墓出土的帛书《足臂十一脉灸经》，由"汇"与"目"两部分组成，写作"温"，抄录帛书的字体为秦代通行的小篆体。据考证，本书的成书年代，应是在春秋时代，即公元前6世纪左右。《足臂十一脉灸经》简要而完整地论述了全身十一条脉在体表的循行路线、病候和灸疗方法，虽然书中只有"脉"，还没有"经脉"之称，但一般认为这是我国迄今为止所发现的最古老的一部经脉学专著。长沙马王堆汉墓出土的另一帛书《阴阳十一脉灸经》成书稍晚，约在公元前5世纪，书中对全身十一脉的循行及主病做了很大的调整和补充。书中的"脉"字写作"脈"或"䘑"，而文中所保留下来的肩脉、耳脉、齿脉等名称，实际上是在十一脉学说形成之前人们通过脉的感传路线所作的一种早期直观命名。因此可以认为，在"十一脉灸经"时期，"脉"代表的含义主要是循经感传的走行路线。也就是说，古人用水流的样子形容所观察到的循经感传现象。同见于长沙马王堆汉墓出土帛书的《脉法》，也是一部很古的医书，其"脉"字亦写作"脈"。书中所说的"脉法"，与《黄帝内经》以后历代诊断学中的诊脉法不同，是指通过灸法呈现脉的感传现象来提高治疗效果（所谓"导脉"）。综上所述，"脉"最初始的含义主要是循经感传的走行路线，可以认为是经络学说中经脉的雏形。

然而，1982年在湖北张家山汉墓出土的《脉书》记载："夫脉固有动者，骭之少阴，臂之钜阴、少阴，是主动，疾则病。"这里的"脉"字显然是对人体动脉进行了诊察，并以"疾"之脉象为病。

及至春秋战国时期的医学经典著作《黄帝内经》问世时，古代医家已经开始使用解剖学方法，在《灵枢·经水》有"若夫八尺之士，皮肉在此，外可度量切循而得之，其死可解剖而视之"的记载。解剖而视之的结果，发现了动静脉血管，于是，"血脉论"问世，故"脉"字从"血"旁写作"衇"（血在右或在左）或"衃"。古人又以水流现象比拟血流，而且认为约束血流的器官即是脉。《管子·水地》曰："水者，地之血气，如筋脉之流通也。"《说文解字》解释"衇"（血在右）也说："血理分衺行体者"。此时"脉"代表的含义较《足臂十一脉灸经》和《阴阳十一脉灸经》发生了重要的变化，已不再是循经感传的走行径路，基本上是专指血脉而言。

（2）《黄帝内经》关于血脉的认识　在《黄帝内经》中已明确认识到，"脉"是血液运行的通道，而心是推动血液在脉内运行的动力器官，心、血、脉共同组成了人体内的血液循环系统。如《素问·痿论》说："心主身之血脉。"《素问·六节藏象论》说："心者，其充在血脉。"《素问·脉要精微论》则指出："脉者，血之府也。"营气是血液的重要组成部分，《灵枢·决气》曰："壅遏营气，令无所避，是谓脉。"《素问·五脏生成篇》说："心之合脉也，其荣色也。"是说心的功能旺盛，血液充盈，则血脉丰富的面部红润光泽。

从血液在体内的循行分布来看，《黄帝内经》也较为具体地描述了血液在脉中流行的大体路径和方向，如《素问·经脉别论》载："食气入胃，散精于肝，……食气入胃，浊气归心，淫精于脉，脉气流经，经气归于肺，肺朝百脉，输精与皮毛，毛脉合精，行气于府。府精神明，留于四藏，气归于权衡，……"这段论述在当时的历史条件下虽未能阐明心、肺、脉构成的血液循环体系，但已认识到饮食物化生的水谷精微进入血液循环，心、肺与血脉具有密切的关联和血液的大致流行走向。

前已提及的动脉诊法或曰血脉诊法在《黄帝内经》中得到极大的发展。从触摸体表动脉跳动部位的"三部九候诊法"（《素问·三部九候论》）到简便实用的"人迎（颈动脉）与寸口（桡动脉）诊法"并举（《灵枢·终始》），再到"独为五藏主"的"气口诊法"（《素问·五脏别论》），可以看出，以血脉为基础的脉诊法已从本质上脱离了经脉理论，成为一种独立的诊断方法。

纵观《黄帝内经》对脉的运用，如果单独论及"脉"字，极少情况是指经脉，大多数所代表的是血脉或脉象。可以说，中医学已认识到血脉是一种相对独立的结构系统。

（3）关于经脉与络脉理论的形成和发展　"经络"概念的出现较"脉"为晚。在《足臂十一脉灸经》和《阴阳十一脉灸经》中尚没有经络的概念，但在《黄帝内经》中却已多次被论及。如《素问·通评虚实论》说："经络俱实何如？"《素问·厥论》曰："阳气衰，不能渗营其经络。"《素问·调经论》云："五藏者，故得六府与为表里，经络支节，各生虚实，其病所居，随而调之。"可以看出，"经络"概念的提出，是中医学形成和发展过程中的一个重要成果，它标志着中医学已构建出了人体内较为完整的联系系统的结构框架。经络学说与藏象、阴阳、气血津液学说相互结合，相互印证，构成了中医学基本的理论体系。经络理论的形成和发展，主要体现在如下方面：

一是《内经》经络体系的建立源于针刺临床实践的理性总结与升华。前已述及，在春秋至战国早期医学帛书《足臂十一脉灸经》和《阴阳十一脉灸经》等医学著作中，"脉"代表的含义主要是循经感传的走行路线。这一阶段的主要医疗手段是灸、砭、导引和巫术等。到了《内经》时期，针刺已成为治疗疾病的重要手段之一。古代医学家在针刺治疗疾病过程中以及气功导引中观察到并进一步证实了经络感传现象，这反映在《黄帝内经》的著述中。《灵枢·邪气藏府病形》载："中气穴则针游于巷。"而在《素问·气穴论》黄帝问于岐伯曰："余已知气穴之处，游针之居，原闻孙络溪谷亦有所应乎？"张介宾注曰："游针之居,针所游行之处也。"(《素问注释汇粹》)《素问·阴阳类论》云:"三阳为经,二阳为维,一阳为游部。"数处"游"字反映出经络感传现象即针刺经穴"得气"后,产生酸、麻、胀、痛等感觉沿着经络循行路线传导的现象是普遍存在的。同时,古代医学家没有停留在对经络感传现象的一般性观察,而是强调探讨经络跟结终始的重要性,《灵枢·跟结》说:"九针之玄,要在终始,故能知终始,一言以蔽之,不知终始,针道咸绝。"所谓"跟结终始",即经脉之气的循行起止情况,如马莳说:"脉气所起为跟,所归为结。"(《灵枢经·校释》)于是《灵枢·跟结》篇中具体论述了足三阳、足三阴脉气的起止,曰:"太阳跟于至阴,结于命门,命门者,目也。阳明跟于厉兑,结于颡大,颡大者,钳耳也。少阳跟于窍阴,结于窗笼,窗笼者,耳中也。……太阴跟于隐白,结于太仓。少阴跟于涌泉,结于廉泉。厥阴跟于大敦,结于玉英,络于膻中。"同时详尽地描述手足六阳经经脉之气"跟、溜、注、入"的腧穴。可以发现,文中提及的九条经脉均是从四肢末端呈向心性行走。在《灵枢·邪客》篇又对《灵枢·跟结》篇中未提及的手三阴经中的肺经和心包经的循行进行了描述,它们同样是从手指末端走向肺及胸中。以肺经为例:"手太阴之脉,出于大指之端,内屈循白肉际,至本节之后太渊留以澹,外屈上于本节,下内屈,与阴诸络会于鱼际,数脉并注,其气滑利,伏行壅骨之下,外屈出于寸口而行,上至于肘内廉,入于大筋之下,内屈上行臑阴,入腋下,内屈走肺,此顺行逆数之屈折也。"此篇关于手太阴肺经与手厥阴心包经的循行部位的描述与《灵枢·经脉》完全一致,只是方向恰好相反。

可以肯定的是,《灵枢·跟结》与《灵枢·邪客》对十二经脉中十一条均是从四肢末端呈向心性行走的事实确认无误,因为在《灵枢·邪客》篇中特别强调,"必先明知十二经脉之本末"以及"持针之数,内针之理,纵舍之意,……脉之屈折,出入之处,焉至而出,焉至而止,焉至而徐,焉至而疾,焉至而入"。而且这与《足臂十一脉灸经》的十一脉均是从四肢末端向心性行走的记载是一脉相承的。由此可以推测,古代医家首先是在针灸治疗疾病过程中发现了经络感传现象,并对其循行起止情况进行了细致地观察和记载,而在其后发生的经络理论体系的构建中,又结合藏象、阴阳等学说,经过不断地提炼和升华,最终形成了如《灵枢·经脉》及《灵枢·逆顺肥瘦》所阐发的、完整的、具有一定规律的"阴阳相贯,如环无端"(《灵枢·营卫生会》)的十二经脉循行路线,并使之不断地完善,逐渐形成了较为系统的理论学说。介于《足臂十一脉灸经》与《黄帝内经》之间成书的《阴阳十一脉灸经》中已有两条经脉呈远心性循行,就显示出了这种变化的痕迹。所以说感传现象奠定了经络理论的基础,经络体系的建立源于丰富的针刺临床实践的升华。

二是经络概念的形成与"天人相应"及古代水利学概念有关。在经络理论体系的构建过程中,由于"脉"代表的含义较《足臂十一脉灸经》和《阴阳十一脉灸经》已发生了重要的变化,主要是指血脉而言,在此情况下,古代医家根据"天人相应"的观点,将水利学中"经落"的概念引入了中医学领域。《灵枢·邪客》记载:"黄帝问于伯高曰:愿闻人之肢节,以应天地奈何?伯高答曰:天圆地方,人头圆足方以应之。……地有十二经水,人有十二经脉。"可见十二经脉是取自然界十二经水之象而推出。"经水"是指江河之水,《灵枢·经水》中提及的"十二经水"包括清水、渭水、海水、湖水、汝水、渑水、淮水、漯水、江水、河水、济水、漳水。在中医学理论初步形成的春秋战国时期,城市多沿"经水"而建,当时随着中国古代科技的发展,水利工程已相当发达,在城市及其周围多修建有"落渠之写"(《管子·天地》),即与主河流相贯通的蓄水排水沟渠网络。所谓"落"者,"络"也;"写"者,"泻"也。于是,"经落"作为沟通联络的代名词被引入中医学领域,便产生了"经络"的概念,用以阐释人体各个部位的联络传导现象。为了区别大小深浅不等的经络组成部分,古代医家继承、沿用了《足臂十一脉灸经》的"脉"字,并与经、络、孙等相搭配，于是产生了经脉、络脉乃至孙脉的概念，但它们已作为经络系统特有的术语从"血脉"的概念中分化出来，故古代文献中将二者分别而列，如《汉书·艺文志》说："医经者，原人血脉、经落、骨髓、阴阳、表里，以起百病之本。"古代医家高世栻在注解《素问·通评虚实论》"经络皆实"之脉象时说："经络内通血脉，外通皮肤，经络盛则皮肤润泽，经络衰则皮肤涩滞。"（《素问注释汇粹》）可见经络与血脉两个概念已各自独立。

三是经络在功能上与血脉的本质区别。血脉是血液运行的通道，而《灵枢·本藏》亦有"经脉者，所以行血气而营阴阳，濡筋骨，利关节者也"的描述。虽然古代医家认为经络也有行血气的作用，但其更主要的功能是沟通联络作用，故只有"十二经脉"而无"十二血脉"之说。人体是一个统一的有机整体，人体内外、脏腑与形体官窍之间的协调统一关系，中医学是运用经络学说进行阐释的。故《灵枢·海论》说："夫十二经脉者，内属于府藏，外络于肢节。"《素问·调经论》云："夫十二经脉者，皆络三百六十五节。"而《灵枢·邪气藏府病形》说："十二经脉，三百六十五络，其血气皆上于面而走空窍。"经络学说还可用以解释脏腑之间生理机能上的密切联系。如《素问·太阴阳明论》曰："足太阴者，三阴也，其脉贯胃属脾，络嗌。"很多经脉除络属特定内脏外，还联系多个脏腑，如足少阴肾经不仅属肾络膀胱，还贯肝、入肺、络心；足厥阴肝经挟胃属肝络胆，贯膈注肺等。

在病理条件下，经络又成为邪气传导变化的通道。《素问·缪刺论》说："夫邪之客于形也，必先舍于皮毛，留而不去，入舍于孙脉，留而不去，入舍于络脉，留而不去，入舍于经脉，内连于五藏，散于肠胃，阴阳俱感，五藏乃伤，此邪之从皮毛而入，极于五藏之次也。"

在治疗方面，经络可传递针刺等感觉以达病所，"刺之要，气至而有效。"（《灵枢·九针十二原》）以达"调阴阳，补泻有余不足"（《灵枢·刺节真邪》）之目的。

可见，经络的功能主要是用于阐释生理病理方面的联系，并用以指导疾病的诊断和治疗，与血脉之运行气血有根本的区别。

四是经络理论的发展，演化出六经辨证纲领。经络学说不仅能够阐释人体内外各种生理病理联系，而且可以作为临床诊察疾病和辨证分型的基本单位。在经络学说的雏形医书《足臂十一脉灸经》中，除了描述各脉的走行路线，均论及邪客此脉时出现的病候，并以"诸病此物者，皆灸某某脉"为结语。在《阴阳十一脉灸经》中，除论及邪客此脉时出现的病候，更将其分为"是动则病"和"其所产病"两类。《灵枢·经脉》篇在此基础上，结合十二经脉所隶属的脏腑，进一步阐发了每条经脉的"是动""所生"病；《素问·厥论》和《素问·诊要经终论》更详尽地论述了"十二经之厥"与"十二经之终"的病候。在《素问·热论》中以伤寒为例，探讨了巨阳、阳明、少阳、太阴、少阴、厥阴六经病的证候表现、病因病机、传变规律及治法宜忌等。《黄帝内经》还在多处阐述手足三阴三阳经脉的血气多少及表里关系，为六经辨证奠定了基础。在某些篇章中列举的病证，如六经之疟、六经腰痛等，均以手足三阴三阳经脉为纲进行论述并提出治法。至东汉张仲景著述《伤寒杂病论》，将《黄帝内经》中的理论经络发展成为发扬光大为六经辨证论治体系。

可以看出，以上所述关于经络的观点，都难以用血脉的理论加以阐释。应当指出，在中医学理论中经络与血脉虽然有其密切的渊源与联系，而且经络在功能上具有类似于血脉通行气血的作用，同时，在古医籍中存在一些经脉与血脉混用的现象，但从古代医家特别是《黄帝内经》的论述中不难发现它们之间存在着本质的区别，它们属于两个完全不同的功能体系，血脉是以运行血液为主的血液循环系统，而经络则是以联络沟通和调节为主的联系系统。

### 3. 关于经络学说现代实验的研究

针刺经穴"得气"后，产生酸、麻、胀、痛等感觉沿着经络循行路线传导的现象称之为循经感传现象。这种现象在古代医学文献如《黄帝内经》中的记载已于前述。新中国成立以后特别是近年来，对经络循经感传现象进行了大量的研究，归纳起来主要有如下几方面。

（1）关于循经感传现象的调查分析　为了证实古代文献中记载的循经感传现象，我国在二十世纪五十年代开始了对经络现象的观察研究。七十年代开始，全国有关单位通力协作，在统一方法和标准的基础上，对近二十万人进行了普查测试，结果显示，循经感传的出现率在12‰～24‰之间，显著感传出现率约为0.2%。测试表明，经络感传现象是客观存在的，且与地区、民族、性别无明显关联，但与年龄、体质、遗传等因素有关。

（2）关于循经感传现象主要特性的研究　研究中发现，由于刺激方法及受试个体的差异，循经感传的感觉有多种多样，常见的是酸、麻、胀、痛、冷、热、抽动等感觉，也可出现水流感、蚁行感、蠕动感等。感传的路线与《灵枢·经脉》所载的路线基本一致，但也存在不同的变异。以循经感传的速度而言，较神经传导明显缓慢，约为2.7～8.0厘米/秒。感传的方向多呈双向传导。如果停止穴位刺激，则感传停止，也有的感传并不立即停止，而是向刺激穴位"回流"，至刺激穴位附近消失。感传的宽度为线状或绳索状，四肢远端部较窄，近端与躯干部较宽，一般在0.2～0.5厘米之间。感传还具有趋向病位的现象，即古代医家所说的"气至病所"。感传可被手术切口、斑痕或机械压迫阻断。

（3）关于隐性感传现象的研究　所谓隐性感传现象，是指针对采用电脉冲刺激方法不能觉察感传线存在的受试者，加用小型叩诊锤从原穴以上各个不同穴位水平，沿与经脉垂直线体表给以连续叩击，探测阳性点，然后把各测试水平的阳性点联结起来，就会构成一条与古典经络线基本吻合的轨迹。把这种现象称为"隐性感传现象"。由于在电脉冲刺激中如不附加叩击，受试者并不能觉察到感传线的存在，故将此线称为"隐性循经感传线"。研究表明，隐性循经感传现象普遍存在，而且进一步证明，具有与古典经络循经路线基本一致的经络循经线，是客观而普遍存在的事实。

（4）关于显性经络现象的研究　如果说循经感传现象作为受试者的特殊感觉，有可能受到主观因素的影响，也难以直接加以显示和记录，而在研究中观察到的一些显性经络现象，则对经络的客观存在提供了有力的佐证。所谓显性经络现象，是指在针刺穴位时，可以观察到沿经络路线出现乳白色或红色线状改变，或在经络循行线上出现红疹、发汗、水泡、立毛等反应，反应持续时间可从几十秒到几小时之久。此外，有些皮肤性疾病沿经络循行线出现线状皮损，如神经性皮炎、湿疹、扁平苔癣等。还有病人在触诊中被发现沿经出现的皮下结节或条索状物。

（5）关于循经感传现象与脏腑官窍联系的研究　经络内属于脏腑，外达于官窍，当刺激穴位发生感传现象时，可引起与其相关的脏腑官窍产生主观或客观的变化。如刺激肺经穴位，随着感传到肺，受试者每分钟肺通气量从5.250毫升可增加到7.300毫升。当刺激心包经有关穴位感传至心经时，患者由原来心区闷重不舒即刻转为轻松舒畅。而刺激手足阳经穴位，伴随感传到达头面感官，如鼻、耳、眼等，都会产生相应的反应。

（6）关于循经感传现象的生物物理学研究　经络的循经感传现象，引起了国内外医学和其他自然科学工作者的极大兴趣，他们应用生物物理学方法，对经络进行客观性研究取得了重大的成果。二十世纪五十年代，日本人中谷义雄在对皮肤电阻进行研究时发现，人体有24条低电阻点的连线，称为良导络，其路径大多与古典经络一致。而我国生物物理学家的研究发现了经络隐性循经感传线及其低阻抗性和高振动声现象，并对截肢前后的经络线进行了测定，结果表明，经络系统是不依赖神经系统和血液循环系统而独立存在的。另外，采用放射性同位素标记生物有机大分子作为示踪材料，注入人体四条大的经脉，沿经络路线应用计算机技术快速、连续测定放射性强度随时间、空间的变化，结果发现，注入体内的放射性物质是集中在一条宽约5毫米的线上，沿一维方向传播，有确定的方向和速度，并与经典的经络理论一致。从而证明，人体内确有物质和信息沿经典的经络路线传播，放射性粒子主要沿经络流注方向运动。此外，利用声探测和计算机结合频谱技术发现经络循行线还具有特殊的导音性；应用高度敏感的仪器，可测出经络线上发出的光子较非经络线高1.5倍；应用遥感原理，在红外热象仪上拍摄出经络线上皮肤表面的温度与非经络线有很大差别。

**4. 关于经络实质的研究**

基于人们对经络现象的观察与证实，国内外学者从不同角度对经络的实质进行了广泛的研究，这些研究随着时代的发展也具有不同的特征。二十世纪五十至七十年代，研究着重于神经、血管、淋巴系统等已知结构与经络的关系，七十年代以后提出了更多新的不同的观点和假说。主要可归纳为三种观点。第一，经络是以神经系统为基础，包括血管、淋巴系统等已知结构的人体功能调节系统。第二，经络是独立于神经、血管、淋巴系统等之外但又与之密切相关的其他人体功能调节系统。第三，经络是既包括已知结构，也包括未知结构的人体功能调节系统。

（1）关于经络与已知组织结构的相关研究　一是关于经络与神经系统的相关研究。经络与神经之间存在不可否认的密切关系。"中枢说"理论认为，发生在体表的感传，并非表明体表存在这样的通道，而是一种发生在中枢神经系统中的过程。也即经络是大脑皮层各部位之间特有的功能联系。经络上的穴位，在大脑皮层上各有其相应的点，刺激穴位引起皮层相应的点兴奋后，可按其特有的联系，扩散到同一经上其他穴位相应的点。因此，形成了循经传导的感觉和现象。其主要论据是幻肢感。因为在某些截肢患者身上用针刺激发感传后，截肢患者仍然能够感受到感传现象到达已被截去的肢体。

解剖学发现，十二经脉与外周神经也有十分密切的内在联系。许多经络线在四肢部位，特别是在上肢和小腿以下，几乎是严格地沿着神经的主干及主要分支的径路走行的。如手太阴肺经，在桡神经前臂外侧皮神经等径路上；手厥阴心包经，在正中神经的径路上；手少阴心经，在尺神经前臂内侧皮神经等径路上；足厥阴肝经，在腓深神经、腓浅神经及隐神经的径路上；足太阳膀胱经的下肢部分，在腓肠神经及股后皮神经的径路上等等。而十二经脉的分支也与神经的分支点存在某些巧合之处。如手太阴肺经从列缺穴分出一支，而列缺穴恰为前臂外侧皮神经与桡神经浅支的吻合处。通过临床观察发现，在脊神经受到横断性损伤的截瘫患者的患肢上针刺某些穴位，无论给予多强的刺激也不会出现得气反应，也说明经络与神经之间有着密切关系。

经穴与神经也有着直接的联系。研究表明，全身十二经脉单侧309个腧穴中，正当干神经者152穴，占49%；临近神经干者157穴，占50.81%。

经络虽然与神经密切相关，应用神经理论也可以解释部分经络现象，但仍有相当充分的证据说明神经并不等同于经络。如头面躯干的大部分经络的分布与神经不一致，经络的传导速度与神经的传导速度有很大差异，神经理论难以解释同位素示踪等客观证据的出现等。

二是关于经络与血液循环系统的相关研究。经络虽然与血液循环系统属于不同的结构体系，但两者之间仍具有密切关联。从经络的循行部位上看，有些经脉部分地与血脉的走行部位重合或平行。最典型的是手太阴肺经与寸口脉即桡动脉的重合。

从解剖学研究角度看，经脉上的穴位与血管有密切关联。十二经脉的309个腧穴中，与动静脉有关者286个，占92.6%（不包括皮静脉），其中正当动脉干者24个，占7.76%，临近动静脉干者 242 个，占 84.8%。

三是关于经络与淋巴系统的相关研究。根据《灵枢·经脉》对经脉的描述，对比经脉的循行路线和淋巴系统的关系，观察穴位处脉管的 X 线显微结构、脉管的传导功能和穴位经络电泳显示点的形态，发现经脉与淋巴管关系密切。其中手太阴肺经、足阳明胃经、手少阴心经、足太阴脾经、足太阳膀胱经几乎与分布在该处的深的或浅的淋巴管完全一致。连接头面和躯体的主要经脉的主要穴位是缺盆，它位于锁骨上淋巴处；连接上肢和躯体的经脉的穴位是缺盆、云门和极泉穴，它们分别与锁骨上淋巴结、锁骨下淋巴结和腋淋巴结有关；连接躯干与下肢的经脉的穴位则包括冲门、维道、气冲、急脉、承扶和秩边穴，又与腹股沟淋巴结和臀淋巴结相一致。而督脉、任脉和带脉与淋巴收集丛有关。在胸腹部，浅表淋巴丛密集处，穴位分布也比较集中。如胸腹部中线附近，由四级分支组成的淋巴管收集丛有 19～21 个，而在该区域内穴位的排列为 20 个，两者几乎一致。在胸部，淋巴管收集丛较疏，穴位的数目也较少，穴位之间的距离也较宽。在头面部同样可以看到胃经、胆经等与相应部位的淋巴管系分布的一致性。

（2）关于经络实质的几种假说　虽然经络与神经、血管、淋巴系统等结构有着密切的关系，但由于经络的形态学结构未被发现，以及感传现象难以用它们的已知特性合理解释，因而许多学者从不同角度提出了不同的假说。

一是生物电传导系统说。二十世纪五十年代以来，有学者应用"经络测定仪"测试经络线上的皮肤电参量，发现人体本身就是一个放电体及导电体。其放电和导电在强度、方向及范围方面都有特定的规律。当器官活动增强时，相应经脉原穴的电位增高，器官摘除或经络线所经之处组织被破坏，则相应经脉原穴的电位降低。据此认为，经络的实质是人体内的电通路。从组织器官发出的电流，沿着特殊导电通路传导，纵横交错，内联五脏六腑，外络肢节官窍。其干线构成十二经脉及奇经八脉，别出或分支线路则构成经别、别络等。

二是经络与神经体液综合调节机制相关说。经络学说是中医学关于人体机能联络调节的理论。现代医学则认为，人体机能的调节，人体各个部分各种功能之间的相互联系，则是通过神经体液综合调节机制而实现的。这里所谓的神经，是指从神经末梢直到大脑皮层的完整系统。所谓体液，则是指来自内分泌腺或体内任何组织细胞的、可以借血液循环运行或自行渗透的一切化学物质或代谢变化的总称。上海第一医学院的研究人员根据针刺效应和穴位相对特异性等问题的研究结果认为，从神经体液综合调节的观点阐述针灸机制，将在很大程度上可以说明经络概念的实质问题。但哈尔滨医科大学的学者也强调经络对机体的调节作用与神经体液调节作用有密切的关系，但有些事实目前难以用一般的神经体液调节机制加以解释，因而认为，经络与神经体液调节"相关"提法比较妥当。

三是经络—皮层—内脏相关说。中国医学科学院的研究者通过实验研究，证明了十二经脉及其表里关系的存在、经络与其所属脏腑之间的特殊联系、经络与皮层之间的联系，结合已知的大脑皮层与内脏的联系，于是进一步提出"经络—皮层—内脏相关假说"。

四是体表内脏植物性联系系统说。季钟朴氏于 1981 年提出这观点，把这一假设的系统命名为体表内脏植物性联系系统。其根据是：①任何穴位都有神经纤维；②循经感传的感觉过程必然经过外周神经（也包括植物神经）到达高级中枢；③在效应器产生的功能变化（调节），是由穴位刺激经各级中枢产生的调节反射；④体表穴位因内脏疾患产生病理性反应物和其他病理生理变化也可理解为反射现象；⑤迄今为止从穴位沿经络线到效应器的所有变化，大都属于植物性的；⑥形态学、组织化学关于交感神经调节局部血流的研究支持上述假说。据此认为，经络联系可能是以植物性联系为主的混合联系。而古人所说的经络是指人体的神经和循环两大系统，前者为联系系统，后者为运输系统。

五是第三平衡系统说。现代生理学揭示的人体传导平衡系统有三种，即躯体神经、植物神经和内分泌。孟昭威在 1983 年提出，经络的重要作用在于调节体表和内脏的相互协调关系，故也应将其纳入人体平衡系统。几种平衡系统的划分主要是根据反应速度，反应速度决定调节速度。由于躯体神经的传导速度大约为 100 米/秒，可进行各种快速平衡调节，植物神经的传导速度大约为 1 米/秒，维持内脏功能协调，内分泌传导速度比植物神经更慢，要以分钟计，维持全身慢平衡，而循经感传的速度约为 0.1 米/秒，排在植物神经与内分泌之间，所以称之为第三平衡系统。

**表 13　人体四种平衡系统及速度**

| 平衡系统 | 速度 | 作用 |
|---|---|---|
| 第一平衡系统（躯体神经） | 100 米/秒（传导） | 快速姿势平衡 |
| 第二平衡系统（植物神经） | 1 米/秒（传导） | 内脏活动平衡 |
| 第三平衡系统（经络） | 0.1 米/秒（感传） | 体表内脏间平衡 |
| 第四平衡系统（内分泌） | 以分钟计（作用） | 整体慢平衡 |

六是短反射循经定向接通说（二重反射说）。现代生理学认为，人和动物的生理功能的调节是通过神经体液综合调节机制而实现的，但器官功能的神经调节则可通过两种形式来完成。其一，是通过中枢神经系统的长反射；其二是通过位于器官内部的局部神经丛而实现的短反射。1997 年汪桐提出了经络实质的二重反射假说，认为针刺穴位，一方面可以通过中枢神经系统引起通常的反射效应（即长反射）；另一方面，由于局部组织损伤而产生的一些酶化学物质作用于游离神经末梢，引起一系列的局部短反射，如此相继触发，向一定的方向推进，从而引起循经出现的各种经络现象。这一系列局部短反射相继定向循经激发的过程中，每一个反射环节所引起的兴奋均进入中枢，在大脑皮层上形成了相互接通的投影图。汪氏认为，此种循经定向短反射反应可能是比较古老、低级的外周整合系统，是进化过程中遗留下来的一种比较原始的机能。

七是轴索反射接力联动说。在对针刺时循经出现的红线、皮丘带等经络现象与皮肤三联反应的特点进行分析对比的基础上，张保真在 1989 年提出了轴索反射接力联动假说，认为，穴位中的感觉神经末梢受到刺激发生兴奋后其冲动传至该轴索分枝的分岔处，然后返转逆向，沿其另一个分枝传向皮肤并释放出扩张血管的效应物质，使血管的通透性提高，形成风团，同时由此轴索反射引起的肥大细胞活动又改变了中间物质的成分和含量，使皮肤导电能力增强，激动中皮肤按经络线特定排列的下一个神经元轴索终末产生兴奋，如此一个接一个地传下去，从而形成循经分布的皮丘带。这一假说与双重反射假说相似，但构思更为具体。

八是低阻抗、高振动声、多层次、多形态、多功能立体结构说。祝总骧等的研究发现隐性感传线具有低电阻抗、高振动声的特性，且其性能不受麻醉与失血的影响，截肢后亦无改变。认为它是"和神经、血管有联系却又有区别的独特系统。"1983～1986 年又发现循经低阻抗线下表皮角质层较薄，循经形成沟槽，其低阻抗性在脱离了真皮层时依然存在，而此线下方表皮层和真皮层的血管密度较大，皮下组织中肥大细胞相对集中，其肌层中还存在着与高振动声有关的"特殊的结缔组织"。故于 1988 年提出："经络是一种多层次、多形态、多功能的立体结构。"

九是近邻相关接通说。在临床中观察数百例头穴刺激与体穴刺激的循经感传的基础上，刘澄中于 1979 年提出了用于统一解释头针与体针治病原理及各种循经感传现象的"近邻接通假说"。认为皮肤刺激及其纵深近邻关系间的反射性应答过程，属于近邻相关。因近邻相关而发生的协调性功能活动，不是靠彼此间有直接神经联系而完成，而是通过大脑皮层的反射来完成。这种纵深与纵浅方向的近邻相关性神经联系以及通过大脑皮层的反射性联系，就是近邻接通。由此推论，人体内存在着一整套联系着体表（皮肤与肌肉）、内脏与中枢神经系统的"循行性立体反射系统"，经络现象即是"循行性立体反射系统"生理功能的体现。

除以上几种具有代表性的假说外，也有人提出经络是位于人体已知结构之间的流体通道，它存在于筋膜包裹的动脉、静脉、淋巴管和神经干的空隙中，这种空隙是经络赖以传导信息的体液通过的场所。或者认为经络是某种黏滞度低，离子强度高，传递重要生命物质的血管外通道。或从"场"的角度，把经络看作是人体内传输"以红外线-微波为主体的电磁波"的波导系统。此外，还有经络是"古老的应激系统"假说，"特化的胚胎表皮传导量子系统"等假说。总之，多学科、多角度认识和研究经络学说，对于阐明经络现象的本质或经络的实质，进而推动中医学的发展都具有重要意义。

# 六、病因与发病

## （一）古代文献选录

1. 六淫者，寒、暑、燥、湿、风、热是也。七情者，喜、怒、忧、思、悲、恐、惊是也。若将护得宜，怡然安泰；役冒非理，百病生焉。病症既成，须寻所自。（《三因极一病证方论·三因论》）

2. 疾病和气候有密切的关系，气候的变化不仅是产生疾病的重要因素之一，而且对疾病的发展过程也有很大的影响。如一般伤风感冒都是忽冷忽热的气候变化引起的；常患头痛或风湿性关节炎的病人，在气候转变时往往增加病势，或者在气候将要转变的前几天有一种感觉。老年人患痰饮咳嗽，进入秋天便咳嗽痰多、气急，重的不能平躺着，到了春夏时期则逐渐减除。这些不同情况，从中医理论来说，都是气候变化对人体的影响，和人体的功能能否适应自然所造成的。

一年分为四季，四季的气候是春温、夏热、秋凉、冬寒，四季里又有风、雨、霜、雪、雾、露、阴、晴、旱、湿等不同现象，因而构成了复杂的气候。中医把它分析归纳为风、寒、暑、湿、燥、火六种，总称为四时六气。风是说明空气的流动；寒和暑、火是指空气温度的升降；湿和燥是指空气湿度的浓厚和稀薄。

每一种气候各有特征，可单独出现，也能几种结合起来同时出现。这样，气候变化危害人体的时候，加上每个人的体质和所伤部位不同，就会产生各种病证。

然而，如果气候按照四时周而复始的次序，有规律地变化，是正常现象，对于一切生物有利；有时气候不与季节相适应，或来得过于凶暴，就对生物不利。所以中医把正常的气候称作正气，不正常的气候称为邪气，在养生和防治方面都十分重视这一点。

四季里的多发病，如麻疹、疰夏、中暑、痢疾、秋燥和伤寒等，都和气候有关。同时，日常生活也是一个重要的诱因，要防止不正常气候的感染，千万不能忽视饮食起居。例如：春天少吃辛辣刺激的东西，衣服随时增减，避免忍热熬冷，可以预防温病和伤寒。夏季里不要过分贪凉饮冷，不要多吃油腻和不消化的食物，可以防止霍乱和痢疾等。还有一些疾病，虽然不属于时气病范围，实际上和气候息息相通，如患头晕、脑胀、目眩、耳鸣、精神疲倦等肝阳上亢的病，到了春天容易发作，只要事先留意，也能减少发病机会。（《秦伯未医文集》）

3. 经云："风为百病之长。"盖六气之中，惟风能全兼五气，如兼寒则曰风寒，兼暑则曰暑风，兼湿曰风湿，兼燥曰风燥，兼火曰风火。盖因风能鼓荡此五气而伤人，故曰百病之长也。其余五气，则不能互相全兼，如寒不能兼暑与火，暑亦不兼寒，湿不兼燥，燥不兼湿，火不兼寒。由此观之，病之因乎风而起者自多也。（《临证指南医案·卷五》）

4. 中风者，风气中于人也。风是四时之气，分布八方，主长养万物，从其乡来者，人中少死病。不从其乡来者，人中多死病。其为病者，藏于皮肤之间，内不得通，外不得泄，其入经脉，行于五脏者，各随脏腑而生病焉。（《诸病源候论·风病诸候》）

5. 寒者，严凝杀厉之气也。人以肾为根本，惟肾则受寒，惟寒则伤肾，肾气一虚，寒邪交作。急痛拘挛，战掉强直，昏迷厥冷，口噤失音，此中寒也。无汗恶寒，头疼面惨，发热拘急，手足微寒，此伤寒也。霍乱转筋，洞泄下痢，干呕吐逆，积饮停痰，此寒邪入肠胃也。以至为咳嗽，为虚劳，为疝瘕，为脚气，为带漏，为遗精，为咳疟，为诸痛，寒亦主之。人惟肾气不充，疏于谨护，非特霜凝冰泫之谓寒，或者炎天暑月，当风取凉，卧地受冷，使寒邪之气，自皮肤而达经络，自经络而入脏腑，如前数证，皆得以恣睢四出矣。（《仁斋直指方·中寒方论》）

6. 寒之伤人也有三：雾露风雨，冬春霜雪，此天之寒气也；幽居旷室，砖地石阶，大江深泽，邃谷高山，此地之寒气也；日食寒物，脏冰瓜果，此人之寒气也。（《医述·卷三》）

7. 夫既云伤寒，则寒邪自外入内而伤之也。其人则有浅深次第，自表达里，先皮毛，次肌肉，又次筋骨肠胃，此其渐入之势然也。若夫风寒之初入，必先太阳寒水之经，便有恶风、恶寒、头痛、脊痛之证，寒郁皮毛，是为表证。（《医贯·伤寒论》）

8. 夫中暑所以脉虚者，盖热伤气而不伤形也。且暑者在天为热，在地为火，在人脏为心。是以暑气伤心，令人身热头痛，状类伤寒，但背寒面垢，此为异耳。甚则昏倒不知人，手足微冷，烦渴口燥，或吐或泻，或喘或满，此皆暑气之所为也。（《济生方·中暑》）

9. 暍者中暑之称。……动而得之，为外感天日之暑热；静而得之，为避天日之暑热，而反受阴湿风露，瓜果生冷所伤，则有之矣。……时令小暑大暑，而人受之者，即为伤暑。劳苦之人，凌寒触暑，故多病寒暑。安养之人，非有饮食房劳，为之招寒引暑，则寒暑无由入也。……体中多湿之人，最易中暑，两相感召故也。外暑蒸动内湿，二气交通，因而中暑。（《医门法律·卷四》）

10. 湿者，天地间阴阳蒸润之气也。所感之由，或因雾露之侵；或因阴雨所客；或因汗出沾衣，为风所阀，或因涉水行泥，为寒所郁；或因引饮过多；或以卑湿之地，有伤于皮肉筋骨，或感头面四肢；尤多患于腰脚者，盖伤湿则下先受之也；更喜侵于脾胃者，以其同气相感也。

大抵湿之为病，感于寒，则为寒湿；兼于风，则为风湿；动于火，则为湿热；逆于气，则为湿气；郁聚于中，则为痰；流注于下，则为水；入皮肤，是为顽痹；入气血，则为倦怠；入肺，则为喘满；入脾，则为湿痰、肿胀、面目萎黄；入肝，则胁满而四肢不利，入肾，则腰痛胯痛、身如板挟、胁如沙坠；入腑，则麻木不仁；入脏，则肢体强直；注入关节，或肿或疼；流于经络，难伸难屈；滞于经脉，则为脚气等疾。若内素有寒湿，或初患浮肿等证，又重感外湿，以致内外交攻，正气衰竭，卒倒无知，似乎中风，其脉沉涩细迟者，即中湿也。（《叶选医衡》）

11. 燥为干涩不通之疾，内伤、外感宜分。外感者，由于天时风热过胜，或因深秋偏亢之邪，始必伤人上焦气分，……内伤者，乃人之本病，精血下夺而成，或因偏饵燥剂所致，病从下焦阴分先起。（《临证指南医案·卷五》）

12. 火：从外因方面来说，火是一种热邪，由风、寒、暑、燥、湿五气所化。及其燔烁则充斥三焦，表现为口臭，喉痛红肿，舌生芒刺，胸闷烦躁，口渴饮冷，腹满溲赤，甚则发斑发疹，神昏狂乱，迫血妄行，有如燎原之势。（《中医入门·第四节病因》）

13. 疫疠一症，都从口鼻而入，直行中道，流布三焦，非比伤寒六经，可表可下。夫疫为秽浊之气，古人所以饮芳香，采兰草，以袭芬芳之气者，重涤秽也。及其传变，上行极而下，下行极而上。是以邪在上焦者，为喉哑、为口糜，若逆传膻中者，为神昏舌绛，为喉痛丹疹。（《临证指南医案·卷五》）

14. 伤食，脾虚病也。脾家之气虚，故所食之物，皆足为害，……伤食之症，必胸膈痞塞，噫气如败卵，且伤食者必恶心吞酸，伤食者必多吐泻，伤食者必恶饮食，伤食者必不能消化，伤食者必头疼发热。（《杂病源流犀烛·卷十八》）

15. 饮食内伤之证，凡饥饱失时者，太饥则仓廪空虚，必伤胃气。太饱则运化不及，必伤脾气，然时饥时饱而致病者，其伤在饥，故当以调补为主，是即东垣之所谓也。其有不因饥饱而惟以纵肆口腹遂致留滞不化者，当以化滞消食为主。（《景岳全书·卷十六》）

16. 劳倦内伤之证，有因困倦而忽然发热，或怠惰嗜卧懒于言语，其脉缓而大，或浮或细而无外邪者，此即时人之所谓劳发也。（《景岳全书·卷十六》）

17. 劳者，五脏积劳也；伤者，七情受伤也。百忧感其心，万事劳其形，有限之气血，消磨殆尽矣。思虑太过则心劳，言语太多则肺劳，怒郁日久则肝劳，饥饱行役则脾劳，酒色无度则肾劳。方其初起，气血尚盛，虽日日劳之，而殊不自知；迨至愈劳愈虚，胃中水谷之气，一日所生之精血，不足以供一日之用，于是荣血渐耗，真气日亏。头眩耳鸣，心烦神倦，口燥咽干，食少气短，腰脚作痛，种种俱见。甚者咳嗽咽疼，吐血衄血，而疾不可为矣。（《医醇賸义·卷二》）

18. 劳役伤于气血，淫乱耗其精元。（《丹溪心法·耳聋》）

19. 久视伤血，久卧伤气，久坐伤肉，久立伤骨，久行伤筋。（《素问·宣明五气论》）

20. 人体欲得劳动，但不当使极尔。动摇则谷气得消，血脉流通，病不得生，譬犹户枢不朽是也。（《三国志·魏书·华佗传》）

21. 审其病之为逸，便须用行湿、健脾、导滞、理气之法。凡人闲暇则病，小劳转健，有事则病反却，即病亦若可忘者。又有食后反倦，卧起反疲者，皆逸病也。流水不腐，户枢不蠹，其故安生？华元化曰："人体欲得劳动，但不当使极耳！"动则谷气易消，血脉流利，病不能生。（《世补斋医书》）

22. 夫金疮痉者，……其状口急背直，摇头马鸣，腰为反折，须臾大发，气息如绝，汗出如雨，不及时救者皆死。（《诸病源候论·金疮中风痉候》）

23. 痰饮者，由气脉闭塞。津液不通，水饮气停在胸府，结而成痰。

此由痰水结聚在胸府，膀胱之间，久而不散，流行于脾胃，脾恶湿，得水则胀，胀则不能消食也。或令腹里虚满，或水谷不消化，或时呕逆，皆其候也。

诸痰者，此由血脉壅塞，饮水积聚而不消散，故成痰也。或冷，或热，或结实，或食不消，或胸腹痞满，或短气好眠，诸候非一，故云诸痰。

诸饮者，皆由荣卫气痞涩，三焦不调，而因饮水多，停积而成痰饮。其为病也，或两胁胀满，或心胸烦闷，或眼暗口干，或呕逆短气，诸候非一，故云诸饮。

支饮，谓饮水过多，停积于胸鬲之间，支乘于心，故云支饮。

溢饮，谓因大渴而暴饮水，水气溢于肠胃之外，在于皮肤之间，故言溢饮。

悬饮，谓饮水过多，留注胁下，令胁间悬痛，咳唾引胁痛，故云悬饮。（《诸病源候论·痰饮诸病候》）

24. 稠浊者为痰，清稀者为饮。按痰之为病，……皆因湿土为害。故先哲云：脾为生痰之源。又曰：治痰不理脾胃，非其治也。……故治痰先补脾，脾复健运之常，而痰自化矣。（《医宗必读·痰饮》）

25. 五脏之病，虽俱能生痰，然无不由乎脾肾。盖脾主湿，湿动则为痰；肾主水，水泛亦为痰。故痰之化无不在脾，痰之本无不在肾。所以凡是痰证，非此则彼，必与二脏有涉。但脾家之痰，则有虚有实，如湿滞太过者，脾之实也；土虚不能制水者，脾之虚也。若肾家之痰，则无非虚耳！（《景岳全书·卷三十一》）

26. 凡瘀血之证，今人但知闪挫则有瘀血，不知有因火载血上行，或吐或衄，病者自忍，而蓄滞于中；或因医药寒凉，而冰凝于内；或因忧思过度，而致营血郁滞不行；或因怒伤血逆，上不得越，下不归经，而留积于胸膈之间者，此皆瘀血之因也。（《医述·卷六》）

27. 盖气者血之帅也，气行则血行，气止则血止，气温则血滑，气寒则血凝，气有一息之不运，则血有一息之不行。（《寿世保元·血气论》）

28. 血受寒则凝结成块，血受热则煎熬成块。（《医林改错·膈下逐瘀汤所治之症》）

29. 阴虚体质，最易化燥，燥固为燥，即湿亦化为燥；阳虚体质，最易化湿，湿固为湿，即燥亦必夹湿。（《医源·百病提纲》）

30. 肥人湿多，瘦人火多。（《格致余论·治病先观形色然后察脉问证论》）

31. 人之生也，体质各有所偏。偏于阴虚，脏腑燥热，易感温病，易受燥气；偏于阳虚，脏腑寒湿，易感寒邪，易患湿证。（《丹溪医论选·病无纯虚论》）

32. 藏象之义，余所类于经文者，不啻详矣。然经有所未及，而同中有不同，及有先同而后异者，俱不可以不辨也。夫人身之用，止此血气。虽五脏皆有气血，而其纲领，则肺出气也，肾纳气也，故肺为气之主，肾为气之本也。血者水谷之精也，源源而来，而实生化于脾，总统于心，藏受于肝，宣布于肺，施泄于肾，而灌溉一身。所谓"气主嘘之，血主濡之。"而血气为人之橐籥，是皆人之所同也。若其同中之不同者，则脏气各有强弱，禀赋各有阴阳。

脏有强弱，则神志有辨也，颜色有辨也，声音有辨也，性情有辨也，筋骨有辨也，饮食有辨也，劳逸有辨也，精血有辨也，勇怯有辨也，刚柔有辨也。强中强者，病其太过，弱中弱者，病其不及。因其外而察其内，无弗可知也。

禀有阴阳，则或以阴脏喜温暖，而宜姜、桂之辛热；或以阳脏喜生冷，而宜芩、连之苦寒；或以平脏热之则可阳，寒之则可阴也。有宜肥腻者，非润滑不可也；有宜清素者，惟膻腥是畏也。有气实不宜滞，有气虚不宜破者；有血实不宜涩，有血虚不宜泄者。有饮食之偏忌，有药饵之独碍者。有一脏之偏强，常致欺凌他脏者；有一脏之偏弱，每因受制多虞者。有素挟风邪者，必因多燥，多燥由于血也；有善病湿邪者，必因多寒，多寒由于气也。此固人人之有不同也。

其有以一人之禀，而先后之不同者。如以素禀阳刚，而恃强无畏，纵嗜寒凉，及其久也，而阳气受伤，则阳变为阴矣；或以阴柔，而素耽辛热，久之则阴日之涸，而阴变为阳矣。不惟饮食，情欲皆然。病有出入，朝暮变迁，满而更满，无不覆矣，损而又损，无不破矣。故曰："久而增气，物化之常也；气增而久，夭之由也。"此在经文固已明言之矣。

夫不变者常也，不常者变也。人之气质有常变，医之病治有常变。欲知常变，非明四诊之全者不可也。设欲以一隙之偏见，而应无穷之变机，吾知其遗害于人者多矣。故于此篇之义，尤不可以学深察。（《景岳全书·藏象别论》）

## （二）现代研究

### 1. 六淫实质的现代研究

中医学十分重视人与自然的关系，认为时令气象的变化与自然界物候现象和人的生命现象存在着非常密切的关系。这一观点贯穿在整个中医理论体系中，也充分体现在病因学内。如《内经》中对四季的多发病、流行病做了比较符合实际的记述，如"春善病鼽衄，仲夏善病胸胁，长夏善病洞泄寒中，秋善病风疟，冬善病痹厥"（《素问·金匮真言论》）。对四时存在多发病的现象，分析其原因，最明显的莫过于四时不同的气候变化，其中包括气温高低，湿度大小，风量强弱，以及日照时间长短等。古人把一年之中季节性气候特点归纳和排列为风、火、暑、湿、燥、寒六气。季节性变迁的六气变化规律，为自然界万物的生长变化提供了必要的条件。在长期的生活中，人们逐渐发现，人类疾病的发生往往与气候的变动因素有关，尤其是六气的太过或不及，常是导致疾病发生的重要原因，于是把异常的六气称为"六淫"。所以六淫病因的原始概念，主要是指气象的异常变化而言。

随着医学实践的发展和医学理论的提高，"六淫"作为外感疾病的病因概念，其含义也有所变化，远远超出了单纯气象变化的范围。首先，在中医临床诊治中，把风、火、暑、湿、燥、寒作为一种辨证的概念。这种辨证概念是根据受病时的气候条件，尤其是对病人所表现的病候与体征进行分析，并与自然界六气的特性进行类比而形成的，即所谓"因发而知受"。这里的六淫病因实是中医"辨证求因、审因论治"的"因"，而不是单纯的气候因素。其次，大量实践证明，六淫所致的多种外感热病，包括了许多传染性疾病，而引起传染病的发生与流行的生物性致病因素的存在与传播，又与气象、季节密切相关。由此可见，六淫病因的内容，既包括了气候变化的物理性因素，也有与气象时令有关的生物性因素，同时也是一种对临床症状特性通过类比而推导的辨证概念。

对于六淫致病，近年来有人从气象医学的角度进行了探讨。六淫致病具有季节性发病的特点，现代医学也观察到某些疾病与四时气候变化确实存在着直接或间接的关系。现已知道，季节气候因素对致病媒介生物、细菌、病毒、寄生虫的繁衍和传播影响极大。同时亦观察到气象因素对宿主免疫抵抗力也有较大影响，因而六淫应包括气象因素对致病微生物的影响以及机体免疫状态的改变。此外，气象因素还可诱发或加重一些疾病。如心血管疾病、消化道疾病，以及风湿、肿瘤、糖尿病、眼科疾病、精神分裂症等，均受气象变化的影响。由此可见，中医学有时是将气象因素、生物原性致病因素及机体反应特征结合起来论证疾病的。

**2. 七情内伤的现代研究**

七情作为内伤性致病因素的代表，历来为中医界所重视，并对其从理论、实验和临床方面进行了大量的研究。

（1）理论研究

① 对情志概念的研究

有学者借用现代心理学有关情绪理论，认为情志是中医学对现代意义上的情绪的特有的称谓，它不是机体的精神状态，不是对客观事物的反映，不包含意志，情志是人和高级动物共有的对内外环境变化产生的复杂反应，它具有特定的情志体验、情志表情和相应的生理和行为的变化，它发生在特定的情景之中，其反应和表达方式与个体心理、生理状态有关。另有学者认为情志是指人的精神情志变化，情感出于人性，人性的一切活动都有一定的内在规律，皆为有序运动，目的明确，方向专一，每一种情感的出现都代表心神的某个方面的向慕，所以说情感是有一定志向的精神运动，故称情志，并就此讨论了心理学中的情感过程与意志过程，认为情志兼含这两个过程。还有学者认为，七情属于基本情绪范畴，是由种族进化所形成的人类共有的情绪。其他还有"精神状态"说（如《中医基础理论》五版教材）；"情志反映"说（如《中医基础理论》规划教材）；"情绪和意志合称"说；"态度体验"说等。

② 对七情的定性研究

有学者首先肯定了七情有生理性和病理性的双重性，认为七情是人体先天禀受的情感变化，具备生物的生理和病理两大基本特征，七情分作两极而呈极向性的有序运动，七情反作用于人体后会产生情志的正负性效应，情志效应富涵一定的能量，七情的能量对身心健康及疾病的发生发展均有正负两方面的作用。所谓七情的两极性，即肯定与否定、增力与减力、紧张与轻松、强与弱等。有从七情内伤的致病性质推论，认为怒、惊属阳，悲、忧、思、恐属阴。另有人认为思的内涵是情绪活动，类同于抑郁情绪。

③ 对七情的发生学研究

对七情的发生学研究认为，七情是由物质存在和动态深化所构成的。物质存在，指脏腑形神和外界事物；动态演化，指形神与事物的相互使用及所呈现的标象。从性、情、欲轴心动态规律来分析七情的生理和病理，认为七情本为正常生理活动，属人之性本能。但这种性本能与社会及自然界是相关的，受其影响，产生于机体的七情又会反作用于机体而发生一定的疾病。另外，作者并从物质与功能之统一性的角度，提出七情是五脏精气"物质与功能相统一"的表现。

④ 对七情致病规律的研究

情志致病规律主要涉及其致病方式与伤脏规律。有学者依据对前人医案情志病证和现代研究结果统计分析发现，情志致病并非传统的一种情志损伤相应的一个脏腑，即并非"五志伤五脏"，而是多种情志交结共伤一脏的概率更大，提出了"多情交织共同致病"的新观点。

⑤ 对七情致病机理的研究

临床所见情志与人体生理病理变化的关系是明确的、肯定的，社会的或者自然界的各种刺激作为一种信息作用于人，首先是通过感受器（眼、耳、鼻、舌、身）而感的。按照各种刺激物的具体内容，转成特定的神经冲动而传入中枢神经系统。这种传入的冲动不仅引起一般生理学的反应，而且还有心理学的反应，即反映出一定的情绪的色彩。现代心理学把这些情绪体验分为肯定的情绪体验和否定的情绪体验。情绪体验在人的行为或活动的调节方面起着巨大的作用。随着情绪体验与人的活动的关系不同，情绪体验便表现出积极性或消积性。凡能提高人的生活能力，增强人的体力、精力的情绪体验，是积极的情绪体验，反之是消积的。心境是使人的所有情绪体验都感染上某种色彩的、比较持久的一种情绪状态。激情是强烈的但为时比较短暂的情绪体验。在情绪和情感的生理机制中占显著地位的是皮质下神经过程，而起主导作用的仍然是大脑皮层。控制植物神经系统和调节内脏器官活动的神经中枢都位于皮质下中枢。情绪和情感与机体机能的错综复杂的变化——与心脏、血管、呼吸器官的活动，与骨骼肌在生理状态和活动上的变化，特别是整个身体的所谓表情动作和面部肌肉的表情动作以及与外部腺体和内分泌的活动——具有密切的联系。中医学的七情作为病因多为一些否定的情绪体验，即包括持久的不良心境和强烈的激情，现代医学认为这两种情况对人体健康均十分不利。其机制是刺激信息通过皮层的边缘系统进入下丘脑，再通过下丘脑、脑垂体和自主神经系统对内分泌和内脏施加影响，导致激素代谢紊乱、内脏损害，甚至使机体内各种储存耗竭而导致死亡。

情绪活动既受大脑皮层的调节，又与边缘系统、脑干网状结构及植物神经系统有着非常密切的联系，而神经系统的这些部位。正好是人体内脏器官和内分泌腺体活动的控制者，这就是过激过久的情志刺激为什么会影响人的身心健康的原因所在。

情志内伤发病的依据，包括先天性因素和后天性因素。人先天所具有的某些解剖和生理的特征，与后天环境的作用逐渐形成的气质、性格等个性心理特征，反映了人与人之间的差异性，造成了心身疾病的发生、发展和转归等方面的不同倾向，过激过强的情志刺激必须作用于特定的心理素质和生理功能状态才能发病。有人认为，外来精神刺激只是引发情志病变的诱因，人体自身的心理气质偏颇、五脏禀赋素质以及五脏即时的机能状况才是影响病变的基础和主体，它们不仅决定情志病变是否发生，同时决定病变的具体脏器和类型，因此是情志病变的内在根本因素。

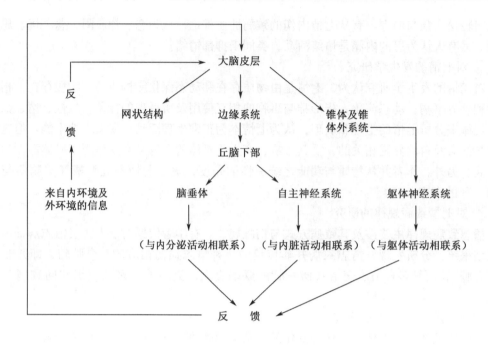

**图 27　情绪的神经控制示意图**

（2）实验研究

实验研究方面，采用情志刺激复制动物模型研究，为深入认识情志致病的微观机制，提供实验资料。如以肝藏象理论之肝主疏泄、郁怒伤肝为研究内容，应用药物损伤、物理刺激、活动限制等方法，建立了肝失疏泄、情志变化、心理应激等动物模型。观察了血液流变学，血浆、脑组织、脑脊液儿茶酚胺及其代谢产物，5-羟色胺，核苷酸、环核苷酸，超氧化物歧化酶，血栓素 B2，前列腺素 F1α、前列腺素 E2、前列腺素 F2α，酪氨酸羟化酶基因表达等指标的变化。根据肾主藏精、惊恐伤肾的理论，用猫吓鼠的方法，建立恐伤肾的自然模型，测定了小鼠血浆中分子物质（MMS）和总巯基（-SH）含量；观察了恐伤肾母鼠的行为与生殖功能变化，以及惊恐孕鼠对子代小鼠 IL-2 活性的影响等，为情志理论的研究提供了实验学依据。

（3）临床研究

临床研究方面，按照流行病学原理，运用病证结合的临床流行病学调查方法，根据调查目的，拟定临床辨证标准，确定调查内容、时间、方式，控制调查质量，分析调查结果，把中医情志理论建立在事实和材料的基础上，为心身医学的发展和心身疾病的中医治疗奠定了基础。

心身医学主要研究各种精神情感因素，以及心身疾病的病因、病理、诊断、治疗和预防等问题。目前，心身医学所研究的重要课题中与中医情志理论关系密切的有：中医学对心身疾病（情志内伤）的分类及主要心身疾病演变的规律与特点；心身疾病的诊断依据；中医学有关心身疾病（情志内伤）的治疗方法的研究和评价；中医学中各种调养心身的传统方法的机理及其所适应的范围；新的有效的治疗方法的寻找和确定；中西医学对于心身疾病（情志内伤）病因和机制认识的比较研究及其评价；什么样的生活环境和心理活动对心身健康及疾病康复最为有利，等等，都与七情理论有着极为密切的关系。

中医心身医学，近年来得到了迅猛发展，中医心身医学学科也初成体系。确立了中医心身医学的研究对象，明确了中医心身医学学科建设的目的、意义，说明了个性和体质与情志致病的关系，阐述了心身疾病的致病因素、发病原理、疾病机理以及情志变化对疾病转归的影响，提出了中医诊断心身疾病的特点和治疗心身疾病的原则、方法，划定了中医临床常见心身病证的范围：包括内科、妇科、儿科、外科、伤科等达50余种病证。

### 3. 痰饮的现代研究

（1）痰饮的实质研究　痰有广义和狭义之分。狭义之痰仅指肺部渗出物及呼吸道、口腔分泌物，而广义之痰还包括中医所谓无形之痰。目前对广义之痰实质的认识有两种观点：一是认为其可能与脂肪利用障碍、血糖代谢及能量代谢障碍有关，尤其是与脂肪代谢障碍有密切的关系。有学者在二十世纪七十年代末就提出了痰湿与痰热和血脂升高有关。另有学者采用药物反证的方法，充分证明了高脂血症与中医痰浊有密切关系，认为在一定程度上实为中西医学上两个不同称谓的同一病证。一是认为痰证的实质可能由于脑血流量降低及动脉硬化。由于血管硬化，管腔变窄，加上血流变学异常，血流缓慢，造成组织器官（特别是大脑）供血不足而缺血，代谢产物堆积。认为痰饮与体内自由基代谢有关，自由基是体内不断生长、损害自身的病理产物，它与体内大分子结合，形成过氧化物，后者又作为新的致病因素引起广泛的损害，这与痰饮理论相吻合。另外，林绍基认为：痰饮是机体功能失调所致物质代谢障碍，其临床表现和部分病机，在现代病理学中与炎症过程（包括免疫反应）极为相似。

（2）痰饮成因的研究　狭义之痰的成因，在西医学中已经研究得很清楚，这里就不复赘述。从广义之痰的现代病因学研究情况来看，其成因不外乎内、外因两个方面：在外则是由于脂肪和糖类等高热量食物摄入过多，引起体内脂质堆积，也即传统中医所谓过食肥甘厚味，痰浊内生。在内，一方面由于肝脏可以合成、分泌各种载脂蛋白及脂蛋白酶，直接参与血脂、脂蛋白的转运和代谢；胰腺分泌胰岛素不足，可发生内源性高脂血症。认为痰饮不仅是水液代谢障碍形成的病理产物，而且还应包括水谷精微之"化失其正"者，研究表明：血清总胆固醇、甘油三酯、低密度脂蛋白升高是痰浊的主要特征和生化物质基础，说明痰饮的生成与人体水谷代谢失常密切相关。现代医学所述肝脏、胰腺功能紊乱引起脂质代谢紊乱，与中医学"脾虚生痰（湿）"的理论相吻合。另一方面，中医所谓肾虚内生痰浊，现代研究发现，中医学肾的功能与"下丘脑——垂体——靶腺"功能类似，而当"下丘脑——垂体——靶腺"功能失调，可以直接导致脂质代谢紊乱，还可以引起肝脏、胰腺功能失调，间接导致脂质代谢障碍。还有人则认为痰是机体物质代谢过程失控生成并过量积累的各种病理产物，且可以在一定条件下转化成新的致病因素的那些物质的总称。另有人提出痰证病理生理学假说为：痰证是一个复杂的病理生理过程，涉及多器官、多系统，并非单纯的某一种物质。各种致病因素，首先引起神经内分泌异常、植物神经功能紊乱、体液代谢及物质代谢障碍，从而导致代谢产物堆积、内环境紊乱，表现为痰证的一系列临床症状。还有学者认为痰饮的成因尚与遗传有一定的关系，中医学很早就提出了所谓肥人多痰。有学者通过对41例肥胖痰湿型体质与50例正常人的白细胞抗原（HLA）进行检测，发现痰湿体质与HLA-B40有关联，抗原频率和基因频率高于非痰湿型人，且具有统计学意义，提示痰湿型体质有一定的遗传基础。

（3）痰证的实验研究

① 痰证与血脂的关系　经大量研究发现，痰证与脂质代谢有密切关系。有学者选择痰浊病例，非痰浊病例及健康人，对痰浊患者的血脂水平进行研究，发现痰浊证患者血清总胆固醇（TC）、甘油三酯（TG）、低密度脂蛋白（LDL）含量高于正常人组和非痰浊证组，提示TC、TG、LDL指标可作为痰浊证病程进退和临床药物疗效的参考标准。有学者发现冠心病痰浊型与冠心病非痰浊证比较发现痰证患者确实存在血脂、脂蛋白组分及载脂蛋白的紊

乱，apoA1 显著降低，apoB、apoB/apoA1 比值明显升高，血清 LDL-C、HDL2-C 水平明显降低，提示痰证与脂质代谢紊乱有关联，尤其与胆固醇、甘油三酯代谢紊乱有密切的关系。由此可见，血清总胆固醇、甘油三酯、低密度脂蛋白的升高是痰浊的主要特征和生化物质基础，这一结论验证了痰饮与水谷代谢密切相关的中医理论。

② 痰证与血流变性的关系　有学者从痰、瘀的血液流变学、微循环、血液生化学改变等角度，比较二者的相似性，以及痰、瘀与自由基的关系方面，论证了"痰瘀同源"的机理。有报道说从生物化学角度研究痰瘀相关的物质基础，以高脂血症动物模型及高脂蛋白血清培养的内皮细胞为对象，比较单纯活血化瘀药和健脾化痰药对脂质代谢及主要血瘀指标的影响，结果发现：以 TC、TG、LDL-C 升高为代表的痰浊可以通过其生成过氧化物 LPO 与血浆 $TXB_2$、血液黏度、血管内皮通透性及内皮舒张因子 NO（一氧化氮）等之间表现出显著的相关性。

③ 痰证的免疫学基础　有学者对 227 例心血管病痰证与非痰证患者作了淋巴细胞转化率（LBT）、免疫球蛋白（IgG、IgA、IgM）、补体成分（C3、C4、CH50）的分析并与正常人做对照，结果发现，痰证患者的 LBT 值低于非痰证患者和正常人，而 IgG、IgM、C3、C4 均高于非痰证患者和正常人，痰证患者的 CH50 亦高于正常人，认为细胞免疫功能低下可能是心血管疾病痰证形成的免疫学基础，而体液免疫活跃，可能与痰饮形成后作为新的致病因素引起应激反应导致激素与介质释放以及激活补体系统有关。此外，其补体成分的紊乱，提示心脑血管病痰证可能存在着自身免疫性疾病的倾向，其组织损伤机制可能通过Ⅲ型或Ⅱ型反应实现，这可能是痰证临床表现复杂多变的免疫学基础。另外，也有学者认为痰证与血糖、胰岛素、红细胞 $Na^+$、$K^+$、ATP 酶的活性有关。

（4）痰证的流行病学研究　有学者采用临床流行病学方法，研究 567 例心脑血管病痰证的患病情况、危险因素及临床特征，发现痰证患病率与年龄、性别、季节有关，且随年龄增长而逐步上升，男性患病率明显高于女性，多发于夏季而少发于冬季。调查结果还显示：肥胖、吸烟、嗜酒是痰证的易感因素。

（5）痰证诊断标准的研究　目前，痰证诊断标准的现代研究尚不系统。有学者将患者分为痰证组和非痰证组，经卡方检验，将有意义的症状体征进行判别分析，建立痰证宏观辨证方程式，具有一定的临床价值。认为痰证的主要辨证指标为咯痰、喉中痰鸣、舌苔腻、脉滑；次要指标为胸腹痞闷、嗜睡、肥胖、口干不饮、恶心呕吐、口眼斜。判别标准：①具备主要指标 2 项；②舌苔厚腻加次要条件 1 项；③咯痰加次要条件 2 项；④喉中痰鸣或脉滑，加次要条件 3 项；⑤具备次要条件 4 项。该诊断标准有待于进一步探讨。

**4. 瘀血的现代研究**

（1）瘀血实质的基础研究　现代研究认为，血液流变学、血液循环及血液理化性质的改变为瘀血的主要生化基础。随着中国现代化进程的加快，中医辨证与辨病相结合进一步扩大了传统医学的范畴，除了传统中医辨证为瘀血之外，认为一些尚未出现明显瘀血症状但有血液流变学异常或微循环障碍的，亦可归属于瘀血的范畴，可称为亚瘀血状态。

① 血液流变学研究　血液是一种体液，具有流动和变形的特性，即所谓流变性，若血行失度，就会产生诸如"血凝而不流""血瘀滞不行""血泣则不通"等改变，提示血液流变性发生异常变化。因此，用现代血液流变学的理论和方法，可探讨并揭示瘀血本质的原理。

血液流变学作为生物流变学的重要组成部分，对医学的发展有重要的意义和实际应用价值，发展十分迅速，呈由宏观向微观发展的趋势，宏观血液流变学研究血液表面黏度、血浆黏度、血沉、血液及管壁应力分布等；微观血液流变学包括细胞水平上的研究（称为细胞流变学），如红细胞聚集性、可变形性、红细胞与血小板表面电荷、白细胞流变性、血小板黏附、聚集等；更进一步的分子水平的研究（称为分子血液流变学），如血浆蛋白成分对血液黏度的影响、介质对细胞膜的影响、受体作用等。近20年来，运用血液流变学对瘀血证进行了深入研究，结果表明，各种瘀血证患者多有血液流变性和血液黏度的异常。其中多数病例表现为血液流变性的降低和血液黏度的增高。经各种活血化瘀药物治疗，临床症状以及血液循环和微循环障碍得到纠正或改善的同时，患者血液流变性和血液黏度的异常亦有程度不一的改善或纠正。在动物身上，用静脉注射高分子右旋糖酐造成微循环障碍的动物模型，用结扎冠状动脉造成心肌梗死实验模型及用人工高脂食物喂养造成动脉粥样硬化动物模型，不仅可以看到全血或血浆黏度的明显增高，而且应活血化瘀药物治疗后，在显示有明显疗效的同时，也观察到全血或血浆黏度异常的改善。结果表明：各种瘀血证患者所共有的血液循环和微循环障碍是在血液的流变性和血液黏度异常基础上产生的，而药物改善、纠正微循环障碍的共同作用，是通过改善血液流变性来实现的。

临床研究认为，中医辨证属血瘀证范围的疾病，诸如冠心病、缺血性中风、血栓闭塞性脉管炎等，其血液流变学变化的共同特点是：血液黏滞性增高，表现在全血黏度、血浆黏度增高；血细胞间聚集性增强，表现在；红细胞电泳时间延长，表面电荷丧失，红细胞间易于聚集，血沉方程中 K 值增大；血球浓度增高，表现在有的病人血球压积增高；多数血浆中的纤维蛋白原含量增加，红细胞变形能力减弱。这些特点表明血液处于高度的浓、黏、聚状态，提示这些病症患者的血液流动性下降、流变性异常、凝固性增高，从而导致血流缓慢，循环障碍，以致形成血栓，造成血脉流通不畅的病理变化，形成瘀血证。

② 血小板功能研究　血瘀证是一类内容非常广泛的疾病，涉及内、外、妇、儿等各科以及血液、循环、呼吸、泌尿、内分泌等各个系统，尽管瘀血证表现具有多样性，但它们具有一个共同的特点，即血液在血脉中流行不畅，其中与血小板功能失调密切相关的有血流动力学异常，微循环异常，血液凝固异常以及血栓形成等。近年来，利用中西结合的方法，在人和动物模型中，对血瘀证的本质特别是对发病率、致残率和死亡率都很高和血栓性疾病的发病机理以及活血化瘀药物对这类疾病的防治作用进行了大量的研究工作，取得了可喜的成果。其中，研究得比较多并且广泛受到关注的是血小板功能在这类疾病发生、发展、治疗、转归及预防中的地位和作用，以及活血化瘀药物对血小板功能的影响。血瘀证患者的血液处于高凝状态，凝血系统与抗凝系统平衡失调。因此，无论何种原因所致的血瘀证其血小板功能都有一定程度的改变，这与血瘀证形成的病机"血行不畅、血脉瘀阻"是一致的。需要指出的是，由于血瘀证有病因病机及病变部位的不同，所以，不同类型的血瘀证之血小板功能的变化也有差异。气虚血瘀证血小板功能变化重于阴虚血瘀证；根据病变部位不同，气虚证又分为心气虚、肺气虚、脾气虚、肾气虚。临床上，心气虚血瘀证所占比例较其他气虚血瘀证为多，心气虚血瘀证血小板聚集率、血浆 $TXB_2$ 含量的增高也比其他气虚血瘀证明显，这与心主血脉，血液运行依赖心气的推动，心气不足，运血无力而致瘀之中医基础理论的观点是一致的。

③ 凝血功能研究　血液在血管中处于流动状态，当血管壁受到损伤，血液流出血管时，就会凝固成块。血液之所以能够凝固，是由于血浆中发生了一系列的化学变化，最后导致纤维蛋白形成的缘故。在正常人的血管中，不断有少量纤维蛋白形成，又不断地被分解。在正常情况下，血液凝固和纤维蛋白的溶解这两个过程是对立统一的。心血管血液既不会由于血液凝固而出现凝血块，也不会因为纤维蛋白溶解而引起毛细血管壁通透性增加而出血。运用现代科学技术对瘀血证本质的研究认为瘀血的产生机制之一是血液凝固和纤维蛋白溶解方面存在着异常。认为当血液凝固成分活力增高（包括血浆凝血因子和血小板数量过多或被激

活）或抗凝血成分（包括纤溶、抑制因子和血液）的活性减低，以及两者同时变化，均可使血液凝固性增高，中医学将此种病理变化辨为血瘀证。换言之，血瘀证的实质之一是患者体内存在着血液高凝和抗凝血成分活性减低的异常状态。对临床相关疾病的研究也支持此论点。如动脉硬化和心肌梗死患者的抗凝血酶 AT-Ⅲ 都降低；糖尿病患者存在着高凝状态，纤溶活性降低；深度静脉血栓的发生除血流缓慢和血管壁损伤外，血液高凝也是一个重要因素，纤溶活性降低；高脂血症患者的血纤维蛋白原、凝血因子Ⅶ、Ⅷ和Ⅹ均具有较高水平，而纤维蛋白溶解活性降低；关于动脉硬化发生机理中血栓形成学说很早已被提出，现在较强调血小板血栓参与冠状动脉硬化和病理变化。在血管内皮损伤后，血小板黏附于内皮下组织，释放出促平滑肌细胞增殖因子，使平滑肌增殖，成为粥样硬化斑块形成的基础之一，血小板 PF₃ 参加血液凝固。经研究认为某些活血化瘀药物具有抗凝及增加血浆纤溶活性的作用。如冠心Ⅱ号口服药对家兔血浆因子Ⅻ有明显的抑制作用，这对防止血栓形成是有利的。大多数活血化瘀药物具有增强纤溶活性的作用。如红花、丹参、当归、五灵脂、薤白、赤芍等，延长凝血时间，具有抗凝作用。

④ 炎症与结缔组织代谢研究　传统中医学之瘀血证，按现代医学的概念，各种致病因子所造成的全身或局部组织器官的缺血、缺氧、血瘀、血液循环障碍以及血液流变性和黏滞性异常而导致各组织器官的水肿、炎症渗出、组织变性增生以及血栓形成等一系列的病理变化都概括在瘀血证的病理实质之中。因此，血瘀证涉及炎症性反应包括免疫性炎症，微循环障碍及结缔组织代谢异常。按西医学与传统中医学的概念，具有瘀血证特征的疾病，如肺炎、胸膜炎、肝炎、胃炎、肾炎、腹膜炎、心肌炎、动脉炎、静脉炎，各种皮肤病性血管炎等的病理均有炎症性反应。各种致病因子如病毒、细菌、真菌感染，免疫复合体形成，放射，化学毒物，高、低氧等因素诱致机体的炎症性反应是各种组织器官的纤维化的早期表现。放射或博莱霉素所致的肺纤维化，野百合碱所致的肺心病、实验性琼脂肉芽肿、角膜瘢痕等模型都是在炎症反应的基础上发生、发展的。国内外资料证明，致病因素常导致血管内皮细胞及中性粒细胞等氧自由基生成和释放，刺激巨噬细胞产生和分泌大量的 TNF-、TGF-、PDGF、PAF、IL-1、6 等，这些炎症介质均可刺激各脏器的炎症反应，同时引起胶原形成细胞增殖和亢进的胶原等基质的合成功能，继而发生纤维化和硬化，纤维化是炎症发展的结果，炎症与结缔组织代谢研究揭示了炎症发展与纤维化（中医学将此病理变化归为瘀血范畴，称其为"癥积""有形死血"等）形成之因果关系。

除了对病理实质的研究外，近二十年来还进行了活血化瘀药物抗炎作用、活血化瘀药物抗纤维化作用、活血化瘀药物抗纤维化作用机制的研究，临床上应用活血化瘀药物复方治疗各种炎症性疾病取得了较好的效果。纤维化是组织修复的结局，过去大多数学者认为纤维化是不可逆的病理过程，但近 20 年来，由于纤维化的发展过程逐渐被认识，抗纤维化药物的研究也有一些进展，但至今还未有一个比较理想的、疗效高而毒副作用小的药物可广泛用于临床，中药复方抗纤维化有较好的效果。活血化瘀药物单药，如丹参、川芎、桃仁、当归、三棱、莪术、蒲黄、牛膝、穿山甲、蜈蚣、地龙、鸡内金、乳香、泽兰、虎耳草等对成纤维细胞增殖有不同程度的影响，其中丹参、当归、桃仁有明显的作用。活血化瘀药物及其有效单体 IH764-3 抗纤维化的机制一方面涉及药物对胶原形成细胞增殖影响，另一方面则影响胶原等细胞外基质的合成的功能。

⑤ 微循环研究　所谓微循环是指由微动脉到微静脉之间的微血管内的血液循环，是血液循环的最基本功能单位。大量的研究证明，中医的血瘀证与微循环密切相关，微循环障碍是瘀血证的基本病理表现。

近二十年来，运用现代科学技术对中医血瘀和血瘀证进行了大量的研究，其中主要进行了大量的临床研究。在临床上通过对甲皱、球结膜和舌尖等的外周微循环观察，发现大多数血瘀证患者都伴有微循环障碍和器官血流量减少。甲皱微循环常根据血瘀的程度不同，而表现为微血管痉挛、管袢模糊、排列不规则、袢顶瘀血、异形管（扭曲、8字形和菜花形等）增高、血管瘀胀、红细胞聚集、血流速度减慢、出血或渗血等。球结膜微循环障碍的血瘀证患者可见有微血管迂曲或呈螺旋形，血流缓慢，出血形状各异，大小不等。青紫舌病人的舌尖微循环可见异形血管丛，其丛数超过树枝状和菊花状微血管丛数，多见有瘀血、渗血或出血等。上述微循环的多种异常现象并非在同一血瘀证病人都同时见到，而且该异常常与血瘀程度有密切关系，轻者可能仅有1～2种轻度的微循环异常表现或只在某些部位的微循环检查中才能见到。血瘀证重者可出现数种，甚至广泛的微循环障碍。因此，多部位（甲皱、球结膜、舌等）外周微循环的观察及综合分析可能对瘀血证的诊断、治疗更有意义。

外周微循环异常在一定程度上能够反映血瘀证患者体内组织器官的病理变化情况，例如通过对外周微循环与冠心病患者冠状动脉造影的对比观察发现，冠状动脉粥样硬化的程度和范围与外周微循环异常的程度大体一致，并随着冠状动脉狭窄程度的增加，甲皱微循环血流速度也愈来愈慢。微循环研究还包括了对中医病因学瘀血证形成原因的实质的探究，如对气滞、气虚致瘀病理实质的研究，中医基础理论认为：气为血帅，气行则血行，气滞则血瘀，血瘀证的病因很多，而其中一个较为主要的病因是由气病所致。气病引起血瘀较常见的有气滞血瘀和气虚血瘀。临床观察表明，气滞和气虚所表现的舌、甲皱微循环障碍的形式，除红细胞聚集、瘀阻，流速减慢等血瘀证的共性外，气滞血瘀型病人所出现的脉搏舒张波幅、流入时间指数及强度系数等明显升高，甲皱微循环血管管袢痉挛，絮状血流等等血流及周围血管异常的现象，提示正常心输出量、高外周阻力是气滞血瘀型的病理特征；而气虚血瘀型患者的脉搏收缩波幅、流入容积速度、心搏系数明显低下，甲皱微血管短小、模糊、充盈度差等心功能减退，血流灌注不良的现象，提示低心泵、低输出量是气虚血瘀型的病理特征。

近年的研究表明，微循环不仅仅是一个血液流通的管道和进行物质交换的场所，而且还是一个作用广泛和分泌多种生物活性物质的内分泌系统。微循环系统可调节自身的活动，又可与其他组织器官相互影响，相互作用，其功能的正常与否直接影响着组织和器官的新陈代谢。中医血瘀证的发生大多伴有微循环（尤其是外周微循环）异常现象，因而中医学的血瘀与现代医学微循环障碍、血瘀证与现代医学的微循环障碍症、活血化瘀与微循环障碍的改善有着密切的关系和相似的规律。

⑥ 血管活性因子研究　血瘀证与血管活性因子的研究开始于二十世纪八十年代。它是血瘀证研究领域的一个新兴的十分活跃的分支，研究中所采用的方法和多项研究成果都使得中西医结合工作与现代医学科技水平的飞速发展保持着相对差距较小的同步发展速度，使血瘀证的实质及产生机制从人体血管内活性因子的内环境失衡及其对微循环和凝血、纤溶的影响得以有新的阐发、丰富了中西医结合研究血瘀证的内容。

血管活性因子是血管源性的，即它产生于血管，并作用于血管，调节和影响血管的功能、结构、代谢等多方面。还有一些血管活性因子被释放于血液中后可对远隔脏器起到循环样激素的作用。血管活性因子的组成是以肽类物质为主，也包括一些生长因子、细胞因子等。血管活性因子活性表达的作用途径有共同的规律，即血管活性因子首先作用于受体、经细胞信号转导，最后使效应器（靶酶或靶细胞）发生改变，引起血管相应的功能、结构或代谢的变化。现已发现的具有强生理活性的血管活性因子有：影响血管张力的因子、影响凝血和纤溶的因子、参与血管壁的修复和重塑的因子、调节血小板功能的血管活性因子。

以上血管活性因子对于血管张力和凝血、纤溶的作用均可分为正面和负面，促进和拮抗的不同组成。在生理情况下，它们经人体的神经、体液和局部的正、负反馈的内调节作用，在数量、活性和效应上是平衡的，维系着人体血压、凝血、纤溶等血流动力学和血液流变学的正常。但在病理情况下，一些血管活性因子之间的动态平衡发生了改变，其结果或引发了血管的高阻力状态，或产生了血管组织的重塑（即血管平滑肌细胞肥大、增生，细胞外基质堆积和纤维化，肌层细胞重排及壁腔比例改变），或使血液处于高凝低纤溶状态。这些病理状态所表现出的临床症状和客观体征则与血瘀证的血脉瘀滞不畅、甚则血凝而不流的"血行失度"具有相当的一致性；二者是从不同的角度（微观与宏观），用不同的时代语言（现代与历史）观察着同一事物（疾病状态下的人）的同一内涵（血管和血液）。这些成为中医和西医两种医学的共性点和可结合点，成为中西医结合研究血瘀证的切入点：研究已经确诊为血瘀证的病人与正常人组是否具有某些血管活性因子在数量、活性等方面的差异；研究同一种血瘀证病人和非血瘀证病人在某些血管活性因子中存在的数量、活性的差异；研究用活血化瘀药物治疗血瘀证病人，在治疗前后某些血管活性因子在数量、活性等方面的改变。

目前，中西医结合对血瘀证的研究，已对内皮素（ET）、组织型纤溶酶原（t-PA）、纤溶酶原激活物抑制物（PAI）、前列环素（$PGI_2$）、血栓素 $A_2$（$TXA_2$）、血管紧张素Ⅱ（AngⅡ）、心钠素（ANP）、蛋白S、抗凝血酶Ⅲ等与血瘀证的关系做了许多研究工作，取得了一些成果。

⑦ 血流动力学研究　血流动力学是物理学中流体力学方法在血液循环研究中的运用。主要是运用各种检查手段研究血液流动的动力器官心脏的功能、血液对血管壁的压力、血液在各部位的流量以及血液流动的阻力等多方面的问题。其主要参数包括心率（HR）；血压（BP）；心腔容积；心排血量；每搏量指数（SVI）和心脏指数（CI）；外周血管阻力；心脏收缩时间间期（STI）和舒张时间间期（DTI）；冠脉血流量、冠脉阻力等。

血流动力学与血瘀证关系的研究主要集中在心血管疾病方面。中医基础理论认为，心主血脉，血液的流动和脉道的通利均依赖于心的正常功能。心的气血阴阳亏虚均可导致心主血脉功能的异常，产生血脉瘀滞，血行不畅。应当指出的是，各种心虚证所致的血脉瘀阻在血流动力学方面既有共同点，又有差别。例如，运用收缩时间间期测定发现，心肌电机械收缩时间（$Q-S_2$）在心气虚、心阳虚两证较正常缩短，而心血虚及心阴虚则变化不大。

活血化瘀研究发现，有减慢心率作用者，常有不同程度的保护心肌缺血作用。运用血流动力学方法阐明活血化瘀药物对循环系统的影响是活血化瘀药物研究的主要方法之一。近年已知的多种中草药对冠心病有不同程度的作用，其中很多是活血化瘀或具有活血化瘀作用的中药。研究发出：增加冠脉血流量的药物有赤芍、川芎、益母草、丹皮、当归、红花、五灵脂、苏木、鸡血藤、山楂等；降低心肌耗氧量的有丹皮、刘寄奴、丹参、红花、川芎、桃仁等；减慢心率的有红花、川芎、刘寄奴、莪术、苏木等；既能增加冠脉流量，又能减少心肌耗氧量者有丹皮、红花、川芎、鸡血藤、郁金。治疗冠心病的有效复方有冠心Ⅱ号、复方丹参、桃红四物汤、复方补心丹等，这些研究工作均是运用血流动力学方法发现或证实的。

⑧ 组织供氧研究　健康的肌体维持其各部器官的正常功能均需要有充足的氧气。氧供不足既是致病原因，又是疾病发生的重要机制。治疗的手段同样必不可少地要改善机体和患病组织的氧供。氧供的研究已得到愈来愈多的重视。中医学历来重视应用活血化瘀法治疗多种疾病，此皆因"血瘀"是这些疾病共同的病理生理基础。已证实活血化瘀药具有改善血液循环（包括微循环）、抗炎、抗肿瘤、调节胶原形成、促进增生性疾病的转化和吸收、增强吞噬细胞功能等作用。除此之外，近又证实某些活血化瘀药不仅可增加大小肠血流量，还能改善肠组织氧供，并认为改善组织氧供是较增加器官血流量更为重要的客观指标。活血化瘀治疗的最终目的就是改善组织和细胞的氧供。因此，无论是临床还是实验研究，涉及活血

化瘀就必须重视组织氧供。

器官血流的增加不一定改善微循环，微循环改善不一定改善组织氧供，氧供增加也不等于改善组织氧利用（氧耗、氧摄取）。因为组织氧利用好坏还取决于前毛细血管括约肌收缩与扩张状态、直捷通路是否开放、毛细血管内皮完整性、毛细血管血栓形成、毛细血管最末端到细胞间的具体情况（如间质组织水肿、血肿、坏死、异物、纤维组织增生等影响从毛细血管游离出来的氧向细胞的扩散）。所以不能认为器官血流的增加就是组织（特别是细胞）氧利用的增加。

血瘀的病理生理本质是氧供障碍，血瘀的研究表明，血瘀与血液循环（尤其是微循环）及淋巴循环互为因果关系。循环障碍可导致血瘀，血瘀的后果是循环障碍。明显的血瘀（如缺血、充血、血栓形成及栓塞、血管病、微血管病、出凝血障碍等）与血液循环直接相关，有些血瘀（如水肿、坏死、感染、纤维组织增生、良性及恶性肿瘤）则间接与血液循环有关。血液循环的基本作用是通过营养毛细血管与所供应的细胞进行物质的交换，包括氧供和营养供应及代谢物质的清除。由于机体生命器官（心、脑）发源随时保证充足的氧供，因此，氧供比营养供应更为重要。组织细胞的氧供能否得到保证首先取决于血液循环的好坏，因此带有血管切断性质的疾病（如伤口）是最严重的血瘀；恶性肿瘤血运极为丰富，不能满足生长过度旺盛的肿瘤细胞的需要，因此是瘀；心肌梗死、血栓性脉管炎直接影响血供更是瘀；纤维组织增生及良性肿瘤中基质多、血管少，也属血瘀的范畴；坏死组织无血供，水肿组织限制了弥散出毛细血管的氧向组织细胞的运送也是瘀；由于血瘀与器官功能有关，因此，血运障碍而引起的器官功能失调全部是瘀。

研究活血化瘀发源和组织氧供发现，活血化瘀药的最直接作用是改善血液循环，即增加器官血流或较大动脉的血流。但由于种种原因，改善了血流不一定改善氧供，更不一定改善组织氧利用。因此，研究活血化瘀治则、研究活血化瘀药物，都必须从改善血流和氧利用两方面着手。研究活血化瘀发源研究组织氧供。活血化瘀治疗的最终目的是改善组织氧供。

（2）瘀血病因的研究　许多国内外学者在对传统中医瘀血学说认识的基础上，运用现代研究方法，对瘀血的成因进行了系统地探讨，提出了一些独到的见解。

① 外邪致瘀的研究　中医学外邪致瘀的认识，认为寒邪、热邪等外邪可以致瘀。现代研究发现，一些感染性疾病患者出现瘀血证时，机体组织溶解所产生的蛋白和内出血的血液由于未能及时吸收而变性，产生免疫蛋白，从而引起免疫反应，故有人提出了感染性瘀血的概念。

② 出血致瘀的研究　中医学认为各种原因出血积存体内为瘀。现代研究发现，跌打损伤部位的内出血和挫伤性出血，均可引起瘀血和间质系统的炎症。外科手术时的血管周围炎、术后出血等均可致瘀，属于出血致瘀的范畴。

③ 治疗不当致瘀的研究　中医学中有由于使用中药过于寒凉等可以致瘀的记载。现代研究发现，使用西药不当也有可能形成瘀血。目前较公认的是长期使用肾上腺素致瘀，其机理是由于长期使用肾上腺素引起肾上腺皮质功能障碍，水液代谢失调，继而引起静脉瘀血。另外，也有关于一些诸如抗生素、匹林类清热镇痛剂使用不当致瘀的报道。

④ 情志因素致瘀的研究　中医学认为七情郁结、气机阻滞常致血瘀。目前，有关情志因素与瘀血关系的研究愈来愈受到重视。有日本学者认为慢性紧张是导致瘀血证的主要原因之一，瘀血状态就是低血清辅酶 Q 状态，它是一种慢性应激反应，即虽然交感神经释放儿茶酚胺，而其靶器官的心肌处于劳损状态，使全身的最小动脉收缩，末梢血液循环障碍，以致毛细血管系统、静脉系统瘀血。国内也有学者对冠心病瘀血证与 A 型性格、心理应激的关系进行调查分析，发现情志因素与瘀血的关系密切。

⑤ 增龄与瘀血关系的研究　有学者通过大量临床调查，发现不同年龄组血瘀证检出率有显著性差异，瘀血证候随增龄而检出率呈递增的变化，提示增龄可以促进瘀血证的发生发展，其机理尚不太清楚，有待进一步研究。

⑥ 瘀血与体质、遗传因素关系的研究　现代研究发现，瘀血与人的体质、遗传因素也有一定的关系。日本学者运用现代医学方法证实了瘀血与人体免疫遗传因子 HLA（人体白细胞表面抗原）有密切关系，体内 HLA II 或 $B_5$ 亚型高的人，容易出现瘀血症状。有人把这种与遗传或体质因素有关的瘀血称为"胎毒性瘀血"。

⑦ 久病致瘀及某些疾病致瘀的研究　有人认为某些疾病导致身体各部分机能低下，是产生瘀血的原因。临床上某些疾病易致瘀，如热病后期发生溶血，出现瘀血证。目前较公认的观点是认为肝脾疾病易发生瘀血。

⑧ 其他因素致瘀的研究　有报道说环境因素也可致瘀。居住环境潮湿，可引起机体水液代谢障碍，导致瘀血的发生。饮食因素也与瘀血的发生有一定的关系，如食盐过多，血液黏度增大，也是致瘀的原因之一。

总之，瘀血证的产生是在体内外多种致病因素作用下，机体在形态、结构、代谢、机能诸方面发生改变，多个病理过程的综合所导致的凝血——纤溶系统及血小板功能紊乱，从而导致血失常度、血脉瘀阻的病理过程。

（3）血瘀证流行病学研究　有学者通过对 311 例住院患者进行血瘀证流行病学调查发现：血瘀证患病率为 65.7%，其中男性患病率高于女性；且随年龄增大，血瘀证患病率明显上升；从分布状况看，重病、器质性病变血瘀证所占比重较高。另外，单纯血瘀证患者所占比例不大，只占血瘀患者的 27.58%，其余则分别见有心肺气虚、痰热壅肺、痰浊内停等兼证。

（4）血瘀证诊断的研究　目前血瘀证公认的诊断标准是：1986 年第二届全国活血化瘀研究学术会修订的"血瘀证诊断标准"。该标准仍是采用传统中医的定性诊断指标，而目前关于血瘀证诊断标准的客观化研究业已展开，并取得一些进展。如有日本学者采用舌下静脉 RGB（R 红色、G 绿色、B 蓝色）及 HSB（H 颜色度、S 饱和度、B 显示度）的变化，即用舌下静脉色度改变指标作为判断血瘀证的客观化指标。另有学者则对瘀血组与非瘀血组患者红细胞不均（ANS）、血液黏度进行比较研究，结果表明，ANS 对瘀血组有特异性，认为其可能成为瘀血证诊断的新指标。此外，有国内学者采用多因素统计分析对冠心病血瘀证的计量诊断作了系统性的研究，发现心前区疼痛、舌质紫暗、腭黏膜征阳性、细络、面部眼周暗黑、口唇齿龈暗红、烦躁、少腹部抵抗压痛、黑便、脉涩、脉结代或无脉、手术史、月经色黑有块、红细胞变形性、体外血栓长度、体外血栓湿重、体外血栓干重、血小板聚集、血栓弹力图、血栓最大凝固时间等指标组成血瘀证诊断方程式，宏观微观指标相结合。当然，对此诊断方程式，仍有待于在临床实践中运用修正。

（5）血瘀证的实验研究

① 血瘀证与微循环障碍的关系　血瘀证与微循环关系密切。有学者通过对 409 例"久病入络"血瘀证患者进行微循环检测发现，"久病入络"血瘀证患者存在球结膜微循环障碍，随病程延长，球结膜微循环障碍逐渐加重，微循环积分值逐渐增高，"血瘀证"积分值与微循环积分值有相关关系，且随病程延长，相关系数递增。有学者对 208 例血瘀证患者进行甲皱微循环观察，发现病例组管袢不如对照组清晰，且排列不规则，多见于畸形管袢，管径较细，管袢较短，流态趋于粒流式或絮状流，伴有红细胞聚集或袢顶瘀血。目前，血瘀证是一个与微循环障碍有关的病理过程，这一观点已得到公认，微循环障碍已可作为血瘀证客观诊断指标。血瘀证患者微循环功能紊乱主要表现于以下几个方面：ⓐ微血管痉挛；ⓑ微血

管畸形；ⓒ微血管内血流减慢、瘀滞；ⓓ微血管内有血栓栓塞；ⓔ微血管周围有液体渗出；ⓕ微血管管壁损害。

② 血瘀证与血液流变学指标的关系　经过大量的研究与观察，发现各类血瘀证患者均存在血液流变性异常，且具有统计学意义。血瘀证患者的血液处于高度的浓、黏、聚状态，究其原因，主要有以下三种观点：ⓐ认为：血管周围阻力和血液黏度成正比，由于血管机化，外周阻力增加可使得血液黏度增高，红细胞表面电荷减少，变性能力下降。ⓑ血液成分异常，血浆蛋白、纤维蛋白和脂质都可影响血浆的黏度。有学者发现临床总胆固醇和甘油三酯测定值越高，其血液也就愈浓、黏、聚，血液流动性下降，凝固性增高。有学者认为纤维蛋白原增加，可形成网状结构，既影响血流速度，又使得红细胞聚集增加，造成微循环阻塞，形成瘀血；ⓒ红细胞膜流动性也是影响血液流动性的重要因素之一；有学者采用CO-T型核孔滤膜红细胞变形仪对68例血瘀证病人进行红细胞变相指数（DI）的测定，血瘀证患者DI异常率为61.8%，与健康人比较有统计学意义。

血瘀证患者这种血液流变性异常又将继续影响机体的生理功能，有学者对部分"三高证"（高血压、高血脂、高血糖），且中医辨证为血瘀证的患者进行临床观察，发现患者常出现头痛，而这一症状与血液黏度增高有直接的关系，血液处于高凝状态，造成微血管血流减慢、红细胞变形能力下降，引起供血不足，尤其是头部。有人认为持续增高的血黏度可损坏血管内膜的表面结构，引起凝血酶原的释放异常，血小板功能异常，进一步加剧血瘀证，这与中医学认为瘀血既是病因又是病理产物的理论相吻合。

③ 瘀血证与血小板功能的关系　有学者对301例血瘀证患者进行临床观察，发现与健康人比较，其血小板数量、体积及大血小板所占比例均无明显异常，但血瘀证患者血小板聚集率为58.2%，明显高于正常，具有统计学意义，提示血瘀证患者血小板聚集功能异常。有学者发现血瘀证患者有血小板易于变形、聚集，膜的运动、融合性强，对ATP、钙反应性增强及释放反应激活等异常变化，由于膜易于融合而成为不可逆聚集，聚集体黏附血液其他成分，不断增大，附着于血管壁，使血管腔逐渐变窄，形成瘀血。有学者检测162例血瘀证患者的血浆血小板α颗粒膜血蛋白140（GMP-140），发现血瘀证患者的GMP-140明显高于非血瘀证者，提示血瘀证患者有较高的血小板活化状态，活化的血小板影响毛细血管微血栓形成，通过分泌活性物质使局部原存在血管病变加速，触动了制约状态的动脉血栓形成过程。此外，血小板活化与血液成分改变、血管壁损害、微血栓形成等因素有关，而这些因素亦可能参与了血瘀证的形成，此有待于进一步探讨。综上所述，血小板易于激活，发生聚集，是"内结为瘀"的病理基础之一。

④ 瘀血证与植物神经机能的关系　有日本学者探讨瘀血病态与植物神经机能的关系，发现皮肤血流量随瘀血的加重而显著降低，心电图R-R间期波谱分析发现：低频与高频值（L/H）无差别，而低频与高频比值，轻度及重度瘀血组与非瘀血组相比显著降低，而皮肤血流量及R-R间期波谱分析的L/H值均受交感神经调节，故认为瘀血病态与植物神经，特别是交感神经系统有关。

由此可见，瘀血证在发病过程中涉及多系统的机能改变，是一个复杂的全身病理变化过程，此研究尚有待于进一步深化和完善。

**5. 体质的现代研究**

体质现象是人类生命活动的一种重要表现形式，历代受到中医学的重视，近十余年，人们从理论、临床和实验角度就体质的构成、类型及分布规律、体质与病证的关系等内容进行了较多的探讨，其研究进展主要有以下几个方面。

（1）体质构成研究　对体质的结构要素，各家看法不一。有学者认为构成体质的要素是指构成人体的生物质在结构、机能与代谢上反映出来的必要的可测定的"分析单元",包括反映组织结构特性的"分析单元",如体表的皮肤、毛发、体内的内分泌腺、神经系统的形态学特征及 DNA 双螺旋结构基因顺序等;反映生理机能特性的"分析单元",如心率、肌力、肺活量、膜电位等;以及反映物质代谢特征的"分析单元",如基础代谢率（RMR）、体温、尿色、血糖水平、氮平衡水平等。按其表现方式及其对体质形成之深刻意义,又将其分为体表直观性体质要素与深层根源性体质要素。有学者认为体质结构主要由以下特质组成:①自和力（调适力）:指机体自我调控、自行调整,从而适应环境变化,或从暂时的机能失常状态中自行摆脱出来,趋向常态（稳态）的倾向和能力;②卫外力;③稳定性:指个体总体上心身机能的稳定程度;④反应性:包括反应的快慢、强弱、趋向和结局等;⑤过敏性:是反应性的一种极端表现;⑥交感—迷走协调性;⑦代谢率;⑧兴奋—抑制性;⑨流—滞度:指通畅条达和郁滞壅遏的程度;⑩燥—湿度:主要指体内液态成分的多少以及分布状态;成熟—衰老度等。这些要素既相对独立,又相互交错,互为因果。个体的体质特征及其态热的表现,常是这些特质综合作用的结果。有人则认为体质的结构为体态（人的外表形态）、质能（人体组织器官的功能特点及作功强度）与气质（个体在其生命活动过程中所表现出来的精神面貌、性格、情绪的总合）。其中质能一项为内脏机能、形态诸方面之统括,对于体质的改变具有一定的主动性;体态、气质二者则为内部质能在体外的反映,具有察外而知内的特殊功用,三者共为一体,缺一不可。

　　（2）体质类型及分布规律研究　对体质的分类各家差异较大,有七、六、八、九、四、五、十二分法等30余种。纵观《内经》以来的有关论述,中医的体质分类大致有两类:一类是依据所涉及的体质因素的种类,再分为单项指标分类法和多项综合分类两种,前者如《内经》的体型肥瘦分类,后者如《内经》的阴阳分类,有些学者即是这样进行体质分类的。另一类是从时空运动角度着眼的分类法,又包括纵向自然分类和横向比较分类两种,前者指按人的自然生命过程不同阶段的体质特征分类,有许多学者按这种方法分类,后者则是在同一年龄和性别的人群中按一种或数种体质指标进行对照的分类法。另外,有人根据病种来分,亦有人根据五脏功能特性来分,还有人将证视为体质,将体质分为三大类。鉴于一个人的具体体质特性总是多种因素共同决定的,而体质分类的对象又只能处于某一性别和年龄组的个人,因此当前通常采用多项综合分类和横向比较分类相结合的体质分类法。采用这种分类法的学者最多,较有代表性的分类方法有何氏六分法、匡氏六分法、王氏七分法等。

　　对体质类型的分布研究,涉及健康人、不同年龄、性别、体型、地域、人格等多个方面。对健康人群体质类型调查后发现:正常型占 8.1%,偏阴虚型占 31.9%,偏阳虚型占43.1%,偏湿盛型占 11.1%,偏气虚型占 5.6%。对体型与体质类型的调查发现,匀称型中正常体质所占比例最高,达 38.9%,肥胖型中属正常质的较瘦削型为多;阳虚体质以肥胖者比例最高,阴虚质、阴阳两虚质均以瘦削者为多。从兼挟类型来看,挟痰湿者以肥胖体型最多,兼瘀滞者以瘦削型最多。小儿体质正常质居多,占 68%;脾胃虚弱型次之;老年人异常体质为多,占 97%,在异常体质中,以阳虚质及瘀滞质最为多见。老年人异常体质,常以一种体质为主,兼挟其他体质,其中以阳虚兼挟痰湿及瘀滞质最多。在体型与体质关系上,老年人壮实及匀称型体型中正常体质较多,而虚弱体型中无正常体质;阳虚型体质及痰湿型体质均以肥胖体型最多见。调查还发现随着年龄的递增,正常体质者的比例逐渐下降,异常体质明显增多。对性别体质的研究表明,男性正常体质明显多于女性,女性以精血不足的虚弱体质多见。对不同地域的体质分布规律研究发现:阴虚质、阳虚质、阴阳两虚质、瘀滞质、痰湿质具有明显的地域性差异,痰湿体质以青海、西藏地区发生率最高;新疆伊宁地区人群以气阴偏亏者居多;东南方人"身热虚亢质"较西北人高出 2.25 倍,"形寒迟冷质"

则西北人较东南人高出 5 倍，"形胖湿腻质"则以东南沿海地区较多。全国总体及各地区调查均示以"少阴人格"居多，性格主流是谨慎、细心、稳健、有节制等。太阳型人格以北方居多，江浙较少。

（3）体质与病证关系研究　研究认为，病证常是病势加上质势的综合表现，大多是后天因素作用于机体引起的一时性的、变化较迅速的反应；体质则是机体在遗传因素的基础上形成的相对稳定的特性。体质与证候的发生、性质、病位及病势均有密切关系，对肝阳上亢证和肝阳化风证的体质调查表明，属阴弱质的占这两个证候总数的 78%；对肥胖人痰湿型体质与常见疾病的相关性研究发现，肥胖人痰湿型体质高脂血症的机会远大于非痰湿型体质；在所调查的全部高脂血症病人中，73.68% 的患者是由痰湿型体质所引起的。对肥胖冠心病患者进行体质调查，结果认为肥胖之人多痰湿体质，痰湿体质又多兼挟瘀血、气虚、阳虚，所以，肥胖人痰湿型体质冠心病患者的证候表现多见痰湿、瘀血、气虚、阳虚，说明体质是证候产生的重要物质基础。对糖尿病肥胖人体质的调查中，发现痰湿体质的发生率为 64.94%，在所有痰湿体质中，肥胖人痰湿体质的发生率为 98.93%，说明肥胖人多痰湿，痰湿体质是糖尿病肥胖人的主要体质类型。对肥胖人的脑中风调查显示：属痰湿体质者为多，而痰湿体质随着发胖程度的增加而增加。总之，从肥胖人常见的高脂血症、冠心病、脑中风、糖尿病等发病人群来看，尽管各病症的起病动因不同，分属四种不同的疾病，但其发生、发展的病理基础，具有很高的相似、相同性，即大都具有痰湿型体质的病理特征，说明肥胖人上述疾病的发生、发展转归，与痰湿型体质具有较强的相关性。

有人调查了小儿贫血、厌食、复感的体质类型分布，其中贫血者多见气虚型体质占 85.94%；厌食以气阴两虚型为多占 47.86%，阴虚型次之占 34.28%；复感儿以气虚型为多，气阴两虚型次之。肥胖小儿易患湿疹、腹泻、喘息；燥热体质易患乳蛾、口疮口糜；阳盛质新生儿易患红臀、痱子；阴盛质易患水肿、胃热；肾虚型体质小儿对龋病的易感性增强。

（4）有关体质的实验研究　有人分析了体质类型与人类细胞抗原（HLA）基因频率分布的关系，初步证实不同的体质类型有一定的遗传学基础。随着人类基因组与基因破译等问题的研究进展，人们普遍认为决定体质类型及其差异的内在物质基础是基因，不同的体质，有不同的基因状态，而人类疾病都直接或间接地与基因相关，因而在疾病易感性上有体质差异，如过敏性哮喘、原发性高血压、精神病等都已证实其基因结构、功能和表达调控等方面有异常改变。

有学者对中医阴阳不同体质体温与睡眠节律对轮班适应调节的差异进行研究，结果显示：阴不足组体温与睡眠节律同步。提示阴不足组体温节律稳定性较好，阳不足组则易于调整，夜班后体温与睡眠节律失于同步。

近年来，对肥胖人痰湿体质的实验研究较为深入。血脂检测的结果表明肥胖人痰湿型体质胆固醇、甘油三酯和极低密度脂蛋白含量水平显著高于非痰湿型体质，而高密度脂蛋白及亚组分检测则提示痰湿型体质显著低于非痰湿型体质，表明痰湿型体质的形成与脂代谢的失常具有密切关系，脂代谢紊乱是中医"痰湿"产生的重要特质基础之一；血糖、血清胰岛素水平检测表明，痰湿型体质糖代谢障碍的程度较非痰湿型体质更大；红细胞膜 $Na^+$-$K^+$-ATP 酶活性检测表明，痰湿型体质能量代谢速度减慢，体内能量利用障碍，糖、脂肪等供能物质较易蓄积；血浆过氧化脂质和红细胞氧化物歧化酶检测表明，肥胖人痰湿质较非痰湿型质，在人体清除自由基损伤能力相同的情况下，自由基的数量显著高于非痰湿型体质，提示其较易产生 DM 和 CVD；血液流变学和甲皱微循环检测表明，肥胖人痰湿质全血黏度的低切率值和甲皱异形管袢数目、血液流态和异常程度高于非痰湿质；人类白细胞表面抗原的检测表明，肥胖痰湿质与正常人在人类白细胞抗原 HLA-$A_{11}$、HLA-$B_{40}$ 一个位点上有显著差异，提示肥胖人痰湿型体质具有遗传特征。

对易感儿体质与体液免疫变化关系的研究发现，易感儿某些免疫球蛋白低下与中医体质类型有一定联系，肺脾质和脾肾质血清 IgA 极显著低于均衡质，肺脾质分泌型 IgA 极显著低于均衡质和脾肾质，脾肾质 IgG 极显著低于均衡质和肺脾质，肺脾质 IgG 极显著低于脾肾质，肺脾质和脾肾质 $C_3$ 极显著低于均衡质。

对"寒体""热体"大鼠肝线粒体能量代谢的机制研究表明，"热体"的能量生成和能量消耗均较寒体旺盛，心率也明显高于"寒体"。

对常用的雌性实验大鼠的生物化学指标进行检测，以探讨常用实验动物的中医体质学差别，结果显示不同品系、同品系不同微生物等级的实验大鼠间在中医体质学方面存在一定的差异。

使用不同补肾健脾化瘀方药对老年小鼠免疫功能及自由基代谢影响进行对比研究，结果表明，老年机体确实存在脾肾两虚兼瘀血停滞（正虚夹瘀）的体质，用补肾健脾化瘀法调治可起到缓衰老的作用。

# 七、病机学说

## （一）古代文献选录

### 1. 邪正盛衰

（1）表实者，或为发热，或为身痛，或为恶热掀衣，或为恶寒鼓慄。寒束于表者无汗，火盛于表者有疡，走注而红痛者，知营卫之有热，拘急而酸痛者知经络之有寒。

里实者，或为胀为痛，或为痞为坚，或为闭为结，或为喘为满，或懊憹不宁，或躁烦不眠，或气血积聚结滞腹中不散，或寒邪热毒深留脏腑之间。

阳实者为多热恶寒，阴实者为痛结而寒，气实者气必喘粗而声色壮厉，血实者血必凝聚而且痛且坚。

心实者多火而多笑，肝实者两胁少腹多有疼痛，且复多怒。脾实者为胀满气闭，或为身重。肺实者多上焦气逆，或为咳喘。肾实者多下焦壅闭，或痛或胀，或热见于二便。

表虚者，或为汗多，或为肉战，或为怯寒，或为目暗羞明，或为耳聋眩晕，或肢体多见麻木，或举动不胜劳烦，或为毛槁而肌肉削，或为颜色憔悴而神气索然。

里虚者，为心怯心跳，为惊惶，为神魂之不宁，为津液之不足，或为饥不能食，或为渴不喜饮，或畏张目而视，或闻人声而惊。上虚则饮食不能运化，或多呕恶而气虚中满；下虚则二阴不能流利，或便尿失禁、肛门脱出而泄泻遗精。在妇人则为血枯经闭及堕胎崩淋滞浊等证。

阳虚者火虚也，为神气不足，为眼黑头眩，或多寒而畏寒。阴虚者水亏也，为亡血失血，为戴阳，为骨蒸劳热。气虚者声音微而气短似喘。血虚者肌肤干涩而筋脉拘挛。（《景岳全书·传忠录·虚实篇》）

（2）虚中挟实，虽通体皆现虚象，一二处独见实证，则实证反为吃紧；实中夹虚，虽通体皆现实象，一二处独见虚证，则虚证反为吃紧。景岳所谓"独处藏奸"是也。（《重订通俗伤寒论·气血虚实章》）

（3）凡脾肾不足及虚弱失调之人，多有积聚之病。盖脾虚则中焦不运，肾虚则下焦不化，正气不行则邪滞得以居之。若此辈者，无论其有形无形，但当察其缓急，皆以正气为主。（《景岳全书·杂证谟·积聚》）

（4）心下痞病，按之则止，色悴声短，脉来无力，虚也；甚则胀极而不得食，气不舒，便不利，是至虚有盛候也。积聚在中，按之则痛，色红气粗，脉来有力，实也。甚则默默不欲语，肢体不欲动，或眩晕昏花，或泄泻不实，是大实有羸状也。（《顾氏医镜》）

（5）证有真假凭诸脉，脉有真假凭诸舌。果系实证，则脉必洪大躁疾而重按有力；果系实火，则舌必干燥焦黄而敛束且坚牢也。岂有重按全无脉者，而尚得谓之实证；满舌俱胖嫩者，而尚得谓之实火哉？（《古今医案》）

### 2. 阴阳失调

（1）经曰：阳气有余，为身热无汗，此言表邪之实也。又曰：阴气有余，为多汗身寒，此言阳气之虚也。仲景曰：发热恶寒发于阳，无热恶寒发于阴。……考之《中藏经》曰：

阳病则旦静，阴病则夜宁；阳虚则暮乱，阴虚则朝争。盖阳虚喜阳助，所以朝轻而暮重；阴虚喜阴助，所以朝重而暮轻。此言阴阳之虚也。若实邪之侯，则与此相反，凡阳邪盛者，必朝重暮轻；阴邪盛者，必朝轻暮重，此阳逢阳旺，阴得阴强也。其有或昼或夜，时作时止，不时而动者，以正气不能主持，则阴阳胜负交相错乱，当以培养正气为主，则阴阳将自和矣。(《景岳全书·传忠录·阴阳论》)

（2）凡阳证者身须大热，而手足不厥，卧则坦然，起则有力，不恶寒，反恶热，不呕不泻，渴而饮水，烦躁不得眠，能食而多语，其脉浮大而数者，阳证也。凡阴证者，身不热，而手足厥冷，恶寒踡卧，面向壁卧，恶闻人声，或自引衣盖复，不烦渴，不欲食，小便自利，大便反快，其脉沉细而微迟者，皆阴证也。(《卫生宝鉴》)

（3）假热者，水极似火，阴证似阳也。外虽热而内则寒，脉微而弱，或数而虚，或浮大无根，或弦芤断续，身虽热而神色自静，语虽谵妄而声音则微，或虚狂如倒，禁之则止，或蚊迹假斑而浅红细碎，或喜饮冷水而所饮不多，或舌面赤而衣被不彻，或小水多利而大便不结，此则恶热非热，明是寒证，所谓寒极反兼热化，亦曰阴盛格阳也。

至若假寒者，火极似水，阳证似阴也。外虽寒而内热，脉数有力，现现鼓击，或身恶衣，或便热秘结，或烦渴引饮，或肠垢臭秽。此则恶寒非寒，明是热证，所谓热极反兼寒化，亦曰阳盛格阴也。(《医学正传》)

（4）寒水侮土证，吐泄腹痛，手足厥逆，冷汗自出，肉眴筋惕，语言无力，纳少腹满，两足尤冷，小便清白，舌肉胖激，苔黑而滑，黑色止见于舌中，脉沉微欲绝，此皆里真寒之证据。惟肌表浮热，重按则不热，烦躁而渴欲饮水，饮亦不多，口燥咽痛，索水至前，复不能饮，此为无根之阴火，乃阴盛于内，逼阳于外，外假热而内真阴寒，格阳证也。一肾气凌心证，气短息促，头晕心悸，足冷溺清，大便或溏或泻，气少不能言，强言则上气不接下气，苔虽黑色直底舌尖，而舌肉浮胖而嫩，此皆里真虚寒之证据。惟口鼻时或失血，口燥齿浮，面红娇嫩带白，或烦躁欲裸形，或欲坐卧泥水中，脉则浮数，按之欲散，或浮大满指，按之则豁豁然空，虽亦为无根之阴火，乃阴竭于下，阳越于上，上假热而下真虚寒，戴阳证也。(《重订通俗伤寒论》)

（5）经云：夺血者无汗，夺汗者无血。血属阴，是汗多乃亡阴也，故止汗之法，必用凉心敛肺之药，何也？心主血，汗为心之液，故当清心火，汗必从皮毛出，肺主皮毛，故又当敛肺气，……亡阴之汗，身畏热，手足温，肌热，汗亦热而味咸，口渴喜凉饮，气粗，脉洪实，此其验也。亡阳之汗，身反恶寒，手足冷，肌冷，汗冷而味淡微黏，口不渴而喜热饮，气微，脉浮数而空，此其验也。(《医学源流论·亡阴亡阳论》)

**3. 气血失常**

（1）气行脉外，血行脉内，昼行阳二十五度，夜行阴二十五度；此平人之造化也。得寒则行迟而不及，得热则行速而太过。内伤于七情，外伤于六气，则血气之运或迟或速，而病作矣。(《格致余论》)

（2）气血者，人之所赖以生者也，气血充盈则百邪外御，病安从来？气血虚损则诸邪辐辏，百病丛集。(《医宗必读·古今元气不同论》)

（3）夫百病皆生于气，正以气之为用无所不至，一有不调则无所不病。故其在外则有六气之侵，在内则有九气之乱，而凡病之为虚为实，为热为寒，至其变态，莫可名状，欲求其本，则只一气字足以尽之。盖气有不调之处，即病本所在之处也。(《景岳全书·诸气》)

（4）气之为病，生痰动火，升降无穷，燔灼中外，稽留血液，为积为聚，为肿为毒，为疮为痒、为呕为咳、为痞塞、为关格、为胀满、为喘呼、为淋沥、为便闭、为胸胁胀痛、为周身刺痛，久则凝结不散，或如梅核窒碍于咽喉之间，咳咽不下，或如积块攻冲于心腹之

内，发为痛绝。(《证治汇补·气症》)

(5) 人身之气禀命于肺，肺气清肃，则周身之气莫不服从而顺行，肺气壅浊，则周身之气易致横逆而犯上。

凡肾气上逆，必冲脉与之并行，随脉所过与正气相冲击。(《医门法律》)

(6) 大气者，充满胸中，以司肺呼吸之气也。……是大气者，原以元气为根本，以水谷之气为原料，以胸中之地为宅窟也。……夫大气者，内气也。呼吸之气，外气也。人觉有呼吸之外气与内气不相接续者，即大气虚而欲陷，不能紧紧包举肺外也。

大气下陷之证……其病之现状：有呼吸短气者，有心中怔忡者，有淋漓大汗者，有神昏健忘者，有声颤身动者，有寒热往来者，有胸中满闷者，有努力呼吸似喘者，有咽干作渴者，有常常呵欠者，有肢体痿废者，有食后易饥者，有二便不禁者，有癃闭身肿者，有张口呼气外出而气不上达，肛门突出者，在女子有下血不止者。(《医学衷中参西录》)

(7) 致厥之因，因于气闭，而一时诸经之脉，内外陡闭不通，何也？营者营于中，卫者卫于外，今营气反拒绝于外，卫气反隔闭于中，所以内格外拒，上下不通，故肢体僵卧，手足厥逆，六脉沉伏，厥之大义如此。诸厥之为病。虽四肢厥逆，少刻阴退阳回，气脉一通即愈。(《杂病广要》引《证治百问》)

(8) 凡非风卒倒等证，无非气脱使然，何也？盖人之生死，全由乎气，气聚则生，气散则死。凡病此者，多以素不能慎，或七情内伤，或酒色过度，先伤五脏之真阴，此致病之本也。再或内外劳伤，复有所触，以损一时之元气，或年力衰迈，气血将离，则积损为颓，此发病之因也。盖其阴亏于前，而阳损于后，阴陷于下，而阳乏于上，以致阴阳相失，精气不交，所以忽尔昏愦，卒然仆倒；此非阳气暴脱之候乎！故其为病，忽为汗出者，营卫之气脱也；或为遗尿者，命门之气脱也；或口开不合者，阳明经气之脱也；或口角流涎者，太阴脏气之脱也；或四肢瘫软者，肝脾之气败也；或昏倦无知，语言不出者，神败于心；精败于肾也，凡此皆冲任气脱形神俱败而然。故必于中年之后，乃有此证。(《景岳全书·非风·论气虚》)

(9) 血之为患，其妄行则吐衄，其衰涸则虚劳，蓄之在上其人忘，蓄之在下其人狂，逢寒则筋不荣而挛急，挟热则毒内瘀而发黄，在小便者为淋痛，在大便者为肠风，其于妇人月事进退，漏下崩中，病犹不一，凡此者，血使之然也。

人皆知百病生于气，又孰知血为百病之始乎。血犹水也，水行平地中，百川理而无壅遏之患。人之血脉，一或凝滞于经络肠胃之间，百病由此而根矣。乍寒乍热，发黄发斑，谵妄惊狂，烦闷咳唾，以至眩运厥冷，昏愦迷忘，块痛瘀痛，起止遗溺，凡此致证，非血而何？(《仁斋直指方》)

(10) 血本阴精，不宜动也，而动则为病；血主营气，不宜损也，而损则为病。盖动者多由于火，火盛则逼血妄行；损者多由乎气，气伤则血无以存。故有以七情而伤火者，有以七情而伤气者；有以劳倦色欲而动火者，有以劳倦色欲而伤阴者。或外邪不解而热郁于经，或纵欲不节而火动于胃，或中气虚寒，则不能收摄而注陷于下，或阴盛格阳，则火不归原而泛溢于上，是皆动血之因也。故妄行于上则见于七窍，流注于下则出乎二阴，或壅瘀于经络则发为痈疽脓血，或郁结于腑脏则留为血块血癥，或乘风热则斑为疹，或滞阴寒则为痛为痹，此皆血病之证也。(《景岳全书·杂证谟·血证》)

(11) 是以人有此形，惟赖此血，故血衰则形萎，血败即形坏，而百骸表里之属，凡血亏之处，则必随所在而各见其偏废之病。(《景岳全书·杂证谟·血证》)

(12) 妇人腹中瘀血者，由月经闭积，或产后余血未尽，或风寒滞瘀，久而不消，则为积聚癥瘕。(《妇人良方》)

（13）血菀于上而吐血者，谓之薄厥；留于下而瘀者，谓之蓄血。此由太阳随经瘀热在里，血为热所搏结而不行，蓄于下焦所致。

吐血者，或因四气伤于外，七情动于内，及饮食房劳，坠闪伤损，致荣血留聚，膈间满则吐溢，世谓妄行，或吐瘀血，此名内伤。……

衄血下血，伤寒邪气壅迫于经而致者故有之，杂证见者多火热所致。或吐溢于空窍，皆五志所动，或阴分郁热，或内外有所伤而成，有寒邪者少。如尿血因房劳者，实由精气滑脱，阴虚火动，荣血妄行尔。（《玉机微义·血证》）

（14）格阳失血之证，多因色欲劳伤过度，以致真阳失守于阴分，则无根虚火浮泛于上，多见上热下寒，或头红面赤，或喘促烦躁，而大吐大衄，失血不止，但六脉细微，四肢厥逆，或小水清利，大便不实者，此格阳虚火证也。（《景岳全书·血证》）

**4. 津液代谢失调**

（1）或大病而攻伐太过，或吐泻而津液顿亡，或饥饿劳倦损伤胃液，皆能动火烁阴，而为燥。（《证治汇补·燥证》）

（2）湿之为病，有出于天气者，雨雾之属是也，多伤人之脏气；有出于地气者，泥水是也，多伤人皮肉筋脉；有由于饮食者，酒之属是也，多伤人肤腠；湿从内生者，由水不化气，阴不从阳而然也，悉由脾肾之亏败。其为证也，在肌表则为发热，恶寒，自汗；在经络则为痹重，筋骨疼痛，腰痛不能转侧，或四肢痿弱酸痛；肌肉则为麻木，浮肿，黄疸，按肉如泥不起；在脏腑则为呕恶，胀满，小便秘涩或黄赤，大便泄泻，腹痛后重，脱肛，㿗疝等症。凡肌表经络之病，湿从外入；饮食血气之病，湿由内生。此其在外者为轻，在内者为甚，是固然也。（《景岳全书·杂证谟·湿证》）

（3）痰属湿，乃津液所化，因风寒湿热之感，或七情饮食所伤，以致气逆液浊，变为痰饮，或吐咯上出，或凝滞胸膈，或留聚肠间，或流注经络四肢，随气升降，遍身无处不到，其为病也，为喘为咳，为恶心呕吐，为痞隔壅塞，关格异病，为泻利，为眩晕，为嘈杂，为怔忡惊悸，为癫狂，为寒热，为痛，为胸膈辘辘有声，或脊背一点常如冰冷，或四肢麻痹不仁，皆痰所致，百病中多有兼痰者。（《古今医鉴·痰饮》）

（4）三焦气涩，脉道闭塞，则水饮停聚，不得宣行，聚成痰饮，为病多端。（《杂病广要·水饮》）

（5）胃为水谷之海，今胃虚不能传化水气，使水气渗溢经络，浸渍腑脏，脾得水湿之气，加之则病，脾病则不能制水，故水气独归于肾，三焦不泻，经脉闭塞，故水气溢于皮肤，而令肿也。其状目窠上微肿，如新卧起之状，颈脉动时咳，股间冷。

水病者，由肾脾俱虚故也，肾虚不能宣通水气，脾虚又不能制水，故水气盈盈，渗溢皮肤流遍四肢，所以通身肿。（《诸病源候论·水肿病诸候》）

（6）盖水为至阴，故其本在肾；水化于气，故其标在肺；水惟畏土，故其制在脾。今肺虚则气不化精而化水，脾虚则土不制水而反克，肾虚则水无所主而妄行。水不归经则逆而上泛，故传入于脾而肌肉浮肿，传入于肺则气息喘急。（《景岳全书·肿胀》）

**5. 内生五邪**

（1）肝为风脏，因精血衰耗，水不涵木，木少滋荣，故肝阳偏亢，内风时起。

肝为风木之脏，固有相火内寄，体阴用阳，其性刚，主动主升，全赖肾水以涵之，血液以濡之，肺金清肃下降之令以平之，中官敦阜之土气以培之，则刚烈之质，得为柔和之体，遂其条达畅茂之性，何病之有？倘精液有亏，肝阴不足，血燥生热，热则风阳上升，窍络阻塞，头目不清，眩晕跌仆，甚则痪疭痉厥矣。（《临证指南医案》）

（2）今肾中阳气不足，则命门火衰，而阴寒独盛，故于子丑五更之后，当阳气来复，

阴气极盛之时，即令人洞泄不止也。（《景岳全书·杂证谟》）

（3）有湿从内生者，由水不化气，阴不从阳而然也，悉由脾肾之亏败。……在肌肉则为麻木，为浮肿，为黄疸，为按肉如泥不起；在脏腑则为呕恶，为胀满，为小水秘涩，为黄赤，为大便泄泻，为腹痛，为后重脱肛颓疝等证。（《景岳全书·杂证谟》）

（4）湿为阴邪，乃重浊有质，不比暑热弥漫无形。……自内生者，水谷生冷，由脾阳之不运，经所谓诸湿肿满皆属于脾也。湿蒸于上则头胀如蒙，经所谓因于湿首如裹也。湿感于下则胕肿攻注，经所谓伤于湿者，下先受之也。在经络则痹痿重著，经所谓湿热不攘，大筋缩短，小筋弛长，缩短为拘，弛长为痿也。在脏腑则呕恶肿胀，小水赤涩，经所谓湿胜则濡泻也。（《类证治裁·湿证》）

（5）泄泻，脾病也。脾受伤不能渗泻，致伤阑门元气，不能分别水谷，并入大肠而成泻……人之清气本上升，虚则陷下，又为湿所侵遏，湿胜气脱，故脉细而濡，困倦少力。遇饮食即泻，或腹不痛；所下不禁，多完谷不化。（《杂病源流犀烛》）

（6）燥之为病……在外则皮肤皱揭；在上则咽鼻焦干；在中则水液衰少而烦渴；在下则肠胃枯涸，津不润而便难；在手足则痿弱无力；在脉则细涩而微；此皆阴血为火热所伤也。（《奇效良方》）

（7）燥证……有内因者，血液之枯也。

内伤之燥，本于肾水之亏，精血之弱，真阴之涸。在肺则清肃之令不行，咳逆口渴，皮聚毛落矣。在肝则将军之性不敛，胁痛暴怒，筋急拘挛矣。在脾则生血之源不运，蓄淤便结，皮肤不泽矣。欲治其燥，先贵乎润。欲救其脾，先滋乎肾。诚以肾主水而藏脏腑之精，养百骸而为性命之本。若肾阴充足，则四脏可以灌溉，燥无由而生也。（《医述·燥·会心录》）

（8）凡动皆属火，故气郁火起于肺，大怒火起于肝，醉饱火起于脾，思虑火起于心，房劳火起于肾，此五脏所动之火也。……舌苔喉痛，便秘不适，此大肠之火动也。癃闭淋证，赤白带浊，此小肠之火动也。小腹作痛，小便不利，此膀胱之火动也。头眩体倦，手足心热，皆三焦之火动也。（《张氏医通·卷二·火门》）

（9）火多属内因……有实火、虚火、湿火、郁火、阴火、五脏六腑之火、游行不归经之火。……虚火，饮食劳倦，内生虚热，此伤脾阳也。思虑房劳，血虚火亢，此伤肾阴也。肾阴虚极，火升燥渴，舌刺脉洪，此虚阳无附也。产后阴伤发热，口渴面红，为无根之火。（《类证治裁·火证》）

（10）虚火……一曰阴虚者能发热，此以真阴亏损，水不制火也。二曰阳虚者亦能发热，此以元阳败竭，火不归源也。（《景岳全书·杂证谟》）

（11）夫实火者，六淫之邪，饮食之伤，自外而入，势犹贼也；虚火者，七情色欲，劳役耗神，自内而发。（《医学心悟》）

**6. 脏腑病机**

（1）心者，君主之官，神明出焉……血虚则神不安而怔忡，有瘀血亦怔忡。火扰其血则懊憹，神不清明，则虚烦不眠，动悸惊惕。水饮克火，心亦动悸。血攻心则昏迷，痛欲死。痰入心则癫，火乱心则狂，与小肠相为表里，移热于小肠，则小便赤涩。火不下交于肾，则神浮梦遗。心之脉上挟咽喉，络于舌本，实火上壅则喉痹，虚火上升则舌强不能言。分部于胸前，火结则为结胸，为痞，为火痛，火不宣发则为胸痹。心之积曰伏梁，在心下，大如臂，病则脐上有动气，此心经主病之大旨也。（《血证论·脏腑病机论》）

（2）诸汗，心虚病也。汗者，心之液，故其为病，虽有别因，其源总属于心……气虚而阳弱者，必体倦自汗。（《杂病源流犀烛》）

（3）心血虚不得卧之症，心烦躁乱，夜卧惊起，口燥舌干，五心烦热。（《症因脉治》）

（4）肺为脏腑之华盖，……只受得本然之正气，受不得外来之客气，客气干之则呛而咳矣；亦只受得脏腑之清气，受不得脏腑之病气，病气干之，亦呛而咳矣。……诸气上逆于肺，则呛而咳，是咳嗽不止于肺，而亦不离于肺也。（《医学三字经·咳嗽》）

（5）肺痈者，失因感受风寒，未经发越，停留肺中。

肺病者，出于上焦，寒热停于肺腑，咳嗽胸膈内痛，致使肺烂成痈。（《杂病广要·肺痈》）

（6）肺痈由五脏蕴祟之火，与胃中停蓄之热，上乘乎肺，肺受熏灼，血为之凝，痰为之裹，遂成小痈，日渐长大，则肺日胀而胁骨日昂，乃至咳声频并，痰浊如胶，憎寒发热，日晡尤甚。面红鼻燥，胸中甲错。（《医碥》）

（7）脾称湿土，土湿则滋生万物，脾润则长养脏腑；胃土以燥纳物，脾土以湿化气。脾气不布，则胃燥而不能食，食少而不能化。譬如釜中无水，不能熟物也。故病隔食，大便难，口燥唇焦，不能生血，血虚火旺，发热盗汗。若湿气太甚，则谷亦不化。痰饮泄泻，肿胀，腹痛之证作焉。湿气挟热，则发黄发痢，腹痛壮热，手足不仁，小水赤涩。脾积名曰痞气，在心下如盘。脾病则当脐有动气，居于中州，主灌四旁，外合肌肉，则手足蒸热汗出，或肌肉不仁，其体阴而用阳，不得命门之火以生土，则土寒而不化。食少虚羸，土虚不运，不能升达津液，以奉心化血，渗灌诸经。经云：脾统血，血之运行上下，全赖于脾。脾阳虚则不能统血，脾阴虚又不能滋生血脉，血虚津少，则肺不得润养，是为土不生金。（《血证论·脏腑病机论》）

（8）脾不和则食不化，胃不和则不思食，脾胃不和则不思而且不化，或吐，或泻，或胀满，或吞酸，或嗳气，或恶心。

胃既病则脾无所受，脾为死阴不主时也，故亦从而病焉。形体劳役则脾病，脾病则怠惰嗜卧，四肢不收，大便溏泻。脾既病，则胃不能独行津液，故亦从而病焉。（《杂病广要》）

（9）脾受水谷之精，化为气血，养于脏腑，充于肌肤，若其气本荣，则不能与胃行其津液，周养身形，致体重懒惰，四肢不举，腹胁虚胀，胁满咽干，不能嗜食，纵食欲呕，水谷不化，泄利肠鸣，则是脾气不足之候也。（《太平圣惠方·治脾气不足诸方》）

（10）胃虚少纳，土不生金，音低气馁，当与清补。……纳食主胃，运化主脾，脾宜升则健，胃宜降则和。太阴湿土得阳始运，阳明阳土得阴自安。以脾喜刚燥，胃喜柔润也……所谓胃宜降则和，……以甘凉濡润以养胃阴。（《临证指南医案·脾胃》）

（11）设木郁为火，则血不和，火发为怒，则血横决，吐血、错经、血痛诸证作焉。怒太甚则狂，火太甚则颊肿、面青、目赤、头痛。木火克土，则口燥泄利，饥不能食，回食逆满，皆系木郁为火之见证也。若木挟水邪上攻，又为子借母势，肆虐脾经，痰饮、泄泻、呕吐、头痛之病又作矣。木之性主于疏泄，食气入胃，全赖肝木之气以疏泄之，而水谷乃化。设肝之清阳不升，则不能疏泄水谷，渗泄中满之证在所不免。肝之清阳，即魂气也，故又主藏魂。血不养肝，火扰其魂，则梦遗不寐。肝又主筋，痿疾囊缩，皆属肝病。分部于季胁少腹之间，凡季胁少腹疝痛，皆责于肝。其经名为厥阴，谓阴之尽也。阴极则变阳，故病至此。厥深热亦深，厥微热亦微。血分不和，尤多寒热并见，与少阳相表里，故肝病及胆亦能吐酸呕苦，耳聋目眩。于位居左，多病左胁痛。又左胁有动气，肝之主病，大略如此。（《血证论·脏腑病机论》）

（12）肝气郁结是作用不及，疏泄无能，故其性消沉……肝气郁结也能影响中焦，出现痞满等脾胃症状，则系木不疏土。……肝脏机能亢进，出现热性及冲逆现象的概称"肝火"。引起肝火的原因为肝脏蕴热，或由肝火转化，所谓"气有余便是火"，故有时称作

"气火偏旺"。由于火性炎上，其证状以头痛昏胀。面热面红，口苦，目赤，耳鸣等最为常见。冲逆无制，并能影响其他内脏，出现更多的病证。（《谦斋医学讲稿·论肝病》）

（13）肝虚十证，胸胁痛，属肝血虚；转筋，属血虚；目光短，属肝血虚及肾水真阴不足；目昏，属肝血虚；有热，兼肾水真阴不足，……亡血过多，角弓反张，属肝血虚；……目黑眩晕，属血虚。（《本草经疏·卷二》）

（14）若水虚则火不归原，喘促虚痨，诸证并作，咽痛声哑，心肾不交，遗精失血，肿满咳逆，痰喘盗汗。如阳气不足者，则水泛为痰，凌心冲肺，发为水肿，腹痛奔豚，下利厥冷，亡阳大汗，元气暴脱。肾又为先天，主藏精气，女子主天癸，男子主精。水足则精血多，水虚则精血竭。于体主骨，骨痿故属于肾。肾病者，脐下有动气。肾水上交于心，则水火既济，不交则火愈亢。位在肾，主腰痛，开窍于耳，故虚则耳聋。瞳人属肾，虚则神水散缩，或发内障。虚阳上泛，为咽痛颊赤。阴虚不能化水，则小便不利。阳虚不能化水，则小便亦不利也。肾之病机，有如此者。（《血证论·脏腑病机论》）

（15）五软者，谓头项软、手软、足软、口软、肌肉软是也。……此五者，皆因禀受不足，气血不充，故骨脉不强，筋肉痿弱。……先以补肾地黄丸，补其先天精气，再以扶元散，补其后天羸弱。（《医宗金鉴》）

（16）精道滑而常梦、常遗者，此必始于欲念，成于不谨，积渐日深，以致肾气不固而然。……先天素禀不足，元阳不固，每多遗滑者，当以命门元气为主。（《景岳全书·杂证谟》）

（17）频数无度似淋，而茎中不痛……证由肾虚有火，火动欲出，水不得藏……亦有下元虚冷，肾不摄水者。

不知而出为遗，知而不能忍为不禁，比小便数为甚……多由肺肾虚寒，气不能摄……大抵上虚补气，下虚固脱。（《医碥》）

（18）夫肾虚为病，不能纳诸气以归元，故气逆而上……肺出气也，肾纳气也，肺为气之主，肾为气之藏。凡咳嗽暴重，动引百骸，自觉气从脐下逆奔而上，此肾虚不能收气也。（《东医宝鉴》）

（19）虚损之由……无论阴阳，凡病至极，皆所必至，总由真阴之败耳。然真阴所居，惟肾为主，……所以肾为五脏之本。故肾水亏，则肝失所滋而燥生；肾水亏，则水不归原而脾痰起；肾水亏，则心肾不交而神色败；肾水亏，则盗伤肺气而喘咳频；肾水亏，则孤阳无主而虚火炽。

阴虚者多热，以水不济火，而阴虚生热也。（《景岳全书·杂证谟》）

（20）阳黄之作，湿从火化，淤热在里，胆热液泄，与胃之浊气共并，上不得越，下不得泄，熏蒸遏郁，侵于肺则身目俱黄；热流膀胱；溺色为之变赤，黄如橘子色。……阴黄之作，湿从寒水……胆液为湿所限……溢于皮肤色如熏黄。（《临证指南医案·疸》）

（21）胃……寒则腹中痛，不能食冷物。

致病之由，多因纵恣口腹，喜好辛酸，恣饮热酒煎炸，复餐寒冷生冷，朝伤暮损，日积水深……故胃脘疼痛。（《医学正传》）

（22）血从齿缝牙龈中出者为齿衄。此手足阳明二经及足少阴肾家之病。盖手阳明入下齿中，足阳明入上齿中，又肾主骨；齿者骨之所终也。此虽为齿病，然血出于经，则推阳明为最。（《景岳全书·血证》）

（23）胃虚少纳，土不生金，音低气馁，当与清补，……纳食主胃，运化主脾，脾宜升则健，胃宜降则和。太阴湿土得阳则运、阳明燥土得阴自安。以脾喜刚燥，胃喜柔润也……所谓胃宜降则和……以甘凉濡润以养胃阴。（《临证指南医案·脾胃》）

（24）或因于热，盖火性急迫，逼其水谷下注，往往不及传化即出，勿因其完谷不化，误作虚寒。其脉洪数，小便赤涩，腹中痛刺，痛一阵，泻一阵，口燥渴，粪出辟辟有声，肛门热痛。热泻因由火性急迫，亦有热气壅滞不行，不但寒不能运也。所下多垢黏，色黄赤，胸中闷痛。（《医碥·泄泻》）

（25）大肠与肺为表里，……肺虚则大肠滑脱，此其要也，故有因久泻久痢，脾肾气陷而脱者，有因中气虚寒不能收摄而脱者。（《景岳全书·脱肛》）

（26）夫膀胱者，贮诸脏之津液。若实则生热，热则膀胱急，口舌燥，咽嗌痛，小便不通，尿黄赤色，举体沉重，四肢气满。（《杂病广要》引圣惠方）

（27）夫妇人月水不断者，由损伤经血，冲脉任脉虚损故也。冲任之脉为经脉之海。手太阳小肠之经也，手少阴心之经也，此二经为表里，主下为月水。若劳伤经脉，冲任之气虚损，故不能约制经血，令月水不断也。凡月水不止，而合阴阳，则冷气上入子脏，令人身体面目萎黄，亦令绝子不产也。（《普济方·妇人诸疾门》）

（28）经不通，……或因七情伤心，心气停结，故血闭而不行，宜调心气，通心经，使血生而经自行矣。（《济阴纲目》）

（29）妇人脾肾久虚，或形羸气血俱衰，而致经水断绝不行。或病中消胃热，善食消瘦，津液不生。夫经者血脉津液所化，津液即绝，为热所灼，肌肉消瘦，时见渴燥，血海枯竭，病名曰血枯经绝。（《兰室秘藏》）

（30）妇人经行之后，淋沥不止，名曰经漏。经血忽然大下不止，名目经崩。若其色紫黑成块，腹胁胀作痛者，属热瘀。若日久不止，及去血过多而无块痛者，多系损伤冲任二经所致。更有忧思伤脾，脾虚不能摄血者；有中气下陷，不能固血者；有暴怒伤肝，肝不藏而血妄行者。（《医宗金鉴·妇科心法要诀》）

**7. 外感热病病机**

（1）太阳受病，当一二日发，故有即发热者，或有至二日发者。盖寒邪凝敛，热不遽发，非若风邪易于发热耳。当即发热之迟速，则其人所禀阳气之多寡，所伤寒邪之浅深，因可知矣。（《伤寒来苏集》）

（2）目者，肝之窍也，胆附于肝，今少阳胆病，故目眩。口苦者，胆之汁也，热泄胆汁，故口苦。凡目眩，口苦者，即是少阳半表半里证。

人身外阳内阴，足少阳胆经，正阴阳交界之所，邪传至此，阴阳相争，故寒热往来。（《医学心悟·少阳经证》）

（3）夫太阴有传经之邪，有直中之邪，有误下内陷之邪，不可不辨也。（《医学心悟·太阴经证》）

（4）温邪上受，首先犯肺，逆传心包。肺主气属卫，心主血属营。辨营卫气血虽与伤寒同，若论治法则与伤寒大异也……大凡看法，卫之后方言气，营之后方言血。在卫汗之可也，到气方可清气，入营犹可透营转气……入血犹恐动血耗血，直须凉血散血。

盖伤寒之邪，留连在表，然后化热入里，温热则热变最速，未传心包，邪尚在肺，肺主气，其合皮毛，故云在表。（《外感温热篇》）

（5）面目俱赤，语声重浊。呼吸俱粗，大便闭，小便涩，舌苔老黄，甚则黑有芒刺，但恶热，不恶寒，日晡益甚者，传至中焦，阳明温病也。脉浮洪躁甚者，白虎汤主之；脉沉数有力，甚则脉体反小而实者，大承气汤主之。

阳明温病，纯利稀水无粪者，谓之热结旁流，调胃承气汤主之。（《温病条辨·中焦篇》）

#### 8. 三焦病机

（1）头痛恶寒，身重疼痛，舌白不渴，脉弦细而濡，面色淡黄，胸闷不饥，午后身热，状若阴虚，病难速已，名曰湿温。（《温病条辨·上焦篇》）

（2）秽浊者，即俗称为龌龊也。是证多发于夏秋之季，良由天暑下逼，地湿上蒸，暑湿交蒸，更兼秽浊之气，交混于内，人受之，由口鼻而入，直犯膜原。初起头痛而胀，胸脘痞闷，肤热有汗，频欲恶心，右脉滞钝者是也。然有暑、湿之分，不可以不察也。如偏于暑者，舌苔黄色，口渴心烦，为暑秽也。偏于湿者，苔白而腻，口不作渴，为湿秽也。（《时病论·秽浊》）

## （二）现代研究

#### 1. 关于病机学说层次结构的研究

所谓病机的层次和结构，是指机体的病理变化在整体，或局部，或具体病证中的位置和次序，及其在病机理论体系中的组成和内涵。要掌握中医病机学说对疾病机理发展变化的客观规律的理解和认识，刘燕池教授认为可从如下三个层次，即基本病机、系统分类病机及症状发生机理去归纳整理，从而形成完整的中医病机学说理论的构架。并对各层次病机理论的结构、组成进行了阐述。

（1）**基本病机的层次与结构** 所谓基本病机，即基本病理反应过程，是指某些具有共性的病理发展过程。我们知道临床病证虽然繁多。其病理表现亦千差万别，但当我们对众多疾病的发生发展过程进行剖析后，即会发现许多不同的病证都有着某些共同的病理过程。病变机体对于各种不同的致病因素、发生反应，都是以脏腑经络的阴阳气血功能失调为病理基础。邪正盛衰、阴阳失调、气血失调及津液代谢失常，成为机体对致病因素发生反应的基本病理过程，是疾病发生、发展和变化的根本，组成了病机的第一层次结构。其中邪正盛衰，是指疾病过程中机体的抗病能力与致病邪气之间由于相互斗争所发生的消长盛衰变化。"邪气盛则实，精气夺则虚"（《素问·通评虚实论》），则不但直接关系着虚实两种病理状态的形成，影响着临床病证的虚实变化，而且正胜则邪退、邪胜则正衰亦直接决定着疾病的进退和转归。阴阳失调，是指机体在疾病的发生发展过程中由于各种致病因素对机体的作用导致人体阴阳的消长失去相对的平衡，从而出现阴不制阳、阳不制阴、阴阳互损、阴阳格拒、阴阳亡失等病理变化过程，同时又是脏腑经络气血等相互关系失去协调，以及表里出入、上下升降等气机运动失常的病理概括。气血失调，是指气血虚损、气或血功能失调以及气和血互根互用的功能失常而言。气的功能失调表现为气虚、气机失常（包括气滞、气逆、气陷、气闭和气脱）等方面；血的功能失调表现为血虚、血瘀、血热等方面；气血互根互用的功能失常则表现为气滞血瘀、气不摄血、气随血脱、气血两虚，以及气血不荣经脉等几方面。津液代谢失常，主要是指津液的生成和排泄失于平衡，或津液的气化和输布失常，从而导致体内津液生成不足，或耗散、排泄过多，以致津液在体内环流缓慢，形成水液的滞留、停积、泛滥等病理变化而言。同时津液代谢失常，亦包括津液与气血的功能失调等病机在内，例如津停则气阻、气随液脱、津枯则血燥和津亏则血瘀等。

（2）**系统分类病机的层次与结构** 所谓系统分类病机，主要是指某些侧重于机体脏腑经络组织等不同方面的病理反应过程，这些病机学说与基本病机相比，应属于病机的第二层次结构。它主要包括外感病机、内伤病机、经络病机、疮疡病机，以及肿瘤病机等几方面。所谓外感病的病机，主要包括伤寒六经病机、温热卫气营血病机及湿热三焦病机在内，主要是阐释外感病邪（即风寒、温热与湿热等病邪）侵袭人体以后，所引起的疾病发生发展的一般规律。内伤病机，则主要包括"内生五邪"病机和脏腑病机在内。"内生五邪"病机，是指由于气血津液和脏腑的生理功能异常，所产生的类似外感"六淫"致病的某些病理反应，由于病起于内，故分别称之为"内风""内寒""内湿""内燥""内火"等，统称为"内生五邪"。所谓脏腑病机，则是指脏腑的生理功能失调的内在机理，主要表现于两方面：一是指脏腑功能的太过或不及，以及各功能间相互关系的失调；二是指脏腑本身的阴阳气血的失调和脏腑病机的相互影响等方面。所谓经络病机，主要是指致病因素（包括外感性和内伤性致病因素）直接或间接作用于经络系统而引起的经络气血病理变化，主要包括经络气血的偏盛偏衰、经络气血的运行逆乱、经络气血的运行阻滞、经络气血的衰竭等几方面。所谓疮疡病机，是指由于邪毒（包括风、寒、湿、痰、火等）的侵袭，与机体血热、气郁等因素共同作用，以致邪毒搏于血脉，营气不行，逆于肉理，卫气归而不得复返，毒热壅滞血脉，从而使局部组织发生肿胀疼痛，以及肉腐化脓等病理过程。所谓肿瘤病机，则是一种特殊的病理过程。中医学认为，肿瘤的发生主要是由于气滞、血瘀、痰浊或邪毒等，留结于经脉、肌腠或脏腑组织之中，因而导致局部组织突然增生所致。

（3）症状发生机理的层次与结构　这是对疾病症状发生机理的研究，属于中医病机学说的第三个层次。症状发生的机理可以分为两个方面：一是指全身性病理反应的产生机理，如阴阳失调基本病机所产生的发热、恶寒、厥逆等；气血失调基本病机所产生的痛痒、麻木、肿胀、昏厥等；津液代谢失常所产生的水肿、痰饮等（痰饮属于病证范畴，但亦多由水液代谢失常所致，反映了水积为饮，饮凝成痰的病理过程）；二是指分类病机如脏腑病机、经络病机等所产生的常见症状的发生机理。如六经病机三阴三阳症状产生的机理、卫气营血及三焦病证的产生机理、"内生五邪"病机所见不同症状的产生机理，以及脏腑病机常见症状的发生机制等，皆属于此范畴。

**2. 关于阴阳失调病机的理论研究**

（1）关于阳盛病机的概念与阳盛则热的病理反映　候灿认为，八纲中的"阳"主要表现为机体这个或那个器官系统机能亢进或热量过剩的一种反应状态。热证的发病学原因可归之于热量过剩。热证的症状可以用热量过剩解释。而匡调元则认为，寒热标志着机体对致病动因的反应类型，热证时常见急性炎症，动脉充血与出血，体表血管扩张等。

阳是以热、动、燥为其特点。"阳胜则热"，是说阳盛病机易于出现化热、化火等病理变化，常表现为实性、热性病证。反映于临床，则阳盛可出现热象及燥、动之象，如壮热、烦渴，面红，目赤，尿赤，便干，苔黄，脉数等症。正如《素问·阴阳应象大论》所说："阳胜则身热，腠理闭，喘粗为之俯仰，汗不出而热，齿干以烦冤，腹满死"。《素问·脉要精微论》则说："阳气有余，为身热汗出。"《素问·逆调论》亦说："阴气少而阳气胜，故热而烦满也"。可见《素问·调经论》所说"阳盛则外热"，实际是指病邪客于体表，则卫外之阳气，充盛于肌表，并起而与邪气抗争，从而引发表现于外的发热症状。而且《素问·调经论》进一步阐释说："上焦不通利，则皮肤致密，腠理闭塞，玄府不通，卫气不得泄越，故外热。"所谓"卫气不得泄越"，即是指外邪犯肺，上焦肺气宣发不利，导致皮肤腠理闭塞，汗孔开合失司，汗液不能正常排出，卫阳不能正常发泄，郁盛于体表，产热过剩，散热不足，则阳热之邪不得随汗而解，因而导致体温的升高。

"阳胜则阴病"，是指阳热亢盛过久，对阴气制约太过而伤阴，阴虚则生津力弱，津液分泌减少，热盛日久势必耗伤阴液，使人体的阴津受到或轻或重的损耗的病理状态。临床病人在出现热象的同时，还会有口渴，小便少，大便干燥等阳盛伤阴，阴津不足症状。但其病变矛盾主要方面仍是阳盛，由于阳热亢盛导致人体津液大伤，阴精亏损，其病机发生转化，形成实热兼阴亏病证或虚热病证。

（2）关于阴盛的病机概念与阴盛则寒（包括外寒或内寒）的病理反映 候灿教授认为，八纲中的"阴"，主要表现为机体这个或那个器官系统机能减退或热量不足的一种反应状态。寒证的发病学原因与机体热量不足有关。因此，寒证的症状往往用热量不足可解释。而匡调元则进一步指出，寒证时一般生理机能和代谢率低下，常见于内脏器官呈慢性炎症过程，全身或局部贫血、缺血、瘀血及水肿等与寒相关。

阴是以寒、静、湿为其特点。"阴胜则寒"，是说阴盛病机易于导致脏腑组织机能抑制或障碍，温煦气化作用不足，常可出现阴寒内盛，血脉凝涩，以及痰湿、水液贮留等病变。反映于临床，则阴盛可出现寒象及湿、静之象，如畏寒，喜暖，肢冷，腹冷痛，泄泻，水肿，痰液清冷，舌淡，脉迟等症。正是由于阳气不足或为外寒郁遏所伤，卫阳不能发挥其温煦形体作用，所以阴偏盛常见形寒肢冷，蜷卧，面色㿠白；阴寒内盛，津液未伤，故口淡不渴；阴盛阳虚，气化障碍，不能正常温化水液，以致痰、涎、涕、尿等排出皆澄澈清冷；寒盛伤脾，或脾阳久虚，则运化失司而见大便稀溏；其舌苔脉象，则均属阳虚不化，寒湿内生之象。

应该注意的是《内经》把寒证分为外寒和内寒两类。外寒病机病证，是由于寒邪入侵肌表，卫阳被郁，阴盛于表所致。如《素问・调经论》所说："今寒气在外，则上焦不通，上焦不通，则寒气独留于外，故寒栗。"即是说寒邪侵袭于外，致使上焦之气不能通达于肌表，卫阳被郁，或不足，失其温煦之职，则寒气独留在肌表，所以发生恶寒战栗症状。关于内寒可产生于寒邪直中脏腑，亦可在机体阳气虚弱的情况下出现。正如《素问・调经论》所说："阴盛则内寒"，实际是指阴寒之邪直中于里，伤及阳气，阴盛阳虚，从而产生表现于内的寒证。故《调经论》又进一步阐释说："厥气上逆，寒气积于胸中而不泻，不泻则温气去，寒独留，则血凝泣，凝则脉不通，其脉盛大以涩，故中寒。"所谓"温气去，寒独留""血凝泣""脉不通"，即是指寒邪伤阳，阴寒内盛，积于胸腹，致使阳气温煦功能障碍或减迟，从而导致血脉凝滞不畅或不通的病证。故《素问・阴阳应象大论》说："阴胜则身寒汗出，身常清，数栗而寒，寒则厥，厥则腹满死。"

"阴胜则阳病"，是指以阴寒内盛的实寒为主，久而不去损伤阳气，伴见机体生理功能减退，阳热不足的病理状态。对外寒证来说，虽然其病机主流还是阴偏盛为阴盛实寒病证，但病机已出现转化，临床常可伴见阳虚征象，出现面色㿠白，畏寒肢冷，溲清便溏等症状。

（3）关于阳虚病机概念的确立 病证的虚实主要取决于原来机体的强弱盛衰状况、抗病能力以及在致病因子作用下生理机能之亢进或减退。虚证一般见于衰老或久病的个体，抗病能力低下、生理功能减退，现代实验研究认为可见内脏器官、主质细胞和多种内分泌腺的变性或萎缩、慢性炎症、纤维化或硬化。中医学认为人体阳气虚衰之时，则可突出地表现为温煦、气化、推动和兴奋功能的减退。阳虚则寒，是由于阳气虚衰不足，温煦作用减弱，气化功能减退，产热减少，因而导致人体热量不足。难以温煦全身而出现寒象，故病者畏寒喜暖，全身清冷，并以四肢逆冷最为明显。由于阳气虚衰，推动作用不足，脏腑、经络等组织器官生理活动亦因之而减退，血液和津液的运行无力而迟缓。加之温煦作用不足，气化作用减弱，因而虚寒内生，则更易使血液凝滞，脉络踡缩，脉搏跳动微弱或沉迟而无力。或津液停聚不能气化而成水湿痰饮。由于阳气虚损，兴奋作用减弱，则可见精神不振，喜静萎靡之象。这即是阳虚则寒的主要机理。古代医家总结为"阳虚则寒"（《素问・疟论》）；"阳虚则外寒"（《素问・调经论》）；"寒从中生者，何也？……阳气少，阴气多，故身寒如从水中出"（《素问・逆调论》）；"阳气衰，不能渗营其经络，阳气日损，阴气独在，故手足为之寒也。"《素问・厥论》；"阳虚者，火虚也，为神气不足，为眼黑头眩，或多寒而畏寒。"（《景岳全书・传忠录》）等。

① 关于"阳虚则外寒"的病理表现，可从两方面来理解，一是如《素问·调经论》所说："阳受气于上焦，以温皮肤分肉之间，今寒气在外，则上焦不通，上焦不通，则寒气独留于外，故寒栗。"此是指寒邪袭表，肌表营卫失和，肌表局部阳虚阴盛，从而产生恶寒、战栗症状，对于全身来说，则并无阳虚阴盛之虚寒性病变。二是指全身性的阳气虚衰，出现其阳虚外寒的病理表现，可见到畏寒喜暖，形寒肢冷，面色㿠白，舌淡脉迟等寒象，亦应见到踡卧神疲，小便清长，下利清谷等虚象。以及由于阳虚气化无力，阳不化阴，津液代谢障碍或减退，从而导致水湿留滞，发作为水肿病变。例如临床常见的脾肾阳虚水肿，在其病变发展过程中，常可同时并见形寒肢冷，腰膝酸冷，便溏清冷等症，即是因为阳虚而致阴相对偏盛的虚寒性病理表现。这就说明，阳虚则寒与阴盛则寒不仅在病机上有所区别，而且在临床表现上亦有所不同。一般来讲，阴盛则寒则是以寒为主，虚象不甚明显；阳虚则寒是虚而有寒，以虚为主，应是一派虚寒之象。

② 关于阳虚和气虚的关系，就中医病机学来讲，阳虚病机与气虚病机的关系非常密切，气无形而恒于动，就其性状而言属于阳，且温煦、推动与兴奋等都是气的功能，故阳虚之出现，其根本即在于气虚和气化作用的减弱。所以中医学把具有温煦、推动与兴奋等属于阳性的气，称之为"阳气"。气盛则阳亢，气衰则阳虚，气有余便是火，故《素问·刺志论》说："气实者，热也；气虚者，寒也。"临床所见，气虚病证，肌肤失于温煦之用，常可见形寒怕冷症状，即是此理。但是，气的功能是多方面的，除了属于阳的功能之外，还有属于阴的功能，如气能生津，促进了滋润作用；气能生血，促进了营养作用，这些作用都不属阳。因此，可以认为，阳虚必定以气虚为基础，而气虚则并不一定必然会发展成阳虚，其病理表现亦非必有虚寒之象。

③ 关于脾、肾阳气虚衰的病理表现，从临床来看阳气不足，一般以脾肾阳虚为主，其中尤以肾阳虚衰（命门之火不足）最为重要，这是由于肾阳为诸阳之本的缘故。故《医学从众录·卷一》说："阳虚有二"，"所谓阳虚有二者，有胃中之阳（实指脾阳，下同），后天所生者也；有肾中之阳，先天所基者也。胃中之阳喜升浮，虚则反陷于下，再行敛降，则生气遏抑不伸。肾中之阳贵凝降，瘀则浮于上，若行升发，则真气消亡立至。"脾主后天，肾主先天，因此脾、肾阳气虚衰是导致全身性阳气不足的主要因素，进一步分析脾、肾阳虚病理表现具有重要的理论和实践意义。一般来说，其病理表现除具有阳虚失于温煦之虚寒征象外，多伴见本脏腑生理功能减退或衰弱之表现。如脾阳虚衰，多由脾气虚损发展而成，亦有少数因肾阳不足，命门火衰，不能温煦脾阳所致。脾阳虚的病理表现主要有两方面，一是表现为机体失于阳气温煦之形寒肢冷虚寒症状，一则是脾阳虚损，健运失职之功能低下反映。脾失健运则水谷不化，吸收力弱则胃纳受碍，则可见腹胀纳呆、纳少；运化水湿乏力，水湿不化，流于肠中，则大便溏薄（其质比脾气虚更为清稀）；水湿不化，泛溢于肌肤，则发作周身浮肿；水湿趋下，致使妇女带脉不固，则可见白带量多而质稀。脾虚不运，则肌肉失养，则可见四肢无力或沉重而不举。肾阳虚衰，则多由年老肾亏，或先天不足，或房劳过度，或素体阳虚，或久病损伤阳气等所致。肾阳虚衰病理表现，首先以一身阳气虚损，即全身机能低下为特征。故《笔花医镜·肾部》指出："命门火衰者，虚象百出。"由于肾阳为一身阳气之根本，为"生命之火"，故肾阳虚常表现为全身性阳气衰弱之虚寒征象。且由于阳虚无以温煦，筋脉、腰府失于温养，则常见腰膝酸软冷痛；肾居下焦，阳气不足，不能温养下元，故两下肢冷尤甚；阳虚气弱，无以上养头目，鼓舞精神，故头目眩晕，面色㿠白，舌淡脉弱，精神萎靡。正如其次，则多表现为生殖、主水及司二便等功能的减退或低下。肾阳虚衰，生殖机能减退，则可见阳痿、滑精、早泄；肾主水，为全身津液代谢之关键，肾阳虚衰，蒸腾气化无力；水液不能化气而泛溢于肌腠，则可发为水肿，甚则渗入于腹腔而成腹

水胀满,若水气凌心射肺,则可发作心悸、咳喘。肾司二便,大便的形成与排泄,亦有赖于肾阳命火之温煦气化,肾阳一虚,温煦无力,封藏失职,则可见久泄不止、完谷不化或五更泄泻。故《笔花医镜·肾部》说:"肾之寒,肾之虚也。……其症为命门火衰,为不欲食,为鸡鸣泄泻",又云:"不欲饮食者,火力微也","鸡鸣泄泻者,肾虚也。"

(4)关于阴虚病机概念的确立　阴虚病机,中医学主要是根据临床阴虚阳亢虚热证的病理反映而确立。现代医家从实验研究的基础上认识阴虚病机时提出,对于阴虚与阳虚从交感神经和副交感神经的兴奋性不同来进行解释;而毛良等则认为阴虚与阳虚是疾病引起体内物质与能量代谢异常的不同表现。中医学认为人体阴气虚衰时,则可突出地表现为机体制约阳热的功能减退和滋润功能、宁静功能的减退,从而出现虚热、干燥和虚性兴奋等症。正如朱丹溪在《格致余论·养老论》中对阴虚发热病机的论述,说:"人身之阴难成易亏,六七十后阴不足以配阳,孤阳几欲飞越。"又说:"经曰阴虚发热。夫阳在外,为阴之卫;阴在内,为阳之守。精神外驰,嗜欲无节,阴气耗散,阳无所附,遂致浮散于肌表之间而恶热也。实非有热,当作阴虚治之,而用补养之法可也。"所谓阴虚则热,《灵枢·刺节真邪》说:"阴气不足则内热",即是指阴气不足,不能制约阳气,阳气相对亢盛,从而形成阴虚火旺和阴虚阳亢的病理表现。如见潮热,盗汗,五心烦热,颧红升火,咳血或消瘦等症,则是肺阴虚火旺之表现。若见眩晕耳鸣,或遗精,或性欲亢进,腰膝酸软,失眠多梦,舌红脉细数等症,则又是肾阴虚阳亢之病理表现。

古代医家总结为"阴虚而阳盛,阳盛则热矣。阴虚则内热"(《素问·疟论》);"人有四肢热,逢风寒如炙,如火者,何也?……是人者,阴气虚,阳气盛,四肢者,阳也,两阳相得,而阴气虚少,少水不能灭盛火……逢风而如炙如火者,是人当肉烁也。"(《素问·逆调论》)说:少水,指阴气衰少;肉烁,即肌肉消瘦,如火烁肌肉而干枯。"肾气有衰,阳气独胜,放手足为之热也。"(《素问·厥论》)此肾气有衰,即指肾阴不足而言:"阴虚者,水亏也,为亡血失血,为戴阳,为骨蒸劳热。"(《景岳全书·传忠录》)等。

①关于阴虚和津液、精血亏虚的关系,就中医病机学来讲,阴虚与津液或精血亏损密切相关。一般来说,阴偏衰则成形与滋润、濡养等功能均减退,故津液、血、精的产生皆不足。这是阴虚病机的重要组成内容,但津、血、精三者之不足,在阴虚的病机中亦有主次之分。津液有形而静,又是水类,故性状属阴;其功能亦以滋润和濡养为主,故作用亦属阴;而且津液是在阴气的作用下化生的,阴气盛则津多,阴气虚则津少,阴气竭则津枯,故称津液为阴液。津液不足则滋润功能减退,所以津液亏耗是阴虚的最主要病机之一。血也是在阴气作用下成形的,血有营养和滋润作用,血虚时,营养和滋润作用都减退,可出现阴虚的某些表现,但血虚并不都表现为阴虚。精为有形之物,也是在阴气的成形功能作用下,由气聚而成。精藏于肾,化生肾气,肾气经三焦而流行全身,肾气中含有肾阴和肾阳。肾阴充沛,则机体各种阴的功能都会得到促进,肾阴亏虚,则机体各种阴的功能都会减退。肾阴虚源于肾精不足,可见肾精不足与阴虚密切相关。但是,同样道理,阴虚虽然源于精亏,但精亏则并不都表现为阴虚。

②关于肺、肝、肾阴虚的病理表现:阴虚病变,五脏皆可发生,但一般以肺、肝、肾之阴虚为主,其他脏腑之阴虚,久延不愈,最终亦多累及肺肾或肝肾,故临床上以肺肾阴虚或肝肾阴虚为多见。由于肾阴为诸脏阴气之本,所以,肾阴不足在阴虚病机中又占有极其重要的地位。故《医学从众录·卷一》说:"阴虚有三","所谓阴虚有三者,如肺胃之阴,则津液也;心脾之阴,则血脉也;肝肾之阴,则真精也。"《沈氏尊生书·杂病源流·脏腑门》说:"阴虚者,肾中真阴虚也,真阴即肾水也。"

肺阴虚亏,多由内伤咳嗽,久咳不愈而伤及肺阴,或外感热病,邪热煎灼津液,全身性阴液亏损而影响及肺等所致。肺阴虚亏，则肺失阴津之滋润，必致干咳，或咳嗽少痰，或痰黏难咯。故《理虚元鉴·干咳嗽论》说："干咳者，有声无痰，病因精血不足，水不济火，火气炎上，真阴燔灼，肺脏掺涩而咳也。"另一方面则阴液损耗；阴精亏虚，不能濡养肌体；则形体消瘦；阴液不足，阴虚阳亢则内热丛生，虚热内扰则全身低烧，五心烦热，午后潮热；虚火上炎则颧红；热扰营阴则发为盗汗；若内热灼伤肺络，则痰中带血，甚则咳血；若咽喉失其阴津濡润，虚热内蒸，则可致声音嘶哑，甚则失音。舌红少津，脉细数，皆为阴虚内热之征。

肝阴虚亏，多为肝血虚的严重阶段，一般来说，形成肝阴虚的原因有两个方面，亦可分为急性和慢性两种，其急性发病，多由外感温热病邪，长期高烧而煎耗阴液，致使肝阴虚亏；其慢性发病，则多由情志不遂，气郁化火，耗伤肝血，并进一步耗伤肝阴，而致肝阴虚亏；或湿热侵犯肝经，久则耗伤肝阴，而成肝阴虚亏病变。肝阴不足的病理表现，除一般性阴虚内热反映外，则多与其"开窍""所主"及肝经循行部位密切相关。肝阴虚亏不能上濡头目，则可见头晕耳鸣，两目干涩；肝阴不足，络脉失养，虚火内灼，则胁肋灼痛；肝阴不足，无以濡养筋脉，虚风内动，则见手足蠕动；阴虚内热，虚火内蒸，内扰营阴，津液进一步耗损，则可见低烧，潮热，五心烦热，颧红，盗汗，口咽干燥，舌红少津等阴虚内热、阴虚火旺表现。

肾所藏之阴精，为人生之真阴、元阴，乃生命活动之基础物质。故肾之阴精亏虚，为脏腑阴虚病变中之最严重者。肾阴为脏腑诸阴之本，肾阴不足，则会影响及周身，导致全身性阴液亏损，引发它脏阴亏病变丛生。此外，由于阴虚必然导致阳亢、变生阴虚阳亢或虚热内生反映。而虚阳亢扰反过来又会耗阴，致使阴更亏而阳越亢，形成恶性循环，导致病情严重恶化。肾之阴精不足，无以充养腰膝，故见形体消瘦而腰膝酸软或酸痛；阴虚不能敛阳，津随阳泄，则可见盗汗；阴虚内热，则见潮热，五心烦热，咽于颧红，舌红少苔；阴虚阳亢，虚火上扰，则可见眩晕耳鸣，失眠多梦；阴虚阳亢，命火相火妄动，则男子阳强易举；精关不固，封藏失职，则可见遗精、早泄；肾阴虚亏，冲任虚损，天癸暗竭，则可见经闭；肾阴虚亏，冲任不固，则可见妇女崩漏等病证。《医碥·虚损痨瘵》亦说："五脏之伤，肾为最重，肾虚则骨蒸潮热，或午后或子后潮热，自汗盗汗，形体消瘦，口干咽燥，声嘶音哑，消渴淋浊，遗精失血，易生嗔怒，干咳痰嗽，不眠烦躁，恍惚怔忡，皆水虚火炎所致。"

### 3. 关于病机与证候的研究

证候，简称证。它是中医学对疾病发展的不同阶段，概括病机变化的一个特有名词，也是临床认识疾病和分析疾病，从而决定治疗方法的前提和根据。临床上，要辨别出不同证候，一定要能准确地分析病机和掌握病机的变化规律。

（1）病机与证候的关系　证候，是机体在疾病发展过程中某一阶段病机变化的特征，反映出这一阶段的病变本质。它标志着这一阶段病变的部位，病因的变化、病情的性质，以及正邪斗争的情况和疾病发展的趋势等。概言之，证候也就是疾病在发展不同阶段病机变化的综合征象。因此，临床通过疾病所反映的不同证候，可以分析本病内在病机的变化情况。证候是内在病机反映于外的征象，也正是临床据以分析内在病机的依据，而病机是外在证候的内在本质。

除此，我们还应掌握证候和一般所说的症状两者概念的不同。症状，简称"症"。它虽然也是内在病机变化反映于外的征象，但它和"证"具有不同的含义。从文字上说，"证"和"症"，是可以通用的，所以历代医家对此并不加严格区分。近几十年来，为了能阐明证候和症状的关系及二者的不同含义，因而将其区分开来。症状，是病变反映于体表的个别体征。临床上就是将这些个别体征的内在病机联系起来分析，就成为一个证候。例如恶寒、发热、咳嗽、鼻塞、流涕等，都是症状，根据这些症状的内在病机，综合起来就成为证候——外感表寒证。临床的辨证，就是根据患者反映出来的一些症状，通过内在病机的分析，综合而推论出一个证候。由此可见，证和症是两个不同的概念，但症状又是组成证候的要素。前者是不同阶段的病机变化的概括，反映出这一阶段的病变本质，而后者仅是不同阶段病机变化反映于外的各个体征。

（2）影响病机与病证的因素　证候，是病机变化的阶段性概括，而病机的变化虽有一定的规律可循，但又受着各种因素的影响，所以临床的证候也是千变万化的。正如《灵枢·五变》说："余闻百病之始期也，必生于风雨寒暑，循毫毛而入腠理，或复还，或留止，或为风肿汗出，或为消瘅，或为寒热，或为留痹，或为积聚。奇邪淫溢，不可胜数"。又说："夫同时得病，或病此，或病彼"。这是以外感病为例，指出人体受邪后所出现的不同病机变化及其所表现的不同证候，是受着很多因素影响的。主要有以下几个方面：

一是个体差异：个体体质的差异，影响病机的变化和证候的形成，起着决定性的作用。《灵枢·五变》篇说："肉不坚，腠理疏，则善病风"，又说："五脏皆柔弱者，善病消瘅"，又"小骨弱肉者，善病寒热"，又"粗理而肉不坚者，善病痹"。指出了人体体质的个体差异，对各种邪气的易感性不同，所以对各种证候的形成也有其易感性。体质的差异，对同一邪气受病，其病变的发展过程，也有明显的不同。例如同样感受寒邪发病，由于患者体质的阳盛或阴盛，其发病及其变化就不同；素质阴盛者，则多从阴化寒，素质阳盛者，则多从阳化热。这里所说的"从化"，就是随从体质的不同而变化，这是临床极为常见的现象。

二是病邪性质及受邪的轻重：病邪的性质不同，人体感受后的病机变化也不尽相同，因而表现出的病证也不一样。例如感受风邪，则多表现出多汗、恶风的中风证，这是因为风为阳邪，其性开泄的缘故。又如感受暑热之邪，则多表现身热、汗出、烦渴、乏力，甚则晕厥的中暑证，这是由于暑为阳邪，其性炎热升散，耗气伤津，气随津泄，扰动心神之故，如《素问·举痛论》说："炅则腠理开，荣卫通，汗大泄，故气泄矣"。又《素问·六元正纪大论》："炎火行，大暑至，……故民病少气，……甚则瞀闷懊恼，善暴死"。

受邪的轻重与病证的轻重一般是成正比，也就是邪轻则病轻，邪重则病重，如《灵枢·邪气脏腑病形》篇说："虚邪之中身也，洒淅动形，正邪之中人也微"。"正邪"，这里指因体虚抗邪能力衰减而致病的正常气候变化。

三是病邪所中部位：病邪所中的部位不同，对发生的病理机转及其表现出的证候也有着决定性的作用。如；《灵枢·刺节真邪》篇说："虚邪之中人也，……内搏于骨，则为骨痹；搏于筋，则为筋挛；搏于脉中，则为血闭；不适则为痛；搏于肉，与卫气相搏，阳胜者则为热，阴胜者则为寒"。又如《灵枢·五邪》篇说："邪在肺，则病肤痛，寒热，上气喘，汗出，咳动肩背"；"邪在肝，则两胁中痛，寒中，恶血在内，行善掣节，时脚肿，……"前者指出了邪中皮肤筋骨部位的不同，则出现的病证不同；后者则指出了邪中不同的脏腑，病脏不同，其发病的证候也不一样。由此，说明了邪中部位与病变、病证之间具有对应的关系。

**4. 关于病机转化中的"从化"**

（1）"从化"的概念　"从化"是指病邪的性质依从病人体质而发生的变化，这是很多疾病之所以有始同终异，或始异终同，或在病的中间出现相同证候的原因所在，并可以用同样的方药来进行治疗。这在外感热病中最为明显，内伤杂病中有时也有"从化"问题，如由寒转热，由热转寒，由燥化湿，由湿化燥等，也都是属于"从化"问题。

（2）发生"从化"的原因　外邪有风、热、暑、燥、湿、寒的不同，人的体质也有阴阳、虚实、寒热之异，阳虚外寒，阴虚内热，阳盛则热，阴盛则寒，这不但是病理现象的反应，即在正常的生理范围内有时也会显现出来。例如：冬天有人便穿得很多，有人便穿的很少，夏天有的人怕热，又有人就不怕热，这都不是病理现象，但已说明人的体质是有差异的。由于人的体质不同，因此，当外邪侵入，矛盾激化以后，这个体质起的作用就最容易显现出来。在很多疾病的发展变化中，是由它来支配着的，这就叫"从化"。

（3）产生"从化"的条件　　"从化"是矛盾和斗争的产物，因此，没有矛盾就不存在"从化"的问题。一般在阳盛之体感受了阴寒之邪，或者是阴盛之体感受了阳热之邪，在体质和病邪发生了根本矛盾的情况之下，"从化"的现象才更为突出。假使离开了这个条件，就不会出现明显的"从化"问题。例如：伤寒化热，是在病人体质阳热的基础上发生的，湿热化燥，是在病人体质阴虚血热的基础上产生的。湿热化寒，就是在病人体质阴寒的基础上产生的，温热夹湿的从燥化与从湿化等等，也都是与病人体质的燥湿有关的。

（4）有哪些不属"从化"的现象　　在温热病中，有按卫、气、营、血次第相传的，这就是根据温热病邪伤人的特点，先伤津而后及血，由浅及深，由卫到气，津伤及血，而后邪入营血。在湿热病中，也有一部分是沿上、中、下三焦相传的，自始至终都还是湿热，这说明在病人体质的阴阳寒热上，没有很大的偏差。因此，矛盾和斗争，就不是在这个方面的矛盾，在病邪传变时，也就是基本上不受体质所左右，故而也就不存在明显的"从化"问题。以上是我们对变化多端的外感热病及其产生变化的原因做了一点儿探讨，这是在前人经验基础上加以阐述。这个道理，在《医宗金鉴·伤寒心法要诀》中，开宗明义就提出这个问题，它把"从化"叫"从类化"，把体质叫"形藏"，把外邪叫作"气"。原句是："六经为病尽伤寒，气同病异岂期然，推其形藏原非一，因从类化更多端。明诸水火相胜义，化寒变热理何难？漫言变化千般状，不外阴阳表里间。"

临证诊治首先要辨证，掌握辨证的要领在于我们对病机分析的能力，然而疾病在演变当中由于各种因素的影响，使疾病的变化偏离其应循的规律，如按这个病变的一般规律治疗效果就差，这就是病机转化的结果。其中"从化"就是一个值得注意的问题，它也是引起同病异证的一个重要方面。

### 5. 脏腑病机的基本概念及形成

脏腑病机，是指疾病在其发生、发展和变化过程中，脏腑正常生理功能产生失调的内在机理。任何疾病的发生，无论是由外邪所引起，还是由内伤所导致，都势必造成病体脏腑生理功能活动的紊乱以及脏腑阴阳气血的失调。因此，根据脏腑的不同生理功能来分析和归纳其病理状态的发生发展规律，就成为中医病机学和临床辨证学的主要依据。

脏腑病机理论，首见于《素问·至真要大论》的病机十九条，其中如"诸风掉眩，皆属于肝；诸寒收引，皆属于肾；诸气膹郁，皆属于肺；诸湿肿满，皆属于脾，诸痛痒疮，皆属于心。诸厥固泄，皆属于下；诸痿喘呕，皆属于上"等论点，即是根据五脏之生理功能来归纳临床病证的七条脏腑病机，是为脏腑病机学说的基础。实际上其他十二条有关六淫之病机，如"诸病水液，澄彻清冷，皆属于寒"等，亦没有脱离脏腑病机之范畴，因为凡鼻流之清涕，或上吐之水液，或下泄之尿液、粪便等澄沏清冷者，亦多与肺、脾胃及肾有关。或是寒邪伤及肺卫，肺气失宣；或是寒邪伤及胃腑，阳不化阴，胃中寒甚，以致和降失职，清水小泛；或是脾肾阳虚，肾气失固，阳虚阴盛，因而尿液清长，粪便清稀，完谷不化。诸如此类，说明多与脏腑的功能失常有关。

张仲景著《金匮要略》，首篇《脏腑经络先后病脉证》即以脏腑病机论点作为总论，并将脏腑病机学说贯注于全书各病之专论中去，以在络、在经、入腑、入脏而分析其病变的发生发展规律，在其很多篇章中亦多以五脏之功能失常来分类和归纳临床病证，进行辨证论治，并阐发了《难经·七十七难》"见肝之病，则知肝当传之于脾，故先实其脾气，无令得受肝之邪"的著名论点，结合其临床实际，论述了脏腑虚实及其病证传变规律。

华佗著《中藏经》，载有《五脏六腑虚实寒热生死逆顺之法》，从辨证的角度来论述脏腑病机，分析其脏腑病证的发展与转归，对后世脏腑病机学说之研究亦有较大影响。钱乙著《小儿药证直诀》，则以五脏为纲总结儿科疾病的辨证方法。宋金时期的张元素，著有《脏腑标本寒热虚实用药式》，系统地归纳了药物的归经、补泻作用与脏腑喜恶之关系，从而使脏腑病机理论与临床证治有机地结合起来。李东垣著《脾胃论》，提出"脾胃为元气之本"，"脾胃之气既伤，而元气亦不能充，诸病之所由生也"的内伤病机论点，为后世五脏病机之探讨尤以脾肾为主兼及肝肺的一派学术观点打下了基础。陈自明著《妇人良方》，则以脏腑经络病机为纲来论述妇产科疾病之发病原理，从而继承和发展了《内经》的脏腑病机理论。

朱丹溪著《格致余论》，对心肝肾之病理生理进行了探讨，并提出了"阳常有余，阴常不足"之著名论点。所谓"阴不足"，即指肾所藏阴精易亏。所谓"阳有余"，则主要是指肝肾所寓之相火易于妄动而言，而相火之妄动实由心火易为物欲所动之结果。因此，丹溪认为肾精之易于亏损，心火之易于煽动，相火之易于妄动，实为机体发病之关键。

其他如薛己著《内科撮要》，以脾胃肾命病机为主来论述内科病证；赵献可之《医贯》，独重于肾水、命火病机之阐发；李中梓的《医宗必读》，倡先天后天根本论；张介宾著《景岳全书》对肾阳肾阴病机之卓越论述；绮石著《理虚元鉴》，对虚劳病机之阐发；王泰林之《西溪书屋夜话录》，对肝脏病机之专论等，无不对脏腑病机学说各有阐发，确能启迪后世对脏腑病机理论之研讨。

清代医家唐容川之《血证论》，著有《脏腑病机论》专篇，可谓脏腑病机学说之总结，不仅探讨了各脏腑病机与血证的关系，而且从各脏腑之主气、经脉、部位及特征等方面，论述各脏腑的常见病证及其病理变化；从而将五脏六腑的生理功能、生理特性，与其病证反映、病变机理联系起来进行研究，实践证明，这是中医病机学说整理提高的较好途径。

总之，古代医家所遗留下来的这些宝贵的病机资料，为我们系统整理中医病机学说的层次和结构，阐释其理论内容和规律，提供了丰富的素材和保证。

**6. 关于阴阳寒热病机的现代实验研究**

在疾病的变化中里、虚、寒属阴；表、实、热属阳。曾有人提出以阴阳为两纲，寒热、虚实、表里为六要。我们认为这个建议有可取之处。在中医基础理论中，阴阳作为思维方法及论理工具贯穿在各个方面。例如在生理上部位的划分上；背为阳、腹为阴，脏为阴、腑为阳等等。另一方面中医诊断学也将病变之症状、体征概括为阴阳两大类以指导临床诊疗。凡患者精神萎顿，语音低微，面色晦暗，目光无神，动作迟缓，身冷畏寒，近衣喜温，口中和，不渴，尿清白，便溏，苔白滑，脉沉迟无力等列为阴证；凡精神兴奋，甚或烦躁，谵语，语声粗壮，面赤，发热口渴，气粗，去衣喜凉，便结溲赤，苔黄燥，脉大有力等列为阳证。侯氏认为："'阴'，主要表现为机体脏腑器官系统机能减退或热量不足的一种反应状态，'阳'主要表现为机体脏腑器官系统机能亢进或热量过剩的一种反应状态。"我们认为如果能从实质上描述和说明寒热、虚实、表里之病理解剖学变化，也就等于描述和说明了阴阳两纲所代表的病变。"阴""阳"是基本病机中的总纲。

亡阴、亡阳是病情急剧变化的一种危险证候。徐灵胎提出过亡阴亡阳之鉴别要点："亡阴之汗，身畏热，手足温，肌热，汗亦热，而味咸，口渴喜凉饮，气粗，脉洪实，此其验也；亡阳之汗，身反恶寒，手足冷，肌凉汗冷，而味淡微黏，口不渴，而喜热饮，气微，脉浮数而空，此其验也。"据临床经验分析，一般亡阴多见于高热熏蒸，发汗过多，或呕吐过度，脱水、失血等体液代谢紊乱时；而亡阳则多见于休克等急性血液循环障碍时。有人认为由于细菌毒素所致之休克多于固紫阴性的细菌感染。除外伤或出血性休克外，其他休克患者，不论其原因如何，大多伴有潜在性的心、肺或肾的病变。近年来，又提出休克与微循环障碍、弥漫性血管内凝血机制有关。我们认为所以会出现亡阴、亡阳的病变机制，它与机体的体质及当时的反应状态有密切关系。亡阴亡阳到最后常导致共同的转归，即有效循环血量减少，重要脏器缺氧，代谢障碍及酸中毒。这些因素又能进一步促进小血管的麻痹、扩张、凝血，血压更降低，形成恶性循环而危及生命。在亡阴亡阳刚开始时，针对不同病机进行不同治疗是必要的，亡阴者益气生津，亡阳者回阳救逆；这一点又体现了中医辨证论治的优越性。

在中医基础理论中"寒"和"热"是中医鉴别疾病属性的两个纲领。《素问》称："阳胜则热，阴胜则寒""阳虚则外寒，阴虚则内热"。根据临床症状及体征，寒证之表现为：口不渴，喜热饮，手足逆冷，身寒，面色苍白，气冷息微，尿清长，大便溏，舌苔白滑，脉迟；热证之表现为：面色赤红，发热，气热息粗，手足躁扰，唇干裂或红肿，喜冷饮，口渴，尿短赤，便秘，舌苔糙而干黄，脉数或浮洪有力。侯氏认为："属于寒证的一系列症状体征的共同发病学原因可归于机体热量不足；热证可归之于机体热量过剩。徐氏等则认为：寒证大多数由于机体生理功能减退，或对有害动因的抵抗力降低的现象；而热证则大多数是机体功能较好，对有害动因的反应力旺盛的表现。"（《中医病理研究·寒、热之病理解剖学基础探讨》《中医病理研究·阴阳之病理解剖基础探讨》）

（1）寒证的研究　根据临床病理资料的分析，大多数临床表现为寒证的患者，在病理形态上常常可以见到以下几种病变：一是慢性炎症病变，特别是主要受累器官之病变呈慢性迁延状态。此时，血管充血已不十分明显，渗出的炎症细胞以淋巴细胞和大单核细胞为主，纤维结缔组织有不同程度的增生。由于慢性炎症的存在，病变器官的主质细胞的生理机能必然受到不同程度的损害，可显示为机能低下。如某些慢性肾炎，慢性气管炎、肺气肿，就属这种情况。黏膜慢性炎症时常伴有黏膜性分泌细胞活性机能亢进，分泌物以黏液为主，外观为白色，中医亦称为"寒"。如寒喘痰饮、气虚型慢性宫颈炎之带下，即属这种情况。二是血液循环障碍之病变可见贫血、缺血、瘀血及水肿。这些病变可以是全身性能，也可以是局部性的。这些病变可以带有相应的组织代谢率降低，机能不足出现寒象。如例七之营养不良性水肿与重度贫血，可能就是血虚生寒之病理基础。当体表皮肤或黏膜静脉血流郁滞时，可使局部体温降低，或呈青紫色，中医辨证称此为气血寒凝。冻疮是比较典型的例子。伤寒或温病当邪在"表"时所见的"啬啬恶寒"，则是由于皮肤小血管反射性痉挛缺血所致。全身性水肿，尤其是心、肝、肾代偿功能丧失时，亦能表现出一派寒象。关于水肿，中医要求鉴别阳水与阴水。阳水在上在外，发作较急，偏于热证实证，如急性肾炎之水肿；阴水在下在内，发作较缓，偏于寒证虚证，如慢性肾炎之水肿。

（2）热证的研究　热证时在病理形态上常见以下几种病变：一是急性炎症。中医所称之"实火"，大多是以急性炎症为其病理基础的。此时组织细胞肿胀、变性、坏死（如例四、六），血管充血扩大，并有多量炎性渗出物，尤其以中性白细胞为著，有时可能形成急性化脓性炎症。局部及全身可因细菌毒素及机体代谢产物积聚而使体温升高，随之而来的是体液大量丧失，血液浓缩而口渴、尿黄，心率增加而脉数。如患者原来心肌健壮、代偿功能旺盛，则脉呈洪数有力；如果心肌原来不甚健壮或心肌受急性炎症侵袭而代偿不全，则脉虚数无力，甚至出现厥逆现象。二是血液循环障碍病变，可见动脉性充血与出血。伤寒和温病当邪入阳明气分时所见之不恶寒反恶热，体若燔炭，此时常见体表血管充血，温度增高。急性炎症时之红肿热痛，显然属热，如急性肾盂肾炎或急性肾炎之血尿，下焦湿热时所见的赤带，急性菌痢时所见的赤痢，都是渗出性出血的表现。至于虚热生火，有人认为与植物神经系统的功能紊乱，尤其是与交感神经病理性兴奋有密切关系。我们从病理形态学血液循环障碍角度来看，这种虚热生火是植物神经功能紊乱所引起的一时性动脉充血。有的观察的结果，认为虚热生火还可能与内分泌腺，特别是甲状腺机能紊乱有关。甲亢时基础代谢率增高是大家熟知的。甲状腺激素不仅影响中枢神经系统，并能影响植物神经系统。在甲状腺功能亢进时，肾素能和胆碱能系统的活动性都增加，甲状腺机能不足时则相反。他们同时指出，甲状腺功能亢进时交感神经的反应性增高。刘氏指出，在甲状腺激素过多时，血管运动、平滑肌蠕动和汗腺活动都增加，也是植物神经系统反应的表征。甲亢时常见的"阴虚阳亢"或"火郁阴伤"等证候可由此而得到部分解释。

（3）阴虚和阳虚病人血浆环核苷酸含量变化的比较　研究阴虚、阳虚的本质，一方面需要注意整体调节机制的故障，另一方面也需从细胞水平乃至分子水平寻找组织中阴和阳的物质基础，阐明这些物质的动态变化和阴虚、阳虚发生发展的关系。

有一些物质存在于细胞内而对整个细胞的功能起着重要的调节控制作用，并且是整体性调节机制影响细胞功能的中间枢纽。可以设想，这些物质很可能是在细胞内体现阴阳相对平衡的关键性环节。从分子水平研究阴虚、阳虚时，把较多的注意力放在这些物质的代谢变化上看来是合理的。环核苷酸就属这一类物质。

环核苷酸主要指环-磷酸腺苷（cAMP）和环—磷酸鸟苷（cGMP），它们许多方面表现为一对矛盾。正常情况下组织中 cAMP 和 cGMP 的含量相对稳定，并保持一定比例。不少实验资料表明，当它们中的一方发生含量变化，或二者比例改变，细胞功能也随之发生明显变化。

组织中的 cAMP 和 cGMP 可进入血浆，血浆中的 cAMP 和 cGMP 除部分由肾脏排出外，又可进入组织，所以血浆中环核苷酸的含量和组织中的含量是相互影响的。已经有一些报道，某些疾病（如急性心肌梗死、甲状腺功能亢进、尿毒症等）血浆 cAMP 和 cGMP 含量会发生一定变化。

根据以上事实，研究人员认为，从 cAMP 和 cGMP 已知的生理功能来看，特别是它们作为一对矛盾和中医阴虚、阳虚的关系确实值得注意，应当通过实践加以验证并摸清规律。为此，以临床辨证较典型的阴虚、阳虚病人为对象，以血浆 cAMP 和 cGMP 含量为主要指标，进行了探索。前后经过四个阶段的反复观察，对中医"虚证"理论中关于阴虚、阳虚的物质基础进行探讨。根据所谓物质基础必须满足以下三个条件：一是临床出现阴虚、阳虚时，这种物质的代谢应有相应的变化，而且临床辨证发生动态变化时这种物质也有相应的动态变化；二是这种物质的生理作用应能解释阴虚、阳虚的主要表现，包括主要的临床症候及实验室指标。同时还应与中医关于阴阳对立统一的学说基本相符，亦即该种物质也应表现出对立统一的规律；三是该种物质的代谢变化应与临床阴虚、阳虚的出现有一定因果关系，亦即人工造成该物质代谢变化可导致阴虚、阳虚的出现，而纠正该物质的代谢变化可导致阴虚、阳虚症候的改善。或者临床观察中可见到这种物质的变化出现在前，虚证的症候改变在后。就已知的 cAMP、cGMP 的生理作用来看两者平衡失调可能引起的病理变化，发现与阴虚、阳虚的临床症候有许多相符之处。[参考夏宗勤等. 中医"虚证"理论的初步探讨（阴虚和阳虚病人血浆环核苷酸含量变化的比较）. 中医杂志，1979（11）：2]

**7. 关于虚、实病机的实验研究**

"所谓虚、实者，指正邪消长之形势而言也。机能有亢盛、有虚弱，物质有缺乏、有过剩，此正气有虚实也。病毒袭人，有良性者，有恶性者，有限制于一部者，有蔓延于遍体者，邪伏有深浅，邪发有迟速，此邪毒之虚实也。"（《伤寒质难·退行及恢复期》）

"虚"和"实"是中医鉴别疾病邪正盛衰的两个纲领。《素问》称："邪气盛则实，精气夺则虚。"又称："脉盛、皮热、腹胀、前后不通、闷瞀，此谓五实；脉细、皮寒、气少、泄利前后、饮食不入，此谓五虚。"中医诊断学将虚证的表现概括为：身体虚弱，饮食不佳，语声低，气短，一身无力，精神萎靡消瘦，听、视力减退，舌净无苔，舌体胖嫩，脉细弱无力等。实证的表现则为：体质壮实，腹满拒按，小便不利，大便干结，精神兴奋，语声高，气粗，恶寒无汗，舌苔厚，脉有力等。侯氏认为："虚""实"的症状、体征主要都是属于机能方面的障碍，虚证的共同发病学原因主要为生理功能减退，实证主要为生理机能亢进。徐氏等认为：虚证的病理变化是由于神经功能低落或过于抑制，副交感神经紧张度异常上升（非保护性），使心肌功能低落，心跳减慢，循环量不足，血压下降血管幅度缩小，以及基础代谢率下降；实证是属于一般神经功能较好，或过度兴奋，交感神经紧张度的异常上升，使心肌功能增强，心跳过速，血循环增多，血压升高，血管幅度增大及基础代谢率上升等。

（1）实证时在病理形态学上的改变　常可见以下几种病变。

一是急性炎症。这一点与热证有共同之处。临床所见之实证，大多数属于这一类。实证除全身症状外，局部症状如红、肿、热、痛、功能障碍等比较突出。于病理上表现为变质、渗出与增生过程。如大叶性肺炎之痰热壅肺（肺实），急性肾盂肾炎之下焦湿热（膀胱湿热），急性阑尾炎之大肠实热，急性胃炎之胃实呕吐。如本文例四、六、九，即属此类。中医临床常将腹满拒按归属实证。这种情况多见于急性腹膜炎之麻痹性肠梗阻、机械性肠梗阻、急性胆囊炎或急性阑尾炎等，大部分还是与急性炎症有关。

二是肿瘤。凡肿块扪之坚实，按之作痛，归为实证，容易理解。但按中医对肿块的认识，气、痰、瘀血、热毒为标属实；内脏功能失调、正气虚亏为本属虚，这就构成了肿瘤患者虚实夹杂的临床类型。

三是便秘、肠内燥粪。这多见于温邪入气分时，所谓"胃家实"。其病理变化主要是由于发热后水分缺少引起肠道再吸收水分增加，以致大便干结，加之细菌毒素使肠道蠕动减弱所致。但用目前普通形态学研究方法，消化道不一定能找到明确的特殊变化顺便指出，气虚便秘乃肠肌蠕动无力所致，应按虚证立论，不在此例。

四是瘀血。这类血液循环障碍多见于跌打损伤、脑出血后遗症、局部出血或瘀血，患"疟母"所见的脾肿大亦由于瘀血的结果。

（2）虚证在病理形态学改变　常可见以下几种病变。

一是内分泌腺变性或萎缩。研究者在对虚损患者进行观察时，发现其垂体前叶、肾上腺皮质、甲状腺、睾丸或卵巢均呈现不同程度之退行性变化。认为这些腺体的病变在虚损过程中占有较为重要的地位。当然在一般轻度虚证，病变不致如此严重，但激素参与作用是可以肯定的。中医临床常用理虚扶正之品的药理作用也佐证了这一观点。这里要指出的是，因为内分泌腺担负着对整个机体新陈代谢的调整停用，它们的萎缩变性能影响全身，因此其意义与一般细胞的变性或萎缩迥然不同。

二是细胞萎缩或变性。任何器官和组织之机能不足，必然有其物质基础，这就是细胞的萎缩、变性或坏死。在各种慢性消耗性疾病中，实质脏器之细胞变性，如浊肿、脂肪变性是常见的，可见于肾、肝、脑等器官。这里要强调的是心肌的病变。在慢性病程时可见心肌细胞变性、体积缩小、褐色颗粒沉着于细胞核两端，如例五、七。在某些病变比较急性的患者，则可见心肌急性浊肿、断裂、间质水肿、炎症细胞浸润等病变，这些病变是具有临床病理意义的，由此可以推断其心血管系统之功能是低下的，脉虚细无力的物质基础多在于此。

三是慢性炎症。病变已如前述，这在虚证时也是常见的。但从程度上看，似乎虚证比寒证还要严重些。在病程较长、病情较重的虚证，可见具有特殊功能的主质细胞由变性萎缩而死亡，代之以纤维结缔组织增生。以致整个器官功能不全。这常常是慢性炎症向瘢痕发展的结果。病理上较为常见的有肝硬化（可表现为脾肾阳虚）、肾硬化（肾阴虚或肾阳虚）、心肌纤维化（心阳不足）、胰腺纤维化（脾虚泄泻）、肺硬化或纤维化（肺气虚）、胃或十二指肠溃疡病时溃疡底部瘢痕形成（脾胃虚寒）等。

四是网状内皮系统吞噬功能低下与神经系统的退行性变化。虚证时，这些病变在理论上推断是很可能存在的，但是目前研究的经验少，还有待于进一步研究。

（3）虚证与免疫功能低下　现代免疫学的内容正是研究机体的防御、免疫监视和自身稳定功能，因此有人认为祖国医学的正气学说与现代免疫学说颇相一致。卫气与元气均属于正气。徐州医学院测定了卫气虚患者的免疫功能。发现卫气虚患者体液免疫低于正常人。该组病人淋巴细胞转化率也较正常人低，提示卫气虚病人细胞免疫功能也偏低。元气与脾、肾有关。结合脏腑辨证与阴阳辨证研究，发现脾、肾虚证患者免疫功能较正常人低。上海中医学院测定慢性支气管炎虚证患者的玫瑰花结百分率和淋巴细胞转化率，发现该组病例细胞免疫功能降低，尤以肾虚者更为明显。上海第二医学院以 H-胸腺嘧啶核苷（H-TdR）淋巴细胞转化试验检测支气管哮喘、内分泌疾病、肾脏病、口腔头面肿瘤、肺结核及肺癌的阴虚、阳虚证时的细胞免疫功能，发现阴虚、阳虚患者细胞免疫功能都较正常人为低。从上述资料和报道的多数资料看来，虚证患者的免疫功能较正常人降低，尤其是细胞免疫功能降低的看法较为统一，但也有一些实验的结果与上述资料不一致。如昆明医学院一附院报道 184 例虚证免疫指标测定结果分析，虚证病人细胞免疫大多在正常范围内，而体液免疫却有增高、降低或正常的表现。北京儿童医院报道 86 例小儿支气管哮喘中西分型和免疫状态的观察，发现各型细胞免疫功能均在正常范围，肺气虚型和心阳虚型体液免疫变化也无显著临床意义。因此，对于虚证的免疫研究，尚需进一步做到辨证标准化与免疫测定方法标准化，以便深入揭示两者之间的规律性联系。

（4）虚证与内分泌功能失调　激素是内分泌维持机体内环境稳定的重要物质，起着第一信使的作用。疾病时体内激素水平的变化，将会影响机体的自稳状态，引起一系列病理变化。

上海第一医学院在总结中医治疗六种不同疾病（功能性子宫出血、支气管哮喘、冠心病等）时发现，肾阳虚患者，其 24 小时尿 17-羟皮质类固醇（简称 17-羟）含量低下，这一现象十几年内均能在临床重复。经补肾治疗后，随着症状好转，尿-羟值亦有所提高。17-羟是肾上腺皮质激素的代谢产物，肾上腺皮质功能受垂体分泌的促肾上腺皮质激素（ACTH）调节，通过 ACTH 兴奋试验发现，肾阳虚患者 17-羟值低下是由于垂体功能低下所致。垂体功能又是在下丘脑的直接影响之下，因而提示肾阳虚患者下丘脑—垂体-肾上腺轴功能低下。中国人民解放军第 157 医院对生前辨证为肾阳虚患者尸体解剖，发现这类患者的肾上腺、甲状腺、睾丸或卵巢都有功能低下的形态变化。垂体还产生促甲状腺激素、促性腺激素。深入研究发现，肾阳虚患者血清甲状腺素 T4 含量变化不大，而甲状腺素 T3 含量减少，促甲状腺素（TRH）兴奋试验为延迟反应，经温补肾阳治疗 3 个月，血清 T3 水平可恢复到正常水平。而 T3 水平下降，TRH 兴奋试验为延迟反应，临床上尚无明显甲减表现，国外称之为 N3 综合征，并认为这种综合征与下丘脑功能紊乱有关。鉴于垂体与性腺的关系，肾阳虚患者性功能紊乱及病理解剖学上睾丸或卵巢的形态学变化，近两年就下丘脑-垂体-性腺轴也开展了研究。报道了男性冠心病患者血浆性激素水平变化，肾虚与心气虚者雌二醇（E2）比正常人升高，睾酮（T）水平下降，E2/T 比值增大，而肝肾阴虚、气滞血瘀及痰浊患者与正常人比较无显著差异。男性 II 型糖尿病患者 E2 水平上升，T 水平下降，E2/T 比值增大，以补肾和调节阴阳治疗，糖尿病患者 E2/T 及空腹血糖都可下降，并可减少胰岛素用量或停用降糖药。由于胃肠道激素研究的进展，有人研究了脾虚与胃泌素水平的关系。发现脾气虚患者血清胃泌素水平较正常人明显降低，无脾虚证的其他虚证患者，胃泌素虽有降低，但无显著差异，说明这一指标对脾虚者有一定的特异性。胃泌素对消化道的运动功能、分泌功能起着重要作用，脾虚者消化道功能低下或消化道功能紊乱与这类患者胃泌素降低可能有一定关系。

（5）虚证与核酸代谢异常　1977 年上海中医学院首先报道，"阳虚"动物模型肝、脾核糖核酸（RNA）和脱氧核糖核酸（DNA）合成受抑制，"阴虚"动物模型肝、脾 RNA 与 DNA 合成增加。助阳药可增加"阳虚"动物肝、脾 RNA 与 DNA 的合成，滋阴药可纠正"阴虚"动物 RNA、DNA 的合成率。近年来，人们认识到许多神经递质、激素以及一些生物活性物质对靶细胞的作用，是通过细胞内介质 cAMP、cGMP 来实现的。这一对物质称为第二信使。病理状况时，cAMP、cGMP 的含量改变或比值改变，细胞功能也随之发生变化。
［申冬珠. 虚证的现代研究. 南京中医学院学报，1985（1）：58］

# 八、预防与治则

## （一）古代文献选录

1. 与其救疗于有疾之后，不若摄养于无疾之先。盖疾成而后药者，徒劳而已。是故已病而后治，所以为医家之法；未病而先治，所以明摄生之理。夫如是则思患而预防之者，何患之有哉？此圣人不治已病治未病之意也。（《丹溪心法》）

2. 凡看病施治，贵乎精一。盖天下之病，变态虽多，其本则一，天下之方，治法虽多，对证则一。故凡治病之道，必确知为寒，则竟散其寒；确知为热，则竟清其热。一拔其本，诸证尽除矣。（《景岳全书·传忠录·论治篇》）

3. 缓急者，察其虚实之缓急也。无虚者，急去其邪，恐久留而生变；多虚者，急培其正，恐临期之无济；微实微虚者，亦急去其邪，一扫而除；大实大虚者，宜急顾其正，兼去其邪，寓战于守斯可矣……总之，实而误补，固必增邪，犹可解救；虚而误攻，正气急去，莫可挽回。（《顾氏医镜》）

4. 故治虚邪者，当先顾正气，正气存则不至于害，且补中自有攻意。盖补阴即所以攻热，补阳即所以攻寒，世未有正气复而邪不退者，亦未有正气竭而命不倾者……此治虚之道也。若正气无损者，邪气虽微，自不宜补，盖补之则正无与，而邪反盛……故治实证者，当直去其邪，邪去则身安，但法贵精专，便臻速效，此治实之道也。（《医门法律》）

5. 夫用药者，当知标本。以身论之，外为标，内为本；气为标，血为本；阳为标，阴为本；六腑属阳为标，五脏属阴为本。以病论之，先受病为本，后传变为标。凡治病者，先治其本，后治其标，虽有数病，糜弗去矣。若有中满，无问标本，先治其满，谓其急也。若中满后有大小便不利，亦无问标本，先治大小便，次治中满，谓尤急也。又如先病发热，后病吐泻，饮食不下，则先定呕吐，后进饮食，方兼治泻，待元气稍复，乃攻热耳。此所谓缓则治其本、急则治其标也。除大小便不利及中满、吐泻之外，皆先治其本，不可不知也。（《珍珠囊补遗药性赋》）

6. 治法有逆从，以寒热有假真也……夫以寒治热，以热治寒，此正治也，正即逆也；以热治热，以寒治寒，此反治也，反即从也。如以热药寒病而寒不去者，是无火也，当治命门，以参、熟、桂、附之类，此王太仆所谓"益火之源，以清阴翳"，是亦正治之法也。又如以寒药治热病而热不除者，是无水也，治当在肾，以六味丸之类，此王太仆所谓"壮水之主，以制阳光"，是亦正治之法也。（《景岳全书·传忠录·论治篇》）

7. 热因寒用者，沉寒内结，当以热药治之，盖寒甚格热，热不能前，则以热药冷服，下咽之后，冷性既消，热性便发，情且不违，而致大益；寒因热用者，如大热在中，以寒攻治则不入，以热攻治则病增，乃以寒药热服，入腹之后，热性既消，寒性遂行，情且协和，而病日以减也。（《杂病源·治法》）

8. 春温夏热，元气外泄，阴精不足，药宜养阴；秋凉冬寒，阳气潜藏，勿轻开通，药宜养阳。此药之因时制用，补不足以和其气者也。（《神农本草经疏》）

9. 人禀天地之气以生，故其气体随地不同。西北之人，气深而厚，凡受风寒，难以透出，宜用疏通重剂；东南之人，气浮而薄，凡遇风寒，易于疏泄，宜用疏通轻剂。又西北地寒，当用温热之药，然或有邪蕴于中，而内反甚热，则用辛寒为宜；东南地温，当用清凉之品，然或有气随邪散，则易于亡阳，又当用辛温为宜。至交广之地，则汗出无度，亡阳尤易，附、桂为常用之品。若中州之卑湿，山陕之高燥，皆当随地制宜。（《医学源流论》）

# （二）现代研究

### 1. 关于扶正与祛邪的研究

（1）关于清法的现代研究　清法的实验研究，主要表现在如下方面。

一是抑菌。不少学者应用多种具有清热解毒作用的中药进行体外抑菌实验，获得了令人信服的结果。如证实鱼腥草注射液对固紫染色阳性球菌作用最好，尤其对金黄色葡萄球菌作用最强，在稀释到 1：40000 浓度下仍有抑菌作用。又如将银花、连翘、紫花地丁、蒲公英等分别作体外抑菌试验，显示此四药对肠道常见菌群均有不同程度的抑菌作用；若联合应用，则其抑菌效果较单味药强。再如鹿衔草，不但体外抑菌谱广，抑菌作用显著，对某些经多种抗生素治疗无效的感染，往往可取得良好的效果。

二是抗病毒。有专家采用乙脑病毒皮下感染法后 24 小时，用白虎汤、桑菊饮、竹叶石膏汤、安宫牛黄丸、银翘解毒片等进行测试，结果小白鼠的存活率以白虎汤者最显著。有人采用蟛蜞菊（又称空白苋）注射液分别对流感病毒、乙脑病毒、狂犬病毒作抑毒试验，结果中和指数最低者为 5888，最高者达 3162000（大于 1000 即表明有抑毒作用）。近来，许多学者通过大量中草药的筛选，发现黄柏、大黄、虎杖、贯众等中药，在对流电泳及放射免疫电泳上，对乙型肝炎抗原有作用。

三是抗炎、抗渗出作用。有学者报道具有清热作用的复方龙胆汤（龙胆草、青蒿、大青叶、败酱草、车前草）能明显对抗非菌性的抗蛋清性和甲醛性关节炎，并有抑制肉芽肿和降低毛细血管通透性的作用。中有人报道银花、连翘等清热药对无菌性炎症有较强的抗渗出作用，能提高腹腔炎性渗出细胞的吞噬能力，降低微血管壁的脆性，保护微血管以抵抗毒性损伤。

四是提高吞噬细胞功能。有专家报道在体外实验时，发现鱼腥草、大青叶、银花、野菊花等皆具有促进白细胞吞噬金黄色葡萄球菌的作用。有的单位观察了白花蛇舌草等清热解毒药对实验动物单核吞噬细胞系统功能的影响，实验结果表明白花蛇舌草水煎剂给小白鼠或家兔灌胃，其白细胞吞噬刚果红的能力较对照组提高 4 倍，说明白花蛇舌草能刺激单核吞噬细胞系统，增强白细胞的吞噬能力。

五是调整交感神经——肾上腺系统机能。有人设计对辨证为热证者与正常人进行比较，综合唾液量、收缩压、舒张压、口腔温度、心搏间隔、呼吸间隔等 6 项生理指标，将这些数值代入一个根据正常人求出的回归方程式中，计算植物神经平衡指数，结果显示热证病人交感神经系统机能活动增强。同时对这些热证病人还测定了尿内儿茶酚胺和尿 17-羟皮质类固醇，结果热证病人儿茶酚胺和 17-羟皮类固醇值均高于正常人，说明其交感神经——肾上腺系统处于机能增强的状态。并用清热解毒药针对热证患者进行治疗，发现这些物质的排出量和植物神经平衡指数都与病情好转相应，说明清热药有抑制交感神经——肾上腺系统的作用。

六是抗肿瘤作用。目前国内用于治疗恶性肿瘤的中药，以清热解毒药的比例最大，也被认为是发现抗肿瘤药物的一条新途径。中国中医研究院曾对 90 种中药进行抗肿瘤试验，证明广豆根能抑制某些移植性肿瘤，对 $U_{14}$ 抑制率为 37.4%。日本的实验研究也表明，广豆根对大鼠肉瘤及腹水型肝癌有免疫抗癌作用。喜树碱对多种恶性肿瘤有一定疗效，用广豆根联合喜树碱治疗效果比较显著的病例，其间质血管均有不同程度的变化，血管周围绕以蛋白性粉染渗出物，使血管腔变小，管壁明显增厚，造成肿瘤组织血液供应障碍，导致肿瘤缩小。

清法的临床研究，主要表现在如下方面：

一是关于细菌性疾病的临床研究如：

流行性脑脊髓膜炎：有学者运用生石膏、银花、连翘、板蓝根、龙胆草、黄连、贯众、甘草等制成静脉注射液，治疗 68 例各型流行性脑脊髓膜炎，疗效达 95%。

白喉：有学者应用养阴清肺汤治疗白喉，部效颇佳。体外实验观察，该方对白喉有较强的抑菌作用，对白喉毒素有解毒、中和作用。

肺炎：有人用鱼腥草、鸭跖草、半枝莲、虎杖、野荞麦根等治疗 X 检查显示明显的 26 例肺炎，不加用任何抗生素西药，痊愈率达 92%，平均退热为 1.5 天。

产后子宫内膜炎：有人以当归、川芎、白芍、赤芍、蒲公英、连翘、茺蔚子、鹿茸草、鸭跖草、生甘草等治疗产后子宫内膜炎 210 例，有效 98.6%。而采用青霉素、链霉素、四环素治疗的抗生素组 58 例，有效率为 91.4%。两组相比，$P<0.05$，有显著差异。

败血症：某单位用自拟的五味消毒三黄汤（黄芩、黄连、栀子、银花、野菊花、紫花地丁、蒲公英、紫背天葵），每日二剂，煎服治疗 6 例血培养证明为大肠杆菌引起的败血症，不加用任何抗生素，全部治愈，且血培养连续 3 次为阴性。

二是关于病毒性疾病的临床研究，如：

流行性乙型脑炎：自河北省石家庄市应用白虎汤治疗乙脑取得显著效果以来，全国各地开展了广泛的用中药治疗乙脑的临床研究。有人主张"邪郁化火"是乙脑的主要病理特点，提倡采用清热解毒药治疗，常用者有大青叶、板蓝根、石膏、黄连、栀子、银花、连翘、紫草等。也有人认为根据乙脑的临床表现符合中医暑邪挟湿的特点，如单用清热解毒药疗效往往不显著，必须配以芳香化湿之品，清热才能奏效。如北京市儿童医院在清热解毒药的基础上酌加藿香、佩兰，使治疗乙脑的历年平均治愈率在 95% 以上。还有人指出，乙脑的病理变化基本符合温病卫气营血的传变规律，但在卫分短暂，因此治疗时，在其传变之前予以截断，以防病邪内陷营血。

传染性肝炎：急性或慢性活动性肝炎都有转氨酶升高的趋势，而很多清热解毒中药，如龙胆草、黄芩、虎杖、败酱草、夏枯草、蒲公英、田基黄、垂盆草等，均有不同程度的降低转氨酶的作用，尤其对偏热重型者效果尤佳。

流行性出血热：有报道称以清热解毒药为主，辅以活血化瘀药，治疗流行性出血热伴发弥漫性血管内凝血者 107 例，临床症状于 2～3 天内控制好转，死亡率仅 6.5%。

上呼吸道感染：多数上呼吸道感染是由病毒所致，有人采用清法为主，兼以解表，治疗上呼吸道感染 71 例，全部有效，48 小时内发热等症状基本消失。

其他病毒性传染病，如流行性腮腺炎、带状疱疹、麻疹等，亦有不少用清法治疗的报道，其中多以大青叶、板蓝根为主药。

三是关于肿瘤的临床研究，如：

采用清热解毒药物治疗恶性肿瘤与白血病屡见报道。如有人用穿心莲治疗绒毛膜上皮癌 13 例，治愈 7 例，好转 1 例，恶化 3 例，死亡 2 例；恶性葡萄胎 11 例，全部治愈。治愈病例，经随访均未见复发。当前比较普遍应用蒲公英、山豆根、白花蛇舌草、半枝莲、山慈菇、土茯苓等清热解毒药治疗恶性肿瘤。

中国医学科学院用青黛治疗慢性粒细胞型白血病 17 例，为观察青黛的远期疗效，17 例中有 11 例短期加用少量化疗药物，6 例始终未加用化疗药物。随访结果显示全组病例均数生存期47.2个月，6例始终未用化疗药物者均数生存期48.2个月。该院又用靛玉红（青黛提取的有效成分）治慢粒16例，结果6例完全缓解，2例部分缓解，8例进步，全部有效。其疗效优于青黛，在缩脾时间和疗效发生时间方面与西药马利蓝相当，但无明显骨髓抑制现象，不杀伤正常细胞。

（2）关于补法的现代研究　补法的实验研究，主要表现在如下方面。

一是提高神经内分泌的调节功能。常用的补肾阳药具有调节神经内分泌的作用。如鹿茸精对神经中枢有复杂的调节细胞代谢作用，能显著提高大白鼠脑组织耗氧量，使头颈部受伤的家兔异常脑电波、糖酵解、酶活性得到改善。鹿茸精富含雄性激素，也含有卵巢激素样物质即雌酮。又如仙灵脾对性机能有重要影响，可使精液分泌亢进，精囊充满后刺激感觉神经，间接兴奋性欲而使阴茎勃起。肉苁蓉、补骨脂能促进肾上腺皮质激素的释放，对肾上腺皮质功能低下而不耐寒或易疲劳者有明显的纠正作用。

二是提高免疫功能。有人对34例脾虚泄泻病例，进行玫瑰花瓣形成试验，发现形成率较对照组明显为低，经健脾益气治疗后复查，绝大多数患者都有所上升。有人观察到用生黄芪、党参、白术等补气药治疗41例恶性肿瘤，治后3～6个疗程复查，巨噬细胞吞噬率由治前的43.6%上升到56.7%，可见补气药有促进细胞免疫的作用。

三是对心血管系统的作用。补骨脂对离体和在位心脏都有扩张冠状动脉的作用，从补骨脂中分得二种新黄体酮，命名为补骨脂甲素和乙素，后者有刺激Hela细胞的作用，并能显著增加离体豚鼠心脏的冠状动脉血流量。仙灵脾提取液对家兔有降压作用，对正常麻醉家兔和肾性高血压大白鼠都可使其血压下降，降压原理可能是由于对周围血管作用之故。

四是对消化系统的作用。某单位将补中益气汤、参苓白术散、附子理中汤、四神丸、补中益气汤合参苓白术散、参苓白术散合附理中汤、附子理中汤合四神丸等7种健脾方药，分别研末，煎成20%溶液，用家兔十二指肠作实验，结果显示除补中益气汤对平静肠管有抑制作用外，余均有兴奋作用，说明此7种方药都有调整肠道运动的功能。

五是对泌尿系统的作用。有专家曾用温肾方、利水方、温肾利水方，分别对家兔实验性肾炎进行治疗，结果表明温肾利水方对消除尿蛋白有一定作用，在造型后45～60天尿蛋白转阴。温肾方对肾有效血流量及肾小球滤过率也有一定作用。此三方皆能改善家兔实验性肾炎的病理变化，并有延长造型动物存活率的作用，在造型后3个月后，大部分肾组织已痊愈，而对照组家兔皆于造型1个月内死亡。

补法的临床研究，主要表现在如下方面：

一是对神系统病证的作用，如：

重症肌无力：重症肌无力是神经肌肉间传递功能障碍的一种疾病，其临床特点是横纹肌长期出现异常疲乏，不能随意运动，甚至呼吸困难危及生命。有人用补中益气汤加减治疗重症肌无力41例，治愈12例，显效17例，有效9例，无效3例。对临床治愈者做了部分随访，未见复发。

脊髓空洞症：本病为慢性进行性脊髓疾病，乃脊髓中央管发育异常的一种先天性疾病。有报道用补肾活血汤（熟地、当归、肉苁蓉、党参、黄精、丹参、续断、牛膝、虎杖、桑枝）治疗脊髓空洞症47例，结果显效7例，好转27例，无效13例，获得比较满意的近期疗效，其症状和体征均有不同程度的改善。

二是对内分泌系统病证的作用，如：

肾上腺皮质功能低下：临床见黑色素沉着、乏力、消瘦，虽血清电解质或血糖水平正常，但ACTH二日静脉滴注试验显示低下或延迟反应。有人曾用温补肾阳法治疗7例肾上腺皮质功能低下患者，结果临床症状明显好转，黑色素沉着减退，ACTH试验基本正常。

甲状腺机能减退：有学者用温肾助阳药加小剂量甲状腺素片治疗甲状腺机能减退病人，结果临床症改善满意，同时减少了甲状腺素片的用量。

无排卵型功能性子宫出血：因内外环境各种因素的影响，使青春期下丘脑周期中枢成熟缺陷，造成卵巢功能紊乱，卵泡不能成熟排卵，影响子宫内膜而导致功能失调性出血。有人曾用补肾法治疗此病，结果获得排卵率达78.8%的疗效。

尿崩症：该病因脑垂体损害引起抗利尿激素的分泌减少所致。有学者应用六味地黄丸加减治尿崩症8例，症状好转后停药，经随访6例疗效满意。

三是对呼吸系统病证的作用，如：

支气管哮喘：有专家根据哮喘发作时治肺、平时治肾理论，多年来对223例支气管哮喘患者呈季节性复发者进行防治，在好发季节性前给予患者温补肾阳2～3月，以改善体质，减少哮喘的发作，显效率在57.7%～86.1%，而相同条件下不用补肾预防的90例患者，显效率仅10.6%～22.6%。

慢性支气管炎：有人合理运用温肾法，治疗522例老年性慢性支气管炎，一年后随访显效率42.31%～72.5%，而对照组仅14.29%～19.21%。5年后对其中的34例随访，结果显效率为62.5%，远期疗效比较满意。

呼吸道易感者：有人测得呼吸道易感者的体液和细胞免疫功能出现一定程度的偏低，采用益气温肾法治疗后，临床症状显著好转，感冒次数减少，使偏低的免疫功能得以提高。

四是对心血管系统病证的作用。有人用生脉散加减治疗冠心病，经临床观察，对心绞痛有一定缓解作用。通过动物试验，发现有增加冠脉流量、降低血压和提高耐受缺氧能力的作用。还有人用补肾药治疗慢性肺源性心脏病25例，与相照组相比，不但临床症状显著好转，超声心动图与眼底检查在治疗后都显著改善。

五是对消化系统病证的作用，如：

胃及十二指肠溃疡：有报道用具有缓中补虚作用的黄芪建中汤，治疗胃及十二指肠溃疡病43例，其中22例龛影消失，17例龛影缩小，4例无效。

胃下垂：有专家根据陷者举之的理论，用补中益气汤治疗胃下垂108例，经过60天后，其中痊愈55例，显效27例，有效23例，无效3例，有效率达97%以上。

慢性结肠炎：慢性结肠炎比较顽固，容易复发，有人用四君子汤加鸡内金、补骨脂、肉豆蔻等，治疗慢性结肠炎40例，痊愈32例，显效8例。

六是对泌系统病证的作用，如：

肾病综合征：本病的特点为水肿及尿中有大量蛋白。蛋白乃人体精微物质，宜升不宜降，宜藏不宜泻。而脾主升清，肾主封藏，故多用益气补肾法。有人用黄芪、党参、山药、补骨脂、仙灵脾、菟丝子、熟地等益气补肾药治疗本病，在消除蛋白尿方面，取效时间比单纯的西医组快，而且反跳亦较少。

慢性肾盂肾炎：本病复发率较高，专家们认为本病虽为下焦湿热，但根本在于肾的气化功能减退。曾有人运用补肾法治疗本病36例，经随访仅3例复发。其中属肾阳虚者，用肉桂、小茴香、山药、茯苓、菟丝子、覆盆子等为基本方，属肾阴虚者，用生地、女贞子、黄柏、知母为基本方，急性发作者，酌加瞿麦、萹蓄等。

**2. 关于调理气血活血化瘀法的现代研究**

（1）活血化瘀法的实验研究　主要表现在如下几方面。

一是对微循环的作用。有人观察22种常用活血化瘀药物，利用电磁流量计，在14只狗上进行外周血管内流量的研究。结果显示，除苏木以外，其他21种药物均有不同程度增加血流量峰值和降低血管阻力作用，即对血管壁有直接扩张作用，而且破血散结类药的作用最强。有人给麻醉狗静脉注射冠心Ⅱ号，结果冠状血流量明显增加，冠状和外周血流阻力下降，心肌耗氧量有减少趋势，主要是通过直接扩张血管壁的作用。另外又观察各单味药的作用，发现赤芍作用最强，当归和川芎次之，丹参和降香较弱。有报道在静脉滴注丹参制剂治疗冠心病过程中对病人进行外周微循环的动态观察，发现丹参具有改善冠心病人外周循环障碍的作用，它使治疗前瘀滞的血细胞流速加快，并在不同程度上使聚集的白细胞发生解聚。有学者应用各种方法造成模拟人体微循环紊乱的实验动物，在给予"通脉灵"之后，均可见到血流速加快，血细胞聚集所致的絮状、粒状血流有不同程度的改善，收缩的血管有较好恢复，显示紊乱的微循环有较明显的改善。

二是与血液流变学的关系。有单位采用能反映血瘀的血液流变指标，如全血黏度、血清和血浆黏度、血球压积、红细胞电泳、血小板电泳、生物大分子定量等，在 68 例缺血性中肉患者试验中，发现全血黏度、血球积压和血浆黏度增加；红细胞电泳时间延长，血浆纤维蛋白源含量增加；在 32 例出血性中风患者中，发现全血黏度和血球积压明显下降，这种变化与缺血性中风截然相反。在 87 例冠心病患者中，血液流变学指标大多出现异常，变化的趋势是血液向黏滞的方向恶化。

三是抗凝血作用。有人用 Chandler 法进行大白鼠血液体外血栓形成实验，观察冠心Ⅱ号、川芎总生物碱和川芎嗪对特异性血栓形成时间、血栓长度、血栓湿重和干重的影响，结果显示上述药物有抑制血栓形成的作用，主要是抑制纤维蛋白的形成。据报道在健康对照组以及血栓闭塞性脉管炎患者服用通脉汤加味前后作血液凝固和纤维蛋白原溶解活性的实验检查比较，仅纤维蛋白原一项，血栓闭塞性脉管炎组明显高于对照组。可见，活血化瘀方能促进纤维蛋白原溶解系统的作用，降低纤维蛋白原。有人观察丹参对正常家兔的血小板功能、凝血功能以及纤维蛋白溶解活性的影响。结果显示：A. 血上板数量明显下降，血小板黏附功能及聚集功能降低，不仅血小板第 3 因子活性下降，凝血功能抑制更明显。B. 血浆凝血酶原时间略有延长，而白陶土部分凝血活酶时间明显延长，丹参主要是提高抑制内源性凝血系统某一个或某几个凝血因子，从而具有抗凝血作用。C. 使血浆纤溶酶原下降和血清纤维蛋白原降解产物增加，由于纤维蛋白原降解产物具有强大的抗凝血酶能力，而该实验凝血酶时间不但不延长反而缩短，提示丹参促纤溶作用有限。实验表明，丹参通过以上三个环节对体外血栓形成有抑制作用，其中抑制血小板与凝血功能较强。

四是对结缔组织代谢的影响。有学者建立大鼠肉芽肿模型，进行"通脉灵"治疗前后电子显微镜观察和生化测定。结果对照组肉芽组织纤维母细胞的粗糙型内质网高度发达，说明合成胶原旺盛；实验组治后其纤维母细胞变得成熟和静止，粗糙型内质网也变成小管、小泡状，说明纤维母细胞亢进的胶原合成功能在活血化瘀药的作用下受到抑制。同样，羟脯氨酸的测定表明实验组胶原含量少而浓度低，和对照组相比有显著差异。有报道以齿镊法造成大鼠实验性肠粘连，36 只实验组以大黄䗪虫丸悬液灌胃，其粘连的发展，比 30 只对照组有所减轻，对粘连形成期和机化前期效果较好，对机化后期效果较差。天津中西医结合急腹症研究所以家兔形成术后腹腔内粘连，对照组粘连率为 100%，复方大承气汤组为 80%，活血化瘀汤组为 63%。生化分析表明，其预防粘连的作用与维持机体正常纤维蛋白溶解活性、降低血液黏度及减少血浆纤维蛋白原含量有关。

五是对机体免疫作用的影响。日本江田昭英以益母草、当归、赤芍、桃仁、红花、制大黄、甘草等药组方，对小白鼠体液免疫的影响进行观察，盐水凝集试验说明本组方对抗体的产生有明显抑制作用，溶血空斑试验也说明本组方对抗体形成细胞有抑制作用。认为它不同于皮质激素及细胞毒免疫抑制剂的细胞毒作用，而可能是通过加强抑制性 T 细胞功能而表现出免疫抑制作用。

一般认为恶性肿瘤患者巨噬细胞的吞噬功能是显著下降的，而活血化瘀药能够增强网状内皮系统的吞噬功能。有学者以三棱、莪术、赤芍、川芎、桃仁、橘核、荔枝核、丹参等组成祛瘀汤，在家兔进行巨噬细胞吞噬作用的实验研究，测定抗体溶血素、沉淀素效价、血清调理素的变化，结果表明实验组的巨噬细胞为 66% 与对照组 27% 比较，有显著差异，说明该方能明显提高巨噬细胞的吞噬能力与灭菌作用。巨噬细胞的吞噬功能对恶性肿瘤的生长和扩张可起到遏止作用，或许这是活血化瘀方药对肿瘤治疗起一定作用的原理。

（2）活血化瘀法的临床研究　主要表现在如下几方面。

一是在冠心病方面的应用。有人应用冠心 Ⅱ 号治疗冠心病心绞痛患者 31 例，连续服用 1 年，心绞痛显效 51.6%，改善 32.30%，总有效率 83.9%；心电图变化显效 28.6%，改善 21.4%，总有效率 50%。上海第一医学院应用丹参静脉滴注治疗冠心病心绞痛 56 例，心绞痛缓解率为 88.6%，心电图变化改善有效率为 66.6%。浙江医科大学应用丹参、川芎制成注射液治疗冠心病心绞痛患者 105 例，心绞痛缓解有效率 94%。由上可见，用活血化瘀方药治疗冠心病疗效确切，有较好的临床前景。

二是在脑血管病方面的应用。有学者用活血方（红花、赤芍、葛根各 15 克，桃仁 9 克，鸡血藤 30 克）治疗急性闭塞性脑血管病 95 例，治疗 3 个月有效率达 93.6%，其中基本痊愈和显著进步为 60.6%。上海第一医学院对缺血性中风采用两组比较，西药组 51 例，用菸酸作星状神经节封闭，碳酸氢钠和低分子右旋糖酐静脉滴注，有效率为 60.78%；丹参组 43 例，以丹参注射液 16 克，加入 10% 葡萄糖注射液 500 毫升静脉滴注，14 天为一疗程，有效率为 83.72%。

三是在脉管炎方面的应用。有人对血栓闭塞性脉管炎阳虚寒湿证和气滞血瘀证病人采用活血化瘀药"通脉灵"治疗，对阴虚热毒证运用养阴清热解毒并辅以活血化瘀治疗，共治疗不同时期不同证候血栓闭塞性脉管炎 200 例，结果显效率 71.5%，有效率 22.5%。认为活血化瘀药物对炎症的治疗可能有两种不同的结果：一种是疾病在稳定阶段，细菌的毒力不大，由于活血化瘀药有改善血循环的作用，可使机体抵抗力增强，控制炎症，使病情改善；一种是急性期，细菌毒力强，用活血化瘀药改善循环后，反而会激惹血管炎活动，加快毒素吸收，促使血小板黏附聚集增强，引起血栓形成，加重病情。

四是在肝病方面的应用。有专家用活血化瘀法治疗重症肝炎 8 例，结果活血化瘀组的死亡率仅为 37.5%，而对照组的死亡率为 83.3%。上海第一医学院用活血化瘀基本方（制大黄、桃仁、地鳖虫、当归、赤芍、延胡索、丹参）治疗慢性迁延性肝炎 18 例和早期肝硬化 18 例，其中 70%～80% 病例的临床症状好转或消失，有 1/3 以上病例肝脏缩小，化验指标有不同程度好转或完全恢复正常。

五是在传染病方面的应用。有人治疗流脑并发急性弥漫性血管内凝血 30 例，使用丹参注射液 32 克，加入 5% 葡萄糖 40～200 毫升中静脉注射或滴注，每日 3～6 次。结果 28 例均得到控制，表现为出血停止，瘀斑吸收，休克纠正，神志转清，凝血时间、凝血酶原时间和血小板计数逐渐恢复正常。布鲁氏菌病是一种人畜共患的传染病，属于迟发性变态反应性疾病，有学者采用逐瘀汤治布鲁氏菌病 131 例，痊愈或基本治愈达 73.3%。

六在肿瘤方面的应用。西安医学院附属医院治疗恶性肿瘤 30 例，包括肝癌、乳腺癌、食道癌、直肠癌等，其中 19 例属气滞血瘀型，采用破血逐瘀法，以当归、乳香、大黄、桃仁、红花、赤芍、三棱、莪术等为主，获得一定疗效。大连妇产医院用莪术注射液治疗子宫颈癌 209 例，痊愈者 52 例，显效 26 例，总有效率为 64.4%。还有报道用三棱、莪术、水蛭、瓦楞子、苏木、红花等组成的散剂治疗原发性肝癌 30 例，显效 3 例，改善 10 例，有效率 43.3%。

　　七是在妇科疾病方面的应用。有单位采用乳块消（丹参、王不留行、土鳖虫、皂角刺等）治疗乳腺增生病 125 例，治愈 50 例，显效 50 例，好转 16 例，无效 9 例，分别占 40%、40%、12.8%、7.2%。山西医学院将子宫外孕分为休克型、不稳定型、包块型等三型，休克型和不稳定型用宫外孕 1 号方（丹参、赤芍各 15 克，桃仁 9 克），包块型用宫外孕 2 号方（丹参、赤芍各 15 克，桃仁 9 克，三棱、莪术各 6 克）。临床治疗 613 例，近期治愈率达 90%以上，包块全部消失。远期随访 600 例，仅 13 例因患第 2 次宫外孕而入院。

　　八是在儿科疾病方面的应用。有人报道治疗 141 例新生儿硬肿症，第一组 73 例以复方丹参注射液 4 毫升滴注，每日 1 次，治愈率为 43.8%。第二组 68 例以复方丹参注射液加活血化瘀中药外敷，治愈率为 64.7%。比较两组的效果，以后者为佳。新生儿硬肿症与微循环障碍有关，多有血瘀现象，故活血化瘀法对硬肿症有确切疗效。

　　九是在五官科疾病方面的应用。有报道采用桃仁四物汤加失笑散治疗眼挫伤 7 例，包括角膜全混浊、玻璃体混浊、眼底水肿或出血、脉络膜破裂、黄斑带穿孔等，治疗前视力分别为 0.01、0.06、0.1、0.3、0.4，治疗后仅 1 例由 0.06 恢复到 0.4 外，其他均恢复到 1.0 以上。有学者以活血化瘀法治疗鼻出血 50 例，显效 37 例，比单纯采用凉血化瘀法效果为佳。

　　十是在皮肤科疾病方面的应用。中国医学科学院用活血化瘀药通脉灵对 104 例全身性硬皮病患者进行治疗，绝大多数病例都有不同程度的好转，其中 40 例恢复了工作。成都市第二人民医院在应用通脉灵治疗硬皮病的启示下，分两批治疗烧伤瘢痕 29 例，亦取得了明显效果。

# 主要参考书目

[ 1 ] 陈可冀. 实用血瘀证学. 人民卫生出版社, 1999.
[ 2 ] 程士德. 内经讲义. 上海科学技术出版社, 1984.
[ 3 ] 范行准. 中国医学史略. 中医古籍出版社, 1986.
[ 4 ] 方药中. 实用中医内科学. 上海科学技术出版社, 1985.
[ 5 ] 何裕民. 中医学导论. 上海中医学院出版社, 1987.
[ 6 ] 胡翔龙. 中医经络现代研究. 人民卫生出版社, 1990.
[ 7 ] 姜春华. 活血化瘀研究. 上海科学技术出版社, 1981.
[ 8 ] 金志甲. 中医基础理论. 陕西科学技术出版社, 2001.
[ 9 ] 匡调元. 中医病理研究. 上海科学技术出版社, 1989.
[10] 匡调元. 中医体质病理学. 上海科学普及出版社, 1996.
[11] 雷顺群. 内经多学科研究. 江苏科学技术出版社, 1990.
[12] 李德新, 中医基础理论. 人民卫生出版社, 2001.
[13] 刘长林. 内经的哲学和中医学的方法. 人民卫生出版社, 1982.
[14] 刘澄中. 临床经络现象学. 大连出版社, 1994.
[15] 刘燕池. 中医基础理论. 贵州科学技术出版社, 1990.
[16] 刘燕池. 中医基础理论. 科学出版社, 2002.
[17] 刘燕池. 中医学基础概论. 中医古籍出版社, 1986.
[18] 彭文伟. 传染病学. 人民卫生出版社, 1980.
[19] 任应秋. 中医基础理论. 上海科学技术出版社, 1989.
[20] 陕西中医学院. 现代经络研究文献综述. 人民卫生出版社, 1980.
[21] 孙广仁. 中医基础理论. 中国中医药出版社, 2002.
[22] 童瑶. 中医基础理论. 中国中医药出版社, 1999.
[23] 王洪图. 黄帝内经研究大成. 北京出版社, 1997.
[24] 王洪图. 内经新论. 中国医药科技出版社, 1991.
[25] 王新华. 中医基础理论. 人民卫生出版社, 2001.
[26] 王芝兰. 中医基础理论. 黑龙江科学技术出版社, 2001.
[27] 印会河. 中医基础理论. 人民卫生出版社, 1989.
[28] 印会河. 中医基础理论. 上海科学技术出版社, 1984.
[29] 祝总骧. 针灸经络生物物理学: 中国第一大发明的科学验证. 北京出版社, 1989.
[30] 左仮. 医学生物学. 人民卫生出版社, 1978.

# 主要参考论文

[1] 陈维养, 陈可冀. 日本研究 "瘀血证" 的一些现状介绍//活血化瘀文献选辑. 科学技术文献出版社重庆分社, 1980.

[2] 程昭寰. 论藏象学说形成的基本因素. 中国中医基础医学杂志, 1997, 3 (1): 4.

[3] 戴永生. 试控五行的数学模型. 辽宁中医杂志, 1998 (10): 451.

[4] 戴永生. 中医倒五行探微. 辽宁中医杂志, 1991 (6): 1-3.

[5] 方永奇, 等. 痰症的血液循环特征初探. 湖北中医杂志, 1992, 14 (6): 33-34.

[6] 冯雪梅. 中医 "恐伤肾" 模型血浆中分子物质与巯基含量的变化. 成都中医药大学学报, 1997, 20 (3): 46-47.

[7] 傅延龄, 陈非. 论脏腑实质的演变. 医学与哲学, 1998 (1): 27.

[8] 顾立刚, 等. 长期激怒应激对大鼠全血黏度和巨噬细胞功能影响的研究. 北京中医药大学学报, 1997, 20 (2): 28-30.

[9] 哈孝贤. 漫谈奇恒之腑 "女子胞" 应包括 "睾" 及其临床意义. 天津中医学院学报, 1983 (2): 15.

[10] 韩成仁. 论七情之性、情、欲轴心动态演化——关于七情发生学的研究. 山东中医药大学学报, 1998, 22 (1): 2-6.

[11] 韩成仁. 1984—1995 年七情研究文献评述. 山东中医药大学学报, 1997, 21 (6): 408-413.

[12] 何爱华. 对 "命门" 学说的浅见. 陕西中医, 1985, 1 (2): 36.

[13] 何裕民, 等. 从体质调研结果探讨因时因地制宜治则. 中医杂志, 1986, 27 (5): 47-50.

[14] 何裕民. 论肥人多阳虚痰湿, 瘦人多阴虚火热. 中西医结合杂志, 1985, 5 (11): 674-677.

[15] 何裕民. 体质结构研究. 中国医学学报, 1989, 4 (6): 33-36.

[16] 胡汉波, 等. 不同中医阴阳体质人体体温与睡眠节律对轮班适应调节的差异研究. 中国中医基础医学杂志, 1997, 3 (6): 46-49.

[17] 柯新桥. 三焦有 "主持诸气, 总司人体气化" 的功能. 北京中医学院学报, 1983, 4.

[18] 匡调元. 论辨证与辨体质, 中国中医基础医学杂志, 2002, 8 (2): 1-5.

[19] 李如辉. 藏象学说的演进轨迹. 山东中医药大学学报, 1998 (1): 46.

[20] 李小兵. 心血管病痰证患者免疫功能特点初探. 中国中医基础医学杂志, 1997, 3 (6): 21.

[21] 李志新, 等. 不同补健脾化瘀方药对老年小鼠免疫功能及自由基代谢影响的对比研究. 北京大学学报 (医学版), 2001, 33 (5): 548-551.

[22] 梁民里道, 等. 增龄对血瘀证及血浆 TXB2, 6-Keto-PGFl-α 水平的影响//活血化瘀研究. 中国医药科技出版社, 1995.

[23] 林绍基. 论痰饮实质. 天津中医, 1994 (11): 41.

[24] 凌耀星. 论三焦的两个系统. 上海中医药杂志, 1981 (10): 48-50.

[25] 刘可勋. 从数学模型看中医五行藏象的系统特征. 中医研究, 1993 (1): 3-5.

[26] 刘良倚. 中医体质学说的研究现状. 江西中医药, 2000, 31 (3): 55-58.

[27] 刘燕池. 五行学说的制化与胜复. 中医杂志, 1986 (7).

[28] 鲁明源. 情志刺激内伤发病的机理探讨. 山东中医药大学学报, 1995, 19 (1): 10-13.

[29] 罗卫芳, 郭树仁, 王友京, 等. 中西医结合探索"肾通于冬气"的内涵. 中国中医基础医学杂志, 2000, 6 (11): 31.

[30] 骆斌, 等. 肥胖人痰湿体质与人类白细胞抗原关联研究. 北京中医学院学报, 1993, 16 (5): 9-12.

[31] 马继兴. 马王堆出土的古医书, 中华医史杂志, 1980, 10 (1): 41-46.

[32] 孟庆云. 中医理论研究四十年. 中国中医基础医学杂志, 1995 (4): 9.

[33] 孟仍昌. 命门学说新考. 山西中医, 1988, 4 (4): 24.

[34] 孟昭威. 人体的平衡系统及第三平衡系统. 解剖学报, 1982, 增 (2): 278.

[35] 乔明琦, 等. 情志概念与可能的定义. 山东中医药大学学报, 1997, 21 (4): 258-262.

[36] 任继学, 任玺尧. 论脑髓. 吉林中医药, 1988 (5): 1.

[37] 沈礼勇, 等. 冠心病痰浊型与血清载脂蛋白、脂蛋白组分的关系. 中国医药学报, 1991, 6 (1): 36.

[38] 沈雁. "恐伤肾"的实验研究. 中国医药学报, 1991, 6 (1): 13.

[39] 司富春, 谢有良, 张昱, 等. 肾与命门的气化观. 国医论坛, 1991 (1): 23.

[40] 宋剑南, 等. 高脂血症与中医痰浊关系的实验研究. 中国中医基础医学杂志, 1995, 1 (1): 49-50.

[41] 宋剑南. 高脂血症与中医痰浊关系的实验研究. 中国中医基础医学杂志, 1995, 1 (1): 49.

[42] 宋知行. 试谈五行的类置换群的表述. 中医研究, 1990 (1): 11-13.

[43] 苏树蓉, 等. 1061 例小儿体质调查及体质分型的研究. 中医杂志, 1996, 37 (10): 613-616.

[44] 孙广仁. 藏象的概念及其生成之源. 中医研究, 1997 (10): 1.

[45] 孙广仁. 精气的概念、源流及结构浅识. 山东中医药大学学报, 1997, 21 (5): 342.

[46] 孙广仁. 精气考辨. 北京中医药大学学报, 1997, 20 (4): 14.

[47] 孙广仁. 《内经》中精气的含义及相关的几个问题. 山东中医药大学学报, 1998, 2 (5): 329.

[48] 孙广仁. 试论阴阳互藏. 山东中医学院学报, 1996, 20 (5): 305.

[49] 孙广仁. 中医精气学说与哲学精气学说的源流. 中国医药学报, 1997, 11 (3): 12.

[50] 孙国强. 人体体质分型的生理基础浅析. 河南中医, 1989, 39 (6): 362-363.

[51] 孙建芝. 痰浊证微观辨证指标的实验研究. 河南中医, 1996, 16 (2): 21.

[52] 谭银章. 略谈脑髓学说的形成和发展. 湖北中医杂志, 1989 (2): 36.

[53] 汤少玲. 部分"三高证"患者血液流变学特点观察//活血化瘀研究. 北京: 中国医药科技出版社, 1995.

[54] 滕修胜. 痰概念的演变及内涵. 中国中医基础医学杂志, 1997, 3 (3): 49.

[55] 王剑, 等. "无形之痰"实质假想. 中国中医基础医学杂志, 1995, 5 (10): 44-46.

[56] 王九林. 痰饮的概念及其成因. 中国中医基础医学杂志, 1998, 4 (3): 47-48.

[57] 王莉. 男女体质特点及其异同的研究——附 2976 例流调资料的模糊识别分析. 中国中医基础医学杂志, 1998, 4 (2): 7-9.

[58] 王米渠. 惊恐孕鼠对子代鼠自然杀伤细胞活性的影响. 成都中医药大学学报, 1997, 20 (2): 33-34.

[59] 王米渠. "恐伤肾"对小鼠红细胞免疫及免疫器官的影响. 成都中医药大学学报, 1996, 19 (2): 33-34.

[60] 王米渠, 马向东, 段光周, 等. "肾为先天之本"行为遗传中关于"恐伤肾"的表征. 中国中医基础医学杂志, 1997, 3 (4): 23.

[61] 王琦, 等. 肥胖人痰湿体质的血液流变及甲皱微循环研究. 中国中医基础医学杂志, 1995, 1 (1): 52-54.

[62] 王庆其. 《内经》"以象之谓"疏义. 上海中医药杂志, 1986 (4): 35.

[63] 王玉川. 五脏配五行、五味及其他. 北京中医学院学报, 1988 (1): 7-12.

[64] 王玉兴. 试论中医学的哲学基础——气一元论. 北京中医药大学学报, 1996, 19 (3): 12.

[65] 温振英, 等. 小儿体质类型与辨证论治. 中医杂志, 1998, 39 (6): 362-363.

[66] 萧亦湘, 萧谷泉. 浅论三焦, 江苏中医杂志, 1982 (2): 7.

[67] 徐湘亭. 辨《内经》和《难经》所称"命门"的差别. 上海中医药杂志, 1985 (9): 39.

[68] 徐宗佩, 等. 久病入络患者血瘀证与微循环障碍相关性研究. 陕西中医, 1997, 18 (9): 423.

[69] 烟建华. 略论《难经》命元三焦系统. 北京中医学院学报, 1987, 5.

[70] 严灿, 等. 中医情志致病机理的研究. 中医杂志, 1997, 38 (4): 236.

[71] 杨俭华, 林书煌. 五行网络的结构特性及其计算机模型研究. 中国人体科学, 1995 (3): 103-107.

[72] 叶蔚, 等. 慢性激怒应激对大鼠血和结肠黏膜前列腺素 $E_2$、环核苷酸的影响. 成都中医药大学学报. 2001, 24 (4): 45-46.

[73] 翟双庆. 试论《内经》五行学说的各种不同学说. 北京中医学院学报, 1988 (5): 15-17.

[74] 张伯讷. 关于气、血、津液的若干问题浅释. 北京中医学院, 1984 (5).

[75] 张六通, 等. 《内经》藏象学说的特点. 湖北中医杂志, 1981 (3): 3.

[76] 钟柏松, 等. 易感儿体质与体液免疫变化关系的研究. 上海中医药杂志, 1999 (3): 38-39.

[77] 周永生, 等. 10 种雌性大鼠的中医体质学初步研究. 中国中医基础医学杂志, 2000, 6 (12): 44-47.

[78] 周志东, 等. "寒体""热体"大鼠肝线粒体能量代谢的研究. 上海中医药大学学报, 2000, 14 (2): 34-37.

[79] 朱宝忠. 道是"无形"实有形——三焦别论. 上海中医药杂志, 1982 (11): 35.

[80] 朱秉臣, 等. 1075 例老年人体型与体质关系的分析. 中国医药学报, 1988, 3 (5): 57-60.

[81] 朱式夷. 从"问疑二则"所提出的几个问题谈起. 中医杂志, 1962 (2): 39.

[82] 朱晓蕾. 体质差异与个体病质辨析. 中国中医基础医学杂志, 1998, 4 (8): 3-4.

[83] 祝谌予. "问疑二则". 中医杂志, 1961 (6): 37.

［84］祝世讷. 五行学说的方法论价值. 山东中医学院学报，1998（1）：2-6.

［85］祝世讷. "阴阳自和"是人身阴阳的深层规律. 山东中医学院学报，1996，20（3）：147.

［86］祝世讷. 中医学整体观的深层内涵. 山东中医学学报，1996，20（4）：219.

［87］庄建西. 五行学说的客观控制. 河南中医，1995（4）：202.